Malerei des
19. Jahrhunderts

Eberhard Roters

Malerei des 19. Jahrhunderts

Themen und Motive

Band II

DUMONT

Umschlagabbildung: Pierre Auguste Renoir, *Die Mahlzeit der Bootsfahrer* (Detail), 1881.
Öl/Lwd., 129,5 × 172,7 cm, Washington, D.C., The Phillips Collection
Hintere Umschlagklappe/Autorenfoto: Helmut Zeumer

Die Deutsche Bibliothek - CIP Einheitsaufnahme

Roters, Eberhard:
Malerei des 19. Jahrhunderts : Themen und Motive / Eberhard Roters. - Köln : DuMont
Bd. 2 (1998)
ISBN 3-7701-3078-2

Umschlaggestaltung: Groothuis + Malsy, Bremen
Satz, Druck und buchbinderische Verarbeitung: B.o.s.s Druck und Medien GmbH, Kleve

Printed in Germany ISBN 3-7701-3078-2

Inhalt

IV. Mythos I – Untergänge

IV. 1 Weltuntergang

Der russische Maler Karl Pawlowitsch Brüllow schickte 1833 ein Gemälde auf Tournee, an dem er drei Jahre lang gearbeitet hatte. Solche Wanderausstellungen einzelner Kolossalgemälde fanden damals deshalb enormen Zulauf, weil sie in einer medienarmen Zeitepoche den Bildhunger des Publikums stillten. In Rom und Mailand, wo Brüllow das Bild zuerst zeigte, fand es begeisterten Zuspruch. In Paris, der Welthauptstadt der zeitgenössischen Kunst, wurde es wohlwollend, wenn auch etwas kühler aufgenommen, erhielt aber auf dem Pariser Salon den Großen Preis. In St. Petersburg feierte man es enthusiastisch. Das Gemälde, ein Riesenformat, fast fünf Meter hoch und sechseinhalb Meter breit, trägt den Titel *Der letzte Tag von Pompeji* (Ft. 1).

Der Betrachter wird in das bewegte Geschehen, das sich vor seinen Augen abspielt, hineingerissen. Der Blick fällt in die Tiefe einer gepflasterten Straße, die links und rechts von reich gegliederten Fassaden gesäumt ist. Dunkle Rauchwolken bedecken den Himmel. Ein fahler Blitz erhellt die Szene. Ein Gewoge von ängstlich fliehenden Menschen dringt auf uns ein. Männer erheben im Davoneilen mit rückschauend nach oben gewendeten Gesichtern abwehrend ihre Arme in einem hilflosen Reflex, als könnten sie damit das Unheil aufhalten. Familienangehörige tragen einen glatzköpfigen Greis; eine Mutter ist, ihre beiden Töchter umarmend, auf die Knie gesunken, Arme werden emporgerissen, Finger gespreizt, Pferde bäumen sich auf, Tücher flattern, Gestürzte liegen auf dem Pflaster. Alles rennet, rettet, flüchtet, in den aufgerissenen Augen blankes Entsetzen. Rechts oben stürzen im Schein des Blitzes zwei steinerne Statuen vom First einer berstenden Fassade; im nächsten Moment werden sie auf der Straße zerschellen – großes apokalyptisches Theater. Daß dieses aufregende Tableau damals die Phantasie des Publikums zum Wallen brachte, läßt sich gut nachvollziehen. Dabei stellt sich bei genauerem Hinsehen heraus, daß die Komposition wohlgeordnet und wie ein Theaterstück geschickt inszeniert ist. Die Krise wird auf ihrem bewegten Höhepunkt vorgeführt; nichtsdestoweniger folgt der gesamte Bewegungsablauf einer dem Auge wohlgefälligen Ordnung. Mehrere Gruppen lassen sich voneinander unterscheiden. Insgesamt gesehen fügen sie sich zu einer Art Halbkreis, der das Bild von beiden Seiten her nach vorn abschließt, dem Auge aber von der Mitte her den Weg in die Bildtiefe offenläßt. Der Eindruck einer auf ihrem Kulminationspunkt angelangten dramatischen Bewegung wird damit herausgefordert. Die den Großvater tragende Gruppe rechts, ein Mann und ein Knabe, ist wirkungsvoll ins Gegenlicht des Blitzscheins gesetzt.[1] Der mit gespreizten Fingern, als wollten sie das Unheil wegschieben, emporgestreckten Hand des glatzköpfigen Alten antwortet in der linken Hälfte eine ebensolche. Diese gehört einem Mann, der, in eiliger Flucht, sich und sein Eheweib in ein vom Wind geblähtes Manteltuch gehüllt hat. Die Frau hat ihren Arm schützend um ein nacktes Kind gelegt, das sich an die Beine seiner Eltern schmiegt. Genug der Beschreibung.

Brüllows große Vorbilder waren Poussin und Raffael. Seine Beschäftigung mit den vatikanischen Fresken Raffaels, aber auch mit dem Deckengemälde Michelangelos in der Sixtinischen Kapelle bekundet sich nicht nur im kunstvollen Regelsystem des kompositorischen Aufbaus, sondern auch in den Einzelheiten der Gestalt- und Bewegungszitate. Indes genügt ein flüchtiger Blick, um zu realisieren, daß sich Brüllows Darstellung nicht mit dem von der italienischen Renaissance vorgegebenen Muster begnügt. Irgend etwas ist anders. Aber was? Brüllow ist kein reiner Klassizist mehr. Er bewegt sich mit seiner Malerei auf der Schwelle zwischen Klassizismus und Realismus. Der *Borgobrand* etwa, Raffaels Fresko in der Stanza dell'Incendio im Vatikan, ist, verglichen mit Brüllows Bild, eine relativ harmlose Angelegenheit. Der Klassizismus kann im allgemeinen als ein kühl gestimmter Stil bezeichnet werden – anders in Brüllows Pompeji-Bild. Die Art und Weise seines Vortrags ist im höchsten Maße emphatisch; sie will den Betrachter packen. Die überlieferten Bauteile der Harmonie werden nur mehr als Versatzstücke genutzt, den Effekt der Aufgeregtheit zu befördern. Das ist das Neue im Verhältnis zum reinen Klassizismus; es ist zugleich das typisch Neue für die Malerei des fortschreitenden 19. Jahrhunderts.

Hinzu kommt ein weiteres. Katastrophenschilderungen hat es seit Bestehen der europäischen Malerei gegeben. Doch bedienten sich so gut wie alle eines bestimmten Motivfundus: Sie griffen auf Szenen der antiken Mythologie, des Alten Testaments oder der Apokalypse des Johannes zurück. Die Katastrophendarstellungen, in der ikonographischen Überlieferung der europäischen Malerei seit Jahrhunderten festgelegt, vollzogen sich in einer mythischen Sphäre, dem realen Raum des täglichen Lebens entrückt. Brüllow dagegen führt erstmals einen neuen Ort in die Malerei ein – er schildert eine Naturkatastrophe in ihrer Urgewalt, die sich durch die von ihr hinterlassenen Zeugnisse historisch-topographisch genau fixieren läßt – Pompeji. Nicht Dido, nicht Äneas, nicht Lot und sein Weib – *Der letzte Tag von Pompeji* ist eine historische Reportage. Das war neu. Das Bild zeigt den Gipfelpunkt eines geschichtlich datierbaren Naturdesasters an den präzise lokalisierbaren Überresten einer Kleinstadt in Süditalien. Die Katastrophe hätte sich nach Auffassung des Malers und seines Publikums tatsächlich so abspielen können, wie sie hier vorgestellt wird. Das ist ein Grundzug des Realismus. Brüllows Gemälde ist eines jener Katastrophenbilder, die sich wie ein schwerer Bühnenvorhang über das arkadische Lebensgefühl des Frühklassizismus senken.

Das Verlorene Paradies und das Goldene Zeitalter sind Menschheitsprojektionen. Sie gehören nicht deshalb dem Mythos an, weil ihre Ursachen in einer längst vergangenen Zeit anzusiedeln sind – das ist lediglich die Projektionsperspektive –, sondern weil sie als Verlusterlebnis in der Tiefe unseres Bewußtseins fortwirken. Als solches sind sie uns stets hintergründig gegenwärtig und versinnbildlichen die Trauer um die verlorene ›Unschuld‹ unseres Verhältnisses zur Welt. Der Übereinstimmung zwischen dem Vorstellungsbild des Verlorenen Paradieses und dem des Goldenen Zeitalters hatte 1792 schon der 16jährige Schelling in seiner vielbewunderten Dissertation eine Betrachtung gewidmet.[2]

Et in Arcadia ego, die durch zwei Gemälde des Franzosen Nicolas Poussin in die bildende Kunst eingebrachte Devise[3], findet sich in der Literatur der deutschen Klassik als Ausdruck der Resignation der Sterblichen darüber, daß ihnen die Gefilde der Seligen, die Fluren der Bewußtseinsunschuld, die Urvätergenerationen vorzeiten offengestanden hatten, nunmehr für immer verschlossen und unerreichbar sind. Diese Resignation indiziert einen bestimmten Punkt auf dem Weg der europäischen Bewußtseinsentwicklung. 1769 schreibt Johann Georg Jacobi in seiner *Winterreise:* »Wenn ich auf schönen Fluren einen Leichenstein antreffe, mit der Überschrift: ›Auch ich war in Arkadien‹, so zeige ich den Leichenstein meinen Freunden, wir bleiben stehen, drücken uns die Hand und gehen weiter«[4], und Schiller beginnt 1786 seine *Resignation* mit dem Seufzer »Auch ich war in Arkadien geboren«. Der deutsche Maler Adam Friedrich Oeser hat dieser Stimmung in einem um 1770 entstandenen Gemälde weinerlichen Ausdruck verliehen. Diese Zeugnisse belegen, daß es sich um eine in den siebziger und achtziger Jahren des 18. Jahrhunderts weitverbreitete Grundstimmung handelt, eine Stimmung der Schwermut, der Trauer und, sotto voce, der Depression, eine Stimmung des Abschieds der Seelenunschuld von jenen Bereichen, die den Menschen einst

Adam Friedrich Oeser, *Et in Arcadia ego (Arkadische Schäfer),* um 1770. Öl/Lwd., 38,5 × 46 cm, Hannover, Niedersächsisches Landesmuseum, Landesgalerie

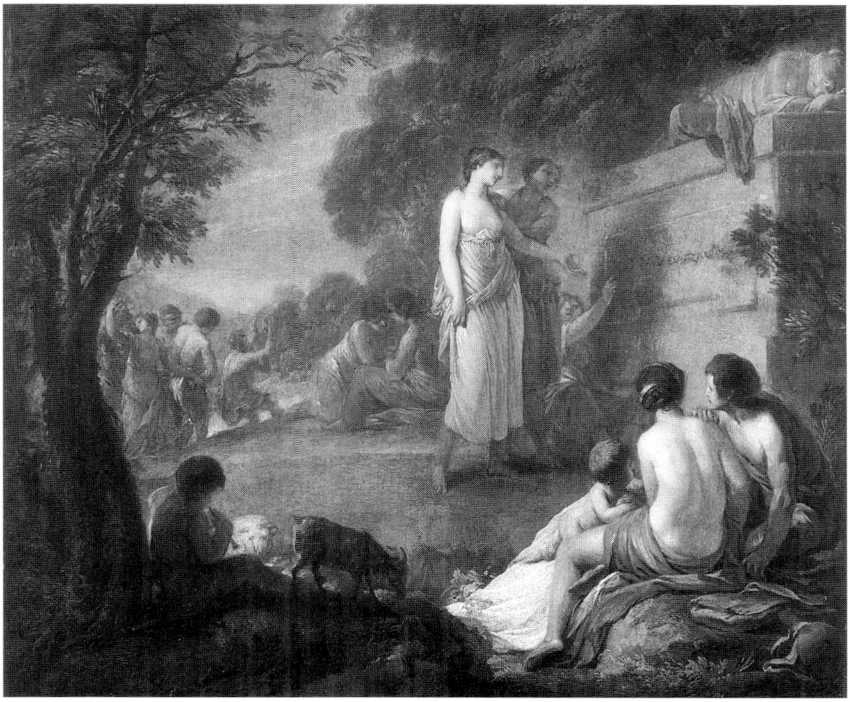

zugänglich waren, mithin eine Stimmung kosmisch-seelischer Abenddämmerung, die dem Aufbruch des europäischen Bewußtseins in das Abenteuer der industriellen Revolution vorausgeht. Über das Bild einer von beschrifteten Grabmalen bestückten Dämmerlandschaft, hinter deren Horizont in den letzten Strahlen des Sonnenuntergangs der Abschiedsblick auf Arkadien zu vermuten ist, über dieses klassizistische Epitaph senkt sich nun der von den Katastrophenschilderungen bemalte Vorhang – Ende der Vorstellung!

Karl Brüllow war 1822 als Stipendiat nach Rom gekommen.[5] Von dort aus reiste er nach Pompeji, wo er ausführliche Studien für sein Gemälde anfertigte. Die Ausgrabungen der im Jahre 79 n. Chr. von der Asche des Vesuvs verschütteten Städte in der Bucht von Neapel hatten zunächst um 1738 in den Ruinen von Herculaneum begonnen. Um die Mitte des Jahrhunderts erhielten sie einen wesentlichen Antrieb und ihre erste wissenschaftliche Fundierung durch den deutschen Archäologen und Kunstgelehrten Johann Joachim Winckelmann, der seine berühmten *Gedancken über die Nachahmung der Griechischen Wercke in der Mahlerey und Bildhauer-Kunst* (1755) am Beispiel von vier aus Herculaneum stammenden weiblichen Gewandfiguren entwickelte. Der Name Pompeji war zu der Zeit noch unbekannt. In den Jahrhunderten nach ihrem Untergang war die Stadt vergessen worden, und »erst 1763, als die erste Inschrift mit dem Namen Pompeji gefunden wurde, werden die Pompejaner und Pompejanerinnen ihrem namenlosen Schlaf entrissen (...)«[6]. Jedoch ruhten auch die systematischen Ausgrabungen in Herculaneum und wurden erst durch den Einfluß des archäologisch interessierten Königs Ferdinand I. wieder aufgenommen, nachdem er Neapel und Sizilien 1816 zum Königreich beider Sizilien vereint hatte. Diese erneuten Grabungen lösten die ›Pompejimode‹ des 19. Jahrhunderts aus, zu deren spektakulären Ergebnissen auch Brüllows Gemälde gehört. 1834, ein Jahr nach Fertigstellung des Bildes, erschien Edward Bulwer-Lyttons Bestseller *The last days of Pompeji (Die letzten Tage von Pompeji)*.[7] Man sagt, er sei dazu durch Brüllows Gemälde angeregt worden. Falls das zutrifft, muß er den Text in ziemlichem Tempo verfaßt haben. Ebenfalls 1834 veröffentlichte der Architekt und Kunsttheoretiker Gottfried Semper seine erste Schrift über die Polychromie in der Baukunst und in der Architekturmalerei[8], in der er das Farbtabu des Klassizismus durchbricht und auch auf seine Studien in Süditalien und Pompeji zurückgreift.

Die Ausgrabungen der im Jahre 79 n. Chr. von der Asche des Vesuvs verschütteten Städte Herculaneum und Pompeji haben die Menschen in Europa in den Jahrzehnten seit der Mitte des 18. Jahrhunderts in Atem gehalten und ihre Phantasie nachhaltig erregt. Altertumsforscher, Abenteurer, Weltenbummler, Bildungsreisende, Schriftsteller, Maler und Gelehrte aus aller Herren Länder, besonders aber aus Frankreich, Großbritannien und Deutschland, kamen auf ihrem Weg über Rom nach Neapel zur Besichtigung der Ausgrabungsstätten. Nicht nur lieferten die aufgefundenen Überreste, von den Hausanlagen und ihrer Innenausstattung mit den Wandmalereien bis hin zum Schmuck und zu den täglichen Gebrauchsgegenständen, ein lebendiges Bild vom Alltag und von den Festen einer einst wohlhabenden römischen Provinzstadt, sondern damit war zugleich ein Faszinosum trementum verbunden, das die Menschen schaudern ließ, ein Gruselerlebnis, das unter die Haut ging: Pompeji war die fixierte und wohlkonservierte Katastrophe, die nach fast 1700 Jahren Schlaf plötzlich der Erde entstieg und ihre Opfer den Nachgeborenen in einer Lebensnähe zu Füßen legte, als sei all das erst gestern geschehen. Das Erlebnis der Authentizität vermittelte über die Zeiten das innige Gefühl der Begegnungsunmittelbarkeit zwischen den Untergegangenen und ihren Entdeckern, die sich nun in doppelter Hinsicht wie Überlebende vorkamen, nicht nur als ferne Nachgeborene, sondern auch als einer fern zurückliegenden Katastrophe Entkommene.

Es gibt Ereignisse, die wegen ihres unvorhergesehenen Hereinbrechens so furchterregend sind, daß sie die Lebenssicherheit einer Gesellschaft unversehens und über Jahre erschüttern. Sie werfen ihre Schatten als Menetekel über eine Dekade, unter Umständen sogar über ein halbes oder gar ein ganzes Jahrhundert. Zu diesen Ereignissen gehört das Erdbeben von Lissabon am 1. November 1755.[9] Goethe hat im ersten Buch seines autobiographischen Berichts *Aus meinem Leben. Dichtung und Wahrheit* den tiefen Eindruck, den die Nachricht vom Erdbeben auf ihn, den sechsjährigen Knaben, machte, anschaulich beschrieben: »Am ersten November 1755 ereignete sich das Erdbeben von Lissabon, und verbreitete über die in Frieden und Ruhe schon eingewohnte Welt einen ungeheuren Schrecken. Eine große prächtige Residenz, zugleich Handels- und Hafenstadt, wird ungewarnt von dem furchtbarsten Unglück betroffen. Die Erde bebt und schwankt, das Meer braust auf, die Schiffe schlagen zusammen, die Häuser stürzen ein, Kirchen und Thürme darüber her, der königliche Palast zum Theil wird vom Meere verschlungen, die geborstene Erde scheint Flammen zu speien: denn überall meldet sich Rauch und Brand in den Ruinen. Sechzigtausend Menschen, einen Augenblick zuvor noch ruhig und behaglich, gehen mit einander zu Grunde, und der glücklichste darunter ist der zu nennen, dem keine Empfindung, keine Besinnung über das Unglück mehr gestattet ist. (…) Schneller als die Nachrichten hatten schon Andeutungen von diesem Vorfall sich durch große Landstrecken verbreitet; an vielen Orten waren schwächere Erschütterungen zu verspüren, an manchen Quellen, besonders den heilsamen, ein ungewöhnliches Innehalten zu bemerken gewesen: um desto größer war die Wirkung der Nachrichten selbst, welche erst im Allgemeinen, dann aber mit schrecklichen Einzelheiten sich rasch verbreiteten. Hierauf ließen es die Gottesfürchtigen nicht an Betrachtungen, die Philosophen nicht an Trostgründen, an Strafpredigten die Geistlichkeit nicht fehlen. So vieles zusammen richtete die Aufmerksamkeit der Welt eine Zeit lang auf diesen Punkt, und die durch fremdes Unglück aufgeregten Gemüther wurden durch Sorgen für sich selbst und die Ihrigen um so mehr geängstigt, als über die weitverbreitete Wirkung dieser Explosion von allen Orten und Enden immer mehrere und umständlichere Nachrichten einliefen. Ja, vielleicht hat der Dämon des Schreckens zu keiner Zeit so schnell und so mächtig seine Schauer über die Erde verbreitet.«[10]

Goethes Schilderung vermittelt ein eindringliches Bild von dem gewaltigen Schock, den das Erdbeben von Lissabon auf die Menschen in Europa ausübte.

Die etappenweise Ausbreitung von der anfangs spärlichen Information in zunehmender Verdichtung der Einzelheiten steigerte den Eindruck auf die Phantasie. Kurzum, die Auswirkungen des Erdbebens lassen sich mit denen des Unglücks von Tschernobyl in unseren Tagen vergleichen. Der Unterschied besteht allerdings darin, daß letzteres nachweislich auf menschliches Versagen, auf Hybris und Fahrlässigkeit zurückzuführen ist, wohingegen es sich bei dem Erdbeben von Lissabon 1755, ebenso wie bei dem Vesuvausbruch 79 n. Chr., um Naturkatastrophen handelte. Die Entsetzensbilder, das der aktuellen Erdbebenkatastrophe und das des soeben erst wiederentdeckten, jahrhunderteweit zurückliegenden Vulkanausbruchs, schoben sich im 18. Jahrhundert zu einem diaphanen Gesamtvorstellungsbild übereinander. Hinzu kam schließlich, daß der Vesuv mit seinen Ausbrüchen in den Jahren 1751 und 1760, wie zur Unterstreichung der latenten Gegenwart des Katastrophalen, seine feurige Visitenkarte ablieferte. Der »ungeheure Schrecken«, der sich, wie Goethe schreibt, »über die in Frieden und Ruhe schon eingewohnte Welt« verbreitete, besiegelte, kurz geschlossen, in der Gemütswelt der Menschen das Ende Arkadiens, oder genauer, der arkadischen Gestimmtheit. Bis sich jedoch eine solche Gemütsverwandlung in der Bildsprache der Malerei niederschlägt, bedarf es mitunter einer längeren Inkubationszeit.

Die großen Katastrophengemälde entstehen mit Beginn des neuen Jahrhunderts. 1799, im letzten Jahr des alten, vollendet Jean-Pierre Saint-Ours sein *Erd-*

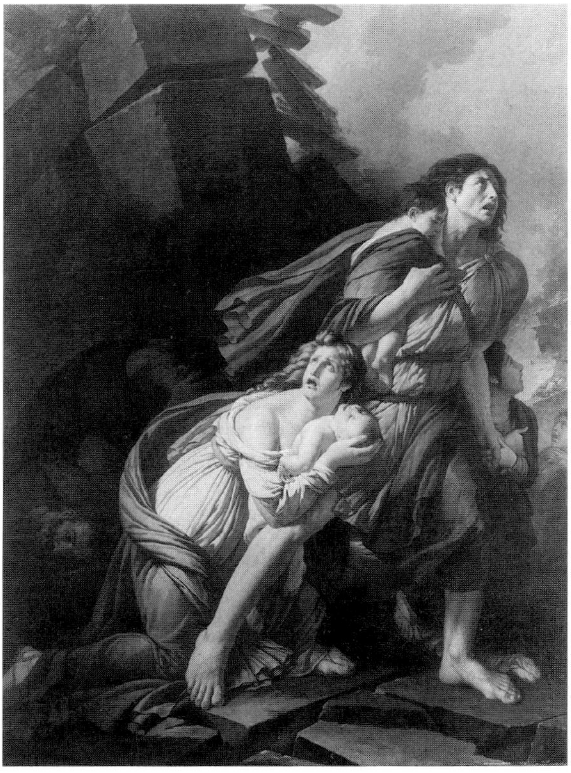

Jean-Pierre Saint-Ours, *Erdbeben,* 1799. Öl/Lwd., 261 × 195 cm Genf, Musée d'art et d'histoire, Ville de Genève

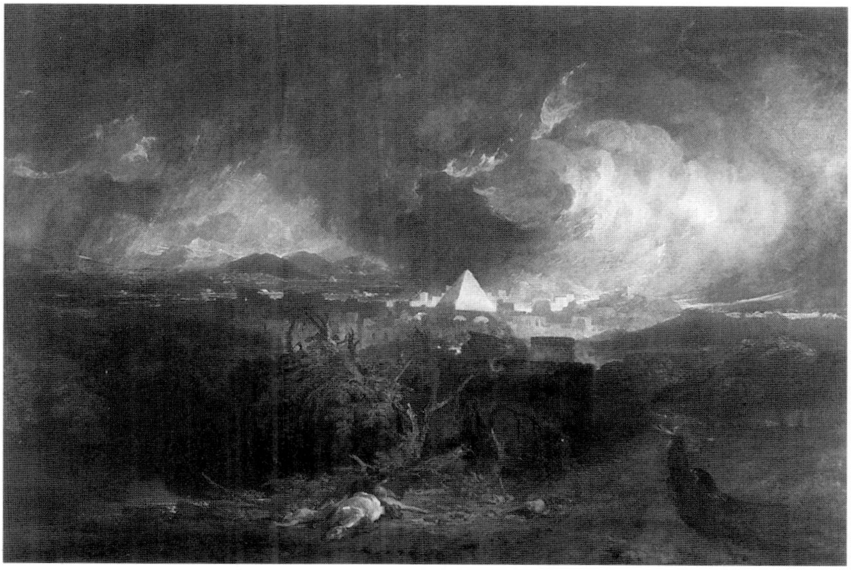

William Turner, *Die fünfte ägyptische Plage,* ausgestellt in der Royal Academy 1800. Öl/Lwd., 122 × 183 cm, Indianapolis (Indiana), Indianapolis Museum of Art (anonyme Schenkung zum Gedenken an Evan F. Lilly)

beben, eine sentimentale Nahaufnahme einer vor stürzenden Quadersteinen fliehenden Familie, stilistisch auf halbem Wege zwischen Klassizismus und französischer Frühromantik angesiedelt. Im darauffolgenden Jahr, 1800, schuf Turner sein Gemälde *Die fünfte ägyptische Plage,* um 1804 folgte *Die Zerstörung Sodoms (Die Sintflut)* und 1805 nochmals *Die Zerstörung Sodoms.* Im Unterschied zu dem 30 Jahre später geschaffenen Gemälde Brüllows, das innerhalb dieser Motivgruppe das einzige bleibt, das einen damals neuentdeckten authentischen Handlungsort zeigt, greift Turner auf bekannte biblische Topoi zurück. In dem Bild *Die fünfte ägyptische Plage* ziehen die Schauer eines Wirbelsturms über die von Pestilenz verseuchte Landschaft hinweg, in *Die Zerstörung Sodoms (Die Sintflut)* wirken Feuer und Wasser ineinander, in *Die Zerstörung Sodoms* von 1805 schließlich sind die Folgen eines Erdbebens überzeugend wirklichkeitsnah geschildert. In ihrer Motivation folgen die Bilder allesamt dem überlieferten Muster: Sie führen die Naturkatastrophe mit ausdrücklichem Bezug auf das Alte Testament als Folge von Gottes Zorn vor Augen. Dabei schildern sie den Zorn des Höchsten – wie sollte es bei Turner anders sein? – als Extremfall des Wetters; Sturm, Hagel, Regengüsse, Sintflut, Erdbeben, Feuersbrunst, Aufruhr der Elemente. Man könnte meinen, Turner habe die alttestamentarische Motivik lediglich zum Vorwand genommen, um seiner Lust am Elementaren zu frönen, doch das allein ist es wohl nicht. Die tellurischen und atmosphärischen Elementarkräfte gebärden sich als die Verkörperung des göttlichen Willens in der Natur, und in ihrer höchsten Steigerung, in ihrem desaströsen Ausmaß verwirklichen sie, die sonst in ihrem harmonischen

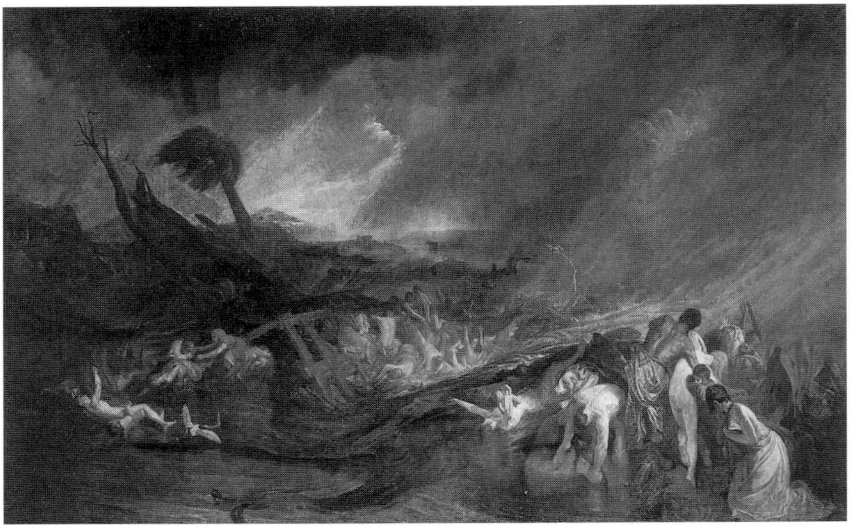

William Turner, *Die Zerstörung Sodoms (Die Sintflut),* um 1804. Öl/Lwd., 144,8 × 236,2 cm, London, Tate Gallery

Zusammenspiel Gottes Segen verbreiten, Gottes Zorn. Die Natur ist die Signatur von Gottes Geist, in ihrer Bewegung äußert sich Gottes Wille, in der extremen Steigerung der Bewegung, die dem Menschen zur Katastrophe gedeiht, Gottes Zorn. So gibt sich die pantheistische Grundhaltung der Religiosität Turners in seinen Bildern zu erkennen. Das unterscheidet sie von der herkömmlichen Auffassung des Motivs. Der Unterschied ist beträchtlich.

Der Katastrophenmaler par excellence ist Turners Kollege John Martin, der, von den Zeitgenossen mit jenem verglichen und zeitweise sogar mehr geschätzt, fast wieder ins Dunkel der Kunstgeschichte zurückgesunken wäre, hätte ihn nicht die Kuriosität seiner Werke davor bewahrt. Martins Katastrophenbilder sind großes Welttheater, sie sind apokalyptische Orgien; ihr Ausmaß ist meist gigantisch, und darauf beruht ein entscheidender Teil ihrer Wirkung. Wer heute in der Tate Gallery vor die Bilder tritt, fühlt sich im ersten Moment beinahe erschlagen. Die gewaltige Ausdehnung des Bildfeldes als Erzählschauplatz fundamentiert die gezielte Steigerung der dramatischen Pointen einer Bildmassenregie. Auch das ist ein typischer Zug für die Geisteshaltung der erzählenden Malerei im 19. Jahrhundert. Die Bühneneffekte des großen Ausstattungsstücks und des großen Ausstattungsfilms, wie sie das 20. Jahrhundert realisiert, werden hier vorweggenommen. Das zeitgenössische Medium, das jenen ausgedehnten Bildformaten entgegenkommt, ist, wie in einem der vorangegangenen Kapitel behandelt, das Panorama. Martins Gemälde haben einen entschiedenen Hang dazu, wenn auch gelegentlich entgegen des Meisters eigenem Willen. Das Gemälde, mit dem er über Nacht berühmt wurde, ist *Belsazars Fest* von 1820.[11] Der Gigantismus der Bühnenwirkung entsteht durch das Breitformat. Der Betrachter wird in halber Höhe in das sich weit nach hinten dehnende Rechteck des Palasthofes von Baby-

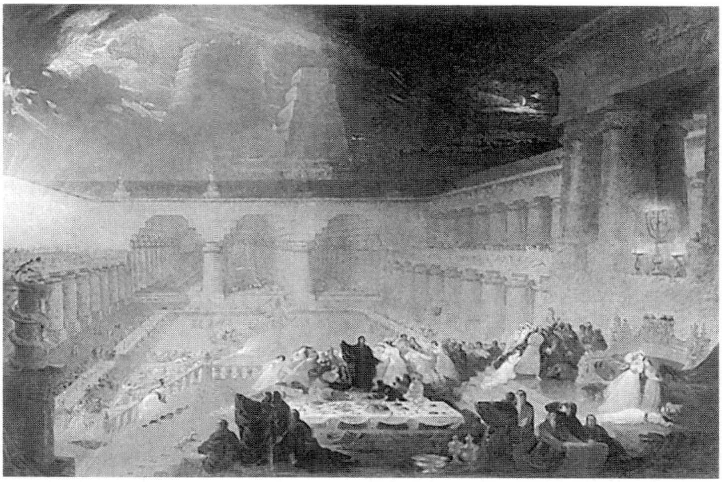

John Martin, *Belsazars Fest,* 1820. Öl/Lwd., 77,5 × 120 cm, New Haven (Connecticut), Yale Center for British Art, Paul Mellon Collection

lon hineingeführt. Vorn steht auf einem Podest die reichgedeckte Tafel, hinter der König Belsazar, in einen schwarzen Umhang gekleidet, seinen Gott herausfordert. Eine Gruppe von Höflingen weicht mit Gebärden des Entsetzens an die Palastwand zurück. Der weite Hof ist festlich erhellt. Am offenen Himmel darüber scheint die schmale Sichel des Mondes. Rings um die Zikkurat, die im Hintergrund den Palast überragen, zucken die Blitze. Im nächsten Moment wird das Unheil hereinbrechen. Gottes Zorn, der sich in den Naturgewalten entlädt, ist die unmittelbare Antwort auf die Herausforderung durch den Menschen, es mit Gott aufnehmen zu wollen. Die Rache des Höchsten folgt auf dem Fuße. Die Bildwirkung beruht auf dem Gegensatz zwischen der Kleinfigurigkeit des Menschengewimmels und der Weitläufigkeit und Größe sowohl der Architektur wie der sie umgebenden Natur. Das ist der für Martin typische Kunstgriff. Hinzu kommt die gelehrte Attitüde des Vortrags, da die Architektur des babylonischen Palastbezirks exakt nach den damaligen archäologischen Erkenntnissen rekonstruiert ist.

1851 greift der Maler nach jahrzehntelanger Pause das Thema der großen Katastrophe in dem Zyklus *Das Jüngste Gericht* noch einmal auf.[12] An dem Gemälde *Der große Tag Seines Zorns,* auch das eine Riesenleinwand, hat er fast bis zu seinem Lebensende gearbeitet. Das Bild, heute in der Londoner Tate Gallery zu besichtigen, überwältigt durch seinen schieren Aberwitz. Die Erde bricht auseinander und wölbt sich mächtig auf. Rechts ist eine von den Mauern und Türmen einer Stadt gekrönte Gebirgsformation urgewaltig hochgehoben worden und stürzt nun, von der göttlichen Faust niedergeschmettert, in die Tiefe. Der Gipfel ist mitsamt der Stadt darauf in die Waagerechte gekippt und stürzt nach unten. Von den auf der linken Seite aufgeworfenen Gebirgsmassen poltern ungeheure Felsformationen herab.

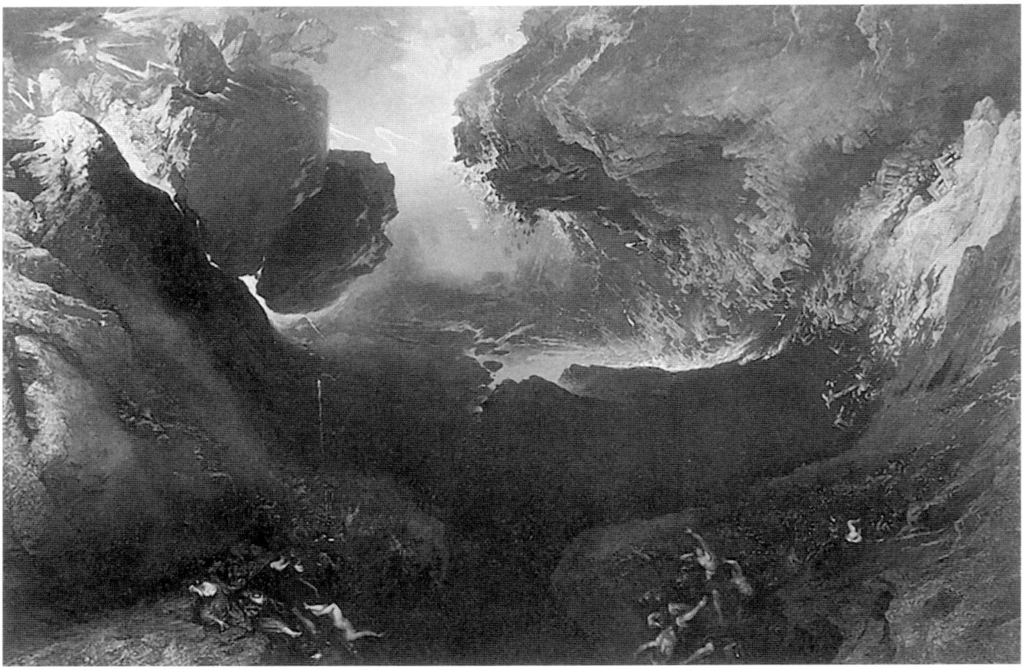

John Martin, *Der große Tag Seines Zorns,* 1852. Öl/Lwd., 192 × 300 cm, London, Tate Gallery

Blitze zucken, Feuer lodern, der Himmel ist rot gefärbt. Die Erde ist förmlich aufgebogen und wird von oben her wie zu einem offenen Ring zusammengepreßt. In der Mitte hat sich ein schwarzer Schlund aufgetan, in den alles hineinstürzt; die wild gestikulierenden Menschen an seinem Rand können sich nicht halten und werden vom gefräßigen Maul des Abgrunds geschluckt. Martin ist das physikalische Kunststück gelungen, den dreidimensionalen Raum vor unser aller Augen nochmals zu krümmen. Zu Füßen dieses gekrümmten Raums, dort, wo er sich selbst auseinandergerissen hat, öffnet sich die vierte Dimension, das schwarze Loch, der Abgrund des Nichts, der sich im kommenden Augenblick über all dem aufgeregten Getöse für immer schließen wird. Das ist Endzeitoffenbarungsgruseltheater, das in seiner visionären Penibilität seinen Eindruck auf das Publikum schon deshalb nicht verfehlte, weil jeder daran voll schaudernder Lust seine eigenen Alpträume abreagieren konnte.

Im Pariser Salon von 1847 hatte Thomas Couture sein Hauptwerk *Die Römer der Verfallszeit* ausgestellt und dafür die Erste Medaille verliehen bekommen; auch dies ein gefeiertes Sensationsbild, das Furore machte, auch dies ein Großformat, das mit seinen über viereinhalb Metern Höhe und fast acht Metern Breite die anderen in dieses Kapitel gehörigen noch um einiges übertrifft. Mit keinem der bisher besprochenen Gemälde, weder mit Brüllows *Letztem Tag von Pompeji* noch mit Martins *Großem Tag Seines Zorns,* hat es irgend etwas gemein: Keine Häuser stürzen ein, keine Blitze zucken, keine Brände lodern, keine Menschen fliehen, kein entsetzlicher innerer Lärm ist vernehmbar, keine Aufregung. Die Szene ist still, sie wirkt sogar elegant. Die einzigen Geräusche, die sie vermittelt, sind Liebesgeflüster und trunkenes Lallen. Zu den vorgenannten Beispielen verhält sich Coutures Arbeit konträr, mit einer Ausnahme, die allerdings entscheidend ist: Auch dies ist ein Untergangsbild. Es sind also zwei verschiedene Arten des Untergangs, denen wir in den Bildern begegnen. Vollzieht er sich einerseits im plötzlichen Ausbruch der Urkräfte der Natur, unter denen die Welt donnernd in sich zusammenbricht, so ereignet er sich andererseits unter den Zuckungen verendender Schönheit, die auch im Sterben noch Rudimente ihres alten Glanzes verstrahlt. Das französische Wort dafür heißt ›décadence‹, zu deutsch Verfall.

Couture hat seine Malerei an Veronese geschult. Das kompositorische Vorbild für seine *Römer der Verfallszeit* ist aber unverkennbar auch Raffaels *Schule von Athen*. Das Riesenformat ist heute in der Mittelhalle des Musée d'Orsay in Paris aufgestellt. Der Besucher kann nahe daran herantreten, er hat dann die Fußbodenzone des Bildes in Augenhöhe vor sich; aus etwas größerer Distanz kann er es im ganzen betrachten. Steht man nahe davor, so erfaßt man die Kunst Coutures, die malerischen Effekte aus den mit bewundernswerter Sicherheit locker, breit und großzügig angelegten Pinselstrichen hervorgehen zu lassen. Betrachtet man das Werk aus der Ferne, dann nimmt man die helle Kühle der Farbstimmung wahr, die über die träge Gelassenheit der Szene ausgegossen ist. Die Malweise vermittelt einen freskohaften Eindruck, der sich aber sogleich als Täuschung herausstellt, weil das Ganze so aussieht, als sei es ein riesengroßer Bühnenprospekt. In einem Säulenhof, der nach hinten durch die korinthische Doppelsäulenfolge einer hohen Pergola abgeschlossen ist, lagern auf mit Kissen und bunten Tüchern gepolsterten Ruhebetten Männer und Frauen, die sich dem Trunk und den Freuden der geschlechtlichen Liebe hingeben. Die Zecher finden sich in verschiedenen Stadien der Trunkenheit, die Paare, in unterschiedlichen Stadien der Entblößung, sind einander sanft hingegeben. Die Stimmung ist verhalten. Die Abfolge der Einzelpersonen und Paare zieht sich von links nach rechts im rhythmischen Wechsel eines Wellengemurmels über die Bühne. Die Leiber der Frauen wie auch der Männer sind weißhäutig – überwiegend sind sie wohlgestaltet und mit Genuß zu betrachten. In der Mitte steht auf einem Sockel, das Gelage überragend, die marmorweiße Skulptur eines Epheben. Alles ist harmonisch arrangiert. Das Dionysische produziert sich im apollinischen Gewand – das Dionysische hat seine alte Impulsivität eingebüßt. Beide, das Dionysische wie das Apollinische, sind, miteinander verschmolzen, kraftlos geworden. Müdigkeit, Erschlaffung, die Folge der Genußsucht, machen sich breit. Am rechten Bildrand stehen, wie dem ›Tacitus‹ entstiegen, zwei schlicht gekleidete Männer aus Germanien. Sie beobachten das Gelage, das von ihnen keine Notiz nimmt, mit nachdenklich mißbilligendem Ernst.[13]

Coutures Gemälde hatte auch deshalb so großen Erfolg, weil die Zeitgenossen darin die Kritik an den gesellschaftlichen Zuständen Frankreichs zu sehen vermeinten. Ob der Künstler das so gemeint hat, ist nicht erwiesen.

Hervorzuheben ist das dialektische Verhältnis, in dem Coutures Werk zu Davids *Schwur der Horatier* von 1784 (siehe Bd. I, Ft. 2) steht. Wird bei David der ethische Rigorismus der römischen Republik als Vorbild für Frankreich beschworen, so finden wir bei Couture die wie ein kaltes Buffet servierte Zurschaustellung des sanften Verfalls einer in Schönheit und Luxus untergehenden Gesellschaft: Zweimal Rom – einmal der Anfang, einmal das Ende. Zwischen beiden Bildern liegt ein halbes Jahrhundert. Darin bekundet sich in der Tat ein Wandel der gesellschaftlichen Befindlichkeit.

In den Erdbeben-, Vulkanausbruch-, Sintflut- und Gewitterbildern Brüllows, Turners und Martins kommt der Untergang von außen; der Zorn Gottes ist, so naturimmanent er sich auch immer gebärden mag, eine transzendente Ursache. Coutures Gemälde dagegen versinnbildlicht den schleichend von innen heraufziehenden Untergang, den Untergang, der dem Vitalgut der Menschen innewohnt, sich aber erst allmählich manifestiert. Hier tritt etwas zutage, auf das die Erfinder der Weltuntergangstableaus nie gekommen wären, da dies gänzlich außerhalb ihres Denkrahmens lag – ein biologischer Aspekt. Couture selbst dürfte dies wohl kaum so genau reflektiert haben; die Disposition dazu lag in der Zeit. Es zeigt sich darin der künstlerische Reflex auf die Ablösung der Katastrophentheorie mit ihrer Annahme von aufeinanderfolgenden Erdzeitaltern – wonach auf jedes untergegangene ein neues mit eigenen Lebensformen folgt – durch die Entwicklungstheorie mit der Vorstellung eines unendlich lang dahingezogenen Zeitkontinuums, an dem

Thomas Couture, *Die Römer der Verfallszeit,* 1847. Öl/Lwd., 472 × 772 cm, Paris, Musée d'Orsay

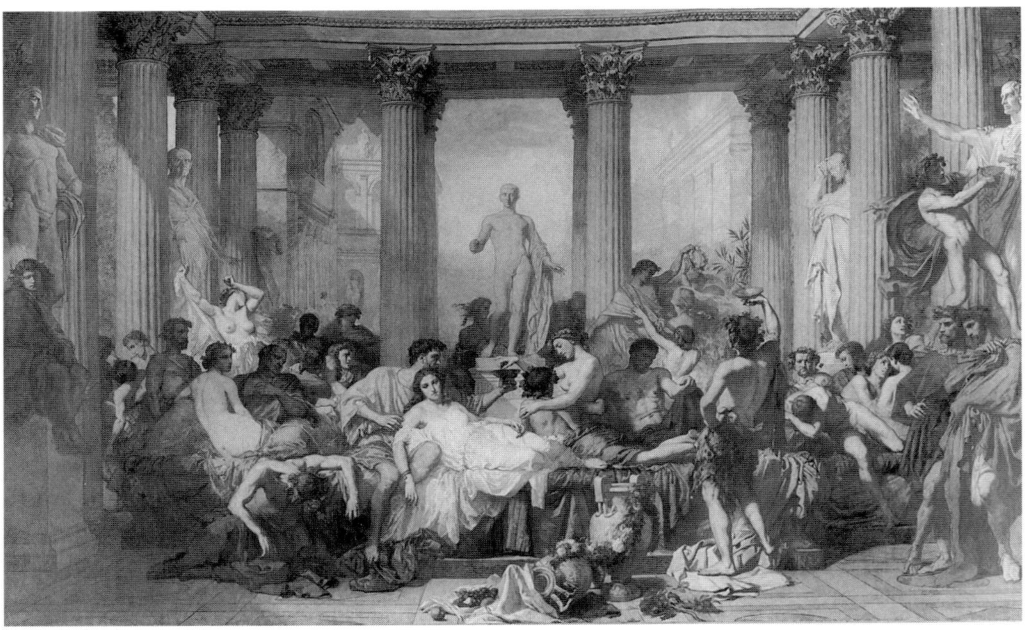

sich der Entwicklungsfaden der Lebensformen abspult. Charles Darwin war ja kein Kastenteufel, der das Epochenbewußtsein erschreckt hat, indem er mit seiner Lehre urplötzlich da hineingesprungen wäre; vielmehr fiel seine Entwicklungstheorie, seine Lehre vom Überlebenstüchtigsten (nicht dem Gewalttätigsten, sondern dem Anpassungsfähigsten) auf einen aufnahmebereiten geistigen Nährboden.

Zur motivischen Interpretation von Coutures Gemälde bietet sich folgende Betrachtung an: »Endlich kam allerdings der *Luxus* dazu, dem Rom zu seinem Unglück so bequem lag, als ihm zu seinen Welteroberungen allerdings auch seine Lage geholfen hatte. (…) Dabei verwilderte das Land; der Ackerbau ward nicht mehr, wie einst von den alten Römern und ihren Zeitgenossen, in Italien getrieben; die Künste Roms gingen auf das Entbehrliche, nicht auf das Nützliche, auf ungeheuere Pracht und Aufwand in Triumphbogen, Bädern, Grabmälern, Theatern, Amphitheatern u.s.w.: Wundergebäude, die freilich allein diese Plünderer der Welt aufführen konnten. In keiner nützlichen Kunst, in keinem Nahrungszweige der menschlichen Gesellschaft hat je ein Römer etwas erfunden, geschweige daß er damit andern Nationen hätte dienen und von ihnen gerechten und bleibenden Vortheil ziehen mögen. Bald also verarmte das Reich, das Geld wurde schlecht, und schon im dritten Jahrhundert unserer Zeitrechnung bekam ein Feldherr nach diesem schlechtern Gelde kaum das zur Belohnung, was zu den Zeiten August's für den gemeinen Soldaten zu gering war. Lauter natürliche Folgen des Laufs der Dinge, die, auch bloß als Handel und Gewerbe bezeichnet, nicht anders als also folgen konnten. Zugleich nahm aus eben diesen verderblichen Ursachen das menschliche Geschlecht ab, nicht nur an Anzahl, sondern auch an Größe, Wuchs und innern Lebenskräften. Ebendas Rom und Italien, das die volkreichsten, blühendsten Länder der Welt, Sicilien, Griechenland, Spanien, Asien, Afrika und Aegypten, zu einer halben Einöde gemacht hatte, zog durch seine Gesetze und Kriege, noch mehr aber durch seine verderbte, müßige Lebensart, durch seine ausschweifenden Laster, durch die Verstoßung der Weiber, Härte gegen die Sklaven und späterhin durch Tyrannei gegen die edelsten Menschen sich selbst den natürlich-unnatürlichsten Tod zu. Jahrhunderte hin liegt das kranke Rom in schrecklichen Zuckungen auf seinem Siechbette; das Siechbett ist über eine ganze Welt ausgebreitet, von der es sich seine süßen Gifte erpreßt hat; sie kann ihm jetzt nicht anders helfen, als daß sie seinen Tod befördere. Barbaren kommen herzu, nordische Riesen, denen die entnervten Römer wie Zwerge erscheinen; sie verwüsten Rom und geben dem ermatteten Italien neue Kräfte. Ein fürchterlich gütiger Erweis, daß alle Ausschweifung in der Natur sich selbst räche und verzehre! Dem Luxus der Morgenländer haben wir es Dank, daß die Welt früher von einem Leichnam befreit ward, der durch Siege in andern Weltgegenden zwar auch, wahrscheinlich aber nicht sobald und so schrecklich in die Verwesung gegangen wäre.«

Die Passage stammt aus dem 4. Kapitel des 14. Buches der *Ideen zur Philosophie der Geschichte der Menschheit*, die Johann Gottfried Herder zwischen 1784 und 1791 veröffentlicht hat.[14] Die Auseinandersetzung mit Rousseaus

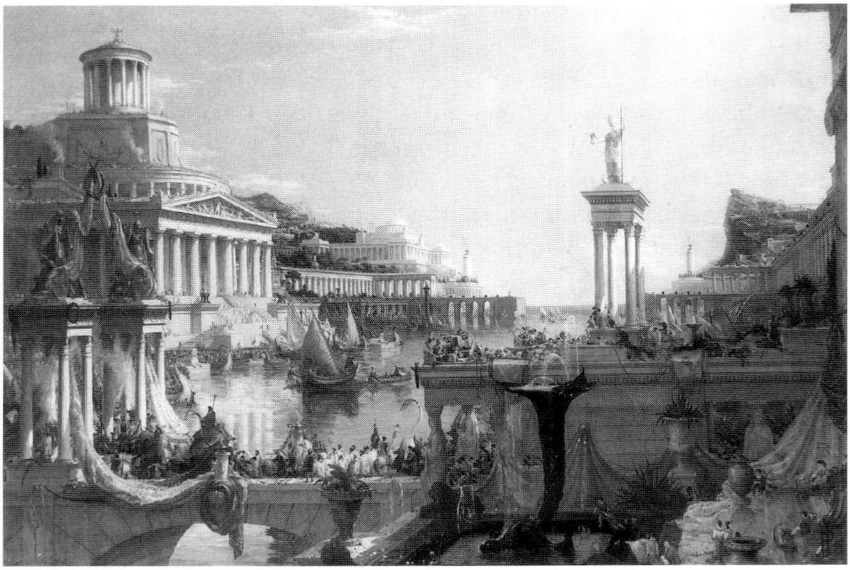

Thomas Cole, *Der Weg des Reiches,* 1835/36. *Die Krönung,* 1835/36.
Öl/Lwd., 192 × 193 cm, Collection of the New-York Historical Society

Naturphilosophie und dessen Auffassung von der Vergänglichkeit historischer Kulturen klingt darin an. Solche Ideen in Richtung auf eine Entwicklungsbiologie der Kulturen, die sie als den Lebensgesetzen unterliegende Organis-

Thomas Cole, *Der Weg des Reiches,* 1835/36. *Die Zerstörung,* 1836.
Öl/Lwd., 100 × 161 cm, Collection of the New-York Historical Society

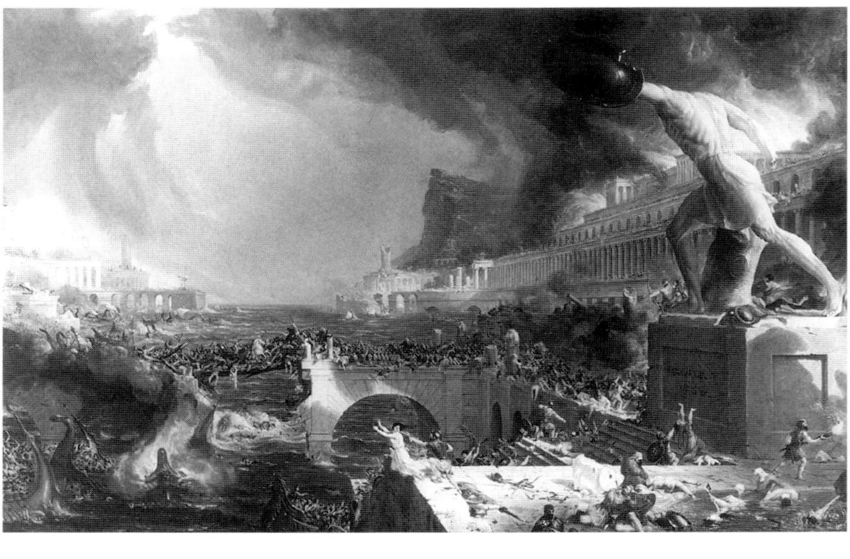

men auffaßt, gehen der Kulturmorphologie Oswald Spenglers voraus. Ihre visuelle Ausprägung fanden sie in der merkwürdigen Gemäldetrias *Der Weg des Reiches,* die der aus England stammende Amerikaner Thomas Cole um 1835/36 geschaffen hat. Cole ist uns im Kapitel *Panorama – Die Erweiterung des Blickwinkels* (Bd. I) schon einmal begegnet. Als Begründer der Hudson River School ist er das Haupt jener amerikanischen Landschaftsmaler am Übergang zwischen Romantik und Realismus, deren Entdeckung der unberührten amerikanischen Landschaft von einem pantheistischen Naturgefühl getragen wird. Die Trias *Der Weg des Reiches* ist eine Art Antwort darauf. Das erste der drei Breitformate heißt *Die Krönung.* Es zeigt eine reich ausgestattete klassisch-klassizistische Phantasielandschaft in voller Blüte ihres ›Goldenen Zeitalters‹, auch sie ein Breitformat mit panoramatischem Anspruch. Imposante Gebäude mit zahlreichen Arkadengängen säumen einen von Handelsschiffen belebten Hafen. Ein bißchen sieht es so aus, als sei ein Hafenbild Claude Lorrains mit sanfter Gewalt in die Breite gezerrt worden. Kleinteiliges Gewimmel belebt ameisenhaft den Prospekt. Im Vordergrund links zieht der Herrscher im Prunkwagen über die Brücke in die Stadt ein. Von den Dächern, Balkonen, Brüstungen und Balustraden jubelt ihm das Volk zu. Das zweite Bild mit dem Titel *Die Zerstörung* schildert auf äußerst dramatische Weise den Untergang der ganzen Herrlichkeit in Aufruhr, Tumult, Krieg und Feuersbrunst. Im dritten, *Der Verfall* geheißen, ist von dem Hafen nur mehr das trübe Gewässer einer träge in die Landschaft hineinschwappenden Meeresbucht geblieben. Allein die Säule im Vordergrund links zeugt von der vergangenen Pracht. In seinem Lebensbericht, den er für Dunlaps erste amerikanische Kunstgeschichte von 1834 verfaßte, schrieb Cole: »Man sieht (in

Thomas Cole, *Der Weg des Reiches,* 1835/36. *Der Verfall,* 1836. Öl/Lwd. 100 × 161 cm, Collection of the New-York Historical Society

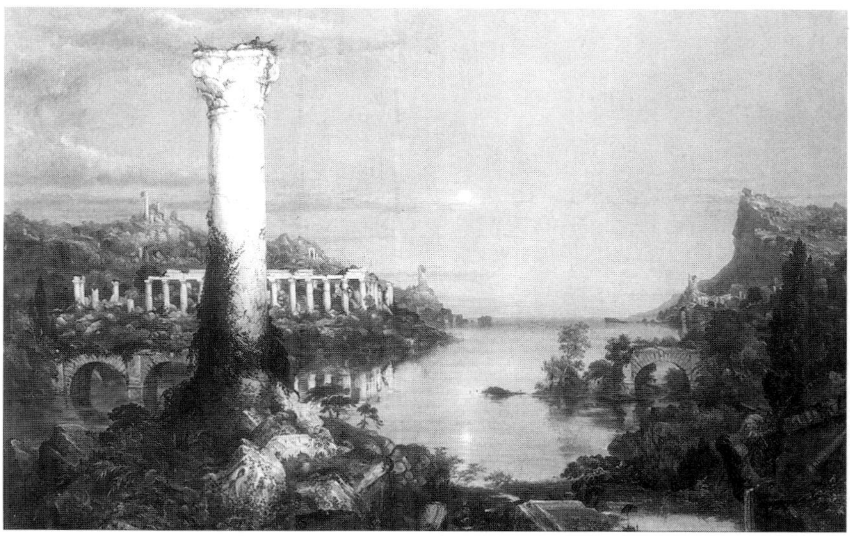

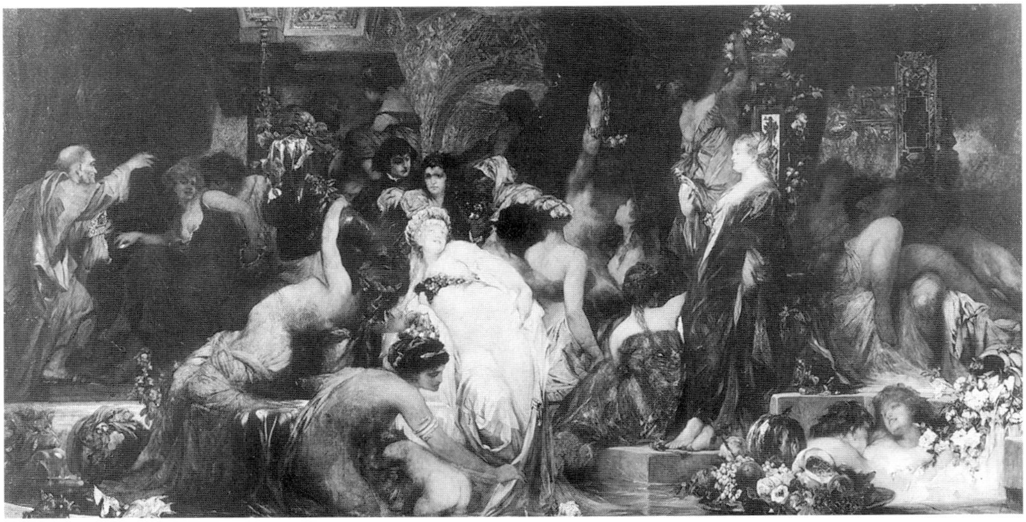

Hans Makart, *Die Pest in Florenz,* mittlerer von drei Teilen, 1868. Öl/Lwd., je 103 × 204,5 cm, Euerbach, Sammlung Georg Schäfer

Eugène Delacroix, *Tod des Sardanapal,* 1827. Öl/Lwd., 392 × 496 cm, Paris, Musée du Louvre

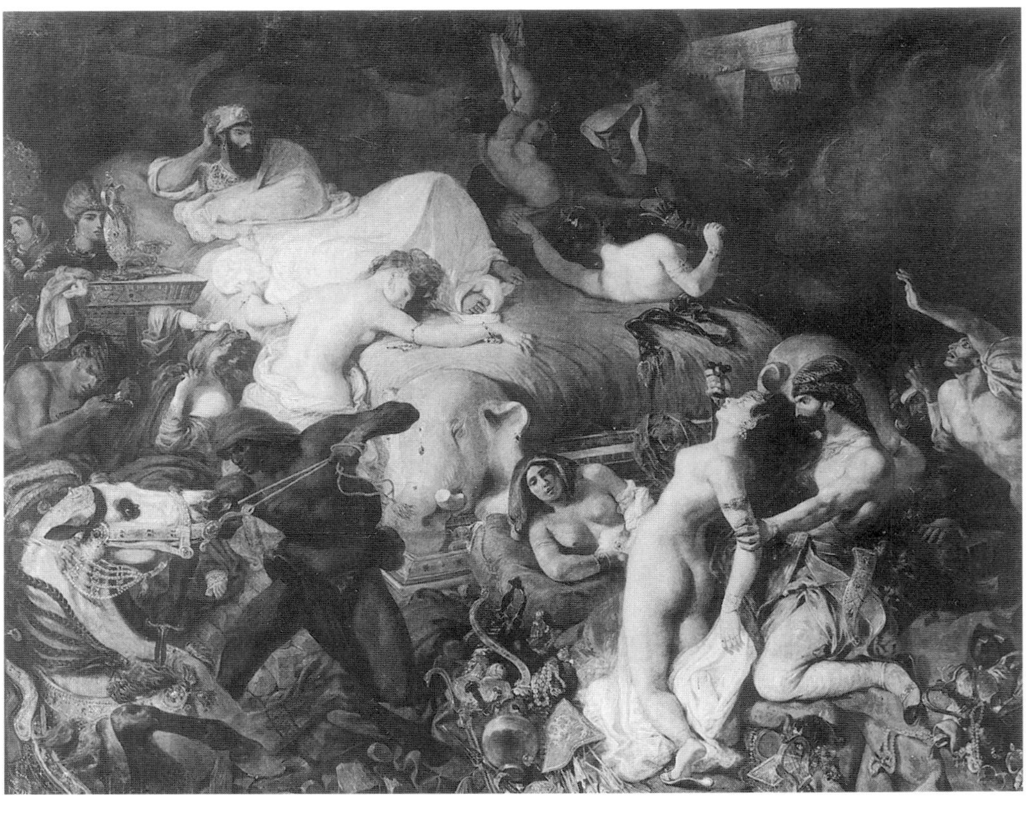

Amerika) keine zerstörten Türme die von Mißbrauch der Gewalt Zeugnis ablegen, noch prächtige Tempel, die von Prunksucht künden. Nur Stätten des Überflusses, der Tugend und der sittlichen Verfeinerung.«[15] Coles Zyklus ist also auch eine Abrechnung mit der historischen Gravitation der Alten Welt vor dem Stimmungshintergrund der amerikanischen Utopie, die damals noch so konkret erschien.

1868 malte der Wiener Hans Makart seinen friesartig angelegten Zyklus *Die Pest in Florenz*. Auch er strebte ins Große. Das Gemälde steht in einem ähnlichen Motivkontext wie Coutures *Römer der Verfallszeit,* bringt aber demgegenüber in jeder Hinsicht eine Zuspitzung ins Sensationelle. Vor dem Hintergrund des Schwarzen Todes prostituiert sich die geschlechtliche Lust, oder, den Tenor des Bildes genauer ins Auge gefaßt, die geschlechtliche Genußsucht. Coutures Gelage nimmt sich gegenüber Makarts Orgie wie der Betriebsausflug eines archäologischen Seminars aus. Beide Bilder schwelgen in träger Sinnlichkeit. Doch während über dem Coutures noch die Zurückhaltung eines schwermütigen Savoir-vivre liegt, produzieren sich bei Makart die nackten Leiber im herausfordernden Gebärdenspiel ungezügelter Wollust. Das Weiß üppig sich wälzenden Weiberfleischs, eingefaßt in Krapplack, Karmin und Umbra; Sahnepudding in Himbeersoße und Zartbitterschokolade. Es riecht nach Rotwein und kaltem Zigarrenrauch.

Das Titelmotiv des Makartschen Zyklus ist die Pest in Florenz im Jahre 1308, die den Rahmen für Giovanni Boccaccios *Decamerone* lieferte. Der Bildtitel stand allerdings nicht von Anfang an fest. Auch sind die von Makart verwendeten Kostüme, soweit man überhaupt von solchen sprechen kann, keineswegs historisch exakt, sondern dem Bühnenfundus seiner künstlerischen Freiheit entnommen. »1870, zwei Jahre nach der Entstehung, schwankte man noch immer zwischen den Titeln ›Pest in Florenz‹, ›Die sieben Todsünden‹ und ›Après nous le Déluge‹. Letzteres war angeblich die von Makart selbst gewählte Benennung.«[16] Das ist bemerkenswert, denn die künstlerischen Vorbilder für die gestalterische Konzeption solch einer Ausschweifung des Sinnlichen angesichts des unabweislichen Todes finden sich beispielsweise in Eugène Delacroix' Gemälde *Tod des Sardanapal,* von dem sich Makart gewißlich Anregungen geholt hat. Indes liegt der wesentliche Unterschied darin, daß Makart, indem er sich doch für *Die Pest in Florenz* entschied, also der Epidemie den Vorzug gab und mithin wiederum der ›endogenen‹ Ursache des Verfalls – dessen letztes Aufbäumen die Orgie vor dem Hereinbrechen der Agonie ist – und nicht der ›exogenen‹, dem Eingriff des zürnenden Gottes von oben.

Die Epidemie ist eine ansteckende Massenerkrankung, eine Infektionskrankheit, die sich über die Körperkontakte beziehungsweise über die Körperausdünstungen, die Miasmen, den Pesthauch, verbreitet. Die Epidemie, die Ausrottung der Menschheit durch eine ansteckende Krankheit, gegen die es kein Mittel gibt, versinnbildlicht den Inbegriff der Katastrophe in ihrer biologischen Ausdrucksform. Die Epidemie ist ein Verhängnis, das der Entwicklung des natürlichen Lebens eingeschrieben ist. Interessanterweise drängt das Motiv in der zweiten Jahrhunderthälfte stärker nach vorn.[17] 1869 stellte Jules-

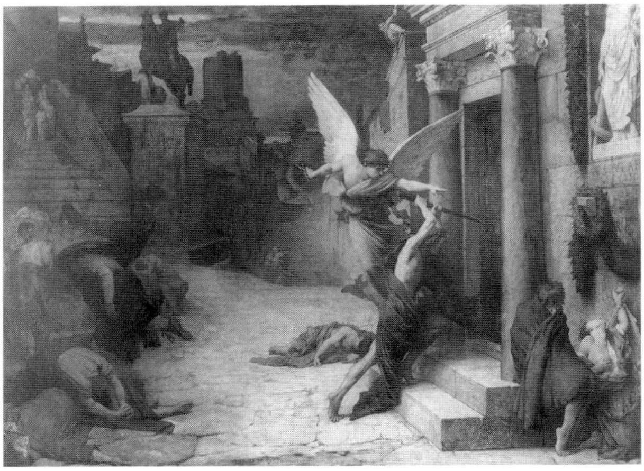

Jules-Elie Delaunay,
Die Pest in Rom,
1869. Öl/Lwd.,
131 × 176 cm,
Paris, Musée d'Orsay

Elie Delaunay sein Gemälde *Die Pest in Rom* fertig. In einer Straße des antiken Rom, deren Pflaster mit den gekrümmten Leibern Verendender und bereits Dahingeraffter bedeckt ist, erscheint, vom trüben Zwielicht beschienen, der grausige Dämon der Pest, der, von einem geflügelten Genius des Fatums begleitet, mit einer Brechstange auf eine verschlossene Haustür einschlägt. Das rhythmisch-dumpfe Hämmern ist der einzige Lärm in der Totenstille.

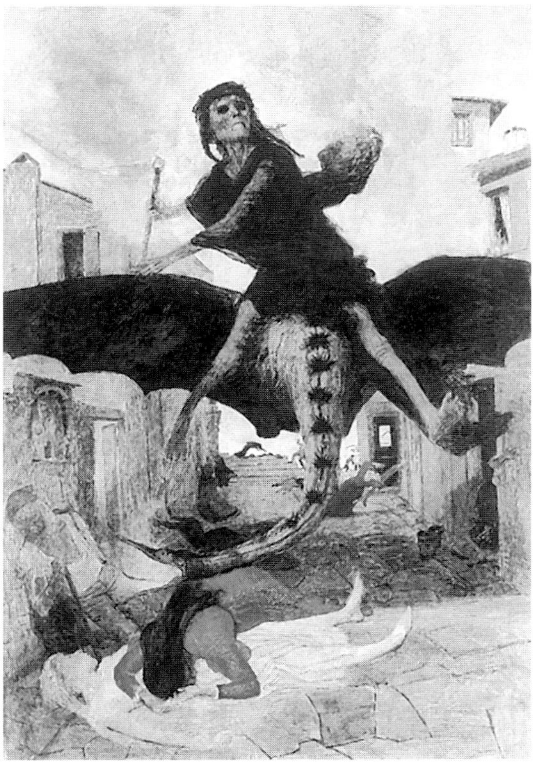

Arnold Böcklin,
Die Pest, 1898.
Gefirnißte Tempera/Holz,
149,5 × 104,5 cm,
Öffentliche Kunstsammlung
Basel, Kunstmuseum,
Depositum der
Eidgenössischen Gottfried
Keller-Stiftung

In Arnold Böcklins Gemälde *Die Pest* reitet der Dämon sensenschwingend auf einem vogelartigen Horrorgeschöpf, das mit schlangenartig nach unten gewundenem Hals die Menschen in der engen Straße mit giftigem Geifer aus seinem Rachen anbläst, ein eindringliches Exempel dafür, wozu die Phantasie im fortgeschrittenen 19. Jahrhundert fähig ist.

Das gilt ebenso für das letzte Beispiel aus dieser Motivreihe, Max Klingers Radierung *Die Pest* von 1903. Im Krankensaal liegen die Pestbefallenen auf schmalen Pritschen mit eisernen Bettgestellen. Einige der hohen Fenster haben sich geöffnet; ein Windstoß bläht die Gardinen, die wild ins Zimmer hineinwehen. Schwarze Rabenvögel sind eingedrungen. Zwei hocken auf einem Bettgestell. Das Gesicht des Kranken, der dort liegt, ist vom Stoff einer Gardine verdeckt worden, so als wolle sie ihn hinausziehen. Ein weiterer Rabe flattert im Saal umher. Eine Krankenschwester in Nonnentracht wehrt mit vor Entsetzen und verzweifelter Entschlossenheit weit aufgerissenen Augen den Angriff des Vogels ab, indem sie ihm einen Rosenkranz entgegenschleudert. Ebenso wie die vorgenannten Beispiele ist das eine mit den Mitteln des Alptraums inszenierte Allegorie. Das Neue und Andere, das Klingers Radierung in der Bild-Erfindung von den Pestphantasien Makarts, Delaunays und Böcklins unterscheidet, ist das Ambiente einer Klinik. Die gegenseitige Durchdringung symbolischer und veristischer Ausdrucksmittel erzeugt jenes unnachahmlich verquere, ans Peinliche grenzende Gefesseltsein der Lust des Betrachters am Fatalen, wie es allein von Klingers Bildgeschichten, den Comic strips eines titanischen Gemüts, herausgefordert wird. Die Nackenhaare sträuben sich mit wachsendem Genuß beim Studieren des Blattes. Hitchcock ist darin schon ebenso im Keim veranlagt wie Max Ernst. Der

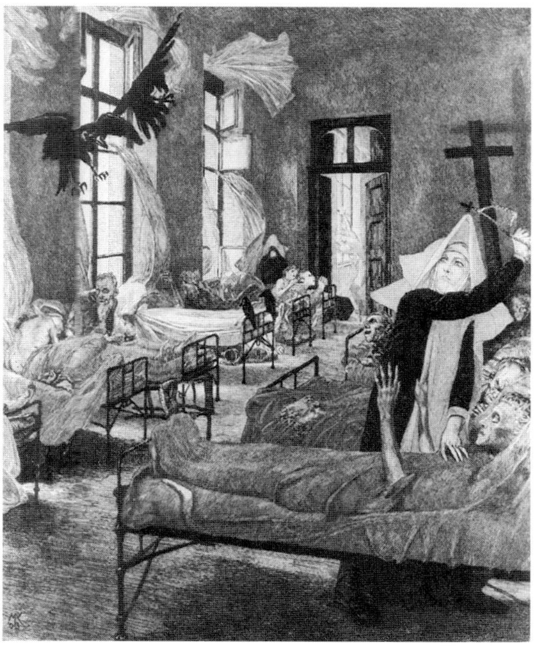

Max Klinger, *Opus XIII, Vom Tode II*, 1909, Blatt 5, *Die Pest* (1903). Radierung und Stich, 36,1 × 31,4 cm, Staatliche Museen zu Berlin – Preußischer Kulturbesitz, Kupferstichkabinett

Unterschied: Der Darstellung mangelt es vollständig an Ironie. Dieser Mangel ist womöglich ihr stärkstes Wirkungsmittel. 1903 entstanden, enthält Klingers Darstellung schon alle Symptome der ausgereiften Wahrnehmungs- und Gefühlsambivalenz der Bewußtseinssituation im 20. Jahrhundert. Die Handlung Klingers spielt nicht im Florenz der Renaissance wie bei Makart, nicht im alten Rom wie bei Delaunay und ebensowenig an einem nicht näher zu definierenden anonymen mythischen Ort, sondern – so will sie suggerieren – jetzt, in der unmittelbaren Gegenwart. Die Szene ist derart wirklichkeitsnah wiedergegeben, als sei sie vom Künstler soeben selbst erlebt worden; darin gerade besteht der Kunstgriff. Die Epidemie, die endogene Form der Katastrophe, die Ausrottung der Menschheit von innen her, war zum Entstehungszeitpunkt der Radierung als ein medizinisches Problem, das nach Lösung verlangte, aktuell. Sie war so aktuell wie heute.

1858 begründete Rudolf Virchow die Zellularpathologie. 1865 erkannte Ignaz Philipp Semmelweis die Kontaktinfektion als Ursache des Kindbettfiebers, setzte sich für dessen Verhütung durch Desinfektion ein und verordnete den Krankenzimmern genau das, was in Klingers Blatt als eine Ursache für das Eindringen der Rabenvögel dargeboten wird, nämlich das Aufreißen der Fenster, um frische Luft hereinzulassen. 1876 wies Robert Koch erstmals im Milzbrandbazillus einen lebenden Mikroorganismus als spezifische Ursache einer Infektionskrankheit nach. 1882 entdeckte er das Tuberkulosebakterium, und 1883, im Abwehrkampf gegen die verheerende Epidemie in Hamburg, den Choleraerreger. Louis Pasteur, der 1888 das Pariser Institut Pasteur gründete, führte die Keimfreiheit (Asepsis) mittels Abtötung von Mikroorganismen durch Erhitzen ein und entwickelte Impfstoffe, u. a. gegen die Tollwut. Emil von Behring entdeckte 1890 das Diphtherieantitoxin und begründete die moderne passive Serotherapie. Paul Ehrlich entdeckte 1909 das Salvarsan und begründete damit die moderne Chemotherapie. Das alles ist eine weitläufige wissenschaftliche Folge der Ablösung der Katastrophentheorie durch die Entwicklungstheorie. Gottes Zorn wurde nicht mehr an einem bestimmten Tag erwartet, den er sich in seinem Ewigen Terminkalender dafür vorgemerkt hat; er vollzieht sich gemäß der Entwicklungstheorie fortwährend und periodisch. Er hat sich in die Mikroorganismen eingeschlichen und wird dort an Ort und Stelle bekämpft.

Anmerkungen

1 In einer Vorstudie (Öl/Papier a. Karton, 58 × 81 cm, St. Petersburg, Staatliches Russisches Museum), in der sich Brüllow über das geeignetste Arrangement der Figurengruppen seiner klassizistischen Katastrophe klarzuwerden versucht, findet sich die Familiengruppe, die den Alten trägt, noch nicht. Statt dessen bewegt sich an der gleichen Stelle eine in einen Mantel gehüllte fliehende Gestalt mit zur Bildmitte hin schräg vorgebeugtem Körper. Wie sich das oft auch bei anderen Künstlern beobachten läßt, konnte Brüllow der Versuchung nicht widerstehen, in der endgültigen Ausführung zugunsten der Steigerung des literarischen Effekts der komplizierteren Lösung den Vorzug zu geben.

2 Friedrich Wilhelm Joseph von Schelling, Antiquissimum de prima malorum humanorum origine philosophematis Gens III. explicandi tentatem criticum et philosophicum, Tübingen 1792.

3 ›Et in arcadia ego‹ findet sich als Inschrift erstmals auf einem Gemälde von Giovanni Francesco Barbieri, gen. Il Guercino (Cento bei Ferrara 1591–Bologna 1666). Infolge der Übernahme durch Poussin wurde das Motto publik. Vgl. Georg Büchmann, Geflügelte Worte, Frankfurt/M./Berlin 1987, S. 302.

4 Ebenda.

5 Brüllow wurde am 23. 12. 1799 – buchstäblich als einer der letzten des alten Jahrhunderts – als Sohn eines Petersburger Holzschnitzers geboren. 1822 kam er gemeinsam mit seinem Bruder, dem Architekten Alexander Brüllow, als Stipendiat des ›Vereins zur Förderung der Künstler‹ nach Rom und blieb dort 13 Jahre. Er ist also ein ›Russisch-Römer‹. Nach einer Reise durch Griechenland und in die Türkei kehrte er über Odessa nach Rußland zurück und wirkte als Professor an der St. Petersburger Akademie. 1849 begab er sich nach Madeira und ging von dort aus wieder nach Italien, wo er am 23. 6. 1852 in Marciano bei Rom starb. Neben Alexander Iwanow ist er Rußlands bedeutendster Maler im Grenzbereich zwischen Klassizismus, Romantik und Realismus.

6 Zit. nach Pompeji. Leben und Kunst in den Vesuvstädten. Kat. Villa Hügel, Essen, Recklinghausen 1973, S. 58.

7 Edward George Bulwer-Lytton, The last days of Pompeji, 3 Bde., London 1834.

8 Gottfried Semper, Vorläufige Bemerkungen über bemalte Architektur und Plastik bei den Alten, Altona 1834.

9 Voltaire, der Skeptiker, der sich bis dahin immer noch zum Glauben an ein höheres Wesen im Sinne einer übergeordneten Weltvernunft bekannt hatte, wurde angesichts der göttlichen Unvernunft, die ihm das Erdbeben von Lissabon offenbarte, endgültig zum Atheisten, woraus hervorgeht, daß Glaubenssachen eben auch bei Menschen, die sich ausdrücklich auf die Ratio ihrer Argumentation berufen, eine ausgesprochen perspektivische Angelegenheit sind. Im Grunde zürnt Voltaire der Weltvernunft, weil sie sich nicht dem Zwecke fügt, den er, Voltaire, dafür vorgesehen hat.

10 Zit. nach Goethes Werke, 34 Bde., Stuttgart 1867, 11. Bd., 1. Buch, S. 26f.

11 Von dem Gemälde existieren mehrere Fassungen. Neben der in Londoner Privatbesitz befindlichen großen Fassung (Öl/Lwd., 160 × 249 cm) die hier gezeigte kleinere, vielleicht eine Vorstudie. – Im Juni 1833 zeigte das ›British Diorama‹ in London eine auf Panorama-Maß vergrößerte Fassung des Gemäldes, die Hippolyte Sebron, der ehemalige Assistent von Louis Jacques Daguerre, geschaffen hatte. John Martin strengte, erbost über das Plagiat, einen Prozeß an, den er verlor. Siehe dazu: Ralph Hyde, Panoramania! The Art and Entertainment of the ›All-Embracing‹ View, London 1988, S. 123.

12 Zu John Martins Katastrophenbildern mit alttestamentarischen Szenen in der Nachfolge von *Belsazars Fest* (1820) gehören weiterhin: *Die sieben Plagen Ägyptens,* 1824, Öl/Lwd., 140 × 212 cm, Boston (Massachusetts), Museum of Fine Arts; *Der Fall Ninives,* 1827/29, Öl/Lwd., 213 × 320 cm, Kairo, Königliche Sammlung; *Vor der Sintflut,* vor 1840, Öl/Lwd., 143 × 217 cm, London, Buckingham Palace; *Die gestürzten Engel in der Hölle,* um 1841, Öl/Lwd., 61 × 76 cm, London, Tate Gallery; *Die Zerstörung von Sodom und Gomorrha,* vor 1852, Öl/Lwd., 135 × 215 cm, Newcastle-upon-Tyne, Northumberland, Laing Art Gallery.

13 Dem Bild liegt das Motto der sechsten Satire des römischen Dichters und Redners Juvenal (um 58–138 n. Chr.) zugrunde, wo es heißt: »Nunc patimur longae pacis mala; saevior armis/ Luxuria incubit victumque ulciscitur orbem.« (Jetzt erleiden wir die Übel des langen Friedens; schlimmer als Waffen bedrängt uns der Überfluß und rächt den besiegten Erdkreis an uns.)

14 Hier zit. nach Johann Gottfried Herder, Ideen zur Philosophie der Geschichte der Menschheit, hrsg. v. Julian Schmidt, 3 Bde., Ausg. Leipzig 1869, Bd. III, 14. Buch, 4. Kapitel, S. 27f.

15 Zit. nach A. Neumeyer, Thomas Cole, in: Kindlers Malerei-Lexikon, München 1985, Bd. 3, S. 35ff., hier S. 37.

16 Siehe dazu: Hans Makart. Triumph einer schönen Epoche, Kat. Staatliche Kunsthalle Baden-Baden, Stuttgart 1972, S. 49

17 In Antoine-Jean Gros' *Bonaparte bei den Pestkranken von Jaffa* (1804, Öl/Lwd., 532 × 720 cm, Paris, Musée du Louvre) etwa dient die Epidemie als Vorwand, um das Charisma des unerschrockenen Heros hervorzuheben, der selbst der Pest gegenüber immun scheint.

IV.2 Schiffbruch

1912 malte Max Beckmann den *Untergang der Titanic.* Das Bild ist ein großes Querformat in düsterer Farbstimmung. Der Horizont ist weit gegen den oberen Bildrand geschoben. Fast die gesamte Bildfläche ist mit den Wassermassen des wogenden Meeres bedeckt. Vier Rettungsboote füllen den Vordergrund. Zwei davon treiben mit Menschen überladen auf den hoch- und niedergehenden Wellen, zwei andere sind gekentert. Im Wasser schwimmen Schiffbrüchige und klammern sich an den Rümpfen und Planken fest. Oben im Hintergrund ist der sinkende Ozeanriese mit seinen vier Schornsteinen zu sehen.

Am 14. April 1912 hatte die Titanic auf ihrer Jungfernfahrt im Nordatlantik einen Eisberg gerammt. 1503 Menschen fanden bei dieser Katastrophe den Tod. Die Nachricht von dem Unglück verbreitete sich wie ein Lauffeuer. Der Schrecken, den sie auslöste, war um so größer, als die Titanic, ein britischer Dampfer der Cunard-Linie, mit beträchtlicher Vorauspropaganda nicht nur als der größte und schnellste Transatlantik-Luxus-Liner, sondern auch als praktisch unsinkbares Wunderwerk der Technik angepriesen worden war. Der Glaube an die unerschütterliche Kontinuität des Fortschritts erhielt, auf dem triumphalen Höhepunkt der technischen Zivilisation beinahe schon zur Gewißheit geworden, unversehens einen Rückschlag; die Auswirkung war ungeheuer. Die Katastrophe wurde als schicksalshaftes Verhängnis aufgefaßt, das das Epochenbewußtsein am Anfang unseres Jahrhunderts ebensosehr bis in seine Grundfesten erschütterte wie das Erdbeben von Lissabon zur Mitte des 18. Von der äußeren auf die innere Dimension übertragen, waren das gesellschaftliche Bewußtseinsbeben. Im Unterschied zur Erdbebenkatastrophe, durch die das Bewußtsein der Lebenssicherheit im 18. Jahrhundert einen Stoß bekommen hatte, wurde der Untergang der Titanic von den Zeitgenossen als eine Bestrafung der menschlichen Selbstüberschätzung aufgefaßt. Die Natur schlug zurück. Allein schon der Name des Schiffes war Hybris. Titanic – das Verhängnis erschien damit herausgefordert. Die Antwort auf Titanic war Menetekel.

Die Atmosphäre des Jahres 1912 erschien überhaupt wie mit elektrischer Spannung aufgeladen. Für Leute mit empfindlicher Witterung lag etwas in der Luft. Die Vorauszeichen des Ersten Weltkrieges waren zu spüren, ohne daß einer genau hätte erklären können, was es eigentlich sei, das ihn nervös machte. Der Untergang der Titanic trug das Seine dazu bei. In seinen Erinnerungen hat der Berliner Expressionist Ludwig Meidner die Stimmung festgehalten. »Das war ein Sommer ohnegleichen in der brütenden lauernden Weltstadt Berlin (...). So ging es Tag für Tag, lauter glühende Sonnentage, den Juni entlang, bis der Julimond dahinsank, immer kochend heiß mit den heißesten Wochen, schweißtropfend, unsäglich bedrängend, bestürzend und schwierig.«[1] Thomas Grochowiak, Meidners Biograph, kommentiert: »Dann kommt der seltsam heiße, merkwürdige Sommer 1912. Meidner ist bedrängt und bestürzt und weiß nicht warum, und Angst verbreitet sich, Furcht vor

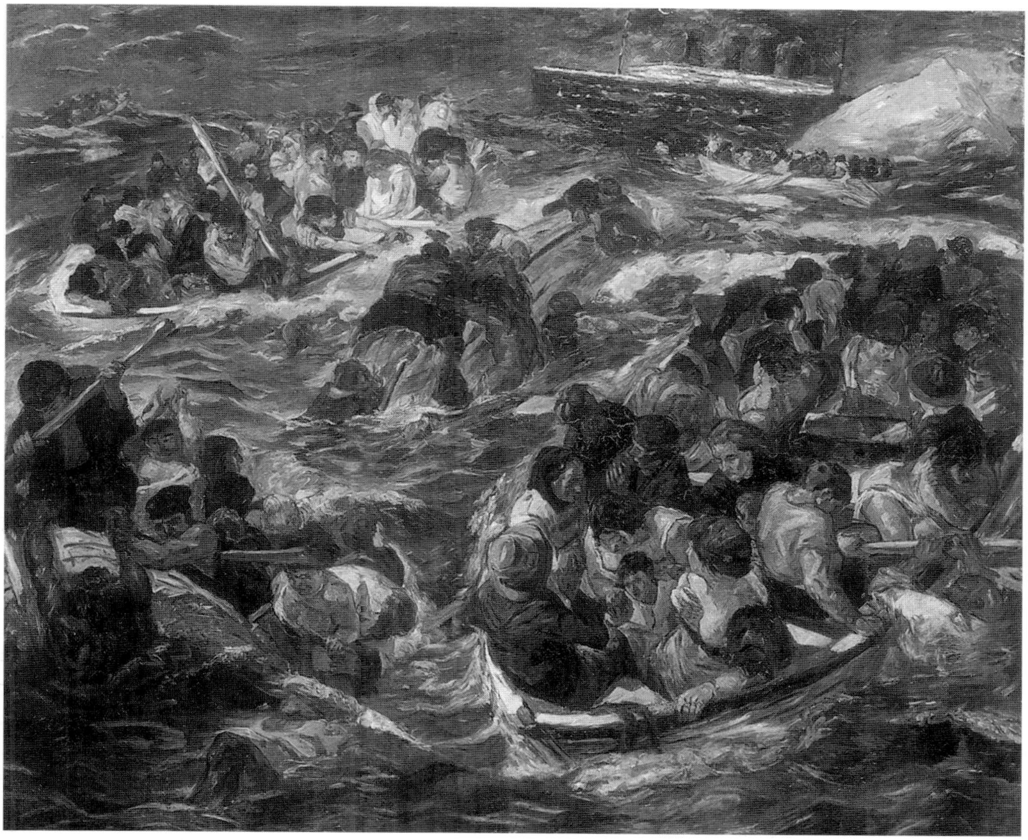

Max Beckmann, *Untergang der Titanic,* 1912. Öl/Lwd., 265 × 330 cm, The Saint Louis Art Museum, Vermächtnis Morton D. May

etwas Schrecklichem, das in der Luft zu liegen scheint. Er besucht Heckel und Kirchner, die er in einem ähnlichen, wenn auch nicht gleich heftigem Zustand vorfindet. Am empfindlichsten reagiert Kirchner, der diese Zwangsvorstellungen damals noch nicht gemalt hat (...), es aber offen ausspricht, daß er fürchte, es würde eine große Katastrophe in den kommenden Jahren geben.«[2]

Weltuntergangsstimmung. Meidner malt in jenem Jahr die ersten seiner *Apokalyptischen Landschaften*. Beckmann, der Meidner schätzt, ist damals noch nicht soweit. Der Durchbruch kommt bei ihm erst drei Jahre später, dann aber mit um so größerer Kraft.

Beckmanns Gemälde *Untergang der Titanic* antwortet auf das Desaster. Die Komposition schließt sich zu einer großen Kreiselbewegung. Nichtsdestoweniger will sich der Eindruck eines wirbelnden Sogs, den der Maler beabsichtigte, nicht so recht einstellen. Bei aller Dramatik und bei aller zwielichtigen Düsternis der Farbgebung läßt uns das Gemälde merkwürdig kalt. Beckmanns großformatige Katastrophengemälde aus den Jahren vor dem Ersten Weltkrieg, darunter auch die *Szene aus dem Untergang von Messina*[3], in der der Maler das Erdbebenmotiv nach der Manier des 19. Jahrhunderts aufgreift, geben zwar aus der Rückschau zu erkennen, daß etwas darinsteckt, das zum Ausbruch drängt, aber damals will es noch nicht heraus; der Künstler ist noch nicht soweit. Beckmanns *Untergang der Titanic* ist innerhalb seines Œuvres die letzte Komposition in der Tradition des 19. Jahrhunderts. Auch mit dem Großformat bekennt er sich zu den Gepflogenheiten seiner Vorgänger im Genre der Katastrophenmalerei. Zugleich lieferte er mit seinem Werk den überhaupt letzten bedeutenden Beitrag zum Motiv des Schiffbruchs in der europäischen Malerei. Sein Bild ist ein Nachzügler.[4] Beckmanns Vorbild ist Théodore Géricaults *Floß der Medusa* von 1818/19 (Ft. 2). Zwar stimmen die beiden Gemälde nicht in den kompositorischen Einzelheiten überein, aber in der Bewegtheit des von dichtgeballten Menschengruppen gefüllten Vordergrunds und in der fahlen Farbgebung ist Beckmanns Gemälde der späte Reflex auf das fast hundert Jahre früher entstandene Werk. Beide Bilder klammern sozusagen das Jahrhundert ein, Géricaults am Anfang, Beckmanns am Ende. Auffallend sind die Namen, die die Schiffe tragen. Was bewegt einen dazu, ein Schiff ausgerechnet ›Medusa‹ zu nennen? Eine Galionsfigur am Bug, die alle, die sie erblicken, versteinern läßt? Und Titanic? Eine Zitation der Kinder des Uranos und der Gaia, der Empörer, die wegen ihrer Selbstüberheblichkeit von den Göttern in den Tartaros verbannt wurden. Das Verhängnis, das das Jahrhundert überspannt, scheint von den beiden Schiffen wie von zwei Sendeantennen aufgefangen mit Namen, die beide in den griechischen Mythos zurückreichen, dorthin, wo die Bildwelt des europäischen Bewußtseins ihren Ursprung hat.

Das Schiffbruchmotiv ist so alt wie die Kunst. Es findet sich in der griechischen Vasenmalerei ebenso wie auf frühchristlichen Sarkophagen. Die Eroberung des Meeres durch den Menschen bringt andere Gefahren mit sich als die des Landes. Die Tiefe des Meeres ist eine andere als die Tiefe des Waldes. Die Tiefe des Waldes führt in die Enge des Zauberkreises, die des Meeres in die Weite. Das liegt daran, daß das Wasser ein vom Festen grundverschiedenes Medium ist. Zwischen der Festigkeit und Undurchdringlichkeit des Erdbodens, der den Menschen stützt, und der Durchdringlichkeit der Luft, die den Menschen ständig umgibt, hat es sein eigenes Reich. Es ist unfest und nur bedingt durchdringlich. Es trägt und ist zugleich trügerisch. Wer das Meer befährt, begibt sich in eine unübersehbare bodenlose Weite. Statt Festigkeit hat der Seefahrer eine Substanz unter sich, die weich und dennoch dicht ist, die feucht ist und die ihn aufnimmt, umhüllt und hinabzieht in die Tiefe ihres von eigenen Kreaturen belebten geheimnisvollen, lockenden und schauderhaften Abgrunds. Die Meeresoberfläche bedeckt diese Tiefe, sie ist deren gegen das Licht der Sonne und des Mondes gekehrte Haut. Ihre Tragfähigkeit und ihr Trug in ihrer gegenseitigen Bedingtheit sind das, was das Meer für den Menschen verlockend und fürchterlich zugleich macht. Das Meer zeigt sich ruhig und bewegt, es gleicht einem unermeßlich großen Lebewesen; es kann sanft sein und wild, es ist launisch, sein Verhalten läßt sich nicht vorausberechnen. Aus dem Zusammenspiel der Meeresoberfläche mit den Wirbeln der Luft, die den Wasserspiegel bewegen und die Wellen erzeugen, entstehen die Stürme auf der unermeßlichen Weite von Horizont zu Horizont. Das ist wie ein urgewaltiger Begattungsakt der Elemente. Zwischen sich und dem Wasser hat der Seefahrer als einzigen festen Boden allein die Planken des Schiffs, das er selber gebaut hat, um das Meer, das sich zwischen den Stränden weit auseinander liegender Länder und Kontinente erstreckt, zu überwinden. Zerbricht das Schiff im Sturm, so bleiben dem Schiffbrüchigen vielleicht die im Wasser treibenden Holzplanken, um sich daran festzuklammern und auf Rettung zu hoffen. Doch selbst wenn Land nahe sein sollte, erweist sich das Meer als feindlich. Klippen lagern davor, und von der stürmisch erregten See werden die Schiffe ausgespuckt und an die Küste geworfen, wo sie als Wracks scheitern.

Daher ist der Schiffbruch ein archetypisches Motiv, das die Phantasie der Dichter ebenso wie die der Maler stets beschäftigt hat. In der antiken Sagenwelt sind die Argonauten, die Schiffbrüche des Ajax, des Odysseus, des Keyx, des Äneas, die Geschichte von Hero und Leander berühmte Beispiele, in der Bibel und der christlichen Legende ist es der Prophet Jonas, der ins Meer geworfen und vom Walfisch verschlungen wird, und es sind die Wundertaten Christi, der den Sturm bändigt und der auf dem Wasser wandelt, sowie die der Heiligen, etwa des heiligen Nikolaus, des Patrons der Seefahrer, der den Schiffern in Seenot erscheint.

Unsere Vorstellungswelt ist von Begriffsbildern und Symbolen aus der Seefahrt durchsetzt. Das Bild vom ›Staatsschiff‹ wird bereits von den Mittelmeervölkern in der Antike gebraucht. Das Christentum ist von der Schiffsymbolik zutiefst durchdrungen. »In dem Taufbuch Tertullians 9,4 wird die Arche als Bild der Kirche benutzt, in der Christus eine neue Heilsgemeinschaft gründet.«[5] Das ›naviglio‹ ist das Sinnbild für das Schiff der christlichen Kirche, das den Gläubigen aufnimmt. Mit Christus als Steuermann ist die Seele auf der Schicksalsfahrt über das stürmische Lebensmeer ihrer Rettung gewiß. Die ›navigatio vitae‹, die Lebensreise, ist ein in unserer Vorstellungswelt fest verwurzeltes Begriffsbild. Der Anker, der das Schiff am Grund sichert, und der Leuchtturm, der ihm den Weg weist, sind Zeichen der Hoffnung und des Trostes, denn die Fahrt über das Meer des Lebensschicksals ist von Gefahren bedroht – Stürme wühlen das Meer auf, der Mast kann brechen, das Schiff kann kentern, die Lebensreise scheitern, ehe das Schiff den rettenden Hafen erreicht hat. Das satirische Gegenbild zum christlichen Lebensschiff ist das Narrenschiff, wie es Sebastian Brant in seinem Holzschnittbuch von 1494 einprägsam dargestellt hat. Die Vorstellung vom Lebensschiff wurde von den Menschen in Europa durchaus nicht immer vorbehaltlos als Gleichnis der Heilsgewißheit hingenommen, wie es die Kirche anbot; je mehr sich das Bewußtsein der Europäer individualisierte, subjektivierte und vereinzelte, um so mehr wurde sie von Zweifeln, Skepsis und Pessimismus unterwandert. Die Einfahrt in den Hafen nach Überwindung der Stürme ist das Ziel der Hoffnung. Doch jede Hoffnung kann scheitern, und das Scheitern kann endgültig sein. Eine sentimentale Allegorie auf solch einen Zustand enttäuschter Hoffnung in der Stimmung romantischen Trübsinns ist Franz Louis Catels sturm-

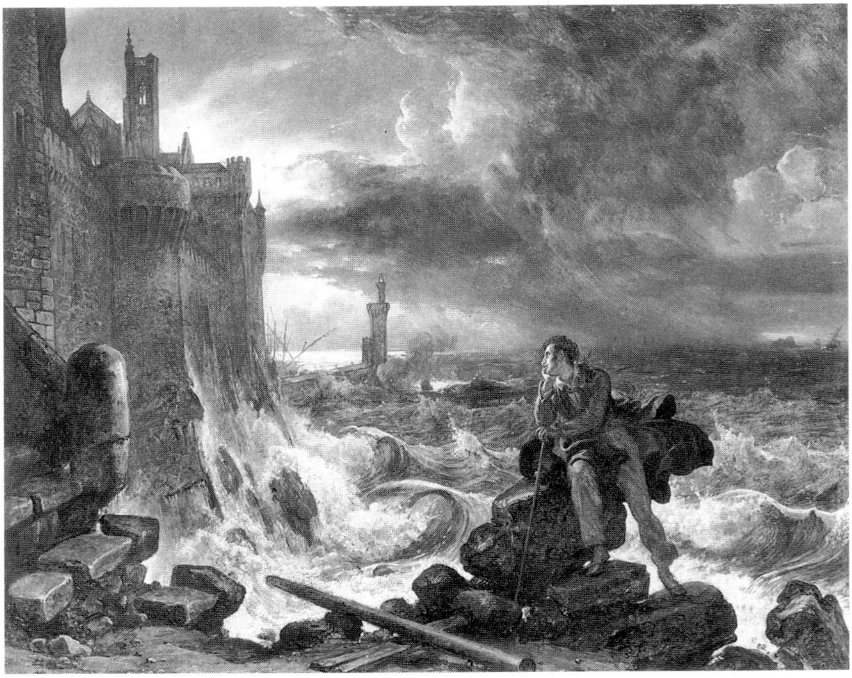

Franz Louis Catel, *Der über den Schiffbruch seines Lebens sinnierende René vor seinem Abschied von Europa an den Mauern des seine Amélie beherbergenden Klosters,* um 1821. Öl/Lwd., 62,8 × 73,8 cm, Kopenhagen, Thorvaldsens Museum

durchtostes Wehmutsgemälde *Der über den Schiffbruch seines Lebens sinnierende René vor seinem Abschied von Europa an den Mauern des seine Amélie beherbergenden Klosters,* das sich auf Chateaubriands Romanfragment *René* von 1802 bezieht, ein französisches Gegenstück zu Goethes *Werther.* Die Vorstellung vom Scheitern der Lebensreise hatte damals den Höhepunkt erreicht. Das heißt nicht, daß die Romantiker, die ihren Weltschmerz zur Schau stellten, vom Christentum abgefallen wären. Chateaubriands katholische Frömmigkeit reichte bis zur Exaltation, doch war er zum stillen Mißbehagen der Kurie in Rom, ähnlich den deutschen Romantikern, der Protagonist eines subjektiven Christentums, das in seiner Gefühligkeit das dogmatische Regelwerk des traditionell verordneten Kirchenglaubens unterlief. Das war das Besondere daran. Indes ließ sich diese Entwicklung nicht aufhalten, da sie der Seelenströmung folgte, auf die das Epochenbewußtsein um 1800 eingestimmt war.

Die Vorstellung von der Lebensreise bleibt der Hintergrund, auch wenn die Schiffbruchdarstellungen im Laufe des 17. und 18. Jahrhunderts immer profaner werden. Der Schiffbruch ist der Extremfall der Marinemalerei. Spezialisten dafür finden sich in allen europäischen Küstenländern, an der Spitze die Holländer und die Flamen; aber auch die Engländer, Franzosen und Italiener gehören dazu, Rembrandt, Rubens, Joos de Momper, Simon de Vlieger und Willem van de Velde ebenso wie Nicolas Poussin, Salvator Rosa,

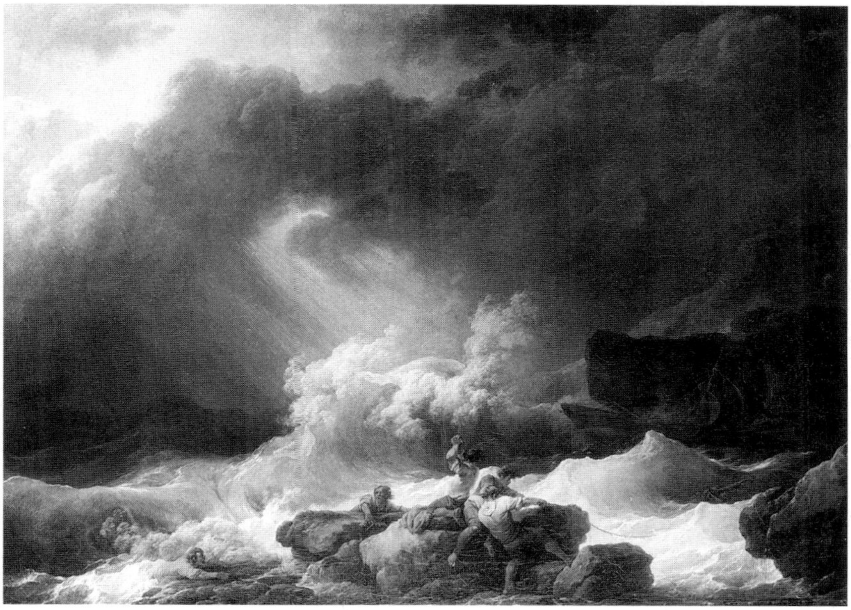

Philippe-Jacques de Loutherbourg, *Schiffbruch,* 1767. Öl/Lwd., 58 × 81 cm, Wien, Gemäldegalerie der Akademie der bildenden Künste

Alessandro Magnasco, Marco Ricci und Francesco Guardi. In der zweiten Hälfte des 18. Jahrhunderts machen vor allem zwei Schiffbruchspezialisten auf sich aufmerksam, fiktive Havariekommissare, die das Motiv für den Übergang zum 19. Jahrhundert vorbereiten. Der eine ist Philippe-Jacques de Loutherbourg, der uns schon mehrfach begegnete, ein Hansdampf in allen Motiven, dazu ausersehen, Bildthemen im Katastrophengenre vorzuführen, für deren Übernahme und Weiterentwicklung bald darauf andere den Ruhm ernten, ein Anreger also, kein Neuerer und Vollender, was daran liegt, daß er seine Katastrophenszenen wegen seines Hangs zur Anekdote einen Grad zu gefällig serviert, um dem Betrachter das Entsetzen wirklich glaubhaft in die Seele pflanzen zu können – denn das Gefällige ist des Erhabenen Feind. Der andere, bedeutendere, ist Claude Joseph Vernet, Großvater des Schlachtenmalers Horace Vernet. In seinen Bildern folgen die Schoner, Barken, Briggs und Fregatten aufeinander, die, vom Sturm auf ein Riff vor der nahen Küste geworfen, ihr Mastwerk wie einen schrägen Schattenriß der Resignation in die wolkendräuende Luft hineinspießen. Die letzten Wolkenkämme des abflauenden Sturms brechen sich am felsigen Strand. Menschen gestikulieren aufgeregt am Ufer, Rettungsboote werden ausgefahren. Das Meer scheint uns aus dem Bild entgegenzuschwappen – nasses Theater. Es ist immer das gleiche Schema. Der Reiz zielt auf das Pittoreske.[6] Von Claude Joseph Vernet machte in den Salons die Anekdote die Runde, er habe sich auf einer Italienreise 1732 während eines Schneesturms an den Hauptmast binden lassen. Sein Enkel Horace hat die Szene 1821 in einem Gemälde festgehalten.[7] Das

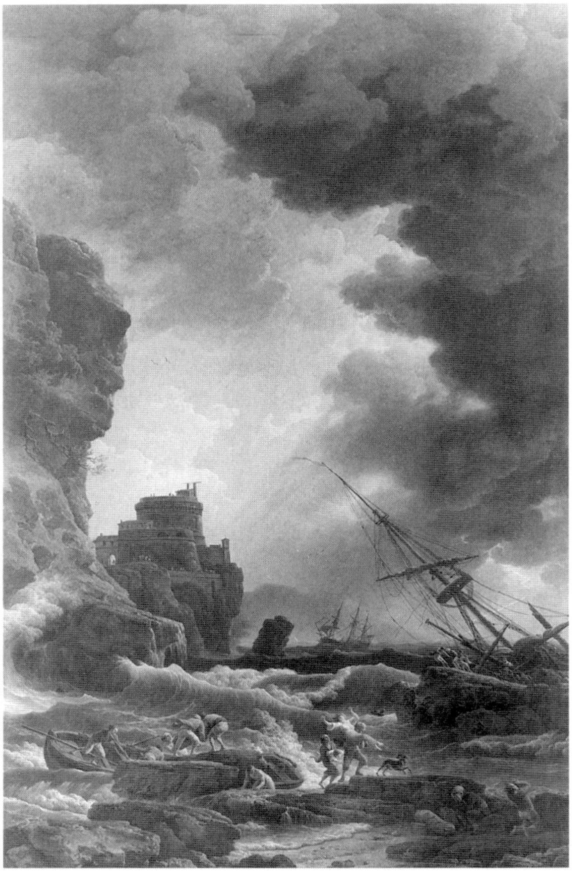

Claude Joseph Vernet, *Schiffbruch,* 1777. Öl/Lwd., 305 × 200 cm, Avignon, Musée Calvet

ist die gleiche Geschichte, die auch Turner von sich berichtet hat (vgl. das Kapitel *Aufruhr der Elemente* in Bd. I). Offenbar handelt es sich dabei um einen odysseischen Echoreflex. Der Unterschied zwischen den beiden, Vernet und Turner, ist der, daß Turner die Elementarität des Geschehens in die Unmittelbarkeit der Pinselzüge umgesetzt hat, Vernet dagegen seinem

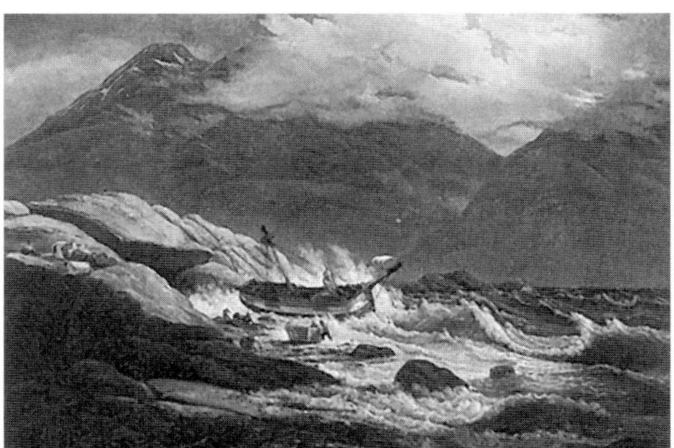

Johan Christian Clausen Dahl, *Schiffbruch an der norwegischen Küste,* 1831. Öl/Lwd., 78,9 × 114,6 cm, Hamburger Kunsthalle

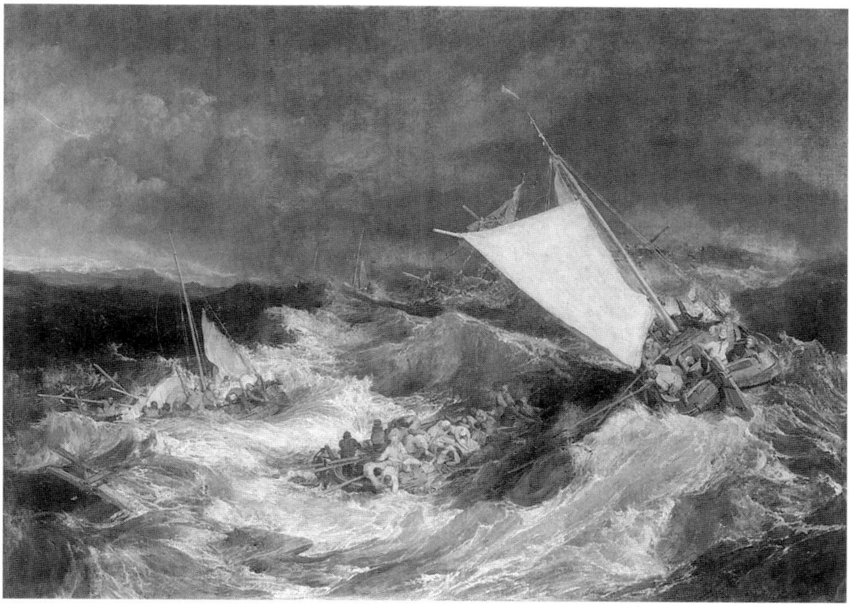

William Turner, *Der Schiffbruch: Fischerboote bemühen sich, die Besatzung zu retten*, ausgestellt in Turners Galerie 1805. Öl/Lwd., 170,5 × 245,5 cm, London, Tate Gallery

an Salvator Rosa geschulten, pittoresken Katastrophenerzählschema verhaftet bleibt. Es ist dieses Schema, das hauptsächlich von den Schiffbruchmalern des 19. Jahrhunderts, von Johan Christian Clausen Dahl bis Andreas Achenbach, fortgeführt wurde.[8] Das Publikum liebte das. Die drei herausragenden Maler, die das Schema durchbrochen haben, sind Turner, Géricault und Friedrich.

Mit *Schneesturm: Dampfboot vor einer Hafeneinfahrt* von 1842 (siehe Bd. I, S. 227) hat Turner sein Meisterwerk geschaffen. Zwei andere Seesturm- und Schiffbruchbilder des Malers gehen dem voraus, die im Verhältnis dazu konventioneller gehalten sind. Das eine ist *Der Schiffbruch: Fischerboote bemühen sich, die Besatzung zu retten* von 1805, das andere *Sklavenhändler werfen die Toten und Sterbenden über Bord – Aufkommender Taifun (Das Sklavenschiff)* von 1840. In dem Gemälde *Der Schiffbruch* sind alle Einzelheiten, die von kleinfigurigem Menschengewimmel überfüllten Boote und die Oberflächengestalt des wogenden Wassers, mit minuziöser Genauigkeit wiedergegeben. Doch ist es Turner gelungen, eine Art ›Schaukelkomposition‹ zustandezubringen, die in ihrer kunstvoll inszenierten Wirrnis derart von den gebräuchlichen Kompositionsschemata abweicht, daß das Auge keine festen Haltepunkte mehr findet und seine Kritiker und Kollegen davon seekrank wurden.[9]

Zwei Gemälde ragen in all ihrer Gegensätzlichkeit aus der Menge der Schiffbruchbilder des 19. Jahrhunderts heraus. Beide haben, jedes auf seine Weise, für den Vortrag des Motivs die zwingende Form gefunden, zwei Jahrhundertbilder auf ihrem Gebiet: Géricaults *Floß der Medusa* von 1818/19 (Ft. 2) und Caspar David Friedrichs *Eismeer* von 1823/24 (Ft. 3). Beide haben ein konkretes Ereignis zum Anlaß, und beide haben einen politischen Hintergrund. Eines Morgens, im Juni 1816, segelte die Fregatte ›La Méduse‹ von Rochefort nach Senegal an der westafrikanischen Küste ab. Das Schiff stand unter dem Kommando von Hugues Duroy de Chaumareys, einem ehemaligen Emigranten und alten Kolonisationsveteranen, der aber seit 25 Jahren nicht mehr zur See gefahren war und von Navigation keine Ahnung mehr hatte. Am 2. Juli[10] erlitt die Fregatte an der Banc d'Arguin in Höhe des Cap Blanc Schiffbruch. An Bord befanden sich 400 Männer. Für diese genügten die Rettungsboote nicht. Deshalb wurde ein etwa sieben Meter langes und fünf Meter breites Floß gebaut und mit einem Segel an einem behelfsmäßigen Mast zum Navigieren ausgestattet. Das mit etwa 150 Mann besetzte Floß wurde von den Rettungsbooten ins Schlepptau genommen. Aber bald schon rissen die Taue, und die Bootsbesatzungen überließen das Floß seinem Schicksal. Damit begann eine 13tägige Irrfahrt des Grauens. Auf dem hilflos auf der Wasserwüste treibenden Floß spielten sich unmenschliche Szenen ab. Die Matrosen meuterten, es kam zu wüsten Ausschreitungen und sogar zu Fällen von Kannibalismus. Am 11. Juli waren außer Sterbenden und Toten nur noch fünfzehn Mann an Bord. Am 17. Juli fand die Brigg ›Argus‹ das Floß. Zwei der Überlebenden, Corréard und Savigny, der Schiffsingenieur und der Arzt, veröffentlichten einen Bericht, in dem sie die grauenvollen Einzelheiten des Unglücks schilderten. Er erregte seinerzeit ungeheures Aufsehen und löste eine Gerichtsverhandlung gegen den unglückseligen Kapitän Chaumareys aus, der wegen seiner Inkompetenz verurteilt wurde. Der Prozeß rief schließlich die liberale Opposition auf den Plan und steigerte sich zur öffentlichen Anklage gegen die Emigrations- und Kolonisationspolitik der Monarchie.

Corréards und Savignys Bericht inspirierte Géricault zu seinem Gemälde. Um das gewaltige Format von etwa 5 × 7 Metern bewältigen zu können, mietete er sich ein geräumiges Atelier am Faubourg du Roule, in der Nähe der Place des Ternes. Der Künstler hatte es darauf angelegt, die Szene mit einem bis dahin nicht gekannten Realismus wiederzugeben, es kam ihm auf den Eindruck der unbedingten Lebensechtheit an. Das, worauf er abzielte, war eine dramatisierte Bildreportage nach allen Regeln der Kunst. Dazu ist das Großformat erforderlich, das dem Betrachter suggeriert, das Ereignis in Lebensgröße vor sich zu haben, und dazu gehört die Drastik der zum Anfassen getreuen Körperlichkeit. (Auch das ist ein Panorama-Effekt.) Um sein Ziel zu verwirklichen, betrieb Géricault einen außergewöhnlichen Aufwand an vorbereitenden Studien. So fuhr er nach Le Havre, um Wind, Wolken, Wellen und Wetter zu beobachten; er ließ sich eine genaue Nachbildung des Floßes anfertigen, das er mit Wachsfiguren besetzte. Er befreundete sich mit Ärzten, die es ihm ermöglichten, Köpfe von Hingerichteten und Körperteile von sezierten Toten zu studieren. Auch ist es ihm wohl, mit oder ohne ausdrückliche Genehmigung der Ärzte, gelungen, Leichenteile in sein Atelier zu schmuggeln, wie Géricaults erster Biograph Charles Clément berichtet.[11] Nach Hunderten von Studien zog der Maler sich zur Arbeit in sein Atelier zurück. Nach einigem Schwanken, welchen Moment der Vorgänge auf dem

Floß er zum Vorwurf nehmen solle, entschied er sich schließlich für das erste Ansichtigwerden des auftauchenden Segels der ›Argus‹. 1819 wurde das Gemälde im Salon ausgestellt, und sein Schöpfer erhielt eine Medaille. Naiverweise hatte Géricault auf einen Ankauf des Staates gehofft. Das blieb ihm jedoch versagt, denn bei aller Anerkennung der künstlerischen Leistung mußte die Ankaufskommission in Betracht ziehen, daß das Bild an eine Affäre erinnerte, die dem Staat mehr als peinlich war.[12]

Den motivischen Anstoß zu seinem *Eismeer*-Gemälde erhielt Caspar David Friedrich durch die Lektüre des von dem britischen Polarforscher William Edward Parry 1821 veröffentlichten Expeditionsberichts *Journal of the Voyage for the Discovery of the North-West Passage.* Die Südwestpassage, die den Atlantik mit dem Pazifik verbindet, die Meeresstraße an der feuerländischen Südspitze Südamerikas nahe dem Südpol, hatte Fernão de Magalhães bereits 1520 entdeckt (Magellanstraße). Seit Beginn des 19. Jahrhunderts versuchten zahlreiche Expeditionen analog dazu eine Nordwestpassage aufzufinden, die den Weg nach Nordkanada und damit in den nördlichen Pazifik öffnen sollte. Das Eismeergebiet des nördlichen Polarkreises wurde dadurch erschlossen. Dazu gehörte auch Parrys – allerdings mißglücktes – Unternehmen von 1819/20. Der Engländer galt schon als verloren, als er 1820 schließlich doch zurückkehrte. Mit seinen Schiffen ›Hecla‹ und ›Griper‹ hatte er in der Arktis überwintert.

Der Bericht hat in Friedrichs Phantasie weitergearbeitet.[13] Aus einem Beinahe-Scheitern hat er in seinem Bild ein endgültiges werden lassen. Der hölzerne Rumpf des gekenterten Schiffes ist rechts im Bild schräg zur Seite geneigt, fast in die Waagerechte gekippt, am Fuße eines aufgetürmten Haufens übereinandergeschobener Schollen, für immer ins Eis eingebettet: ein hölzerner Sarg im ewigen Grab unter leuchtendblauem Himmel. Anders als Géricault geht es Friedrich nicht um eine Reportage des tatsächlichen Geschehens. Er ist weder an den Ort des Unglücks, das zugefrorene Meer, gereist, noch hat er die Expeditionsteilnehmer befragt, er hat sich ganz auf seine Einbildungskraft verlassen und den Eindruck, den er von dem Bericht empfangen hat, zum inneren Bild werden lassen. Sein Werk ist bereits von der Intention her eine allegorische Metapher. Die einzigen Studien, die Friedrich vor der Natur machte, galten den schartigen Plattenbrüchen an den Rändern der Schollen, die vom Eisgang auf der Elbe im Winter 1820/21 übereinandergeschoben ans Ufer gesetzt worden waren.[14] Das Schollengebirge, das im Vordergrund eine abgestufte Barriere bildet, ist eine naturgetreue Synthese jener Studien. Diese Barriere, an Tempelstufen ebenso wie an übereinandergelagerte Grabplatten erinnernd, fordert das Auge zum Eintritt in das Bild auf und stellt sich ihm zugleich entgegen. Die Plattentektonik der Schollen gewinnt ihre Monumentalität daraus, daß das Auge nicht mehr in der Lage ist, die Größenverhältnisse richtig einzuschätzen. Die Realität der winterlichen Elblandschaft genügte Friedrich für die Transposition in die vorgestellte Wirklichkeit des Polarmeeres. Zwar äußerte König Friedrich Wilhelm III. von Preußen vor dem Gemälde, »das große Eis im Norden möchte wohl anders aussehen«, doch wird der

Künstler intuitiv davon ausgegangen sein, daß die Bildgesetze der Natur überall die gleichen sind.

Zum politischen Stimmungshintergrund bemerkt Peter Rautmann: »Die Stagnation der politischen Verhältnisse vor 1848 ließ Heinrich Heine noch zwanzig Jahre nach der Entstehung des ›Eismeers‹ seinen Gedichtzyklus, den er anläßlich seines Deutschlandbesuchs aus dem Pariser Exil 1844 unternahm, überschreiben: ›Deutschland. Ein Wintermärchen‹. Er beginnt aber zu hoffen, daß ein ›neues Lied, ein besseres Lied‹ entstehen möge und das ›Miserere‹ und die ›Sterbeglocken‹ der Vergangenheit angehören. Zu Lebzeiten Friedrichs, bis 1840 also, bleiben die Verhältnisse vereist, der ›Volksfrühling‹ des Jahres 1813 ist verflogen, es herrscht Winter. Diese Jahreszeit, ihre Kälte, Schnee und Eis, wird zum anschaulichen Sinnbild. Die Zuspitzung zum ewigen Eis der Polargegend verschärft dann noch die Aussage. Der Wandel, den die Jahreszeiten anzeigen, ist dort aufgehoben in einem ewigen Winter, die Zeit steht still. Auch das Schiff, das Bewegung und Veränderung signalisieren könnte, ist zerbrochen. Wenn das Eismeer zum Sinnbild der ›allgemeine(n) Erstarrung in Deutschland‹ wird, so hat es ›das Schiff, den Freiheitsgedanken, unter sich‹ begraben. Dies würde dem alten, irrtümlich auf das ›Eismeer‹ bezogenen Bildtitel ›Gescheiterte Hoffnung‹ entsprechen. Denn es ist ja nicht so sehr das von Eisbergen erfüllte offene Meer, das zur Schiffskatastrophe geführt hat, vielmehr ist es die Land- und Eisbergregion des Vordergrunds.«[15]

Géricaults *Floß der Medusa* und Friedrichs *Eismeer* sind einander aus dem Gegensatz verwandt. Abgesehen von dem enormen Unterschied der Ausmaße – vom Flächeninhalt her paßt Friedrichs Gemälde in das Géricaults ungefähr 30 mal hinein – ist zu fragen: Worin besteht der verwandtschaftliche Gegensatz? Augenfällig ist die Polarität der Farbgebung. Die farbige Grundstimmung von Géricaults *Floß* ist fahlgelb, die von Friedrichs *Eismeer* kristallblau. Wer vor Géricaults Monstrum im Louvre steht, wird von der galligen Farbausdünstung fast zurückgeworfen. Sie verbreitet sich um so intensiver, als die klassizistischen und frühromantischen Großformate rechts und links sowie vis-à-vis davon meist im kräftigen Kolorit ihrer Lokalfarben prunken. Ein gelbgrünes Zwielicht gießt sich über das Geschehen, das sich in umbrabraune und schwärzliche Schattenzonen hinein verliert. Géricault ist ein ›peintre maudit‹. Seine Morastpalette ist für einen großen Teil seines Œuvres, von den Gemälden mit den Leichenteilen über die Irrenporträts bis zu den Gipsofenbildern, charakteristisch. Das gallige Temperament eines exzentrischen Misanthropen drückt sich darin aus. Im *Floß der Medusa* vermittelt das Gelb den Leichenhauch, der das Ganze umdunstet. Miasmen der Verwesung wabern auf den Betrachter zu. Friedrichs Blau präsentiert sich demgegenüber in der eisigen Schönheit eines gläsernen Sargs; es stinkt nicht, es ist aseptisch. Beide Gemälde sind Verzweiflungsbilder, doch während sich in Géricaults Aufgeregtheit ein cholerischer Grundzug verrät, ist Friedrichs *Eismeer* Signum der zum ewigen Stillstand gekommenen Melancholie. Beide Gemälde zeigen das Meer als Wüste, bei Géricault ist es eine Wasserwüste, bei Friedrich eine Eiswüste; hier äußerste Bewegtheit, dort äußerste Erstarrung. Den Vordergrund in Géricaults Bild füllt das Floß aus. Es ist so nahe an den

Betrachter herangeführt, daß dieser meinen könnte, es über die hintere rechte Ecke entern zu können. Das Floß ist mit Menschen in unterschiedlichen Stadien zwischen Hoffnung und Verzweiflung überladen. Sterbende und Tote liegen auf den Bohlen; ein Toter hängt mit dem Oberkörper halb im Wasser; ein verzweifelter Vater hockt brütend über dem nackten Leichnam seines Sohnes.[16] Nach rechts steigert sich die Bewegung, Arme werden hochgerissen, Köpfe zurückgewandt. An der Zusammenfügung der vielgestaltigen Gestik zu einer höheren kompositorischen Einheit zeigt sich die klassische Schulung des Malers. Die Aufwärtsbewegung gipfelt in einer Menschenpyramide, an deren Spitze ein Schwarzer steht, der mit einem großen roten Tuch in Richtung des winzig am Horizont auftauchenden Segels winkt.[17] Der gute Ausgang für die letzten Überlebenden des Unglücks kündigt sich an, jedoch bleibt unverhohlen, daß für die meisten jede Rettung zu spät kommen wird.

Im Gegensatz zu Géricaults Bild mit der heftig bewegten vielfigurigen Szene im Vordergrund ist in Friedrichs Gemälde keine einzige menschliche Gestalt zu sehen. An menschliches Wirken erinnert allein der schon halb im Eis eingeschlossene Schiffsrumpf. Grabesruhe hat sich über das Ganze gelegt. Dort, wo sich in Géricaults Gemälde die Menschengruppen zu einem aufgestörten Haufen akkumulieren, befindet sich in Friedrichs Bild die Eisschollenbarriere; wo sich bei Géricault das Segel des Floßes spannt, findet sich bei Friedrich der Diagonalzug des spitz in die blaue Luft ragenden Schollenhaufens. Dort, wo bei Géricault die Bewegung am heftigsten ist, erscheint sie bei Friedrich – um es paradox auszudrücken – am heftigsten erstarrt, denn in dem von links nach rechts ansteigenden Hauptbewegungszug, der durch eine in steilerer Diagonale von rechts nach links ansteigende Gegenbewegung konterkariert wird, stimmen beide Bilder kompositorisch erstaunlich miteinander überein. Friedrichs Gemälde liefert zu der Bewegtheit von Géricaults *Floß* das vereiste Gegenbild. Das ursprüngliche Vorwärtsdrängen ist bei Friedrich in der Erstarrung noch abzulesen. Fast hat es den Anschein, als sei das Floß mit seiner Mannschaft ins Eis verzaubert worden. Der französische Bildhauer David d'Angers, der sich 1834 in Dresden aufhielt, um an seiner Kolossalbüste des Dichters Ludwig Tieck zu arbeiten, besuchte, von Carl Gustav Carus dazu angeregt, Friedrichs Atelier. Für die Bilder, die dieser ihm vorführte, darunter auch das *Eismeer,* fand er die denkwürdige Bezeichnung »Tragödie der Landschaft«[18]. In Analogie dazu ist Géricaults Gemälde die Tragödie der menschlichen Existenz oder auch die Tragödie der menschlichen Gesellschaft. Ebendies ist die Verwandtschaft aus dem Gegensatz.

Die Schrecken des ewigen Eises fesselten damals, als die Forscher in die bis dahin dem Menschen verschlossenen Polarregionen vordrangen, die Zeitgenossen ganz ungemein. Maler und Dichter ließen sich davon inspirieren. 1838 erschien Edgar Allan Poes Roman *The narrative of Arthur Gordon Pym (Die denkwürdigen Erlebnisse des Arthur Gordon Pym).* Die fiktive Reportage steigert sich um so mehr ins Visionäre, je näher die Phantasie des Dichters ins Südpolargebiet vordringt, um schließlich in einem furiosen offenen Finale zu enden.[19]

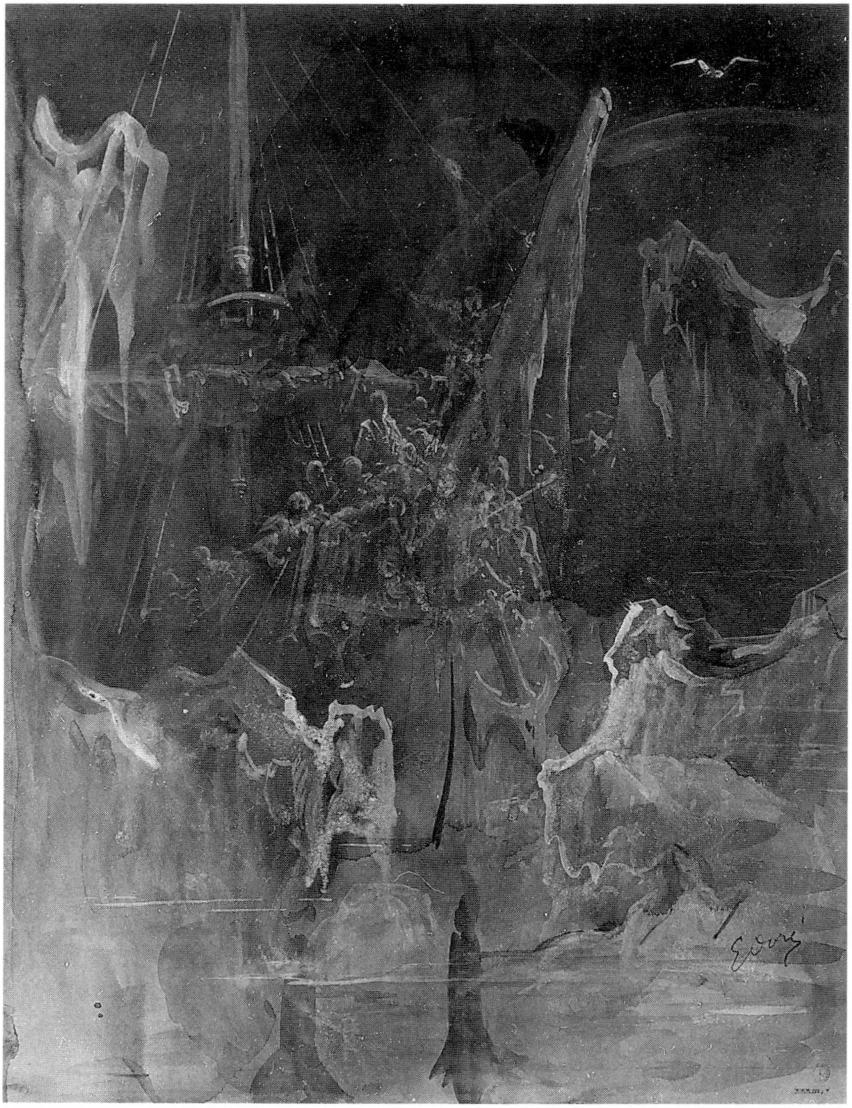

Gustave Doré, *Schiff, im Eis gefangen,* um 1875. Kreide, braun laviert mit Weißhöhungen, 51,9 × 39,3 cm, Musées de la Ville de Strasbourg, Cabinet des Estampes

Eine andere visionäre Eismeererzählung ist Samuel Taylor Coleridges Ballade *The Ancient Mariner (Der alte Matrose)* von 1797/98. »Die Fahrt des alten Matrosen durch die trostlose Einsamkeit des Polarmeers, die gespenstische Starrheit der Eismächte, der Mord am Albatros, das Würfeln um den Tod, die Seeungeheuer, die wartend die Brigg begleiten, die rasenden Sturmszenen – das alles sind romantische Symbole der Schiffahrt als Menschheitsfahrt.«[20] Aus der Fülle der Illustrationen hierzu ragen die kongenialen Blätter Gustave

Dorés heraus, die 1875 in einer Folge von 38 Holzstichtafeln erschienen sind, die berühmteste davon wohl jene, die das vereiste Segelschiff zeigt, wie es in der perspektivischen Flucht einer engen Schlucht, zwischen zwei himmelhohen Eiswänden, aus dem schwarzen Hintergrund wie aus einem vom Nordlicht regenbogenartig überwölbten Tunnel frontal auf uns zugefahren kommt – ein Gespensterschiff. Doré versteht es, Effekte von suggestiver Eindringlichkeit zu erzielen. Sein *Schiff, im Eis gefangen* inmitten der spitz zerklüfteten Glaziallandschaft einer phantastischen Zeichnung mutet an wie der Fliegende Holländer, eingefroren im gläsernen Sarg.

Der Mensch in seiner äußersten Verlassenheit, die Landschaft in ihrer äußersten Verlassenheit, das ist auch die Botschaft von Friedrichs *Eismeer.* Die politische Allegorie ist dabei allenfalls *ein* Aspekt. Die Herabgestimmtheit des gesellschaftlichen Umfelds und die individuelle Isoliertheit trafen bei Friedrich zur Entstehungszeit des Bildes zusammen. Die öffentliche Anerkennung seiner Werke hatte längst nachgelassen. Äußere Rückschläge drückten auf sein Gemüt und förderten seine Neigung zur Depression.[21] Der scheue Künstler zog sich immer mehr in sein Schneckenhaus zurück. So gesehen ist das *Eismeer* ein klinisches Musterbild des Autismus.

Auch im Schiffbruchmotiv kommt die Interdependenz zwischen Außenwelt- und Innenwelterlebnis zur Geltung. Die Schilderung extremer Situationen des Menschen in seiner Umwelt, wie in Friedrichs *Eismeer* und Géricaults *Floß der Medusa,* spiegelt seelische Erlebnisqualitäten. Der Betrachter genießt die Gemälde sowohl als Realreportage wie als Gemüts- und Bewußtseinstiefenmetaphern. »Géricault, Delacroix, Byron, Friedrich – sie beschwören die Geister aller Elemente, von Luft, Feuer, Wasser, Erde, Eis, Sturm und Nacht. Es sind die dunklen Naturphänomene, die hier sprechen, denen gegenüber es jetzt keine rettenden Mächte mehr gibt, kein helfendes Eingreifen des Himmels, keine Wundertaten Christi oder der Heiligen. Diese Schiffbruchszenen eröffnen eine durch und durch tragische Dimension; hierin gründet ihre widerchristliche, sich von allen früheren Fassungen des Themas unterscheidende Struktur – gerade am Vorwurf des Schiffbruchs dringt die Kunst jetzt in vormals geschlossene Gestaltungszonen ein: in das abgründig Innerliche der menschlichen so gut wie der naturhaften Welt. Erstmals hat Hegel hervorragend genau diese Wandlung 1835 ins Wort gefaßt: ›Das Gebundensein an einen besonderen Gehalt und eine für diesen Stoff passende Art der Darstellung ist für den heutigen Künstler etwas Vergangenes und die Kunst dadurch ein freies Instrument geworden, das er nach Maßgabe seiner subjektiven Geschicklichkeit in bezug auf jeden Inhalt, welcher Art er auch sei, gleichmäßig handhaben kann (...). In diesem Hinausgehen jedoch der Kunst über sich selber ist sie ebensosehr ein Zurückgehn des Menschen in sich selbst, ein Hinabsteigen in seine eigene Brust, wodurch die Kunst alle feste Beschränkung auf einen bestimmten Kreis des Inhalts und der Auffassung von sich abstreift und zu ihrem neuen Heiligen den *Humanus* macht: die Tiefen und Höhen des menschlichen Gemüts als solchen, das allgemein Menschliche in seinen Freuden und Leiden, seinen Bestrebungen, Taten und Schicksalen. Hiermit erhält der Künstler seinen Inhalt an ihm selber und ist der wirklich sich selbst bestimmende, die Unendlichkeit seiner Gefühle und Situationen betrachtende, ersinnende und ausdrückende Menschengeist, dem nichts mehr fremd ist, was in der Menschenbrust lebendig werden kann.‹ Die Sätze wirken bisweilen wie ein Kommentar zu Géricault, Delacroix und Friedrich.«[22] Das ist die Übertragung des Motivs aus der christlichen in die existentialistische Erlebnissphäre des auf sich selbst gestellten menschlichen Bewußtseins. Ob Eduard Hüttingers oben zitierte pessimistische Unterstellung einer ›widerchristlichen‹ Struktur vorbehaltlos gerechtfertigt ist, bleibe vorerst dahingestellt.

Im November 1806 begann Philipp Otto Runge mit der Arbeit an seinem letztlich unvollendet gebliebenen Gemälde *Petrus auf dem Meer,* das für die kleine Uferkapelle in Vitte auf Rügen bestimmt war. Das Gemälde steht als Andachtsbild für Schiffer motivisch ungebrochen in der christlichen Tradition und vermittelt auf überzeugende Weise die Innigkeit des Glaubens an die Wundertat Jesu Christi. Eine Sturmwoge hat den Bug des mit verzweifelt die Hände ringenden Jüngern beladenen Schiffs hochgehoben. Rechts davon, vorn in der Bildmitte, steht, von einer Welle sanft gehoben, sicheren Fußes Jesus. Die Unruhe seiner äußeren Erscheinung, etwa in seinem bewegten Gewand, hebt um so mehr seine innere Ruhe hervor. Petrus, der offensichtlich mit Mühe seine Zweifel überwunden hat, sein Mut widerstreitet mit seiner Verzagtheit, hat das Schiff verlassen und klammert sich furchtsamen Blicks an Jesus, der ihn stützt. Das Gemälde ist ein Nachtstück. Eine somnambule Stimmung verbreitet sich. Zwischen den ziehenden Wolken am Nachthimmel scheint weißleuchtend der Vollmond. Er ergießt sein Licht in einer langen Bahn, die auf Jesus Christus zuführt, als sei dies der Weg, den er

Philipp Otto Runge, *Petrus auf dem Meer,* begonnen 1806, unvollendet. Öl/Lwd., 116 × 157,6 cm, Hamburger Kunsthalle

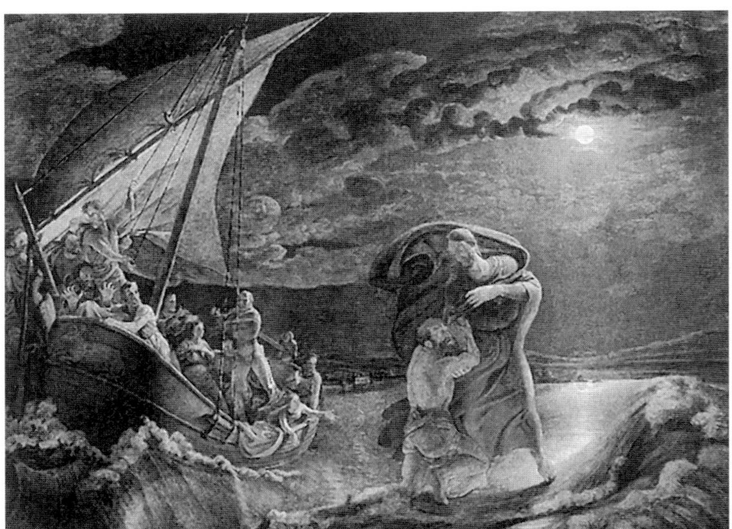

genommen hat, über den Wasserspiegel des Meeres. Der liegt, von keinem Windhauch bewegt, ganz glatt. Nur im Bildvordergrund, dort, wo das Segelschiff zu sehen ist und wo Petrus, gestützt von Jesus, Halt auf dem Wasser findet, erheben sich unvermittelt, wie von einer plötzlichen Böe aufgeworfen, zwei große Wogen. Zusammen mit den treibenden Wolkenzügen am Himmel verleihen sie dem Bild einen schwingend kreisenden Rhythmus. Auch das um Jesu Haupt und Rücken wehende Manteltuch ist von jenem geheimnisvollen Wind aufgebläht, der dem ruhigen Wasserspiegel auf seltsame Weise widerspricht. Es sieht eher so aus, als sei die Bewegung durch die Kräfte des Mondlichts hervorgerufen und nicht durch die der Luft. Und daran erweist sich, daß es sich um ein Traumbild handelt. Runges Gemälde schildert zwar eine Wirklichkeit, doch ist dies keine äußere, sondern eine innere, mithin keine materielle, sondern eine geistige Realität, zwar ein historisches Ereignis, jedoch keine äußerlich dokumentierbare Handlung, sondern eine der Jüngerschar gemeinsame innere Schau. Das ist ein wichtiger Gesichtspunkt, auf den noch an anderer Stelle zurückzukommen sein wird, denn damit unterliegt das biblische Geschehen einer Deutung, die ihm eine imaginäre Qualität zuweist, die also behauptet, die Wahrheit des Ereignisses beruhe nicht auf irgendwelchen historiographisch faßbaren Äußerlichkeiten, sondern erfülle sich in der geistigen Dimension übersinnlicher Wahrnehmung. Es ist ein geistiges Wasser, auf dem das Schiff fährt, und es ist ein geistiger Sturm, den die Jünger gemeinsam erleben. In der älteren ikonographischen Tradition wird Jesus Christus während des Sturms im Boot schlafend gezeigt. Hier wandelt er auf dem Meer, ein Traumwandler.[23]

Das gemeinsame Erlebnis der im Geiste Christi einander verbundenen Jünger ist über die individuelle Traumsphäre hinausgehoben: die kollektive Wahrnehmung einer übergeordneten Imagination, für die das äußere Bild lediglich eine Chiffre ist, oder, um es mit der Begrifflichkeit der Romantiker auszudrücken, eine Hieroglyphe des Christentums.

Wieder einmal ist auf jene Grundsubstanz hinzuweisen, die im Gesamtzusammenhang unseres Themas die Aufmerksamkeit beansprucht – das Wasser. Für die Malerei des 19. Jahrhunderts ist das Wasser in der Vielfalt seiner Erscheinungsformen ein durchdringendes Element, dessen Bedeutungsenergie gar nicht hoch genug gewertet werden kann. – Im 19. Jahrhundert war das Bewußtsein einerseits von den auf die Analyse der Gesetze der materiellen Welt zielgenau gerichteten Kräften der positivistischen Weltauffassung bestimmt. Im Sinne der Ökonomie des seelischen Gleichgewichts verlangte es nach einer Gegenbewegung – die Konzentration auf die Bereiche des Unterbewußten und Unbewußten. Fast ließe sich sagen, es wurde da hineingestoßen. Außenwelt- und Innenweltwahrnehmungssphäre drifteten zunehmend auseinander; je mehr sich das Tagesbewußtsein konzentrierte, präzisierte und verengte, desto mehr nahm die Disposition zur Öffnung ins Unterbewußte zu. Damit einher ging, daß der Interdependenzpunkt, das Ventil im Austausch der Sphären, allmählich verstopfte. Dieses Paradoxon führte zur Jahrhundertwende hin immer mehr zu einem Konfliktzustand mit schizoiden Erscheinungsformen sowohl beim einzelnen wie bei der Gesell-

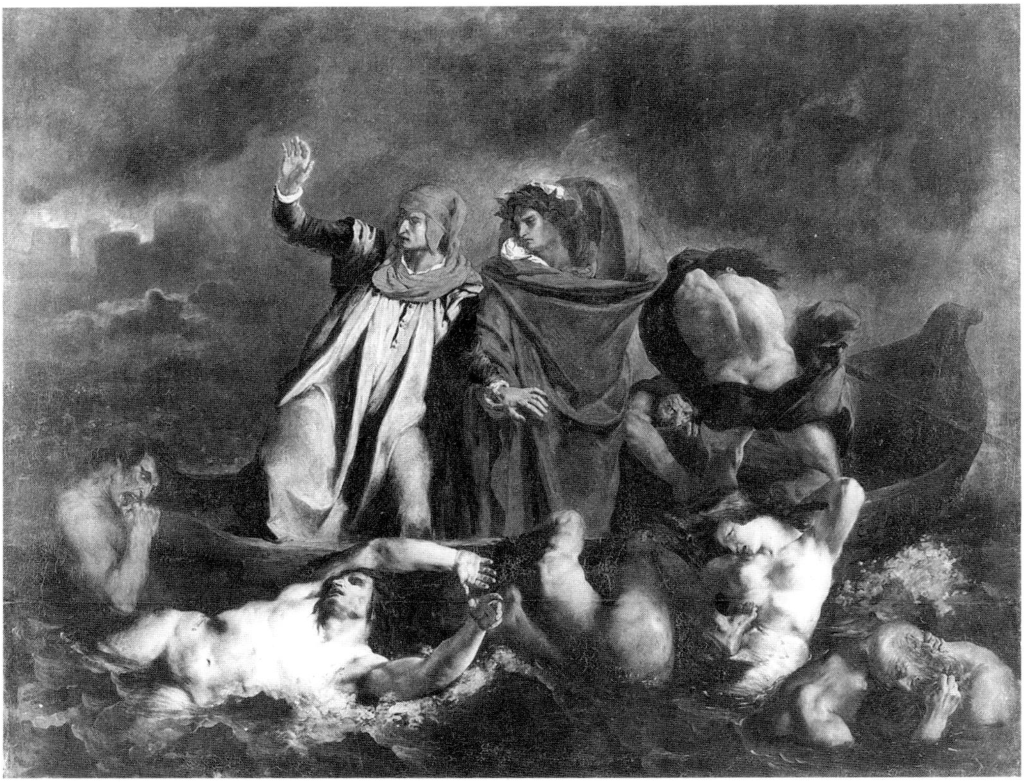

Eugène Delacroix, *Dante und Vergil in der Hölle (Die Dante-Barke)*, 1822. Öl/Lwd., 189 × 242 cm, Paris, Musée du Louvre

schaft insgesamt. Die Malerei begleitet diesen Prozeß und macht ihn sichtbar. Dem Wasser kommt dabei die Doppelrolle zu, sowohl das natürliche Element darzustellen als auch zugleich Metapher zu sein. Als Metapher ist das Wasser Medium des in das Bewußtsein geholten Unbewußten. In Runges Bild wird das ganz offenkundig. Die Analogie ist so einleuchtend, daß sie keiner weiteren Begründung bedarf.

Die Übergänge beim Vordringen in die Tiefe des Wassers sind fließend. Anfangs, dicht unter der Oberfläche, der Membran zwischen den unterschiedlichen Dichten, die beide Zonen, die Wasserwelt und die Luftwelt, in der wir ›auf dem Trockenen‹ sind, voneinander abgrenzt, dringt das Tageslicht noch durch. Je tiefer man jedoch in die Wasserwelt hineinsinkt, desto mehr nimmt das Außenlicht ab, die Umgebung gewinnt immer mehr an Fremdheit, erst scheint sie in Grün, dann immer mehr in Schwarz getaucht, und am Grunde offenbart sie sich in ihrer Andersartigkeit als von fremden Lebewesen bewohnte dunkle Gegenwelt zur oberen, in der wir uns zu Hause fühlen. Das Gegenbild zu den oberen Wassern sind die unteren Wasser. Eugène Delacroix' *Dante-Barke* von 1822, das Meisterstück des 24jährigen, ist die Antwort auf Géricaults *Floß der Medusa*.[24] Das Motiv der Aussichtslosigkeit und

Verzweiflung ist bei Delacroix vom Bereich der oberen Wasser in das der unteren verlegt. Das Gemälde geht auf den VIII. Gesang des ersten Teils (*Hölle*) in Dantes *Göttlicher Komödie* zurück. Eine hölzerne Barke gleitet, auf ihrer Überfahrt zur Hölle von ihrem verdrießlichen Fährmann Phlegias gerudert, über die dunklen, toten Sumpfwasser des Styx. Sie hat zwei Reisende an Bord, die hochaufgerichtet im Boot stehen, Vergil in der Mitte und, von ihm geführt, den schaudernden Dante. Im Hintergrund links wird der Umriß der von den in ihr wütenden ewigen Bränden ins Gegenlicht gehobenen Stadt Dite sichtbar. Der kleine Kahn liegt unter der Last seiner ungewöhnlichen Fracht schwer im Wasser. Das reicht ihm bald bis zum Rand. Die Gefahr, er könnte kentern, ist eine alptraumhafte Suggestion. Die Leiber der Verdammten tauchen aus den Fluten. Die für ihre Zornmütigkeit und Verdrossenheit Bestraften versuchen mit wilden Verrenkungen, sich an den Nachen zu klammern und ihn zu erklimmen. Das sind die abgeschiedenen Gegenbilder zu den Verzweifelten in Géricaults *Floß der Medusa*. Die Anspielungen reichen bis in Einzelheiten der Gebärdensprache. Damit kommt ein weiteres Urbild ins Spiel: die Unterwelt. In Gestalt von Dantes Epos ist ihre Hervorrufung durch den großen Wurf eines vom christlichen Glauben untermauerten Weltgleichnisses motiviert, doch mischt sich in der Bildwelt von Dantes ethisch-politischem Serpentinenpanorama christliches mit humanistischem Gedankengut, dessen mythische Vorstellungsbilder der Antike entstammen.

Mit der Einfahrt in die Unterwelt öffnet Delacroix der Malerei des 19. Jahrhunderts einen weiteren Bedeutungsraum, der in den folgenden Jahrzehnten immer stärker in den Gesichtskreis der Betrachtung geholt wird. Damit aber wird dem Motiv der Schiffahrt ein Bereich erschlossen, der weit hinter die Transzendenz christlicher Schiffahrtssymbolik in die mythischen Urbilder zurückreicht. Die Überfahrt ins Jenseits in einer Barke, deren Fährmann die abgeschiedenen Seelen ins Totenreich befördert, ist bereits eine Glaubensvorstellung der alten Ägypter. Sie wurde von den Griechen übernommen und ihrer inneren Anschauung anverwandelt; der griechische Mythos kennt die die Unterwelt umgebenden Gewässer, darunter Styx, Kokytas, Acheron, und den Totenfährmann Charon. Ihm stand für die Überfahrt der Seelen der Verstorbenen, die ihm von Hermes, dem geheimnisvollen Götterboten, zugeführt wurden, ein Obolus zu, weshalb den Toten bei der Bestattung von ihren Angehörigen eine Münze unter die Zunge gelegt wurde, damit sie nicht abgewiesen werden konnten. Diese alten Geistesbilder, die sich auch unter der christlichen Decke im Urgrund unserer Intuition gehalten haben[25], dringen im 19. Jahrhundert mit dem unaufhörlich fortschreitenden Verfall des Kirchenchristentums wieder durch und drängen nach vorn.

Ein Beispiel aus der Literatur ist das von Goethe in den *Unterhaltungen deutscher Ausgewanderter* erzählte ›Märchen‹ von der schönen Lilie und der grünen Schlange, wo der Fährmann für die Passage nur mit den »Früchten der Erde«, nämlich drei Kohlhäuptern, drei Artischocken und drei großen Zwiebeln, belohnt werden darf. Wilhelm Hauffs Märchen *Die Höhle von Steenfoll*, das, wie er angibt, auf eine schottische Sage zurückgeht, erzählt von einem Fischer, der nach dem Schatz eines versunkenen Schiffes sucht. Der Wind trägt ihm eine geheimnisvolle Stimme zu, einen Seufzer vom Namen des Schiffes ›Carmilhan‹. Eines Morgens erwacht er aus einem Traum. »Die ersten Strahlen der aufgehenden Sonne fielen auf den jetzt ruhigen Spiegel des Meeres, als Falke erwachte. Eben wollte er wieder hinaus an die gewohnte Arbeit, als er von ferne etwas auf sich zukommen sah. Er erkannte es bald für ein Boot, und in demselben eine menschliche Gestalt; was aber sein größtes Erstaunen erregte, war, daß das Fahrzeug sich ohne Segel oder Ruder fortbewegte, und zwar mit dem Schnabel gegen das Ufer gekehrt, und ohne daß die darin sitzende Gestalt sich im geringsten um das Steuerruder zu bekümmern schien, wenn es ja eins hatte. Das Boot kam immer näher und hielt endlich neben Wilms Fahrzeug stille. Die Person in demselben zeigte sich jetzt als ein kleines, verschrumpftes altes Männchen, das in gelbe Leinwand gekleidet und mit roter, in die Höhe stehender Nachtmütze, mit geschlossenen Augen und unbeweglich wie ein getrockneter Leichnam dasaß. Nachdem er es vergebens angerufen und gestoßen hatte, wollte er eben einen Strick an dem Boot befestigen und es wegführen, als das Männchen die Augen aufschlug und sich zu bewegen anfing, auf eine Weise, welche selbst den kühnen Fischer mit Grausen erfüllte. ›Wo bin ich?‹ fragte es nach einem tiefen Seufzer auf holländisch. Falke, welcher von den holländischen Heringsfängern etwas von ihrer Sprache gelernt hatte, nannte ihm den Namen der Insel und fragte, wer er denn sei, und was ihn hierher gebracht. ›Ich komme, um nach dem Carmilhan zu sehen‹.«[26] Das seltsame Männchen, das den Schatzsucher in die unterseeischen Gefilde lockt, wo er auf die Mannschaft des hundert Jahre zuvor untergegangenen Frachters trifft, ist ein Bote zwischen den oberen und den unteren Wassergefilden.

Die Barke ist ein stilles Motiv. Es verhält sich epizyklisch zum Schiffbruch. Die Überfahrt ist ein beliebtes Thema in der Malerei des 19. Jahrhunderts. Die Tiefe des Grundes bleibt nach der alten hermetischen Devise ›Wie oben, so auch unten‹ an der Oberfläche stets gegenwärtig.

1837 malte Ludwig Richter die *Überfahrt am Schreckenstein auf der Elbe bei Aussig*. Solche Fährboote verkehrten damals regelmäßig auf der Elbe. Es ist ein Alltagserlebnis, das der Maler schildert; er berichtet darüber in seinen Lebenserinnerungen.[27] Für seine Maleraugen hat es sich zum poetischen Gleichnis der Lebensüberfahrt verdichtet. Es ist Abend. Die letzten Strahlen der Sonne färben das Himmelsgewölbe gelb. Oben am Firmament steht bereits die Mondsichel im ersten zarten Blau der sich ankündigenden Nacht. Ein junges Liebespaar sitzt, einer dem anderen hingegeben, selig vor der übrigen Welt verschlossen, auf der hölzernen Bank in der Mitte des Kahns. Die anderen Passagiere sind ein ranzenbewehrter Wanderer, der, auf seinen langen Stab gestützt, den Anblick der auf schroffem Felsen vor ihm aufragenden Burg genießt; neben ihm sitzt ein junger Mann, der, das Haupt in die Hand gestützt, trübsinnig in die Fluten blickt, als solle ihm von dorther das Widerbild seiner Resignation stillen Trost entgegenbringen. Vor ihm kniet ein kleiner Junge; über den Rand des Kahns gebeugt, läßt er in kindlich hingegebener Konzentration einen abgerissenen Zweig durch das Wasser glei-

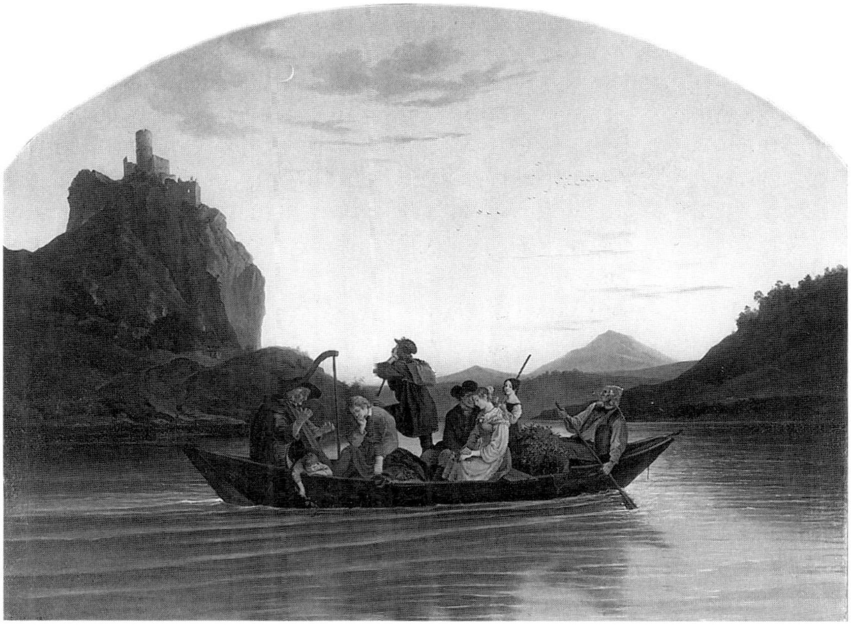

Ludwig Richter, *Überfahrt am Schreckenstein auf der Elbe bei Aussig,* 1837. Öl/Lwd., 116,5 × 156,5 cm Staatliche Kunstsammlungen Dresden, Gemäldegalerie Neue Meister

ten. Hinter dem Liebespaar steht, neben einer Fuhre frischen grünen Wiesenheus, auf einen Stab gestützt, ein halbwüchsiges Mädchen. Zwei Alte rahmen die kleine Gesellschaft, eine Parabel auf die Lebensalter, vorn am Bug ein alter Harfner, der die ruhige Abendstimmung mit leisen Tönen verziert; er ist der milde Nachfahr Ossians wie auch des alten Harfners aus Goethes *Wilhelm Meister.* Am Heck der Fährmann; mit der Zipfelmütze auf dem Kopf und der Tonpfeife zwischen den Lippen ist er ein beruhigend gemütlicher irdischer Abkömmling des Charon. Die Ur-Imagination der Überfahrt ins Jenseits klingt auch in dieser biedermeierlichen Fassung nach. Das Echo der unteren Wasser kräuselt sacht die Wellen an der Oberfläche. Indes hat das Urmotiv seine Eindrucksgewalt eingebüßt. Die Elbe bei Aussig ist ein Derivat des Styx in homöopathischer Verdünnung. Die dunkle Gegenwart des Todes ist zwar unterschwellig zu ahnen, doch breitet der gleichmäßig verteilte Schimmer des Lichts eine milde, getragene Stimmung über die Szene – Adagio. Diese Stimmung im Licht des sinkenden Tages, in der sich Ahnung und Trost, Resignation und Hoffnung, Melancholie und selbstbeschiedene Gelassenheit auf eigentümliche Weise vermischen, heißt Wehmut. Wehmut, der Lüster über dem Lebensgefühl der Spätromantik, ist kein einfaches, sondern ein zusammengesetztes Gefühl von eigenem Parfüm. Wehmut gehört nicht in den Morgen, sie ist eine Nachmittags- und Abendstimmung. Wehmut ist es, die auch über den weiteren im 19. Jahrhundert entstandenen Bildern mit dem Motiv der Barke liegt. Dazu gehört jenes eigentümliche Ge-

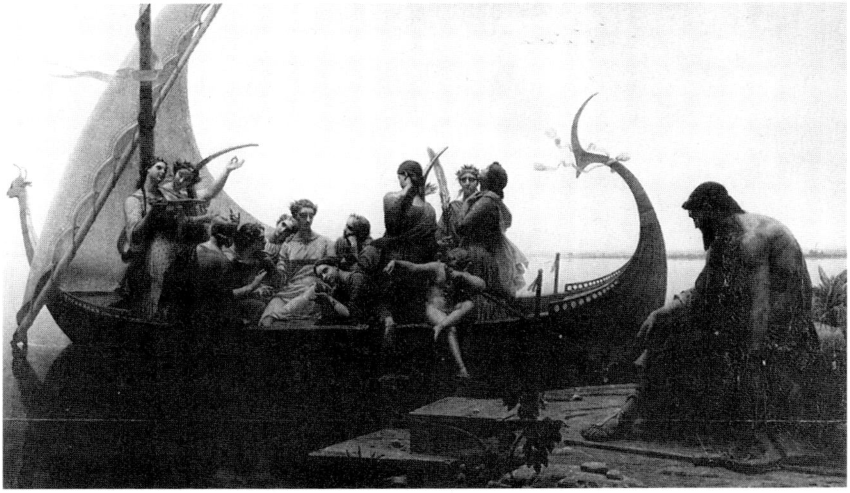

Charles Gleyre, *Abend. Die verlorenen Illusionen,* 1843. Öl/Lwd., 137 × 240 cm, Paris, Musée du Louvre

mälde mit dem Titel *Abend. Die verlorenen Illusionen,* das der Schweizer Maler Charles Gleyre 1843 im Pariser Salon ausstellte. Es ist sein Hauptwerk, und er hat lange daran gearbeitet. Gleyre, noch vom Klassizismus Davids beeinflußt, selbst aber verehrter Lehrer u.a. von Renoir, Monet, Sisley und Bazille, ist ein Künstler zwischen den Generationen. Sein Gemälde zeigt nicht die Überfahrt, sondern die Abfahrt der Barke auf Nimmerwiedersehen; auch sie ist in den gelben Schein des Abendlichts getaucht, auch hier steht die schlanke Mondsichel am Himmel. Doch handelt es sich diesmal nicht um einen Transport über den Fluß ins Totenreich. Der am Ufer zurückgebliebene Sänger schaut vielmehr trauernd der Barke nach, die alle seine Illusionen in der Gestalt einer unbeschwerten Schar jugendlicher Genien auf immer über das Wasser der Sehnsucht entführt. Hier ist dem Sänger der Steuermann verlorengegangen, ihm ist die Leier aus der Hand geglitten. Auch er ist in seiner brütenden Melancholie ein später Abkömmling Ossians. Gleyres Biograph Rudolf Koella bemerkt, an eine Tagebucheintragung des Künstlers anknüpfend: »Welch tiefe Schwermut spricht aus diesen Zeilen; wieviel bittere Enttäuschung muß dieser Resignation vorangegangen sein! Und doch ist Gleyres Klage um die verlorene Zeit, das Gefühl der Nichtigkeit des eigenen Lebens, der eigenen Arbeit mehr als nur die Klage eines Einzelnen; es spricht daraus das Selbstverständnis einer ganzen Epoche. Gleyres Krankheit ist letztlich die Krankheit seiner Zeit; woran er leidet, daran leiden die meisten seiner Zeitgenossen.«[28] Das trifft zu. Die Melancholie, die das Epochenempfinden durchwirkt, ist nicht nur ein Ausklang der Romantik, sondern sie begleitet in all ihren Verwandlungsstufen den Menschen durch ein Jahrhundert, das die Lösung aus der alten Einheit des Weltbewußtseins, die der Fortschritt von Wissenschaft und Technik mit sich brachte, als einen Verlust unwiederbringlicher Ganzheit empfindet. Das Gefäß hat einen Sprung bekommen. Daraus resultiert die hintergründige Resignation der Epoche.

Am Schluß erhebt sich Arnold Böcklins *Toteninsel* von 1880 aus dem schwarzen Wasser der See. Der Weg dorthin scheint nicht weit. Der Meeresspiegel liegt glatt. Auch dieses Gemälde ist, wie das Gleyres, in antikisierender Manier ausgeführt. In einem Nachen rudert ein Fährmann eine in strenger Haltung hochaufgerichtete, von Kopf bis Fuß in ein weißes Tuch gehüllte Gestalt in die von Zypressen umsäumte Felseninsel zum Ort der ewigen Ruhe. Sie bedarf nicht des priesterlichen Beistands, sie ist sich selbst Priester genug. Indem sie sich in feierlicher Kontemplation auf ihre Ankunft vorbereitet, sucht sie, eine Nachfolgerin von Caspar David Friedrichs Rückenfiguren, uns mit hinüberzunehmen. Pietät und Heimkehr – das Bild, das den Repräsentationsräumen jedes Bestattungsunternehmens zur Zierde gereichen würde, denn die Pose der Erhabenheit ist die Verpackung des Entsorgungsgewerbes für unsere sterblichen Überreste, ist zu einem Epochensignum geworden, weil es auf die antike Vorstellung von der Überfahrt ans jenseitige Ufer, ins Schattenreich, zu den Gefilden der Seligen, in der Attitüde einer genialen Künstlichkeit zurückgreift. Von der Weihe des Anblicks, die da zelebriert wird, ist jeder, und sei es nur einen flüchtigen Moment lang, ergriffen; niemand betrachtet das Bild ohne den Anflug eines leisen Schauders. Dem unterschwelligen Heidentum der zeitgenössischen Religiosität wird hier das adäquate Seelenbild vorgehalten. Böcklins *Toteninsel* ist somit das erste

Arnold Böcklin, *Die Toteninsel,* 1. Fassung, 1880. Gefirnißte Tempera/Lwd., 111 × 155 cm, Öffemtliche Kunstsammlung Basel, Kunstmuseum, Depositum der Eidgenössischen Gottfried Keller-Stiftung

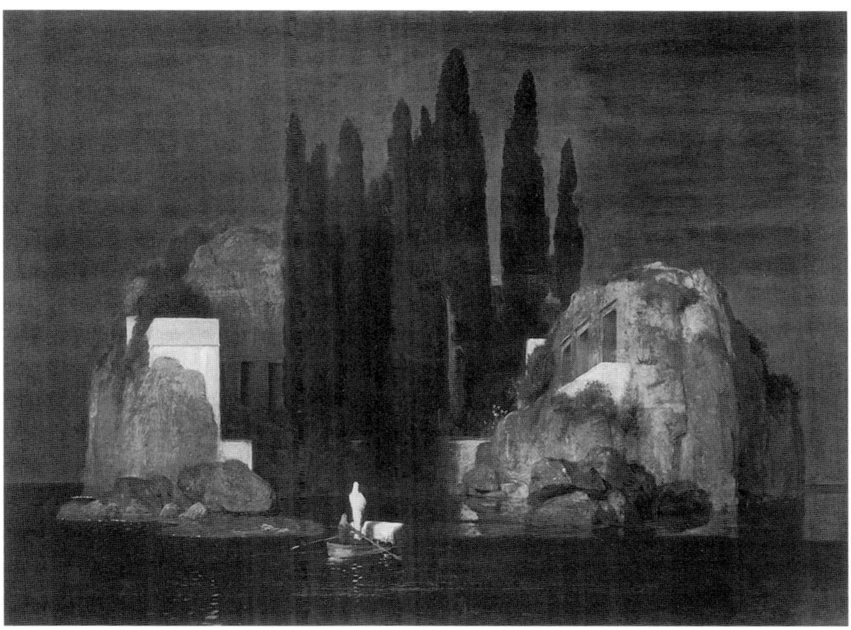

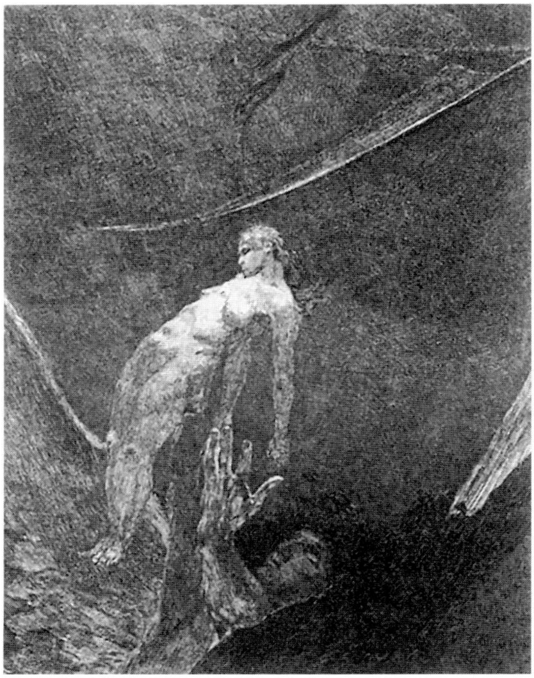

Max Klinger, *Opus VIII, Ein Leben,* 1884, Blatt 15, *Ins Nichts zurück,* Radierung und Aquatinta, 25,9 × 20,7 cm, Staatliche Museen zu Berlin – Preußischer Kulturbesitz, Kupferstichkabinett

herausragende Altarbild des Monismus.[29] So wurde es von den Zeitgenossen akzeptiert. Die pessimistische Variante dazu liefert vier Jahre später der Schopenhauer-Verehrer Max Klinger mit seiner Radierung *Ins Nichts zurück.* Das Nichts ist der Ozean, in den alle unteren Fluten münden.

Anmerkungen

1 Ludwig Meidner, Ein denkwürdiger Sommer, in: Der Monat, 16, Nr. 191, August 1964, S. 75. Siehe auch: Thomas Grochowiak, Ludwig Meidner, Recklinghausen 1966, S. 29.

2 Grochowiak (zit. Anm. 1), S. 66.

3 Max Beckmann, *Szene aus dem Untergang von Messina,* 1909, Öl/Lwd., 253 × 262 cm, Saint Louis Art Museum, Vermächtnis Morton D. May. – Messina war bereits 1783 von einem Erdbeben zerstört worden. Die Verheerung von 1908, auf die sich Beckmanns Gemälde bezieht, forderte 84 000 Tote von damals 120 000 Einwohnern.

4 1865 war die Deutsche Gesellschaft zur Rettung Schiffbrüchiger gegründet worden. Mit zunehmendem Ozeanverkehr sowie mit zunehmender Ausführlichkeit der Bildreportagen über Schiffsunglücke in den Tageszeitungen und vor allem in den Wochen- und Monatszeitschriften wie *Die Gartenlaube* und *Über Land und Meer* verlor das Schiffbruchmotiv seine Informationsferne und damit seine Legende. Das Thema rückte aus dem Interesse der seriösen Kunst und wurde um so mehr zum Gegenstand der Trivialkunst. Sabine Mertens versieht ihre Feststellung mit einem Fragezeichen: »Ideologische Erschöpfung eines Motivs?« Der Untergang der Titanic war eine Schiffskatastrophe neuer Qualität; sie erschien als Gleichnis für die Hinfälligkeit alles Menschenwerks, auch des modernsten, angesichts der Naturgewalten und versetzte damit der Selbstgefälligkeit des positivistischen Fortschrittsglaubens den entscheidenden Stoß. Eben aufgrund dieser aus der eigenen Erfahrung gewonnenen symbolischen Dimension war Beckmann in die Lage versetzt, das Thema noch einmal in einem großen Wurf aufzugreifen. Siehe dazu: Eduard Hüttinger, Der Schiffbruch. Deutungen eines Bildmotivs im 19. Jahrhundert, in: Beiträge zur Motivkunde des

19. Jahrhunderts, Red. Ludwig Grote, München 1970 (= Studien zur Kunst des 19. Jahrhunderts, Bd. 6), S. 211–244, hier S. 235ff.; Sabine Mertens, Seesturm und Schiffbruch. Eine motivgeschichtliche Studie, Hamburg 1987, S. 133ff.

5 Mertens (zit. Anm. 4), S. 28.

6 Beispiele dafür sind die folgenden Arbeiten Vernets: *Schiffbruch,* um 1748, Öl/Lwd., 81 × 128 cm, Montpellier, Musée Fabre; *Schiffbruch,* um 1753, Öl/Lwd., 98 × 133 cm, Avignon, Musée Calvet; *Seesturm mit Schiffbrüchigen* um 1770, Öl/Holz, 34,3 × 49 cm, Aschaffenburg, Bayerische Staatsgemäldesammlungen, Staatsgalerie Schloß Johannisburg; *Gewittersturm,* 1770, Öl/Lwd., 81 × 128 cm, Montpellier, Musée Fabre.

7 Horace Vernet, *Der an einen Mast gebundene Joseph Vernet studiert die Folgen des Sturmes,* 1822, 275 × 356 cm, Avignon, Musée Calvet; vgl. Hüttinger (zit. Anm. 4), S. 223 u. Mertens (zit. Anm. 4), S. 69: »Das Schiff, dessen Name *Santa Maria* in einer Inschrift lesbar ist, wird gerade von einer riesigen Welle emporgeworfen. Am höchsten Punkt des Schiffes befindet sich der an den Mast festgebundene Maler Joseph Vernet, der einen Block in der Hand hält und dem Treiben des Sturmes zusieht. Die Seeleute sind damit beschäftigt, das Segel gegen das Unwetter zu behaupten.«

8 Clausen Dahls *Schiffbruch an der norwegischen Küste* hat gegenüber den meisten anderen gleichen Motivs den Vorzug eines Realismus von überzeugender Authentizität. Man merkt, daß der Künstler die Studien dazu an Ort und Stelle aufgenommen hat.

9 John Walker, Joseph Mallord William Turner, Köln 1989, S. 66: »Farington berichtet, sein Freund Hoppner habe sämtliche Bilder in der Turner-Ausstellung für ›kraß, grobschlächtig und unordentlich‹ gehalten, und Benjamin West erklärte, sie tendierten zum Schwachsinn. Die Erklärung für die Feindseligkeit dieser Künstler, zumindest gegenüber dem *Schiffbruch,* ist leicht zu finden. Turner hatte sie mit einer Komposition von höchster Originalität konfrontiert, die sich jedoch unmöglich im klassischen Sinn analysieren ließ.«

10 Die Datumsangaben differieren. Zuweilen wird statt des 2. Juli der 2. Juni angegeben (z. B. Mertens). Ich beziehe mich auf die Angaben in: Géricault, Kat. Galeries nationales du Grand Palais, Paris 1991, S. 136.

11 Vgl. Hüttinger (zit. Anm. 4), S. 211.

12 Ebenda, S. 213: »Im Salon von 1819 trug das Bild den unverfänglichen Titel ›Szenen aus einem Schiffbruch‹, und zwar auf Geheiß der Regierung, die politische Implikationen befürchtete, beschuldigte man doch das Marineministerium und den von den Bourbonen reaktivierten Kapitän der Nachlässigkeit und der Unfähigkeit. 1824 sah Batissier die Thematik des Werkes vollends in weiteren Perspektiven: ›Der Streit um das ohnmächtige Vaterland, die Verwirrung der steuerlosen Gesellschaft.‹ Das Bild bekam mithin einen dreifachen – historischen, politischen und psychologischen – Bildsinn.«

13 Siehe dazu: Kat. Caspar David Friedrich 1774–1840, Kat. Hamburger Kunsthalle, hrsg. v. Werner Hofmann, München 1974, Kat. Nr. 167, S. 258f.: »In einem 1821 in London veröffentlichten, 1822 in deutscher Übersetzung bei Hoffmann und Campe in Hamburg erschienenen Buch hatte Parry über die mit den Schiffen ›Griper‹ und ›Hecla‹ unternommene Fahrt berichtet und dabei eine gefahrvolle Situation geschildert, in die der ›Griper‹ geraten war. Ein Aquatinta-Stich von W. Westall nach einer Skizze von F. W. Beechey führte als Illustration des Buches dem Leser die gefährliche Begebenheit vor Augen. Sollte Friedrich in der Tat aus diesem Reisebericht und der Stichwiedergabe zu seiner Darstellung angeregt worden sein, so macht Stechow deutlich, daß bei ihm ›aus der Gefahr die Katastrophe, aus dem Bericht die Dichtung‹ geworden ist. Die Tradition einer Herleitung der Darstellung von diesem Reisebericht war noch Jahrzehnte später lebendig: In Friedrichs Nachlaß-Inventar war das Werk als ›Eisbild. Die verunglückte Nordpol-Expedition‹ verzeichnet (...). H. Börsch-Supan (BS. 311) hält es auch für ›denkbar, daß Friedrich durch Berichte in Tageszeitungen‹ angeregt worden ist, und folgt damit einem Vorschlag von W. Sumowski (1970, S. 212), der nachweist, daß die Kenntnis des Buches nicht unbedingt bei Friedrich vorausgesetzt werden muß, da ein Bericht über Parrys Expedition und das Abenteuer des ›Griper‹ in den Eismassen auch im ›Literarischen Conversationsblatt‹ vom 25. 1. 1821 erschien. Auch macht er darauf aufmerksam, daß der Theatermaler Antonio Sacchetti im Oktober 1823 in Prag ein Panoramagemälde ›Die Nordpolexpedition‹ gezeigt hat; wahrscheinlicher erscheint Börsch-Supan jedoch die Anregung durch ein 1822 in Dresden ausgestelltes Panorama von Johann Carl Enslen ›Winteraufenthalt der Nordpol-Expedition‹. A. Hentzen (1958, S. 152) erinnert daran, daß ein tragisches Schiffsunglück in der Beringstraße Friedrich bewegte (...).«

14 Friedrichs Freund Carl Gustav Carus beschrieb in seinen *Neun Briefen über Landschaftsmalerei* (geschrieben 1815–24) den Vorgang so: »Die Gewalt des eindringenden Wassers ... setzte endlich

auch die diesseitigen Eismassen in Bewegung, und gegen die Ufer des Elbberges schoben sich jetzt, ernst und gewaltig, breite Schollen, gleich ausschlagenden, erstarrten, übers Land flutenden Meereswellen, weit hinauf.« Carus stand »an den vor kurzem erst heraufgehobenen Eistafeln. Ihre Dicke betrug einen halben bis einen Fuß, die Farbe teils gelblich, teils durchscheinend grünlich Blau, ihre Breite vier, sechs bis acht Fuß. Dahinter lag die weite, feste Eisdecke, an vielen Stellen jedoch schon geborsten, in den Spalten oft aufgerichtete kleinere Schollen, bald Baumzweige einklemmend. Drüben wühlte der Sturm fort und schob am jenseitigen, vorspringenden Ufer eben wieder einen Schollenberg in die Höhe.« Zit. nach Peter Rautmann, C. D. Friedrich. Das Eismeer, Frankfurt/M. 1991, S. 17.

15 Rautmann (zit. Anm. 14), S. 28f.; Zitate im Zitat nach Jens Christian Jensen, Caspar David Friedrich. Leben und Werk, Köln 1974, S. 205f. – Früher wurde der Titel *Die gescheiterte Hoffnung* auf das Hamburger Bild bezogen. Doch hat sich herausgestellt, daß Friedrich zwei Bilder ähnlichen Motivs gemalt hat, von denen dasjenige mit dem Titel *Die gescheiterte Hoffnung* verschollen ist. Siehe dazu: Helmut Börsch-Supan/Karl Wilhelm Jähnig, Caspar David Friedrich. Gemälde, Druckgraphik und bildmäßige Zeichnungen, München 1973, Kat. Nr. 295, S. 376f.: »Ein gescheitertes Schiff an Grönlands Küste im Wonnemond (Mißlungene Nordpolexpedition. Die zertrümmerte Hoffnung) Öl, 3' 4$^1/_2$" × 4' 11" (sächs. Fuß = ca. 95 × 130 cm.). Von Stechow und Sumowski ist die Maßangabe nach rhein. Fuß in ca. 101 × 147 cm umgerechnet. Verschollen. Im Auftrag Johann Gottlob von Quandts gemalt; 1868 mit seiner Sammlung für 400 Taler versteigert (Kunstchronik 1869) als Kat. 64: ›Schwarze Felsenriffe, an denen sich geborstene, tauende Eisschollen auftürmen. Zwischen ihnen sind die Reste eines Schiffes eingeklemmt, auf dem man den Namen ›Hoffnung‹ liest.«

16 Diese Gestalt geht motivisch auf den Grafen Ugolino in Dantes *Göttlicher Komödie* zurück, dessen Söhne sich, wie die Männer auf dem Floß, vom Fleisch der Toten ernährten.

17 Auf die Gestalt des Schwarzen hat Géricault in seinen Vorstudien besondere Aufmerksamkeit verwendet. Beispiele dafür sind u. a. zwei gemalte Porträtköpfe: *Porträt eines Schwarzen. Der Neger Joseph,* Öl/Lwd., 46,5 × 38 cm, Malibu, The J. Paul Getty Museum, sowie: *Männerkopf, Zimmermann der ›Medusa‹,* Öl/Lwd., 46,5 × 39 cm, Rouen, Musée des Beaux-Arts. Indem Géricault die Gestalt des schwarzen Schiffszimmermanns, der das rettende Schiff zuerst entdeckt, an die Spitze des Floßes stellt und damit zum Anführer der Mannschaft avancieren läßt, solidarisiert er sich deutlich mit der Kritik am Kolonialismus des französischen Königreichs.

18 Unter dem Datum 7. 11. 1834 notierte David d'Angers in seinem Tagebuch: »Heute abend (...) habe ich den Maler Friedrich besucht. Er selbst öffnete uns die Tür. Er ist groß und hager, von bleicher Hautfarbe. Seine Augen, von dichten Brauen überschattet, sind tief umrändert. Er hat uns in sein Atelier geführt: Ein Ofen, ein kleiner Tisch, eine leere Staffelei, an den grün gestrichenen Wänden ist nichts aufgehängt. Erst nach langem Bitten holte uns Friedrich einige Werke hervor. (...) [Sie] veranlassen zum Träumen; sie gleichen Dichtungen; bewundernswert, wie er die *Tragödie der Landschaft* verstanden hat.« Zit. nach Rautmann (zit. Anm. 14), S. 5.

19 »22. März. Die Finsternis war immer dichter geworden und nur der Widerschein des Wassers auf dem weißen Riesenvorhang belebte flirrend die Meeresnacht. Viele ungeheure und gespenstisch bleiche Vögel flogen jetzt unablässig aus jenem Schleier hervor, und während sie sich den Blicken entzogen, schrillte ihr ewiges Tekeli-li! in unseren Ohren. Da rührte sich Nunu noch einmal auf dem Boden des Kanus; aber als wir ihn anfaßten, sahen wir, daß er den Geist aufgegeben hatte. Und jetzt rasten wir den Umarmungen des Wassersturzes entgegen, dorthin, wo sich eine Spalte auftat, uns zu empfangen. Aber in diesem Augenblick erhob sich mitten in unserem Wege eine verhüllte, menschliche Gestalt, doch weit gewaltiger in allen Maßen als die Kinder der Erde. Und ihre Haut war von weißer Farbe, von der Farbe des leuchtendsten, blendendsten ewigen Schnees –« Edgar Allan Poe, Die denkwürdigen Erlebnisse des Arthur Gordon Pym, übers. v. Gisela Etzel, Frankfurt/M./Berlin 1970, S. 165.

20 Hüttinger (zit. Anm. 4), S. 228.

21 Rautmann (zit. Anm. 14), S. 28: »Angesichts dieser Entwicklung [der Demagogenverfolgungen] ist Friedrich, im Gegensatz zu Hegel, skeptisch gestimmt. 1816, in einem Brief an den dänischen Malerfreund Lund, gesteht er, daß ihm das Arbeiten schwerfalle: ›(...) von außen wollte mich nichts ansprechen, ich war stumpf, und so glaubte ich denn am besten zu tun, nichts zu tun.‹ In einem Neujahrsbrief an seinen Bruder Adolf 1824, während der Arbeit am ›Eismeer‹, ist ihm die Krankheit seiner Frau ein Anlaß, gedrückter Stimmung zu sein, gleichzeitig aber auch die allgemeine politische Zwangssituation: ›Ich hätte euch manches zu schreiben, aber ich mag es keinem Briefe anvertrauen.‹ Zur Angst vor der Zensur kommt die Scheu, Anstandsbesuche bei seinen Vor-

gesetzten zu machen, um sein Wohlverhalten zu dokumentieren. (...) Wenige Tage später, am 17. 1. 1824, wird er zwar zum außerordentlichen Professor der Dresdener Akademie ernannt, erhält aber, als die Stelle der Landschaftsklasse durch Klengels Tod Ende 1824 vakant wird, keine Lehrbefugnis – seine Bilder seien zu einseitig, urteilt Graf Vitzthum, der Direktor der Akademie. Ereignisse dieser Art lassen ihn an seine Brüder in Greifswald schreiben, er ziehe sich ›durch gemachte bittere Erfahrungen in sich selbst zurück‹«.

22 Hüttinger (zit. Anm. 4), S. 223f.

23 Noch Eugène Delacroix knüpft in seinem 1853 entstandenen Gemälde *Christus auf dem See Genezareth* (Privatbesitz, Schweiz) an die traditionelle Auffassung an. Das Gemälde zeigt das Segelboot auf stürmischem Wasser. Die Jünger versuchen, die Segel zu bergen. Christus liegt vorn im Boot in tiefem Schlaf versunken.

24 Das Schiffbruchmotiv hat den Künstler auch später beschäftigt. 1839 schuf er das Gemälde, das er 1841 unter dem Titel *Le Naufrage* im Salon ausstellte und dessen vollständiger Titel *Der Schiffbruch des Don Juan* lautet, Öl/Lwd., 135 × 196 cm, Paris, Musée du Louvre. Das *Floß der Medusa* ist hier ohne Bezug auf ein aktuelles Ereignis ins Literarische übersetzt. Dazu angeregt worden ist Delacroix durch Lord Byrons *Don Juan* (2. Gesang, 72, 75). Der Künstler hat sich aber von der Vorgabe seiner Quelle weitgehend gelöst. In Delacroix' Gemälde ziehen die Schiffbrüchigen das Los, das demjenigen ihrer Gefährten, der ihnen als Nahrung dienen soll, den Tod bringen wird. Die existentielle Verzweiflung ist Sinnbild der gescheiterten Lebensreise.

25 Die Vorstellung von der Schiffsüberfahrt ins Jenseits wurde anfangs auch von der christlichen Symbolik übernommen, setzte sich aber nicht traditionsbildend durch. Vgl. dazu Mertens (zit. Anm. 4), S. 27 sowie Anm. 30 und 31: »Stuhlfauth legt einen Katalog altchristlicher Denkmäler mit Schiffsdarstellungen vor, die er auf ihre symbolische Bedeutung hin untersucht. Die meisten Schiffe sind auf Grabtafeln zu finden, ein Faktum, das auf die sepulkrale Symbolik der Schiffsdarstellungen schließen läßt. Hier steht das Schiff sinnbildlich für die Lebensfahrt des Verstorbenen, der seine Reise in dem Hafen der Ewigkeit beendet. Die reale Jenseitsfahrt der alten Ägypter wird im christlichen Sinne in die Reise ins ewige Reich umgedeutet. Während der Ausgestaltung der Schiffe keine besondere Bedeutung beigemessen wird – Segelschiffe und Nachen sind gleichermaßen vertreten –, scheint die Richtung der Fahrt wichtiger zu sein. Dölger hat nachgewiesen, daß die Fahrt nach rechts mit der Fahrt gen Osten, in Richtung des Paradieses, gleichzusetzen sei.«

26 Wilhelm Hauff, Die Höhle von Steenfoll (Eine schottländische Sage), 1827. Zit. nach Hauffs Werke in vier Bänden, Leipzig o. J., Bd. IV, S. 249f.

27 Ludwig Richter, Lebenserinnerungen eines deutschen Malers. Selbstbiographie nebst Niederschriften und Briefen, hrsg. v. Heinrich Richter, Leipzig 1909, S. 357f.

28 Rudolf Koella, Charles Gleyre, Maler der verlorenen Illusionen, in: Charles Gleyre ou les illusions perdues, Kat. Kunstmuseum Winterthur u. a., Zürich 1974, S. 8–21, hier S. 12. Koella fährt fort: »Wie anders hätten sie sonst das Gemälde, das diesen Gefühlen am deutlichsten Ausdruck gibt, Gleyres ›Illusions perdues‹, so enthusiastisch begrüßen können? Jenes Gemälde, auf dem sich der Künstler, unter der Maske eines alten lebensmüden Sängers, selbst dargestellt hat: am Ufer eines Flusses sitzend und halb wachend, halb träumend der Barke nachblickend, die mit all seinen jugendlichen Illusionen, verkörpert durch eine Schar junger musizierender Mädchen, leise davongleitet. Einen andern Grund für den Erfolg des Bildes gibt es jedenfalls nicht. Denn als es 1843 im Salon ausgestellt wurde, war Gleyre, obschon bereits siebenunddreißigjährig, in der Pariser Kunstszene noch nahezu ein Unbekannter: einer, der, anstatt Bilder zu malen und auszustellen, seine besten Mannesjahre vorwiegend mit Sinnieren, Studieren und Reisen vertan hatte. Um so überraschender der plötzliche, überwältigende Erfolg: das begeisterte Publikum, die fast durchwegs wohlwollende Presse und, was dem Ganzen erst die offiziellen Weihen gab, die ehrende Anerkennung von seiten des Staates, der den Künstler mit einer Medaille zweiter Klasse dekorierte und sein Bild sogleich für das Musée du Luxembourg ankaufte.«

29 1855 erschien Ludwig Büchners *Kraft und Stoff*. Das Buch, in dem in bis dahin ungekannter Rigorosität und in leicht verständlicher Sprache das Primat der Materie vor dem Geist und somit die Sterblichkeit der Seele gegenüber der Unsterblichkeit der Materie behauptet wurde, erlebte als Bibel des ›wissenschaftlichen Monismus‹ eine ungeahnte Zahl von Auflagen; es traf den Nerv der Zeit. Ludwig Büchner, Kraft und Stoff oder Grundzüge der natürlichen Weltordnung nebst einer darauf aufgebauten Moral oder Sittenlehre. In allgemein verständlicher Darstellung, 17. Aufl., Leipzig 1892, siehe bes. S. 63, S. 103, S. 426.

IV. 3 Heldenlied

Endkampf

An einem Tage Ende Oktober 1848 stand der Maler Julius Schnorr von Carolsfeld auf dem Gerüst, um an eines seiner Wandbilder in den Nibelungensälen der Münchener Residenz letzte Hand anzulegen. Es war *Der Kampf an der Stiege,* jene Szene, die den Untergang der Nibelungen besiegelt. Da verdunkelte sich plötzlich sein rechtes Auge. Es stellte sich heraus, daß der Künstler den grauen Star bekommen hatte. Schnorr stieg vom Gerüst herab, ein für allemal. Er hat es nie wieder betreten.[1]

Der Kampf an der Stiege (Ft. 4) ist eines der Hauptbilder im ›Saal der Rache‹, das andere ist *Kriemhilds Tod,* beide gehören zu den eindrucksvollsten des Zyklus. Der Künstler hatte die Schilderung eines turbulenten Geschehens zu meistern, wie es die aus dem 13. Jahrhundert auf uns gekommenen Handschriften berichten. Der unbekannte Verfasser läßt die Handlung des Endkampfes, einem genialen Einfall folgend, auf der Stiege zu jenem großen Saal sich abspielen, in dem König Etzels burgundische Gäste untergebracht waren. Die Treppe, auf der die beiden Recken Hagen und Volker Wache halten, um den Ein- und Ausgang zur Saaltür zu kontrollieren, ist der Schauplatz, auf dem die letzte Schlacht entbrennt. So wird für den Betrachter Platz für die Sicht von unten nach oben geschaffen. Die Stiege ist ein gestaffeltes Podium, auf dem sich das Drama vor unseren Augen um so besser entfalten kann.[2] Schnorr hat das Angebot des Dichters aufgegriffen. Das Gemetzel ist im vollen Gange, ein vielfigurig kreisendes und wirbelndes Geschehen, das rings um die Stiege tobt. Die Kämpfer haben sich ineinander verbissen; sie hauen und stechen zähnefletschend und grimmigen Blicks mit Schwertern und Lanzen aufeinander ein. Die Hunnen oder, wie sie im *Nibelungenlied* heißen, die Heunen, sind an ihren goldenen Schuppenpanzern und Rundhelmen auszumachen, die Burgunden an ihren Flügelhelmen mit dem geschweiften Nackenschutz. Vorn am Fuß der Treppe wüten die beiden streitbaren Haupthelden. Rechts mit rotem Bart der hochgewachsene Hagen, der aufgereckt und mit zurückgebogenem Oberkörper rollenden Auges das Schwert schwingt, um sich einer Schar mit Lanzen auf ihn eindringender Feinde zu erwehren; links neben ihm – mit über den Rücken geschnallter Fiedel – Volker, der Spielmann, dessen Helm zum Zeichen seines Sängertums mit einem veritablen Schwan beflügelt ist. Mordlust im Blick, sticht er einem zu Boden gegangenen negroiden Heunen die lange Klinge seines blutbesudelten Schwerts in die Brust. Die Sicht auf die oberen Treppenstufen ist frei. Von dort kommen zwei Burgundenkrieger herunter, um sich in den Kampf einzumischen: wohl Dankwart, der soeben einen Gegner mit der Lanze ersticht, brechenden Auges kippt jener nach hinten, und, durch den Kronreif um seinen Helm ausgewiesen, König Gunther. Aus dem vom Feuerbrand gelbrot erleuchteten Saalinnern weht in langen wirbelnden und kräuselnden Fahnen der Rauch. Ganz genau ist die Frage danach, welcher Augen-

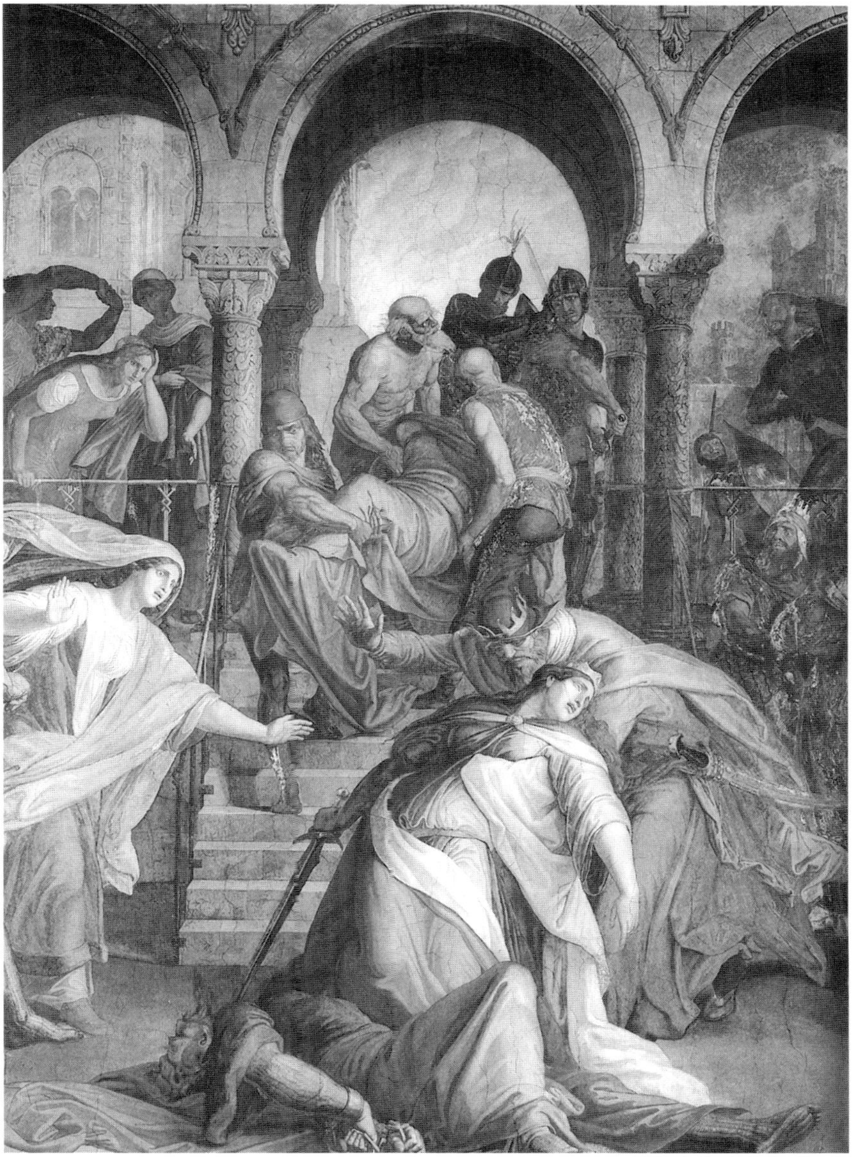

Julius Schnorr von Carolsfeld, *Kriemhilds Tod* (Detail), 1849. Fresko, 460 × 630 cm, ›Saal der Rache‹ (Nibelungen-Säle), Münchner Residenz

blick des verwickelten Geschehens dargestellt sei, nicht zu beantworten, denn der Künstler war darauf angewiesen, das Nacheinander der Erzählung im Kulminationspunkt bildhaft zusammenzufassen. Das ist nicht so einfach, denn der Verlauf der Geschichte, die zum Untergang führt, vollzieht sich gemäß den Regeln einer zwanghaften Folge von Totschlägen, von denen einer unweigerlich den nächsten herausfordert, und die sich Glied an Glied zu einer fatalen Kette reihen. Der zweite Teil des *Nibelungenlieds,* das Buch von Kriemhilds Rache, gleicht streckenweise einer geradezu bilanzbuchhalterischen Aufrechnung dieses mörderischen Determinismus, einer Schicksalsbestimmung, der sich keiner zu entziehen vermag. Zur Erinnerung folgt hier der Ablauf der Handlung in reportagehafter Kürze auf die Totschläge reduziert.

Kriemhild, mit König Etzel verheiratet, der in der Sage mit dem historischen Attila ungefähr soviel zu tun hat wie Mahatma Gandhi mit Adolf Hitler, hat ihren Gatten dazu überredet, die Burgunden an den Hof in Wien einzuladen. Ihr heimliches Motiv ist, sich an den Burgunden, vor allem an ihrem Erzfeind Hagen, Siegfrieds heimtückischem Mörder, zu rächen. Arglos läßt sich Etzel auf Kriemhilds Plan ein. Boten werden nach Worms gesandt. Die Burgunden nehmen die Einladung dankend an, mit Ausnahme von Hagen, der, mit dem Zweiten Gesicht begabt, das bevorstehende Schicksal vorausahnt. Doch da er der einzige ist, der die Reiseroute von früher her kennt, gebietet es ihm die Ehre, den Zug zu leiten. Er ist der Anführer, Dankwart der Marschall. Die Burgunden ziehen – so eine der Theorien zu ihrem Reiseweg – nach Süden in Richtung Wien. Am zwölften Reisemorgen kommen die Burgunden an der Donau an. Am gegenüberliegenden Ufer beginnt Gelfratens, des Bayernherzogs, Land. Die Donau hat Hochwasser. Auf der Suche nach einer Furt trifft Hagen, der Hellsichtige, auf drei Donaunixen. Er raubt ihnen die Kleider, damit sie ihm einen Übergang verraten. Sie weissagen ihm, daß alle Teilnehmer des Reisezugs, mit Ausnahme des Kaplans, den Tod finden werden, und nennen ihm die Stelle, wo er den Fergen finden kann, der, ein irdischer Bruder Charons, die Reisenden über den Fluß setzen kann. Der Ferge, von Gelfrat als Grenzhüter eingesetzt, verweigert jedoch die Überfahrt. Hagen versucht, ihn mit Gold zu bestechen, als das nichts nützt, packt ihn die Wut, und er erschlägt ihn. Das ist der erste Mord.

Hagen spielt nun selbst den Fährmann. Seinen Reisegenossen gegenüber leugnet er den Totschlag. Ergrimmt über die Weissagung der Nixen, wirft er den Kaplan über Bord. Als der aber nicht ertrinkt, sondern sich schwimmend ans Ufer rettet, weiß Hagen, daß die von den Nixen geweissagte Vorbestimmung unausweichlich ist. Am anderen Ufer angekommen, haut er das Boot in Stücke; damit ist der Rückweg abgeschnitten. Gelfrat, der Bayernherzog, stürzt sich, erzürnt über die Eindringlinge, auf Hagen. Dankwart, Hagens jüngerer Bruder, rettet dessen Leben, indem er Gelfrat erschlägt. Das ist der zweite Mord. Damit ist der Weg vorgezeichnet. Nach der Durchquerung Bayerns kommen die Burgunden nach Österreich, wo sie Rüdiger von Bechelaren, der als Lehnsmann Etzels das Land regiert, freudig begrüßt. Allgemeine Verbrüderung. Rüdigers Tochter verlobt sich mit König Gunthers jüngstem Bruder Giselher. In Etzels Zeltlager wird der Burgundenzug begrüßt und nach Wien, an den Hof Etzels, geleitet. Dort sind Etzels Vasallenfürsten mit ihren Truppen anwesend, allen voran Dietrich von Bern und sein treuer Berater, der alte Meister Hildebrand, weiterhin Iring, der Dänenmarkgraf, Irnfried von Thüringen und Hawart; ihre Truppen bilden zusammengenommen ein gewaltiges Heer. Bei der Begrüßung sticheln Kriemhild und Hagen mit Worten aufeinander ein. Kriemhild bittet die Angekommenen, ihre Waffen zur Verwahrung zu geben. Hagen lehnt das natürlich ab, und Dietrich von Bern stellt sich, entrüstet über Kriemhilds Ansinnen, auf Hagens Seite. Kriemhild unternimmt bei Etzels Rittern mit der Bitte, sich an Hagen zu rächen, einen ersten, jedoch erfolglosen Vorstoß, denn es finden sich zu wenige bereit dazu. Indem sich nun zunächst alles festlich entwickelt, bereitet sich unterderhand der Konflikt vor. Die Herren schreiten in den Saal, in dem nach einem Begrüßungstrunk das Festmahl vonstatten geht. In der Nacht dient der Festsaal den Burgunden als Schlafstätte. Hagen, dem nichts Gutes schwant, baut sich auf der Stiege vor dem Saal als Schildwache auf, Volker leistet ihm Gesellschaft und vertreibt beiden die Zeit mit seinem Fiedelspiel. Am anderen Morgen gehen die Herren zur Messe. Hagen rät den Burgunden, ihre Waffen mitzunehmen. Am Eingang verursacht Hagen ein Gedränge, um Kriemhild im Auge zu behalten, die sich da hindurchzwängen muß. Im anschließenden Kampfspiel ersticht Volker mit der Lanze einen reichen Heunen. Das ist der dritte Tote.

Die Lage spitzt sich zu; allenthalben beginnt es spürbar zu grummeln. Etzel versucht zu schlichten. Inzwischen betreibt Kriemhild ihr Intrigenspiel. Meister Hildebrand und Dietrich von Bern schlagen Kriemhilds Bitte, sich gegen die Burgunden zu stellen, ab. Doch finden ihre Überredungskünste schließlich ihr Opfer in Etzels jüngerem Bruder Blödel. Der ruft seine Mannen zu den Waffen. Währenddessen wird Ortlieb, der Sohn Kriemhilds und Etzels, in den Festsaal geleitet. Blödel dringt mit seinen Mannen in den Saal, wo Dankwart, Hagens Bruder, mit seinen Knechten beim Mahl sitzt. Blödel sagt Dankwart den Kampf an, und eh' er sich's versieht, hat ihm Dankwart den Kopf abgeschlagen. Das ist der vierte Tote, und nun geht es Schlag auf Schlag. Dankwarts Männer treiben die Heunen aus dem Saal. Dankwart informiert Hagen auf der Stiege, worauf Hagen in den Saal eindringt und Ortlieb den Kopf abschlägt, der seiner Mutter Kriemhild in den Schoß springt. »Da erhob sich unter den Helden ein Morden grimmig und groß.« Hagen köpft den Hofmeister, haut Werbel, Etzels Spielmann, die Hand ab und erschlägt viele Recken. Volker wütet mit. Die Könige versuchen den Streit zu schlichten, vergebens! Gernot und Giselher eilen hinzu. Die Saalschlacht tobt. Die draußen können nicht herein, die drinnen nicht heraus; Dankwart läßt keinen die Stiege herauf und hinab. Volker und Hagen kommen Dankwart zu Hilfe. Dietrich versucht zu vermitteln, er führt Etzel und die Königin zusammen mit 600 Recken aus dem Saal. Schließlich haben die Burgunden im Saal gesiegt und werfen 7000 Tote vor die Tür. Volker und Hagen halten auf der Stiege prahlerische Reden, Hagen verhöhnt Etzel. Kriemhild hält dagegen und verspricht demjenigen Gold, der ihr Hagens Haupt liefert. Iring, der Däne, schlägt sich gemeinsam mit Irnfried und Hawart für Kriemhild in die Schanze. Hagen bohrt Iring seinen Speer durch die Stirn; der warnt im Fallen vor Kriemhilds Gaben. Volker erschlägt Irnfried, Hagen erschlägt Hawart. Etzel erwirkt beinahe freien Abzug, aber Kriemhild spricht dagegen. Die Königin läßt den Saal in Brand stecken. Dort tobt der letzte Kampf. Und so steigert sich das Geschehen, das am Donauübergang mit der Tötung des Fergen begonnen hat, in einem gewaltigen Paroxysmus, dessen Furor vom mittelalterlichen Erzähler in meisterlicher Dramaturgie der konsequenten Entfaltung eines aus dem anderen so eindringlich geschildert wird, daß sich dem keiner entziehen kann.

Weiter geht es: Rüdiger und Dietrich, die beiden ›Neutralen‹, suchen sich aus dem Konflikt herauszuhalten. Rüdiger trifft am Morgen nach der Schlacht an der Walstatt ein und ist erschüttert. Rüdiger ist die wohl sympathischste Gestalt des Epos. Seine Freundschaft zu den Burgunden schlägt jetzt in Haß um, doch hat er sie gastfreundlich hergeleitet, und die Verbindung mit ihnen ist erst kürzlich durch die Verlobung seiner Tochter mit Giselher bekräftigt worden. Andererseits ist Rüdiger als Gefolgsmann König Etzel auf Ehre verpflichtet. So sendet er zu Dietrich um Beistand. Einen Heunen, der ihn wegen seiner Unschlüssigkeit verhöhnt, schlägt er mit der Faust tot. Er will Etzel sein Lehen zurückgeben, doch dieser und Kriemhild suchen ihn flehentlich auf ihre Seite zu ziehen. Seiner Vasallentreue oder, moderner ausgedrückt, seiner Offiziersehre gehorchend, greift er mit seinen Mannen aus Treue zu Etzel wider bessere Einsicht und von seinen Gefühlen zerrissen die mit ihm befreundeten Burgunden an. Damit weitet sich der Konflikt, der bisher bei allen Umständen immer noch ›in der Familie‹ geblieben ist, aus. Freunde kämpfen gegen Freunde. Von Volker und Hagen wird Rüdiger im Kampf geschont, doch in den Saal eingedrungen, wird er, zu Kriemhilds und Etzels Jammer, von Gernot erschlagen, der seinerseits von Rüdigers Hieben tödlich getroffen zusammensinkt. Helferich, Recke Dietrichs, überbringt diesem die Kunde von Rüdigers Tod. Dietrich sendet zu Hildebrand; der kommt in voller Rüstung. Hildebrand bittet als Parlamentär die Burgunden, den Leichnam Rüdigers herauszugeben. Volker antwortet in typischer Burgundenarroganz, Dietrichs Leute sollten sich Rüdigers Leiche gefälligst selber holen. Zwischen ihm und dem jungen Wolfhardt aus Dietrichs Gefolge entspinnt sich ein immer erregter werdender Disput. Hildebrand versucht, den Heißsporn Wolfhardt zurückzuhalten, vergebens – der Kampf entbrennt aufs neue. Hildebrand erschlägt den vom Kampf ermatteten Volker, Helferich erschlägt Dankwart, Giselher und Wolfhardt töten sich gegenseitig. Der von Hagen schwer verwundete Hildebrand zieht ab und erstattet Dietrich Bericht. Von dem gesamten Burgundenheer sind nur noch Hagen und Gunther übrig. Dietrich wappnet sich. Gunther und Hagen stehen beide draußen auf der Stiege vor dem ausgebrannten Saal. Dietrich fordert sie auf, sich ihm zu ergeben. Doch Hagen weigert sich. Daraufhin schlägt Dietrich Hagen im Zweikampf eine Wunde und überwindet den Geschwächten. In Fesseln gebunden überläßt er ihn Kriemhild. Das ist der Triumph ihrer Rache. Sie läßt Hagen in den Kerker werfen. Währenddessen hat Dietrich auch Gunther im Zweikampf besiegt und übergibt ihn Kriemhild, dann verläßt er angewidert den Schauplatz. Kriemhild kostet ihren Triumph aus; sie läßt ihren Bruder Gunther enthaupten und bringt das Haupt zu Hagen in den Kerker. Dort fordert sie Hagen auf, er solle ihr wiedergeben, was er ihr genommen habe, den in den Rhein versenkten Nibelungenhort, doch Hagen erwidert, den

Hort zeige er ihr nicht: »Du hast's nach deinem Willen zu Ende nun gebracht; Es ist auch so ergangen, wie ich mir hatte gedacht.« Daraufhin schlägt Kriemhild Hagen das Haupt mit Siegfrieds Schwert ab. Von wildem Zorn auf dieses Weib gepackt, erschlägt der alte Meister Hildebrand Kriemhild. Schnorr von Carolsfeld schildert in seinem Schlußbild im ›Saal der Rache‹, wie Kriemhild an der gefesselten Leiche des vor ihr auf dem Boden liegenden Hagen, das Schwert noch in der Hand, von Meister Hildebrands Hieb getroffen totenbleich in die Arme Etzels sinkt. »Hier hat die Mär' ein Ende: Das ist der Nibelungen Not.« Schluß der Vorstellung mangels Personal, Tableau! Etzel und Dietrich, die beiden Übriggebliebenen, stehen auf dem Schlachtfeld herum und weinen. Die Zahl der namentlich Erschlagenen ist stattlich: der Ferge, Gelfrat, ein reicher Heune, Blödel, Ortlieb, der Hofmeister, Iring, Irnfried, Hawart, Rüdiger, Gernot, Volker, Dankwart, Wolfhardt, Giselher, Gunther, Hagen, Kriemhild – eine gräßliche Geschichte.

Schnorr von Carolsfeld hat sie in einer moritatenhaften Manier erzählt. Seine Fabulierkunst erreicht gerade im Getümmel jener beiden letzten Szenen ihren Gipfel. Der Kampf auf der Stiege spielt sich vor der ausschneidebogenartigen Kulisse einer mittelalterlichen Stadt ab. Auf dem Söller eines Stadtturms im Hintergrund steht eine Gruppe von drei Leuten, die das bewegte Geschehen aus sicherem Abstand anscheinend gelassen erörtern. Mit der betont zeichnerischen Profilierung der Gestalten und dem leuchtenden Kolorit der Lokalfarben, mit denen die stofflichen Details der Kostüme ausgemalt sind, mutet die Darstellung wie ein übergroßer Bilderbogen an. Die Erzählfreude des Künstlers, die naiv zu sein wohl nicht nur vorgibt, sondern es aus dem Herzensgrund wohl tatsächlich auch ist, läßt, indem sie den ganzen Greuel in eine märchenhafte Sphäre entrückt, den Eindruck einer den Davorstehenden angehenden Wirklichkeit gar nicht erst aufkommen und bietet sich zur ebenso unschulds- wie lustvollen Betrachtung an. Die graphisch-koloristische Manier weist darauf hin, daß zwischen Zeichnung und Fresko eine weit engere Beziehung besteht als etwa im Verhältnis beider Techniken zur Tafelmalerei.

Erst heute, aus der Distanz von mehreren Generationen, ist es möglich, Schnorrs Leistung angemessen zu würdigen.[3] Als die Fresken, von Schülern vollendet, 1867 endlich fertig waren, ernteten sie Hohn und Spott. Die Fertigstellung hatte sich zu lange hingezogen, die Zeit war darüber hinweggegangen. Von Anfang an hatte das Unternehmen unter einem Unstern gestanden. 1818 war Schnorr, in Rom eingetroffen, von den Nazarenern als Benjamin in den Lukasbund aufgenommen worden, dessen Bemühungen um eine Reform der Freskomalerei nach dem Vorbild der italienischen Frührenaissance vom schönsten Erfolg gekrönt waren. Auf den Freskenzyklus in der Casa Bartholdy war der im Casino Massimo gefolgt, an dessen Ausmalung Schnorr mit den Ariost-Fresken im Mittelsaal 1821–27 beteiligt war. »Das Freskomalen ging ihm leicht von der Hand, und er als einziger zog den Auftrag bravourös durch.«[4]

Der kunstsinnige junge König Ludwig I. von Bayern lernte Schnorr auf seiner Italienreise im Kreis der Nazarener in Rom kennen und war von dessen Kunst so angetan, daß er Schnorr antrug, die Ausmalung der von seinem Hofarchitekten Leo von Klenze entworfenen und im Bau befindlichen Repräsentationsräume des neuen Flügels der Münchener Residenz zu übernehmen. Als Thema schlug er Homers *Ilias* vor. Zugleich trug er ihm die Stelle eines Professors für Historienmalerei an der Münchener Akademie an. Schnorr schlug ein, reiste aber erst einmal nach Süditalien. In Sizilien erreichte ihn, wie er in einem Brief an seinen Vater berichtet, die Nachricht, »daß der König die Gegenstände aus dem Nibelungenlied in dem neuen Flügel der Residenz von mir will malen lassen.«[5] Der Meinungswechsel des Königs, an die Stelle des altgriechischen Untergangsepos das nordische zu setzen, ist für das Zeitklima ungemein bezeichnend, doch kam er für den Künstler überraschend und war ihm anfangs gar nicht recht. Nur zögernd ließ er sich darauf ein, denn zwar war den Nazarenern das *Nibelungenlied* bekannt – Christian Schlosser hatte in seinen Abendvorlesungen in San Isidoro daraus rezitiert –, doch Schnorr hatte Mühe, sich in die neue Materie hineinzufinden. Die Ausführung veranschlagte er auf zwölf Jahre, daraus wurden schließlich mehr als 40. Daran, daß sich die Fertigstellung des Werks so lange hinzog, war, abgesehen von manch anderen äußeren und inneren Widrigkeiten, im Kern der Temperamentsgegensatz zwischen dem bedächtigen und gründlich genauen, zu Selbstzweifeln neigenden Künstler und dem sprunghaft-impulsiven Monarchen schuld, der ihm zwischenzeitlich mit anderen Aufgaben in die Parade fuhr. 20 Jahre seines Lebens hat sich Schnorr mit seinem Hauptwerk herumgeschlagen. Vom grauen Star zur Resignation gezwungen, widmete er sich, inzwischen als Akademieprofessor und Gemäldegaleriedirektor in Dresden ansässig, fortan nur noch der Zeichenkunst und brachte mit seiner Bilderbibel mehreren Generationen von Deutschen bei, wie der liebe Gott aussieht.[6]

Die einzelnen Säle im Nibelungentrakt der Münchener Residenz heißen ›Saal der Helden‹, ›Saal der Hochzeit‹, ›Saal des Verrats‹, ›Saal der Rache‹ und ›Saal der Klage‹.[7] Die Nibelungensäle sind das letzte Zeugnis der altbacken gewordenen Romantik. Der Nibelungen-Impuls, der das deutsche Nationalbewußtsein spürbar eingefärbt hat, erscheint darin wie das spätgeborene Kind einer überlangen Schwangerschaft. Der Anstoß, der die Bewegung in Gang setzt, geschieht am Anfang des Jahrhunderts. Der Auslöser ist Napoleon. »Mit dem Einmarsch der napoleonischen Truppen in Preußen legten – wie Henriette Herz berichtet – die Damen der Gesellschaft die französischen Romane aus der Hand und betrieben altdeutsche Studien. Aber die Beschäftigung mit der mittelalterlichen Literatur war nicht nur schöngeistigen Damenzirkeln vorbehalten. Die junge germanistische Wissenschaft widmete sich mit einer heute unvorstellbaren Vehemenz den alten Texten und im Zentrum ihrer Forschung stand das Nibelungenlied.«[8] »Am Anfang war Napoleon«, beginnt Thomas Nipperdey seine deutsche Geschichte des 19. Jahrhunderts.[9] Dieser Satz spricht in aller Simplifikation eine perspektivische Wahrheit aus. Mit einemmal haben die Deutschen einen gemeinsamen Feind. Das welteroberische Auftreten Napoleons als – im Doppelsinn des Wortes – Vollstrecker der Französischen Revolution bewirkt, wie beim spontanen Einschießen der Kristalle infolge der plötzlichen Erschütterung einer gesättigten Lösung, daß sich das bis dahin latente und diffuse Nationalgefühl der Deutschen spontan herauskristallisiert. Die deutsche Frühromantik verliert dadurch den Charme ihrer weltbürgerlichen Unschuld. Der Kristallisationspunkt ist exakt der Moment, an dem sich das Umschlagen von der Frühromantik in die Spätromantik fassen läßt. Belegstück dafür ist der folgende Passus über die Nibelungen in August Wilhelm Schlegels Vorlesungen *Über schöne Literatur und Kunst* von 1803: »Diese Heldensagen beweisen uns, daß das damalige Menschengeschlecht nicht nur an Riesenkraft der Leiber, sondern an Größe und Reinheit der Gesinnungen den nachfolgenden weit überlegen war (...) und dennoch ist es unleugbar, daß der deutsche Nationalcharakter bei der ersten Erscheinung in der neueren Geschichte, so kurz nach der Völkerwanderung, im größten Stil ausgeprägt ist. (...) So mag denn das gegenwärtige Geschlecht in jenen Spiegel großer Menschen blicken.«[10]

Das war natürlich eine Gegenprojektion zum behäbigen Habitus seines Berliner Salon-Auditoriums, auch waren die von ihm herbeizitierten Hünen genau das Kontrabild zum eigenen gepflegten Aussehen des zierlichen Mannes, und ihre Schatten hinter dem Lesepult verrieten damit seine insgeheime Sehnsucht nach uneingeschränkter kraftvoller Männlichkeit. Doch haben Schlegels Worte den Charakter eines nationalen Appells, und so sind sie, wie die zeitgenössische Resonanz zeigt, auch verstanden worden. Schlegels Bruder Friedrich schreibt zur gleichen Zeit in seiner *Geschichte der deutschen Literatur:* »Die blühendste Zeit der deutschen Dichtkunst war auch die glorreichste des deutschen Kaisertums. (...) Da nahm die Nation unter den weltbeherrschenden die ihrer Größe angemessene Stelle ein. (...) Und in dieser glücklichen Zeit, wo alle Künste im Verein blühten, das Leben selbst so schön und poetisch war, strahlte denn auch die Dichtkunst im hellsten, reinsten Glanze.«[11] So wird mit einem leisen Wink auf den deutschen Herrschaftsanspruch die geistige Hinwendung zum deutschen Mittelalter eingeläutet.

Dies vollzog sich natürlich nicht von einem Tag auf den anderen. Eine lange Inkubationszeit ging voraus. Damit sich die Kristallisation vollziehen konnte, mußte die Lösung eben schon ihren Sättigungsgrad mit nationalem Salz erreicht haben. Einiges kam zusammen. Ein Rückblick mag das erhellen.

Als weltanschauliches Gegenstück zu Davids *Schwur der Horatier* (siehe Bd. I, Ft. 2) kann Anton Raphael Mengs' Gemälde *Der Parnaß* von 1760/61 genannt werden. Der aus Aussig stammende Mengs war damals der pictor doctus in Rom. Sein Deckenfresko für die Villa Albani galt als Nonplusultra klassizistischer Malkunst. Winckelmann, Mengs' engster Freund in Rom schon aus gemeinsamen Dresdener Zeiten, pries diesen in den Himmel: »Der Inbegriff aller beschriebenen Schönheiten in den Figuren der Alten findet sich in den unsterblichen Werken Herrn Anton Raphael Mengs', ersten Hofmalers der Könige von Spanien und Polen, des größten Künstlers seiner und vielleicht auch der folgenden Zeit. Er ist als ein Phönix gleichsam aus der Asche des ersten Raffaels erweckt worden, um der Welt in der Kunst die

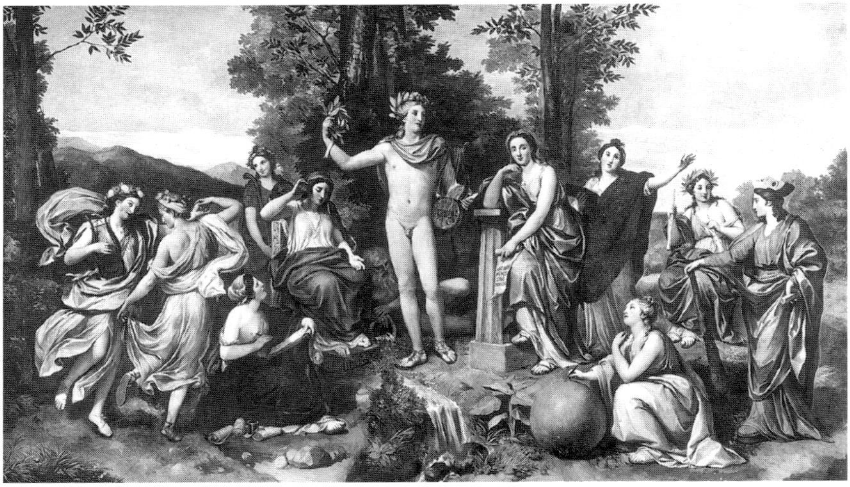

Anton Raphael Mengs, *Der Parnaß,* um 1760/61, Fresko, ca. 300 × 600 cm, Rom, Villa Albani

Schönheit zu lehren und den höchsten Flug menschlicher Kräfte in derselben zu erreichen. Nachdem die deutsche Nation stolz sein konnte über einen Mann, der zu unserer Väter Zeiten die Weisen erleuchtet und Samen von allgemeiner Wissenschaft unter allen Völkern ausgestreut, so fehlte noch an dem Ruhme der Deutschen, einen Wiederhersteller der Kunst aus ihrer Mitte aufzuzeigen und den deutschen Raffael in Rom selbst, dem Sitze der Künste, dafür erkannt und bewundert zu sehen.«[12]

Der Parnaß, das Paradestück des also seinerseits in den Olymp Versetzten, der mit seinem klassischen Vorbild, aus dessen Asche er erstanden sein soll, hauptsächlich den Vornamen gemeinsam hat, zeigt in einer noch vom auslaufenden Barock beeinflußten, weichflüssigen Manier in einer idyllischen Parkwildnis einen leicht verfetteten Apollo Musagetes inmitten einer Schar ebenfalls ziemlich draller, neckisch tändelnder und herumhüpfender Musen. In ihrem Buch *De l'Allemagne* bemerkt Madame de Staël über Winckelmann: »Der Geschmack artete in Affektation aus. Da übte Winckelmann den größten Einfluß nicht bloß auf sein Vaterland, sondern auf das übrige Europa aus, und seine Schriften richteten jede künstlerische Einbildungskraft auf das Studium und die Bewunderung der *Denkmäler des Altertums.* Er verstand sich aber besser auf die Bildhauerei als auf die Malerei; auch brachte er die Maler dazu, in ihre Werke mehr kolorierte Statuen aufzunehmen, als allenthalben die lebendige Natur fühlbar zu machen. Indes verliert die Malerei durch Annäherung an die Bildhauerei den besten Teil ihres Zaubers; denn die Täuschung, welche der einen notwendig ist, steht den unbeweglichen und unausgesprochenen Formen der anderen entgegen. Nehmen die Maler ausschließlich die antike Schönheit zum Modell, welche sie nur auf Statuen erkennen, so begegnet ihnen, was man der klassischen Literatur der Modernen zum Vorwurf macht, nämlich, daß sie die Wirkungen der Kunst nicht aus ihrer eigenen Inspiration schöpfen.«[13] Das ist klug beobachtet; es besagt, daß die Übernahme bleichrosa angepinselter Gipsfiguren in die Malerei noch lange keine gute Kunst ergibt.

Von dem enormen Qualitätsunterschied einmal abgesehen, erbringt aber der Vergleich zwischen Davids *Schwur der Horatier* und Mengs' *Parnaß* einige interessante Divergenzen. Der *Schwur der Horatier* ist ein kriegerisches Bild, der *Parnaß* ein friedliches; Davids Gemälde appelliert an die vaterländische Pflicht, Mengs' *Parnaß* ist eine kosmopolitische Tändelei, und vor allem – Davids Motiv ist römisch, Mengs' griechisch. Das sind zwei entgegengesetzte Ideale. David war nach Rom gegangen, um dort die Republik zu finden, Winckelmann und Goethe reisten in den Süden, um das Land der Griechen in Unteritalien mit der Seele zu suchen. Darin zeichnet sich ein wesentlicher Auffassungsunterschied im Vergleich der beiden Volkscharaktere ab. Für die Franzosen war Rom das vorbildsetzende Diktum. Diejenigen, die von Italien aus zum erstenmal griechische Landschaft und die daselbst befindlichen griechischen Altertümer in situ als eigentlich paradigmatisch ins Auge faßten, waren nicht die Deutschen, sondern die Engländer. Beider Bemühungen vereinigten sich schließlich miteinander, indem die Deutschen die Ideologie, die Engländer die Praxis lieferten. Die wagten nämlich etwas, worauf vorher noch keiner gekommen war, sie fuhren selbst nach Griechenland – und von da aus auch in die Levante und nach Ägypten. Das waren damals noch wahrhafte archäologische Expeditionstouren ins Unbekannte.[14] »Athen dagegen, die Mutter der Eleganz und des Geschmacks, deren Erhabenheit kaum der Roms nachsteht und der man zugestehen muß, daß sie in den Schönheiten eines korrekten Stils Rom so sehr übertrifft wie ein Original die Kopie, ist fast gänzlich vernachlässigt worden«, schrieben die beiden jungen englischen Architekten Nicholas Revett und James Stuart in dem Prospekt, mit dem sie Anfang 1751 um Gönner warben, die ihnen eine archäologische Erkundungsreise nach Griechenland subventionieren sollten. Ein Gespräch mit dem in Rom ansässigen Maler und Kunsthändler Gavin Hamilton hatte Revett für das Unternehmen begeistert. 1751 machten sich die beiden Architekten auf den Weg. 1754 folgte ihnen ein junger Franzose, der Architekt Julian David Le Roy, der seit 1750 in Rom lebte. 1758 veröffentlichte er die Frucht seiner Reisen, *Ruines des plus beaux monuments de la Grèce.* »Der Erfolg war außerordentlich. Für ein paar Jahre gerieten Paris und vor allem Rom selbst in den Sog der Graecomanie: Architekten und Bildhauer, Literaten und dilettierende Ästhetiker überließen sich der neuen Mode. Piranesi sah sich gezwungen, im Namen der römischen Antiquare und Kenner den Schlußband seines monumentalen Stichwerkes über die römischen Altertümer in eine wütende Polemik gegen Le Roy und seine französischen Hintermänner umzuschreiben.«[15] Winckelmann indes hat den Parteigängern des griechischen Ideals den weltanschaulichen Überbau geliefert.

Daß die deutschen Maler des Klassizismus anders als die Franzosen dem griechischen Motiv von vornherein weitaus den Vorzug gegeben haben[16] und daß schließlich auch Goethe die Themen für die vom Weimarer Hof zwischen 1799 und 1805 ausgeschriebenen Künstlerwettbewerbe vorwiegend dem Homer entnommen hat,[17] mag darauf zurückzuführen sein, daß sich die Deutschen, die im Unterschied zum Zentralstaat Frankreich einem aus Kleinstaaten zusammengewobenen nationalen Patchwork-Gebilde angehörten, in dessen Muster sich die Craqueluren des im Dreißigjährigen Krieg faktisch untergegangenen Heiligen Römischen Reiches Deutscher Nation abzeichneten, aus eigener innerer Erlebnisweise weit stärker zum Sporadischen des auf einem Insel-Archipel beheimateten Griechentums hingezogen fühlten. Nicht Brutus, sondern Hektor ist der Deutschen Held, Frankreich und Rom versus Deutschland und die Griechen, das ist ein Affinitätsgegensatz.

Die Aufklärung bot in den deutschen Ländern ein ganz anderes Bild als in Frankreich mit seinem Zentrum Paris und seinem Epizentrum Genf; ihr Strukturmuster erscheint demgegenüber kaleidoskopartig gebrochen. Die Kleinzentren der deutschen Aufklärung, Königsberg, Berlin, Halle usw., hoben sich in ihrer jeweiligen Eigenart voneinander ab. Die Dichter sowie die Philosophen und ihre Regenten waren in beengten Verhältnissen auch habituell einander näher und im persönlichen Umgang aufeinander angewiesen. Man stürzt viel schneller den König als seinen gutnachbarlichen Hauswirt und Brötchengeber, mag man ihn für noch so einen Schuft oder Trottel halten. Friedrich II. von Preußen, der sich zeitweilig La Mettrie und Voltaire an seinen Hof holte, war der Typ eines aufgeklärten Monarchen, wie er unter französischen Verhältnissen undenkbar gewesen wäre. Gerade in seiner Person manifestiert sich eine charakteristische Eigenart, die des protestantischen Hintergrunds. Preußen war der Staat, der kraft des bereits vom Großen Kurfürsten Friedrich Wilhelm erlassenen Toleranzedikts eine große Anzahl hugenottischer Flüchtlinge aufgenommen hatte. Von Friedrich dem Großen stammt der Satz: »Und hätte Luther nichts weiter getan als die Fürsten und Völker von der knechtischen Sklaverei befreit, in der sie die römische Kurie hielt, er hätte verdient, daß man ihm Altäre errichtete, wie einem Befreier des Vaterlands.«[18] Im ersten Teil des *Pantheons der Deutschen,* Chemnitz 1794, wurden beide, Luther und Friedrich der Große, in umfänglichen Biographien vorgestellt, und noch 1840 meinte der Berliner Gymnasiallehrer und Junghegelianer Carl Friedrich Köppen in seinem Buch *Friedrich der Große und seine Widersacher:* »Es bedurfte also einer zweiten Reformation, eines Protestantismus im Protestantismus, der Aufklärung.«[19] So wurde das in Deutschland empfunden.

In der Tat wurde die Aufklärung hier maßgeblich vom Protestantismus getragen; er lieferte den gemeinsamen geistigen Hintergrund. Nationalgefühl und Aufklärung hingegen bildeten in dem diffusen deutschen Staatsgefüge im Unterschied zu dem klar umrissenen französischen Staatsterritorium keine Koordinaten, sondern eher einen Kontrapost. Nichtsdestoweniger war ein deutsches Nationalgefühl mit der noch unartikulierten Sehnsucht nach Einheit und Geschlossenheit durchaus am Wirken, wuchs und wucherte aber unter der Decke. Hier griff nun ein Impuls in die Bewußtseinschemie ein, der die latent vorhandenen Bedürfnisse aus der Diffusion in die Sichtbarkeit beförderte. Das ist derjenige, den ich den »Einschlag des Nordens« genannt habe, und der eine nordeuropäische Antwort auf das arkadisch-mediterran geprägte Metrum der klassizistischen Ästhetik war. Es gibt Dinge, die ›liegen in der Luft‹, dazu gehörte der Einschlag des Nordens. In diesem Zusammenhang gewinnt die *Ossian*-Dichtung ihren eigenen Stellenwert, denn sie gibt sich als eine Frühgeburt zu erkennen, der es noch nicht vergönnt war, sich als nordisches Epos genügend zu inkarnieren. Sie läuft der nordischen Mythenrezeption, die das *Nibelungenlied* und die *Kalevala* zu Nationalepen stilisierte, gleich einem Schattengebilde voraus. Wie die Nibelungen berichtet ja auch der *Ossian* von einem sagenhaften urväterlichen Herrschergeschlecht, das sich seinen schicksalhaften Untergang letzten Endes selbst bereitet hat. Als Identifikationssymbol für die Herausbildung eines deutschen Nationalbewußtseins bot sich einleuchtenderweise die Schlacht im Teutoburger Wald an, bei der im Jahre 9 n. Chr. die Cherusker die römischen Legionen unter Varus geschlagen hatten. Immerhin hatte der Dresdener Hofkapellmeister Johann Adolf Hasse bereits 1730, wenn auch im italienischen Stil, die Oper *Arminio* komponiert, die in Mailand zur Uraufführung kam. 1743 publizierte Johann Elias Schlegel sein Trauerspiel *Hermann,* 1753 folgte Christoph Otto von Schönaichs *Hermann oder Das befreite Deutschland,* und 1769 erschien, angeregt durch Schlegel, der erste Teil von Klopstocks, des *Ossian*-inspirierten deutschen Barden, Hermanntrilogie, *Hermanns Schlacht;* 1784 folgte *Hermann und die Fürsten,* 1787 *Hermanns Tod.*[20] Kleists *Hermannsschlacht* erscheint demgegenüber fast schon als Spätling. Er schrieb das Drama 1808 und setzte ihm als Motto voran: »Wehe, mein Vaterland, dir!/Die Leier, zum Ruhm dir, zu schlagen,/Ist, getreu dir im Schoß,/mir, Deinem Dichter, verwehrt.«[21] Das war zwei Jahre nach Napoleons Sieg über die Preußen bei Jena und Auerstedt. Auch die bildenden Künstler befaßten sich mit dem Thema. Vier Gemälde Johann Heinrich Tischbeins, zwei davon in Schloß Wilhelmshöhe erhalten, sind durch Klopstock angeregt, ein weiteres, *Die Trophäen Hermanns nach seinem Sieg über Varus,* von 1772, durch Schlegels Trauerspiel.[22]

Das *Nibelungenlied* hat dann die Hermanns-Thematik erst einmal beiseite gedrängt und sich im Zuge der Ausbildung einer deutschen Nationalsymbolik an die Spitze geschoben. Seine eigentümliche Karriere wurde durch die deutsche Romantik in Bewegung gesetzt. Herder kannte das Lied noch nicht.[23] Einige Jahrhunderte lang hatte es im Staub des Vergessens geruht, bis Johann Jakob Bodmer aus Zürich, Füßlis väterlicher Freund, den zweiten Teil in der Bibliothek von Schloß Hohenems aufstöberte und samt seinem Anhang, der *Klage,* unter dem Titel *Chriemhildens Rache und Klage, 2 Heldengedichte aus dem schwäbischen Zeitpunkte* in Zürich drucken ließ. Zwei Jahre darauf lieferte er unter dem Titel *Die Rache der Schwester* eine Übertragung in deutsche Hexameter. Das war der erste Schritt zur Entdeckung. 1782 erschien in Berlin die erste vollständige Ausgabe von Myller, einem Schüler Bodmers, unter dem Titel *Der Nibelungen Lied, ein Rittergedicht aus dem XIII. und XIV. Jahrhundert. Zum ersten Male aus der Handschrift ganz abgedruckt.* Der Herausgeber widmete es Friedrich dem Großen, der aber darüber ein vernichtendes Urteil fällte.[24] Dann geschah eine Weile gar nichts; die Literaten ignorierten das Werk, bis es mit der unter napoleonischem Druck forcierten Nationalbegeisterung um 1800 endlich seine Auferstehung feierte. 1807 erschien die Übertragung des Berliner Literaturprofessors Friedrich Heinrich von der Hagen, Schüler von August Wilhelm Schlegel, ins Hochdeutsche. Er bescheinigt dem Lied, es sei »unbedenklich eines der größten und wunderwürdigsten Werke aller Zeiten und Völker (...), das erhabenste und vollkommenste Denkmal einer so lange verdunkelten Nationalpoesie.«[25] Das war der Text, aus dem, neben den von den Brüdern Grimm herausgegebenen *Deutschen Heldensagen,* die Künstler der Romantik ihre Anregungen schöpften, bis dann 1827 Karl Simrocks dem Versmaß der mittelhochdeutschen Urschrift angepaßte Übersetzung erschien, die sich in einer Unzahl von Auflagen als Volksbuch für die gebildeten Stände durchsetzte.[26]

Der von Bodmer entdeckte, namentlich unbekannte Dichter des in mittelhochdeutscher Mundart verfaßten *Nibelungenlieds* aus dem 13. Jahrhundert stammte vermutlich aus dem Süddeutschen. Er war nicht nur ein großer Kompilator, sondern er hat das von ihm zusammengetragene Material aus der nordisch-germanischen Sagenwelt zu einer eigenen neuen Dichtung ineinandergearbeitet. Die mythischen Stoffe der *Sigurdsaga,* der *Wölsungensaga* und der zum Umkreis gehörigen Lieder, wie sie seit langem in mündlicher Überlieferung und teils auch schon in schriftlichen Aufzeichnungen unterwegs waren, hat er mit der Sage von Dietrich von Bern verknüpft. Er hat, um der Sache den Anschein geschichtlicher Authentizität zu verleihen, die Erinnerung an die im Volksgedächtnis immer noch legendär-lebendige Persönlichkeit des Königs Etzel eingebracht und somit die Handlung nach unseren Zeitrechnungsbegriffen im fünften Jahrhundert angesiedelt. Um die Erzählung der Gesittung seiner Zeit anzugleichen, hat er ihr ein christlich-ritterliches Gewand übergestülpt und sie mit viel edlen Stoffen und Geschmeiden geziert. Er ist der Schlußredakteur. Die seit Wiederentdeckung der Handschriften für uns verbindlich gewordene Fassung der Sage ist von ihm hochmittelalterlich kostümiert worden. Gelegentlich wurde auf die Widersprüche zwischen dem ersten und dem zweiten Teil hingewiesen. Andererseits sind wichtige Handlungspassagen des ersten und des zweiten Teils kompositorisch kunstvoll spiegelbildlich aufeinander bezogen, so etwa das Treppenmotiv beim Streit der beiden Königinnen vor dem Münsterportal im ersten Teil und beim Kampf auf der Stiege im zweiten Teil. Der Streit der Königinnen ist die auslösende Ursache für den weiteren Fortgang der Handlung, die schließlich in einem gewaltigen Crescendo in den Kampf auf der Stiege mündet. Die mit einem Blick für so etwas begabten bildenden Künstler haben die Anspielung aufgegriffen. Der Autor des *Nibelungenlieds* war eben nicht nur ein Kompilator, sondern selbst ein begnadeter Dichter. Indes wird ein Heide nicht dadurch fromm, daß man ihm einen Bischofshut aufsetzt. Die archaisch-heidnische Urgewalt der Charaktere läßt sich nicht den Atem nehmen und bricht unter dem Schimmer der christlichen Gewandung unwiderstehlich hervor. Das Lied ist, wie Goethe sagt, eine »grundheidnische« Dichtung, in der »keine Spur von einer waltenden Gottheit« zu finden ist.[27] Kurzum, es ist eine grandiose Monstrosität und vom christlichen Standpunkt her gesehen eine Erzählung ohne Moral.

Vier Personen, zwei Frauen und zwei Männer, sind die Helden des Epos. Sie bilden zwei Paare, Brunhild und Hagen, die beiden Dunklen, sowie Kriemhild und Siegfried, die beiden Blonden. Alle anderen, einschließlich König Gunther, sind bei aller lebhaften Charakterzeichnung jedes einzelnen letztlich nur Edelkomparsen. Keiner der vier, geschweige denn der Schwächling Gunther, weist ausschließlich positive Züge auf – auch Siegfried nicht. Siegfried, der strahlende Held, ist dadurch belastet, daß er den fluchbeladenen Schatz der Nibelungen geraubt hat, das Gold, den Ring und die Tarnkappe. Im Fluch der Nibelungen ist der Ursprung des Untergangs veranlagt. Siegfried, der königliche Vasall aus freiem Willen, weil er um Kriemhild wirbt, überwindet Brunhild im Freundschaftsdienst für Gunther nicht allein durch Kraft, sondern durch List, mit anderen Worten durch Betrug. Als Gunthers unsichtbarer Beihelfer in der Brautnacht stiehlt er Brunhild außerdem einen Ring und einen Gürtel, die beiden magischen Schmuckstücke ihrer Selbstbehauptung, und schenkt sie Kriemhild. Das sind die den Konflikt auslösenden Gegenstände. Hagen verkörpert den Inbegriff der Heimtücke. Kriemhilds argloses Vertrauen in ihn ausnutzend, erschleicht er sich von ihr die Kenntnis von Siegfrieds verwundbarer Körperstelle und tötet ihn meuchlings von hinten mit dem Speer. Bemerkenswerterweise wird ihm das von Gunther nicht verdacht. Der Vogt vom Rhein bleibt führend in seinen Diensten, denn das alleinige Motiv seines Handelns ist bedingungslose Vasallentreue gegenüber Gunther und dessen Gemahlin. Anfänglich Siegfried zugetan, schlägt seine Parteinahme in dem Augenblick auf die Seite Brunhilds um, als ihr Kriemhild prahlerisch die von Siegfried geraubten intimen Gegenstände vor allem Volke zeigt. Brunhild ist die Widerspenstige von vornherein. Kriemhild, die liebliche, rührt das Herz durch die Kraft ihrer Liebe über den Tod hinaus. Doch sie, die Heroin des Leids um ihren ermordeten Gatten, hat es durch ihre Machtgier, die sie dazu antreibt, sich über Brunhild zu erheben, indem sie diese öffentlich bloßstellt, selbst hervorgerufen, und indem sie das Leid in bedingungslos nachtragende Rache verwandelt, steuert sie den Verlauf des Untergangs bis zur letzten Konsequenz. Kriemhild ist die germanische Version der Femme fatale.

Das *Nibelungenlied* ist die Tragödie eines Willenskonflikts, dessen Austragung bis zum letzten auch nicht durch den leisesten Anflug des Ethos christlicher Vergebung und Barmherzigkeit gebremst wird. Beachtlich ist, wie sich die Willensintentionen der vier Hauptpersonen in ihrer Konfliktkonstellation voneinander unterscheiden. Jeder einzelne Wille ist durch ein besonderes Verhältnis zu den atavistischen Herkünften des ihn tragenden Bewußtseins geprägt. Diese Grundzüge sind in der Persönlichkeitsstruktur der beiden Dunklen, Brunhild und Hagen, offensichtlich. Brunhild, die unberührte Königstochter aus dem Norden, eine Art nordische Diana, ist mit magischen Urkräften begabt. Im Vertrauen darauf weiß sie sich unbesiegbar gegenüber allen Männern, die sich ihr nähern. Indem ihr die Jungfräulichkeit genommen wird, verliert sie ihre Kraft. Sie erkennt Gunthers konstitutionelle Schwäche und glaubt ihre Virginität vor ihm sicher. Als sie überwältigt ist, ahnt sie, daß sie durch ein Komplott betrogen wurde, muß sich aber den von ihr selbst gesetzten Regeln gehorchend fügen. Einzig Siegfried ist ihr gewachsen. Er verkörpert den Stand einer fortgeschrittenen Bewußtseinsindividualisierung. Der strahlende Held ist der jugendfrische Vertreter einer bewußtseinsklaren Ich-Behauptung, die über den atavistischen Willenszustand hinausschreitet, den Brunhild, eine Tochter des Matriarchats, hütet. Die Drachentötung, die Besiegung des atavistischen Bewußtseinszustands im Innern der eigenen Person, ist eine Ich-Tat. Sobald Siegfried den Drachen umbringt, überwindet er einen hinfällig gewordenen Zustand der Bewußtseinsentwicklung und kommt zu sich selbst. Indem er den eifersüchtig gehüteten Nibelungenschatz raubt, versucht er aber, das Gold der atavistischen Weisheit mit in die neue Ich-Bewußtheit hinüberzuretten. Damit macht Siegfried sich ›schuldig‹, denn dafür ist das alte Gold nicht mehr brauchbar. Segen schlägt in Fluch um; es wird unheilig. In dieser Transposition liegt Siegfrieds Tragik, denn das gezielte Ich-Bewußtsein des neuzeitlichen Menschen, für den Siegfried der sagenhafte Archetyp ist, bedarf eines neuen Stands der Wahrnehmungsweise im Verhältnis von Außen- und Innenrealität, für den die Hinübernahme der alten Formen schädlich ist, weil sie zur Verwirrung führen muß. Die Stelle, die das Lindenblatt an seinem durch das Blut des Drachen hörnern gewordenen Körper offengelassen hat, der Kreuzpunkt der menschlichen Aufrechten zwischen den Schulterblättern, ist seine verwundbare. Deshalb kann ihn Hagens Speer auch gerade dort treffen. Hagen wird zwar nicht im *Nibelungenlied,* aber in der *Thidrekssaga* als bleich und einäugig geschildert. Die Einäugigkeit kennzeichnet ihn als irdischen Abkömmling des Wodanswesens, ein untrüglicher Hinweis auf den Hintergrund seines atavistischen Hellsehens. Er ist der Vertreter und Verfechter des ungebrochenen alten Bewußtseins. Das ist es, was ihn mit Brunhild untergründig verbindet. Er hat die Fähigkeit, die Donaunixen wahrzunehmen und mit ihnen zu reden. Er ergreift den Schatz des alten Weisheitsgoldes und den Ring der alten Weisheitsbildung, um ihn an unauffindbarer Stelle, die nur er allein weiß, in das Wasser des Rheins zu versenken. Der Vogt vom Rhein hat von allen in die Handlung Verwickelten den innigsten Bezug zum Wasser, dem tragenden Tiefenmedium des Unbewußten. Hagen ist mit all seinen Willenskräften darauf eingerichtet, der alten Bewußtseinsstufe zu dienen, obwohl er weiß, daß er die Entwicklung nicht aufhalten kann. Seine Heimtücke ist die Perversion des alten Gruppen-Ethos. Er ist der Konservative. In Hagen und Siegfried treten die alte und die neue Bewußtseinsstufe einander gegenüber und geraten miteinander in Widerstreit. Indem Siegfried Altes in das Neue hinüberzuretten sucht, bietet er dem Alten seine Blöße. So tötet das Alte hinterrücks das Neue. Das ist der tragische Knotenpunkt des Konflikts im ersten Teil.

Kriemhild, die Beherrscherin des zweiten Teils, beansprucht den Nibelungenschatz als ihr Erbe. Von Geld im Sinne eines Tauschwertmittels ist die Rede. Kriemhild erfaßt den Wert des Nibelungenschatzes weniger als Hort des alten Wissens, sondern als Reichtum im kapitalistischen Sinn. Das ist eine moderne Auffassung. Kriemhild ist die einzige, deren Bewußtsein sich ganz von den alten Bindungen gelöst hat. Seine Individuation und damit seine Befreiung aus der Kollektivität der alten Bewußtseinszusammenhänge – einer übergreifenden, für den einzelnen verbindlichen geistigen Ordnung, aus der sich Hagens ›Treue‹ definiert – führt zu einer entwicklungsnotwendigen Verselbständigung und Vereinzelung der Persönlichkeit und damit, negativ ausgedrückt, zu einem größeren Egoismus – auch in der Treue. Im Unterschied zu Hagen, dessen unbedingte Treue dem Ganzen einer entwicklungsmäßig zum Untergang bestimmten Bewußtseinsstufe verwachsen ist, gehört Kriemhilds Treue über den Tod hinaus einem einzelnen, der wie sie Ich-Träger einer fortgeschrittenen Individuation ist. Ihre individuelle Rache erfolgt aus einem individuellen Schuldgefühl, da sie sich wegen ihres arglosen Verrats von Siegfrieds verwundbarer Stelle für dessen Tod persönlich verantwortlich fühlt. Ihre persönliche Rache ist die persönliche Sühne ihrer persönlichen Schuld. Kriemhild ist eine fortschrittliche Persönlichkeit; die Brandstifterin ist eine Emanzipierte. Daher bleibt sie in ihrem Willensduell mit Hagen letztlich Siegerin. Indes widerspricht das Handeln aus individuellem Willen dem fatalen Determinismus des Verlaufs; es ist ein Eingriff in die Vorsehung und stellt sich als Auflehnung dar. Das wird der Siegerin zum Verhängnis. Sie wird als letzte umgebracht.

Im Grenzgebiet zwischen zwei Zeitaltern führt die Handlung nicht zu einer Lösung, sondern endet in einer ausweglosen Situation. Das ist, falls der Begriff darauf überhaupt anwendbar sein sollte, die Moral von der Geschichte. Doch hat es der mittelalterliche Dichter verstanden, die Ironie, der es dem alten nordischen Mythos zwangsläufig ermangelte, hinterrücks einzuschmuggeln. Denn die Erzählung erweist sich in der Vermenschlichung ihrer Monstrosität als Lehrstück über den Bedingungszusammenhang von Sex und Gewalt, und der Dichter erreicht Meisterschaft in der erotischen Delikatesse seines Vortrags. Unglaublich, was sich da abspielt. Was ist das für eine haarsträubende Story, wenn Siegfried, von Gunther um Hilfe gerufen, in der folgenden Nacht, ein unsichtbarer Dritter, Brunhild niederzwingen muß, um Gunther zu seinem schwerverdienten ersten ehelichen Beischlaf zu verhelfen; zwei Männer gegen eine Frau, eine Vergewaltigung nach Strich und Faden, wobei offenbleibt, wie weit es Siegfried gelungen ist, unter seiner Tarnkappe seine Erregung erfolgreich zu bremsen, oder ob vielleicht nicht doch er es war, der die Braut entjungfert hat. Und was ist das schließlich für eine Szene, wo die Gemahlin des Unerkannten ihrer Rivalin, der um ihre Jungfräulichkeit betrogenen Königin, ausgerechnet sonntags auf der Treppe vor der Kirchentür hämisch ihre heiligsten Dessous vor die Nase hält, die ihr als Beute jenes wundersamen Ereignisses in die Hände gefallen sind? Das sind Ausgeburten der Phantasie, wie sie von einem heutigen Filmemacher nicht drastischer ausgespielt sein könnten.

Johann Heinrich Füßli, der Traumdeuter unter den Künstlern um 1800, ist der einzige, der sich der erotischen Abgründigkeit des Stoffes bemächtigt hat. Mit dem Mittel der Grisaille inszeniert er auf mythischem Terrain ein gespenstisches Schattenspiel. In der süffisanten Verquickung des Heroischen mit einer schwebenden Laszivität sind seine Blätter allem, was danach folgte, an Wirkungsfrische haushoch überlegen. Füßli dürfte wohl mit den Mitteln seiner Zeit den Intentionen des mittelalterlichen Autors am nächsten gekom-

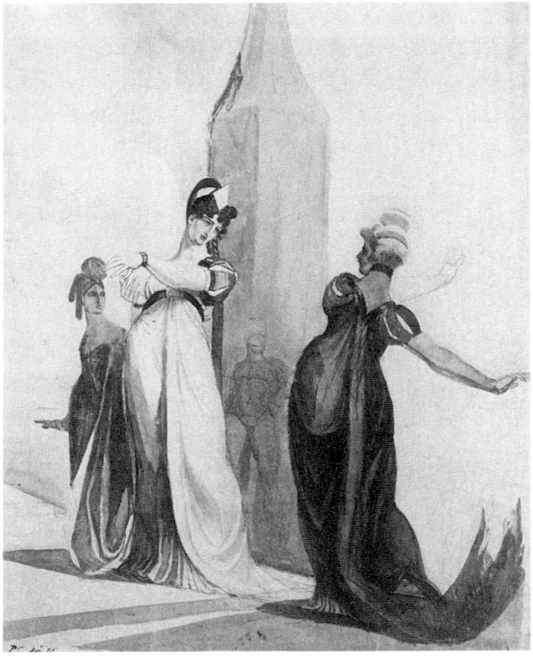

Johann Heinrich Füßli, *Der Streit der Königinnen,* 1805. Bleistift, grau getönt, 46,4 × 37,4 cm, Schweiz, Privatsammlung

men sein. Durch Bodmer ist er auf das *Nibelungenlied* aufmerksam gemacht worden. Die Dichtung nahm ihn sogleich gefangen.[28] Der erste Schub von Illustrationen, eine Folge von Zeichnungen, entstand zwischen 1789 und 1802. Von 1805 an schlug ihn das Thema erneut in seinen Bann.[29] Füßli zog sich auf den Landsitz seines Freundes Joseph Johnson zurück, und in wenigen Monaten entstand eine weitere Folge von Blättern, der seine besten angehören. Das Thema beschäftigte ihn bis 1820. Außer in den Zeichnungen erprobte er es auch in einer Reihe von Gemälden. Von nationalistischen Anwandlungen unbeleckt, konnte sich der Schweizer in England dem Thema unbefangen nähern. Das war sein Vorzug, denn so lag ihm der Weg frei, in die

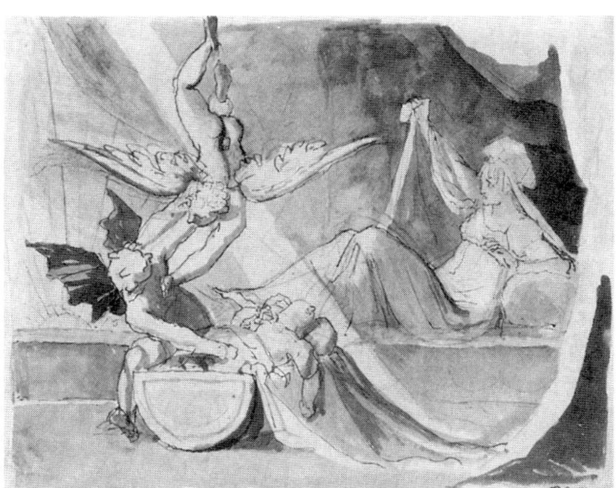

Johann Heinrich Füßli, *Sieglinde, geweckt durch den Streit des guten und des bösen Genius um ihren kleinen Sohn Siegfried,* 1809. Feder, Pinsel und Tusche über Bleistift, 20,3 × 25,1 cm, Kunsthaus Zürich, Graphische Sammlung

Peter Cornelius, *Aventiure von den Nibelungen,* 1812–17, Zyklus von 7 Zeichnungen zum *Nibelungenlied,* Blatt III, *Kriemhild zeigt Hagen das Zeichen auf Siegfrieds Gewand,* Kupferstich, gestochen von H.W. Ritter, 48,3 × 40,8 cm, Münchner Stadtmuseum, Graphiksammlung

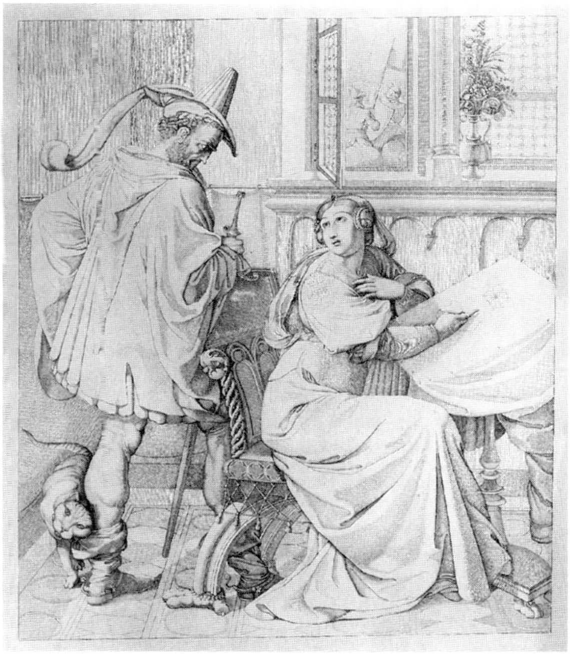

Dämonie der Fabel einzudringen. Das, was ihn fesselte, war eben das Abstruse und Monströse. Die Handlung ist nicht in ein künstliches Mittelalter versetzt, sondern die Frauen tragen von Füßli erfundene Schleier- und Korsettkleider in einer frei formulierten Anlehnung an die Empiremode der Zeit, die sie, wie Schiff formuliert, in eine »poetische Zeitlosigkeit« versetzt. Die unterschwellig laszive Mondänität der Heldinnen wird hervorgehoben. Wie in der Dichtung selbst zeigen sie sich, jede auf ihre Weise, als eine Mischung aus Heroin, Kokotte und Suffragette, in der Differenzierung des Machtwillens ihren männlichen Partnern überlegen.[30] Von allen Illustratoren ist Füßli zudem wohl der einzige, der die schicksalhafte Doppelnatur der Siegfried-Gestalt erkannt hat. Dafür spricht das 1809 entstandene Blatt *Sieglinde, geweckt durch den Streit des guten und des bösen Genius um ihren kleinen Sohn Siegfried.*

Füßlis Arbeiten blieben damals jedoch so gut wie unbeachtet. Der Deutschen Vorstellungsbild von dem ihnen in den Schoß gefallenen Nationalepos bescherten die Nazarener. Sie haben den Stoff verbiedermeiert. Der Vater aller deutschen Nibelungentypologie ist Peter Cornelius. Wer das Blatt III seines 1817 in Kupferstichreproduktionen herausgegebenen Zeichnungszyklus *Aventiure von den Nibelungen*[31] unbefangen betrachtet, ohne zu wissen, was es darstellen soll, der tippt bedenkenlos auf eine Szene aus dem *Faust.* Doch weit gefehlt! Der sarkastisch blickende altdeutsche Stutzer mit dem spitzen Federhut ist nicht Mephisto, sondern Hagen, und die mit sentimentalem Augenaufschlag treuherzig zu ihm aufblickende pausbäckige Naive ist nicht Gretchen, sondern Kriemhild. Eine glotzköpfige Katze streicht behaglich um Hagen-Mephistos gestiefeltes Bein. Das Zimmer ist neugotisch eingerichtet.

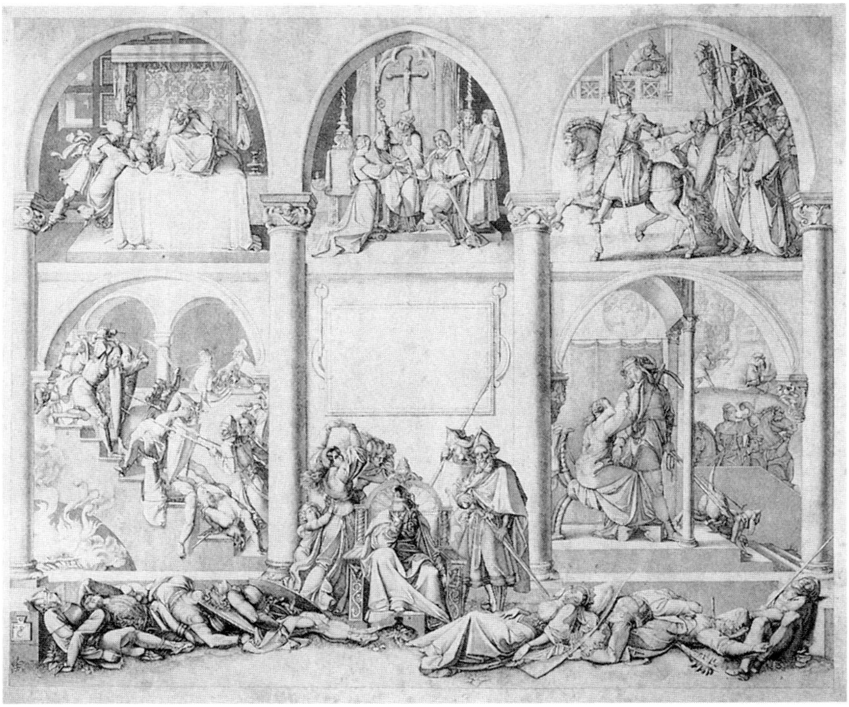

Peter Cornelius, *Aventiure von den Nibelungen,* 1812–17, Titelblatt, Kupferstich, gestochen von Samuel Amsler/Carl Barth, 60,5 × 73,5 cm, Münchner Stadtmuseum, Graphiksammlung

Klaus Lankheit hat nachgewiesen, daß die deutsche Spätromantik auf der Suche nach einer faßlichen Darstellung des Bildprogramms, für das es noch keine Vorlagen gab, die traditionelle christliche Ikonographie adaptiert und dem Stoff übergestülpt hat.[32] Siegfried wird demnach mit dem heiligen Georg identifiziert, die Darstellung von Kriemhilds Traum erinnert – so Lankheit – an Mariä Verkündigung, für die Vermählung Kriemhilds mit Siegfried habe Raffaels *Sposalizio* Pate gestanden, die Begrüßung Kriemhilds und Brunhilds habe die Begegnung von Maria und Elisabeth zum Vorbild, die Taufe Ortliebs ähnele Jesu Darstellung im Tempel zum Verwechseln.[33] Es ist nicht gesagt, daß es die Künstler auf eine programmatische ›Heiligung‹ des Themas angelegt hätten; es kam ihnen wohl eher darauf an, den rüden Stoff so zu ummanteln, daß er das zeitgenössische Gemüt ansprach, ohne es allzusehr zu beunruhigen, und da bot sich die Übersetzung in die jedermann geläufigen Bildklischees von selbst an. Die Romantiker haben vor dem heidnischen Kern zurückgescheut und sich statt dessen an den Saum des christlichen Deckmantels gehängt, den der frühmittelalterliche Kompilator darüber gezogen hat. Somit ist ihnen genau das gelungen, wogegen Goethe die Substanz der Dichtung resistent sah – sie haben das Lied mittels der katholisierenden ›Rücktendenz nach dem Mittelalter‹ vereinnahmt. Die Abgründigkeit

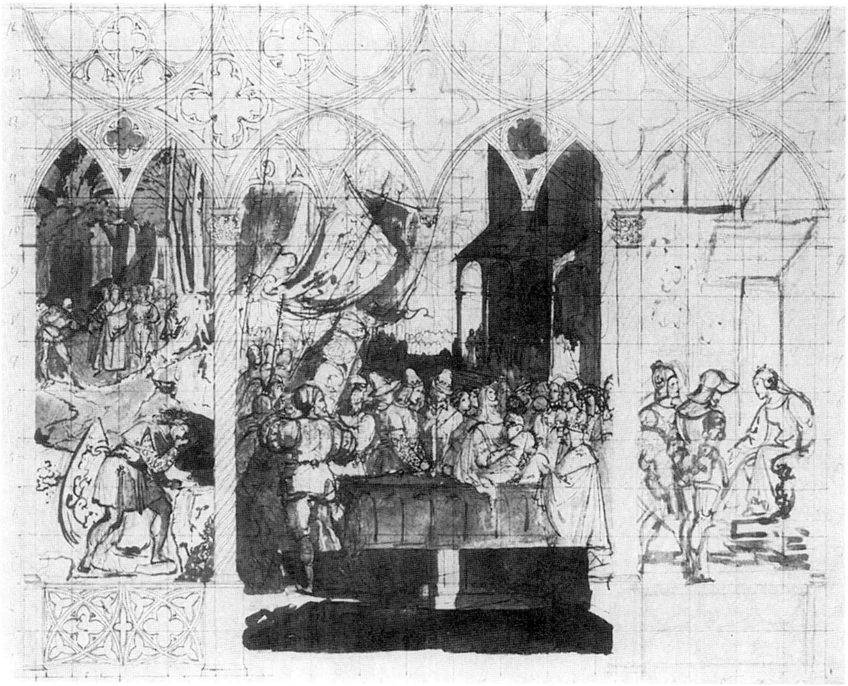

Carl Philipp Fohr, Entwurf zu einem Triptychon mit Szenen aus dem *Nibelungenlied,* 1813/14, *Die Ermordung Siegfrieds, Die Beweinung Siegfrieds, Kriemhilds Aufforderung zur Rache,* Bleistift, Feder, Pinsel/gebräuntes Papier, 38,4 × 47,7 cm, Frankfurt/M., Städelsches Kunstinstitut und Städtische Galerie

des Stoffes wurde damit verdrängt, und es ist fraglich, ob sie in ihrer psychoenergetischen Brisanz dem arglosen Gemüt der Illustratoren überhaupt bewußt geworden sein dürfte. Indem die Romantiker das Epos für das deutsche Heim zubereiteten, haben sie es gründlich verharmlost. Wie bereits bei der Betrachtung von Schnorr von Carolsfelds Fresken bemerkt, liegt dabei zwischen dem Kleinen und dem Großen, dem Intimen und dem Monumentalen nur ein Schritt. Peter Cornelius' wie auch Carl Philipp Fohrs zyklisch angelegte Entwürfe könnten sowohl für einen Kupferstich als auch für ein Fresko vorgesehen gewesen sein; beides ist denkbar. So wirkt auch das Fresko, wie Schnorr es uns vorführt, wie ein immens aufgeblasener Kupferstich, Cornelius' und Fohrs Blätter hingegen wie unerfüllte Versprechen auf ein Fresko. Die Sage wird im märchen- und volksliedhaften Ton erzählt und verbirgt damit ihre Gewaltsamkeit hinter ihrem harmlosen Aussehen. In Moritz von Schwinds Gemälden aus den 1860er Jahren findet das alles einen Ausklang in herbsüßer Wehmut.[34]

Im Unterschied zu den Deutschen haben es die Franzosen unterlassen, sich im 19. Jahrhundert einen eigenen nationalen Mythos zuzulegen. Sie hatten das nicht nötig; es wäre ihnen absurd vorgekommen. Sie waren bereits eine Nation. Das *Rolandslied* hätte sich angeboten, doch hat es in der bilden-

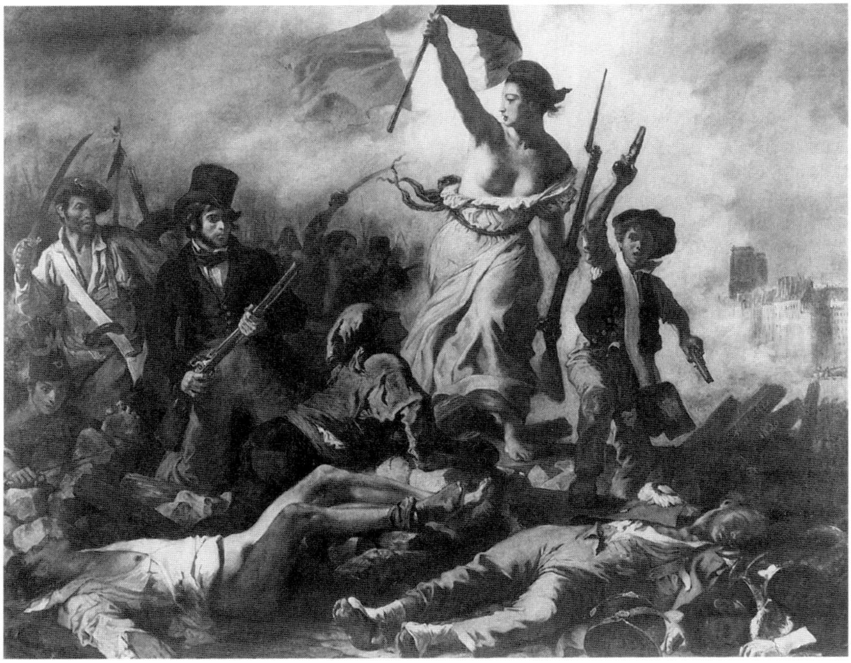

Eugène Delacroix, *Die Freiheit führt das Volk an (28. Juli 1830),* 1830. Öl/Lwd., 260 × 325 cm, Paris, Musée du Louvre

den Kunst keinen Niederschlag gefunden. Die Versuche, die heilige Johanna von Orléans zur Nationaljungfrau zu promovieren, führten zu eher peinlichen Ergebnissen und wurden dann auch nicht weiter forciert, die Tendenz war wohl zu einseitig katholisch.[35] Vorbild im Bewußtseinshintergrund der nationalen Identität blieb den Franzosen nach wie vor die römische Republik, und die Nike ihres revolutionsgeprüften Nationalbewußtseins ist die die Trikolore schwingende, dem Volk voranstürmende ›Marianne‹, die phrygische Mütze auf den brünett flatternden Locken, wie sie als Göttin der Barrikaden in Delacroix' Gemälde von 1830, einem vom Staat angekauften Revolutionsbild, verewigt ist.

1815 hat Gerhard von Kügelgen das Brustbild einer trauernden Göttin gemalt. Sie trägt Eicheln als Ohrringe und eine Krone auf dem Haupt, die mit den Motiven Sonne und Mond geziert ist. In den Händen hält sie eine von Eichenlaub umwundene Urne mit dem Relief eines lorbeerbekränzten Helms. Das den Toten der Freiheitskriege gewidmete Gemälde trägt den Titel *Trauernde Germania.* Welche Assoziation hat den Maler wohl veranlaßt, die Personifikation Germaniens ausgerechnet mit der düsteren Magna Mater der phrygischen Wälder zu identifizieren?

Die Triebkraft dafür, daß sich ein Volk einen Nationalmythos zulegt, der den Fortgang seines weiteren Nationalverhaltens beeinflußt, ist ja nicht der Verstand, sondern das Empfinden. Doch verhält es sich nicht so, daß die dem

Mythos zugrundeliegende Erzählung in allen Details stets vom Volk präzis gewußt wird. Vielmehr prägen sich wenige große Schaubilder der Phantasie ein und beginnen mitunter, sich von der zugrundeliegenden Handlung abzuspalten und ein Eigenleben zu führen. Wenn die Deutschen in ihrer Sehnsucht nach nationalem Zusammenwachsen Anfang des 19. Jahrhunderts (und nicht eher) auf das *Nibelungenlied* gestoßen sind, um es sich als mythischen Rückspiegel ihrer gemeinsamen nationalen Befindlichkeit aus dem kollektiven Unbewußten zu holen, so ist das natürlich kein Zufall, und es stellt sich die Frage, wieso sie sich, bei aller kunstvollen Farbigkeit der Erzählbilder, von diesem humorlosen Lemmingszug der Rache haben einfangen lassen.

Nichts gegen den Volksgeist! Er ist das ehrwürdige Prinzip einer übergeordneten Individualität, in der sich das Volk zu Hause weiß und in der es sich wiedererkennt. Der deutsche Volksgeist hat sich im Geist zu erfüllen und nicht im Blut. Aus der Erfüllung im Geistigen hat der deutsche Volksgeist im 18. Jahrhundert zur Zeit der ›Weimarer Klassik‹ seine besten Früchte gezogen. Gerade in seiner ›Begrenztheit‹ nach innen und in seiner ›Unbegrenztheit‹ nach außen war er kosmopolitisch. Die emotionale Verengung leitete ihn in die Stoßrichtung auf das Nationalistische, die offensichtlich seine Geisteskraft geschwächt hat. Klaus von See resümiert u. a. die zahlreichen Versuche von 1850 bis 1933, das *Nibelungenlied* als Musterbild zur Fundierung nationalistischer Feiertagsreden zu vereinnahmen: »Abermals zeigt sich hier, daß alles Bemühen, aktuelles geschichtsideologisch-politisches Kapital aus dem nun einmal etablierten ›Nationalepos‹ zu schlagen, schlichtweg

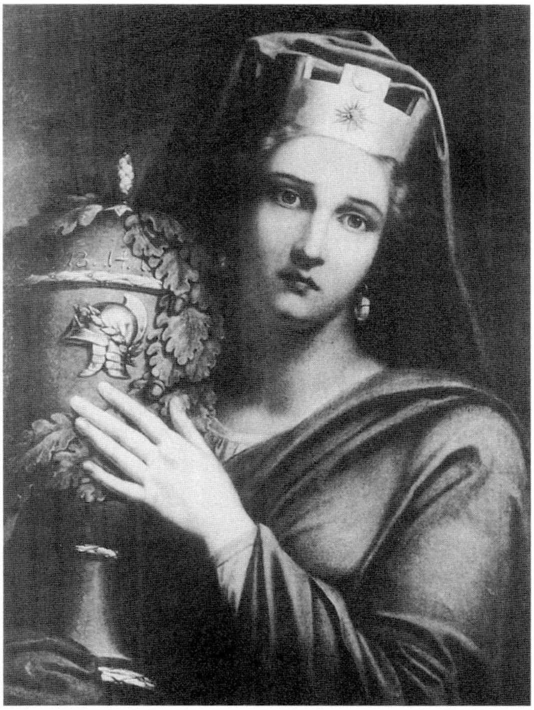

Gerhard von Kügelgen, *Trauernde Germania,* 1815. Öl/Lwd., 75 × 60 cm, früherer Standort: München, Galerie Gurlitt (1940)

am konkreten Text des Liedes scheitert.«[36] Von See kommt zu dem Ergebnis: »Das Nibelungenlied – ein Nationalepos? Überblickt man die Geschichte seiner Rezeption, so scheint es, als habe man die Frage zumindest bis zum Jahre 1945 fast allgemein bejaht – oder richtiger: als habe man sich die Frage gar nicht erst gestellt, sondern ihre Bejahung stillschweigend vorausgesetzt. Die Reihe der Zeugnisse täuscht indessen eine Volkstümlichkeit vor, die kaum bestand. Schon in seinen mittelalterlichen Anfängen stand das Lied außerhalb der literarischen Moden und konnte wohl allein schon deshalb den rettenden Hafen des Buchdrucks nicht mehr erreichen. Zum Nationalepos war es ohnehin nicht prädestiniert, weil es weder aus einem patriotischen Impetus entstanden noch von irgendeiner nationalen Geschichtsideologie getragen war. Als es im 18. Jh. endlich wieder ans Licht trat, war seine Sprache längst nicht mehr verständlich, und trotz gelehrter Bemühungen gelang es nicht, das Lied dem Publikum populär zu machen: Die Kontinuität der Beziehung zwischen Text und Rezipienten war immerhin jahrhundertelang unterbrochen gewesen, und während jedes portugiesische Schulkind heute noch die ›Lusíadas‹ und jeder isländische Bauer die Sagas lesen kann, mußte das Nibelungenlied für den deutschen Leser übersetzt werden. Wie konnte es trotz alledem in den Tagen der napoleonischen Fremdherrschaft plötzlich zu einem vaterländischen Erbauungstext werden? Offenbar allein deshalb, weil es ein Heldenepos war, das seinen Stoff nicht aus dem französischen Westen importiert, sondern aus einheimischen Quellen geschöpft hatte. Mit seiner nur familiär motivierten, am fernen Hunnenhof endenden Handlung vermochte es zwar keinen spezifisch politischen Elan zu erzeugen, aber eigensinnig bestand man darauf, in ihm den – aus der humanistischen Tacitus-Rezeption ererbten – deutschen Tugendkatalog wiederzufinden: die deutsche Treue, die deutsche Frauenverehrung, die deutsche Gattenliebe… Das heißt: Man suchte und fand das Zeitlos-Gültige, das jenseits aller Geschichte und ihrer zeitweiligen Bedrohungen die Dauer und Einheit der deutschen Kulturnation garantierte. Und damit mag zusammenhängen, daß die nibelungische Ikonographie vom frühen 19. bis ins 20. Jh. hinein unsicher blieb und zu keiner verbindlichen Form finden konnte.«[37]

Wenn damit gesagt ist, daß das *Nibelungenlied* ebensosehr *gegen* die napoleonische Fremdherrschaft wie *für* die nationale deutsche Selbstfindung seine Aufgabe erfüllte, so ist damit der dialektische Übersprung definiert. Mit der Deklaration der Menschenrechte hat sich die französische Nation eine Verfassung gegeben, die auf dem *Contrat social* gründete. Das war eine Leistung, deren völkerrechtlich vorbildsetzende Größe alle Blutopfer heiligte. Der Begriff der Nation gewann dadurch eine neue Qualität, die auf das Ideal der Vernunft baute und Nationalempfinden mit Nationalvernunft in Übereinstimmung zu bringen suchte. Vorbild für die französische Verfassung war die amerikanische von 1787, auf der das demokratisch-republikanische System der Vereinigten Staaten beruht. Indes war die Verabschiedung der amerikanischen Verfassung durch ihre nationalistische Voraussetzungslosigkeit begünstigt, denn sie war ja eine Vereinbarung zwischen Einwanderern und deren Abkömmlingen aus den verschiedensten Ländern und Völkern des alten

Kontinents, die sich das Territorium auf Kosten der indianischen Ureinwohner ungefragt angeeignet hatten. Die Bedeutung der Französischen Revolution besteht darin, daß sich die Nation auf ihrem *eigenen* Territorium zur konstitutiven Verfassungsnation emanzipiert hat. Napoleon versuchte als Erbe der Revolution eine kategoriell auf Vernunft gegründete Rechtsordnung zu zementieren. Darin bezeugt sich aufs erhellendste seine Verwurzelung in der zentralistischen Tradition des romanischen Rechtsdenkens, denn vom *Zwölftafelgesetz* der Römer bis zum *Code Napoléon* bewegt sich eine ununterbrochene Denktradition eigentümlich romanischer Mentalität. Von der Intention her war Napoleon der Erfüller eines auf den Glauben an die Vernunft gegründeten ideologischen Systems. Mit seinen Eroberungszügen, die als expansive nationale Verteidigungszüge begonnen hatten, verband er, wenigstens ursprünglich, die weltbeglückerische Absicht, die Vorzüge des rationalistischen Rechts- und Verfassungssystems den Ländern Europas hegemonial beizubringen. Hier prallten nun unvermittelt Welten von Denk-, Rechts- und Verhaltensgewohnheiten aufeinander, die bis dahin wenig miteinander zu tun gehabt hatten. Für die Deutschen war Napoleon der Feind. Die aus den Freiheitskriegen hervorgegangene Ambivalenz, den Freiheitsgedanken mit dem Gedanken der nationalen Vereinigung unter einen Hut bringen zu sollen, der aus dem historischen Augenblick unmittelbar einleuchtend scheinen mußte, erwies sich wegen des eingebauten inneren Widerspruchs als eine virtuell fast unlösbare Aufgabe. Dies hat sich auf die deutsche Geschichte nachhaltig ausgewirkt. Der Gedanke, sich unter einer von außen aufgezwungenen Verfassung föderativ zusammenfinden zu sollen, war den Deutschen, die nichts anderes kannten als das Bric-à-brac eines von einem Netz von Zollgrenzen durchzogenen Kleinstaaten- und Ländergefüges, nicht nur fremd, er war ihnen auch unsympathisch. Sie gehörten bisher nicht so sehr vernunftmäßig zusammen, dafür unter der undefinierbaren Oberfläche um so mehr gefühlsmäßig. Der Vorstellung von einer konstitutiven Verfassungsnation setzten sie deshalb instinktiv ihr unter der Decke wucherndes Stammesgefühl entgegen. Die Deutschen des 19. Jahrhunderts wollten in Opposition gegen alles aus dem Westen kommende Oktroi keine Verfassungsnation werden, sondern eine Stammesnation sein; von diesem Grundgefühl war auch das Parlament in der Frankfurter Paulskirche geleitet. Das Stammesgefühl schoben sie dem Verfassungsbegriff unter. Eine Stammesnation definiert sich aber nicht aus der Vernunft, sondern aus dem Geblüt. Blutsgemeinschaft als Klebstoff der Staatsraison, Abstammung als Vereinbarungsgrundlage, Ahnenkult, das ist letztlich eine mystische Wurzel. Darin sind wohl die irrationalen Beweggründe für die Durchsetzung des *Nibelungenlieds* als deutsches Nationalepos zu erkennen. Mit seinem Streben nach der Durchsetzung der völkerrechtlichen Hegemonie der Ratio hat der Kaiser der Franzosen das Gegenteil bewirkt.

Aus der Blutsverbindung der Geschlechterfolge haben die Herrscherdynastien ihre natürlichen Rechte abgeleitet. Das Blut als Bindemittel hat in der Verfassung einer vom Volk gewählten Staatsregierung seine Bedeutung verloren. Das Ideal des demokratisch-republikanischen Verfassungsstaates ist seit Mitte des 18. Jahrhunderts von Westen nach Osten gewandert. Selbstverständlich ist jegliche Verfassungsvernunft auch von einem spezifischen Nationalgefühl unterfangen, und die Arbeit des Staatsvolksbewußtseins besteht darin, beides miteinander zu vereinbaren. Der Nationalstolz der Franzosen, der ebenfalls seine irrationalen Komponenten enthält, geht aber darauf zurück, daß er sich zugute halten kann, diese Arbeit, bei allen graduellen Rückschlägen im Verlauf des 19. Jahrhunderts, grundsätzlich geleistet zu haben, daher ›La grande Nation‹, daher auch der Glaube an die Mission, diese Errungenschaft über Europa auszubreiten (es ist ein ähnlicher Missionarsimpuls wie der, der die Amerikaner heute dazu verführt, das System der ›democracy‹ selbst solchen Weltregionen aufpfropfen zu wollen, wo die inneren Voraussetzungen dafür noch lange nicht gegeben sind). Die Fatalität der Forcierung des Nationalbewußtseins aufgrund von Zusammenschlüssen bis dahin selbständiger Kleinstländer zu einer europäischen Großmacht Deutschland hängt damit zusammen, daß die nationale Einigung unter dem Leitstern der Abwehr gegen diese Zumutung von seiten des ›Erbfeinds‹ stand. Der sich entwickelnde deutsche Stammesnationalismus erhielt um 1840 – infolge der revisionistischen Forderung der Bonapartistenbewegung unter Louis Napoléon nach Wiedererlangung der Rheingrenze – einen weiteren Akzelerationsschub: »Sie sollen ihn nicht haben, den freien deutschen Rhein.« Bismarck hat das unter dem einprägsamen Stichwort ›Blut und Eisen‹ proklamatorisch zusammengefaßt. Die Hegemonie Preußens – als eine Hegemonie von innen – ist die Antwort auf die Hegenomie-Bestrebungen Napoleons. Deutschland ist nicht nur das Land der europäischen Mitte, es ist auch das Land zwischen Westen und Osten und damit, um das auf die Grundstimmung zurückzuführen, zwischen europäischem West- und europäischem Ostgefühl. Die dem Nationalverständnis zugrundeliegende Konfliktstruktur zwischen Verfassungsbekenntnis und Stammesbewußtsein ist, wie wir täglich erleben, immer noch virulent; sie macht sich, nachdem sie bereits hinfällig geworden schien, mit erstaunlicher Insistenz bemerkbar. Der Riß geht mittendurch.

Es ist aus solchen Zusammenhängen wohl zu begreifen, daß nur Deutschland ein solch merkwürdiges Genie wie Richard Wagner hervorbringen konnte, und daß es nun gerade die Franzosen sind, denen Wagners Bühnenweihespiele Schauer sowohl der Wonne wie auch des lüsternen Grausens über den Rücken jagen. Indes hat Wagner, der späteste aller Spätromantiker, weiter als seine Malerkollegen über die Endfassung des *Nibelungenlieds* hinaus auf die Urfassung der zugrundeliegenden Sagenstoffe zurückgegriffen, soweit sie ihm zugänglich waren, und er hat in der Vieldeutigkeit seiner Verarbeitung auch tiefer gegriffen als jene.

Nach Abschluß von Schnorrs Münchener Fresken hat die Nachromantik noch einige weitere Wandbildzyklen hervorgebracht. Die kann man vergessen.[38] Die einzige künstlerisch herausragende Leistung, Karl Schmoll von Eisenwerths Wormser Fresken von 1912–15, setzen zugleich das Ende. Im Ersten Weltkrieg wurden sie vollendet, der Zweite Weltkrieg hat sie zerstört.[39] Bereits seit den dreißiger Jahren des 19. Jahrhunderts wurde das Nibelungenmotiv vor allem von jenen Künstlern, die sich mit der Gestaltung

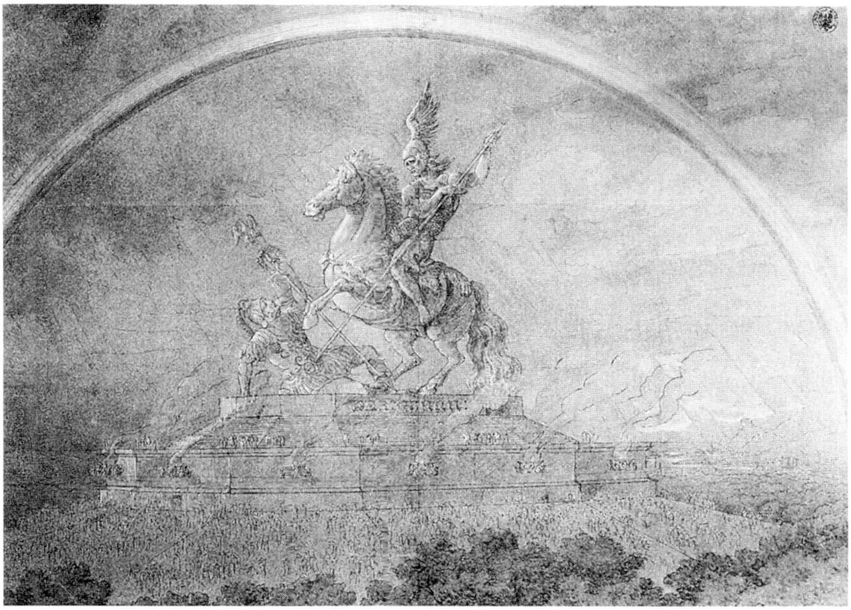

Karl Friedrich Schinkel, Entwurf zu einem *Denkmal für Hermann den Cherusker,* um 1813. Kreidezeichnung auf blauem Tonpapier, 61,4 × 91 cm, Staatliche Museen zu Berlin – Preußischer Kulturbesitz, Kupferstichkabinett – Sammlung der Zeichnungen und Druckgraphik

Karl Friedrich Schinkel, Entwurf zu einem *Denkmal für Hermann den Cherusker,* 1839. Tuschzeichnung, 64,5 × 86 cm, Detmold, Nordrhein-Westfälisches Staatsarchiv

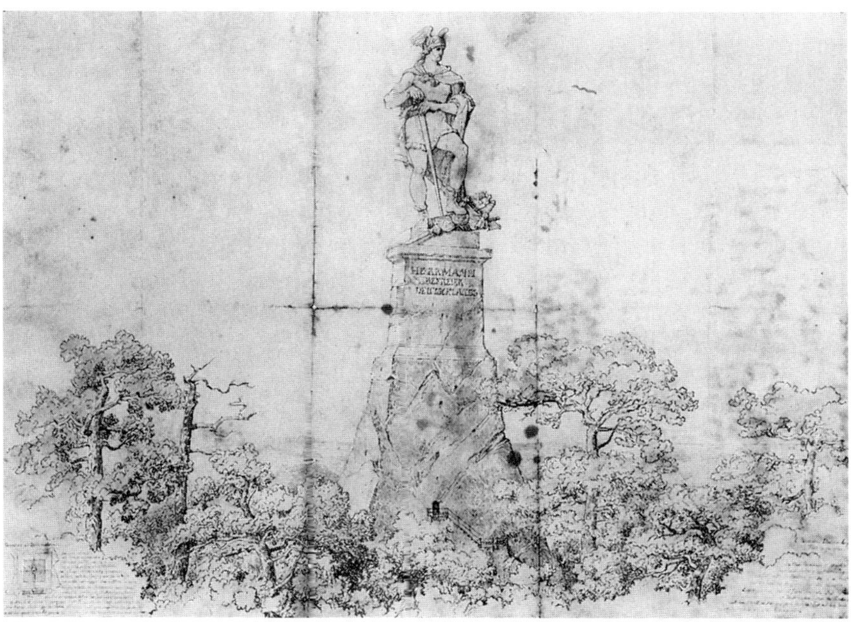

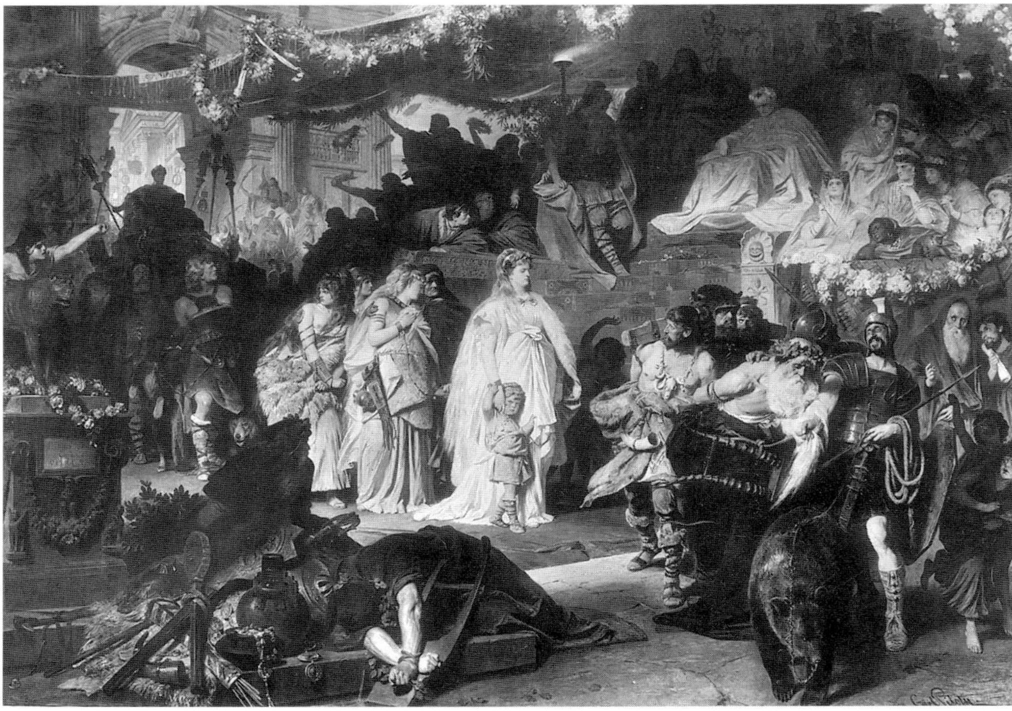

Karl Theodor von Piloty, *Thusnelda im Triumphzug des Germanicus,* 1873. Öl/Lwd., 490 × 710 cm, München, Bayerische Staatsgemäldesammlungen, Neue Pinakothek

repräsentativer Projekte wie dem Denkmal und dem Wandbild befaßten, in Absprache mit ihren Auftraggebern in andere, der nationalen Identitätsfindung dienliche Motive aus der germanisch-deutschen Geschichte eingebettet, allen voran die Hermannsschlacht. Schon um 1813 hatte Karl Friedrich Schinkel einen Entwurf zu einem *Denkmal für Hermann den Cherusker* gezeichnet. 1839 hat er das Thema in einer anderen Fassung wiederholt. 1842 wurde auf einer Anhöhe bei Regensburg Leo von Klenzes Pantheon deutscher Köpfe eingeweiht, das seltsamerweise den Gedanken an die nordische Totenhalle Walhall, nach der es benannt ist, in die Form eines griechischen Peristyls faßt. 1873, zwei Jahre nach dem Deutsch-Französischen Krieg, hat Karl Theodor von Piloty das deutsche Gemüt mit seinem ungefügen Riesengemälde *Thusnelda im Triumphzug des Germanicus* angesprochen – sonderbar, wie viele Zeugnisse des damaligen deutschen Germanenkults auf dem Boden des Königreichs Bayern entstanden sind –, und 1875 endlich wurde im Teutoburger Wald das *Hermannsdenkmal,* auch heute beliebtes Ausflugsziel, eingeweiht, an dem der Bildhauer Ernst von Bandel jahrzehntelang unverdrossen herumgebosselt hat.

Mit der Reichsgründung wurde ein anderer Kult in den Vordergrund geschoben, der sich bemühte, sich vor dem Nibelungen- und dem Hermannskult an die Spitze zu setzen: der Barbarossakult, ein Wiederkunftsmythos, der es erlaubte, Kaiser Wilhelm I. als auferstandenen Barbarossa zu feiern. Ihm sind zwei erlesene Scheußlichkeiten zu verdanken, Hermann Wislicenus' Wandgemäldezyklus in der Kaiserpfalz zu Goslar[40] und, zum krönenden Abschluß, das 1896 eingeweihte *Kyffhäuserdenkmal* bei Frankenhausen. Das edle Vorstellungsbild von Siegfried dem Drachentöter ist mittlerweile zum Zerrbild vom Ursprungs-Rambo der deutschen Mentalität verkommen. Das ist auch ein Effekt überzogener Selbstdarstellung. Im Zuge wachsender Neurotisierung sah sich der deutsche Volksgeist, um das von ihm empfundene Defizit der nationalen Reputation zu kompensieren, genötigt, in das Kostüm einer martialischen Rolle zu schlüpfen, der er nicht gewachsen war, weil sie ihm nicht zustand, einer Maske, deren furchteinflößende Wirkung er zuerst genoß, an die er sich zu gewöhnen glaubte, die er, seiner Instinkte verlustig gegangen, mit sich selbst identifizierte, die er für das Antlitz seiner Mission hielt, und deren er sich schließlich schämte. So hat der deutsche Volksgeist am Ende gelernt, widerwillig sich selbst zu verachten. Das ist die eigentliche Tragik.

Ritterteppich

Gegen Ende des 19. Jahrhunderts nahmen sich auch die Engländer des Nibelungen-Stoffes an, doch wie anders als bei den Deutschen sieht das aus. Aubrey Beardsleys, des eleganten Zynikers, *Siegfried* sieht aus wie ein Lotterdandy, der sich in eine Chinoiserie verirrt hat, Edward Burne-Jones' *Gudrun* (Kriemhild), die den Palast des Atli (Etzel) in Brand gesteckt hat, wie eine

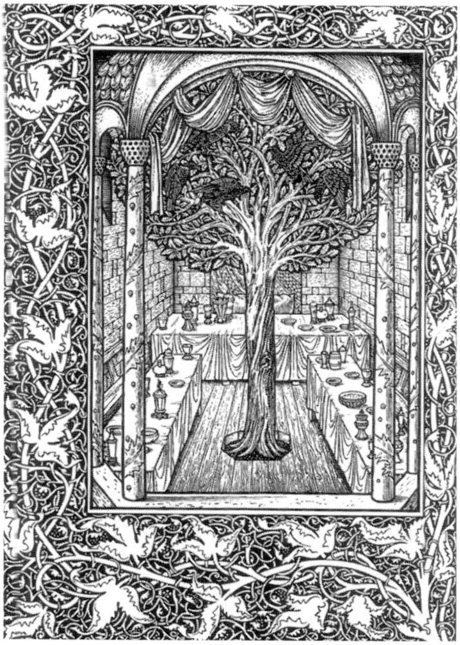

William Morris, Frontispiz zu *The Story of Sigurd the Volsung and the Fall of the Nibelungs,* Kelmscott Press, 1898. London, The William Morris Gallery, Walthamstow

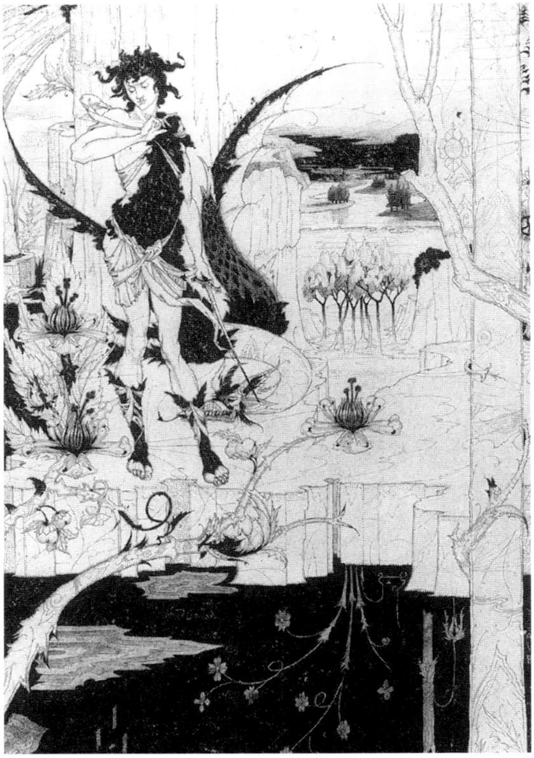

Aubrey Beardsley,
Illustration zu *Siegfried,*
1892/93. Lavierte
Tuschfederzeichnung,
40 × 28,6 cm, London,
Victoria and Albert Museum

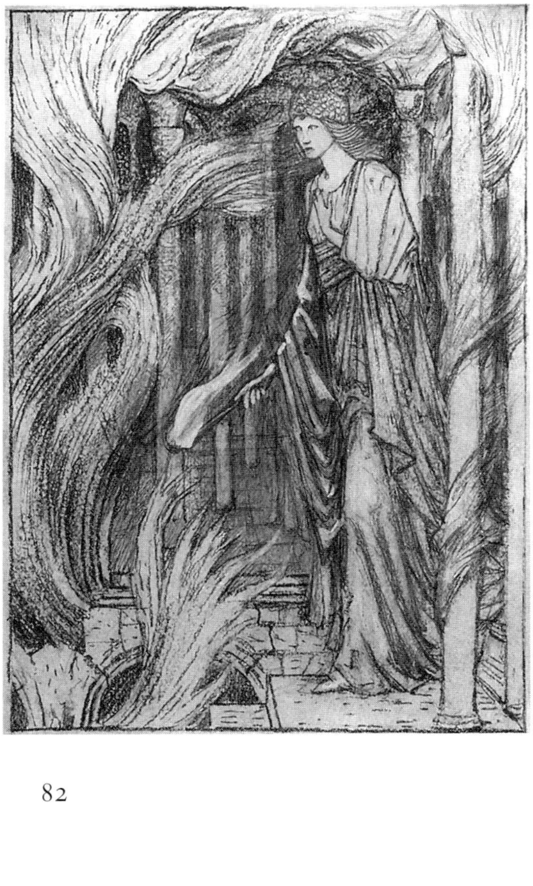

Edward Burne-Jones,
Gudrun setzt Atlis Palast in Brand, um 1897. Bleistift
und Kohle, weiß gehöht,
22,8 × 16,3 cm, London,
The William Morris
Gallery, Walthamstow

zündelnde Fee. William Morris' Frontispiz zu *The Story of Sigurd the Volsung and the Fall of the Nibelungs (Die Geschichte von Sigurd dem Wälsungen)* erinnert an die Überreste eines noch nicht abgeräumten Gralsritterbuffets. Man spürt sofort, daß hier eine spezifisch anders gelagerte Phantasie am Werk ist.

Das Nationalepos der Briten ist die Artus- (nach englischer Schreibweise ›Arthur‹-) Sage. So wie in Deutschland die Nazarener das *Nibelungenlied* zu domestizieren suchten, so kramten die Engländer um die Jahrhundertmitte die Artus-Sage wieder hervor. Die davon ausgehende Stimmung zog sich bis zur Jahrhundertwende wie ein schimmernder und glitzernder Silbergoldfaden durch die englische Kunst. Die Präraffaeliten, die sich ebenso wie die Nazarener auf die wiederentdeckte Kunst des Mittelalters und der Frührenaissance beriefen, waren konservative Revolutionäre. Ihr Putsch gegen den englischen Akademismus brachte einen aparten Stil von manierierter Schönheit hervor, der, unabhängig von der Entwicklung auf dem Kontinent, zu geschlossener Form fand. Anfangs von der gewaltigen Welle der englischen Neugotik auf den künstlerischen Weg gesetzt, schlug ihre Kunst über die zweite Jahrhunderthälfte hinweg die Brücke von der Spätromantik zum Jugendstil. Sowohl die Verarbeitung des Nibelungen-Stoffes durch die Nazarener wie auch die Artus-Interpretation der Präraffaeliten war voller Sentiment, jedoch befand sich die Gefühligkeit, mit der die Bilder der Engländer aufgeladen sind, gegenüber der betonten Biederkeit der Deutschen in einer anderen poetischen Schwebezone. Ihre Kunst kultiviert, um es auf einen kurzen Nenner zu bringen, das Parfüm der noblen Gefühle.

Bezeichnenderweise boten sich auch den Präraffaeliten für die Verarbeitung des Stoffes, ehe sie das Tafelgemälde als adäquates Ausdrucksmittel entdeckten, zunächst sowohl die graphische wie auch die monumentale Form an. Den Anstoß gab der Auftrag für die Illustrationen zu der 1854 von Edward Moxon geplanten Ausgabe von Alfred Tennysons Gedichten.[41] Tennyson war der Poet, der den Artus-Stoff wiederentdeckt und für das viktorianische England salonfähig gemacht hat.

Dem heftigen Drang nach Monumentalität nachgebend, wurde der englische Reformversuch der Freskomalerei von einer anderen Krankheit befallen als der deutsche. Litten die Schnorrschen Fresken an Vergreisung infolge überlanger Fertigungsdauer so gingen die präraffaelitischen zugrunde, bevor sie überhaupt richtig zur Welt gekommen waren. 1857 hatte Dante Gabriel Rossetti über den Kunstschriftsteller John Ruskin den Architekten Benjamin Woodward kennengelernt, der ihn einlud, den von ihm in ›Veroneser Gotik‹ entworfenen Neubau des Naturhistorischen Museums in Oxford zu besichtigen. Als Rossetti die gerade fertiggestellte ›Oxford Union Debating Hall‹ sah (heute befindet sich dort die Bibliothek), fand er, daß die Wände des hohen neugotischen Innenraums mit ihren spitzbogigen Maßwerkfenstern nach Wandmalereien geradezu schrien. Er erhielt den Auftrag dazu und begann im Sommer 1857 die ›Jovial Campaign‹, indem er seine Freunde und Schüler zur Mitarbeit zusammentrommelte. Damals hatte seine Künstlerfreundschaft mit dem verehrungsvoll ihm zugewandten jungen Edward Burne-Jones begonnen. Die Fresken-Kampagne gilt als Beginn der zweiten Phase des Wirkens der Präraffaeliten. Das groß angelegte Teamwork entwickelte sich zwar zu einem ausgelassen-fröhlichen Beisammensein, doch währte es nur wenige Monate, denn nicht nur legten die Künstler eine ganz unterschiedliche Arbeitsdisziplin an den Tag, sondern alle zusammen waren – wie Halbschuhtouristen im Hochgebirge – mit einem naiven Enthusiasmus an die Wand gegangen, ohne von den Geheimnissen der Freskotechnik auch nur die mindeste Ahnung zu haben. So endete das Unternehmen in einem Fiasko. Die eben noch auf der Wand leuchtenden Farben welkten unter der Hand dahin, sanken in den Grund, blätterten ab, und auch die in den dreißiger Jahren unseres Jahrhunderts unternommenen restauratorischen Rettungsversuche haben nicht viel geholfen.[42] Überstanden hat hingegen der Freskenzyklus zur Artus-Sage, den der vom Genius des Präraffaelitentums nur flüchtig geküßte Maler William Dyce für den Umkleideraum (Robing-Room) Ihrer Majestät der Königin im Westminster-Palast geschaffen hat.[43] Er war zwar der schlechtere Maler, aber der bessere Techniker.

Im Unterschied zum unbekannten Verfasser von *Der Nibelungen Not* kennt man vom Schlußredakteur des britischen Nationalepos den Namen; es ist Sir Thomas Malory, man weiß, daß er im 15. Jahrhundert gelebt hat, und man weiß, daß er wegen Raubes im Gefängnis gesessen und dort sein erstaunliches Werk geschrieben hat, das er 1469 vollendete. Das ist aber eigentlich auch schon alles.[44] Die berühmte, 1485 von William Caxton verlegte Ausgabe des *Le Morte Darthur* wurde infolge des von Tennyson und von den Präraffaeliten verursachten Revivals im England des 19. Jahrhunderts wieder populär.[45] Tennyson und seine Maler-Freunde stützten sich hauptsächlich auf Malory. Dessen *Le Morte Darthur* ist eines der spätesten Zeugnisse europäischer Ritterkultur. Mit einer zu jener Zeit beinahe schon donquichotischen Konsequenz versucht Malory aus dem Gefängnis heraus, seinen Zeitgenossen den Ritterspiegel vorzuhalten. Ebenso wie der unbekannte Verfasser des *Nibelungenlieds* ist auch er ein großer Kompilator, der weit zurückliegendes Sagengut aufgegriffen und zu einem umfassenden Opus verdichtet hat. Auch der von Malory verarbeitete Sagenstoff reicht weit in vorchristliche Zeiten zurück, wo sich seine Ursprünge im ungewissen verlieren; auch er ist christlich eingefärbt, aber im Unterschied zum *Nibelungenlied,* wo der christliche Belag wie eine Lasur über ein altes Bild gezogen ist, gehört die Artus-Sage einem Legendenkreis an, der von den Idealen eines christlichen Rittertums zutiefst durchdrungen ist. Den geheimnisvollen Mittelpunkt bietet die Erscheinung des Heiligen Grals. Die Bemühungen, die Fülle des aus vielen einzelnen, ineinandergreifenden Abenteuern gefügten Legendenkreises, in dem die Hauptpersonen unter wechselnden Umständen und Perspektiven auftreten, zusammenzufassen, reichen bis ins 12. Jahrhundert zurück. Chrétien des Troyes' *Lancelot* und sein *Perceval* sowie Wolfram von Eschenbachs *Parzival* sind, aus der von den fahrenden Sängern an den Höfen vorgetragenen Ritter- und Minnedichtung hervorgewachsen, selbst schon bedeutende dichterische Zusammenfassungen, die das zum erstenmal schriftlich niederlegen. Die Gralslegende ist ein kollektives Gesamtkunstwerk, sie ist eine große europäische Imagination. Die Hauptpersonen – Artus, Parzival, Galahad,

Gawain, Lanzelot – wechseln dabei von Region zu Region nicht nur die Schreibweise ihrer Namen, sondern auch ihre Charakterzüge und die Bedeutung ihrer Rollen. Man erkennt daran, wie jede Region und schließlich auch jede der drei Nationen – Frankreich, Deutschland und Großbritannien – sich ihr eigenes Bild zurechtgeformt hat. In Wolfram von Eschenbachs *Parzival* wird Artus' Hof nur am Rande erwähnt, im *Morte Darthur* wiederum hat Parzival als Gralssucher zwar einen bedeutenden Rang, doch ist nicht er, sondern Sir Galahad der auserwählte Gralsritter.

Vom *Nibelungenlied* unterscheidet sich Malorys *Morte Darthur* wesentlich im Gestaltmuster des kompositorischen Aufbaus. Steuert die Anabasis des *Nibelungenlieds* zuerst kaum merklich, dann in zunehmender Beschleunigung auf die Endkatastrophe zu, so trägt *Le Morte Darthur* zwar das Ende in seinem Titel, aber entgegen dieser Ankündigung schreitet die Geschichte gleichmäßig von Abenteuer zu Abenteuer fort, und vor den Augen des Lesers entfaltet sich der Stoff gleich einem prächtigen Gobelin, in dessen Feldern Bilder von Burgen, Kapellen, Seen, Rittern, Feen und Edelfräulein von einem von Singvögeln bewohnten, dichten Laubwerk umrankt sind. Die Wappenschilde der Ritter hängen im Gezweig und zeigen ihre Farben, die Rüstungen blitzen. So vermittelt sich der Eindruck eines heraldischen Musters. Zwar wird auch im *Morte Darthur* in Schlachten und ritterlichen Zweikämpfen mit dem Speer und dem Schwert reichlich Blut vergossen, zwar wird auch hier unentwegt verwundet und getötet, aber das geschieht nach den festgelegten Zweikampfregeln der Ritterehre, und das Blut fließt nicht am Ende in Strömen, sondern verteilt sich gleichmäßig und wird gewissermaßen vom Grundmuster aufgesogen. In den größeren Bildfeldern werden die hervorragenden Szenen dargeboten: wie der junge Artus König der Briten wird, die Stiftung der Tafelrunde und die Suche nach dem Heiligen Gral sowie die letzte Schlacht und Artus' Tod. Dazwischen ziehen sich in mehr oder weniger umfangreichen epischen Schilderungen die Legenden von den einzelnen Rittern, ihren Charakteren und ihren Abenteuern, die Geschichte von den Brüdern Balin und Balan, von Sir Gawain und dem grünen Ritter, von Sir Palamides, dem Sarazenen, der das bellende Tier zu verfolgen hat, von Sir Lanzelot, von Tristan und Isolde und anderen mehr. Handlung flicht sich an Handlung.Das Personal besteht ausschließlich aus Rittern, Edelfräulein, Königinnen und Königen, Hexen, Zauberern und Feen, alten Einsiedlern und Bischöfen; andere Charaktere kommen nicht vor. Zwölf Bücher lang wächst das Handlungsgeflecht in einem diskursiven Auf und Ab bis zum 13. Buch, in dessen 7. Kapitel den Rittern zum Pfingstfest der Heilige Gral erscheint. Voraussetzung dafür ist die Stiftung der ritterlichen Tafelrunde durch König Artus, an der die edelsten Ritter des damaligen Erdkreises versammelt sind. In diesem Bild verbindet sich eine Assoziation des letzten Abendmahls mit der der Ausgießung des Heiligen Geistes. Indem sich die Ritter nunmehr auf die Suche nach dem Heiligen Gral begeben, folgen sie dem apostolischen Pfingstruf. Liegt über den ersten zwölf Büchern auch in Malorys Übertragung noch deutlich spürbar das Air altkeltischer Geistigkeit, so ist mit dem Erscheinen des Grals der Einschlag des Christentums gleich einer Initiation dargestellt. Von nun an wird Malory auch in seiner eigenen Sprechweise zusehends frommer und ergeht sich ausführlich in von Bischöfen und traumdeutenden Einsiedlern vorgetragenen erbaulichen christlichen Allegorien. Man spürt die zupackende Hand der Römischen Kirche. Das Christentum durchdringt von nun an die Handlung als zündender Impuls. Indessen verleugnen auch die Hauptpersonen der Artus-Sage ihre vorchristlich-archaische Veranlagung nicht; auch sie entstammen in ihrer Geistigkeit noch einer atavistischen Bewußtseinsstufe. Artus' Herkunft ist in geheimnisvolles Zwielicht getaucht. Sein Vater, Uther Pendragon, der alte König von England, hat ihn mit Lady Igraine, der Ehefrau des Herzogs von Cornwall, mit dem er Krieg führt, auf Burg Tintagil gezeugt. Um die schamhafte Abwehr der Herzogin zu brechen, läßt der König Merlin, den Magier, einen Zauber anwenden, so daß er vor der Herzogin in Gestalt ihres eigenen Gatten erscheint – das erinnert an Siegfrieds Tarnkappentrick. Genau in dem Moment von Artus' Zeugung fällt der Herzog von Cornwall, Lady Igraines Gatte, in der Schlacht. Uther Pendragon heiratet Lady Igraine, und Artus kann infolge dieser seltsamen Schicksalsfügung als legitimer Erbe des Königs gelten. Merlin, der Zauberer, der bei dieser Auslegung als Rechtsberater half, birgt den Säugling, um ihn vor einer Ermordung zu schützen, und übergibt ihn einem anderen König zur Erziehung. Artus' königliche Herkunft wird erst aufgedeckt, als er, fast noch ein Knabe, während eines ritterlichen Weihnachtstreffens der Stammesfürsten als einziger in der Lage ist, ein wunderbares Schwert aus einem Amboß zu ziehen, der auf einem großen würfelförmigen Stein steht.[46] Auch Sir Galahad, der Gralsritter, ist – man denke! – ein uneheliches Kind. Sir Lanzelot hat ihn – sozusagen auf ausdrückliche Anweisung des Schicksals – mit Lady Elaine, der Tochter des Königs Pelles, gezeugt, da diese ihren Stammbaum auf Joseph von Arimathia und somit auf Grals-Uradel zurückführen konnte.[47]

Die Artus-Sage ist von Liebesverhältnissen durchzogen, die der christlichen Konvention ehelicher Treue nur so spotten. Sie hat gleich zwei gekrönte Häupter als gehörnte Ehemänner aufzuweisen: König Marke von Cornwall, den Gatten der schönen Isolde, die mit Tristan, Vasall König Markes, in Liebe verbunden ist, und Artus selbst, dessen Paladin Lanzelot ein Verhältnis hat mit Königin Guinevere, Artus' Gemahlin. Doch Artus kneift in diplomatischer Großmut beide Augen zu. Erst als ihm von neidischen Rittern ausdrücklich Anzeige erstattet wird, kommt er nicht umhin, seinem in Untreue treuesten Freund Lanzelot die Fehde anzusagen. Das ist die auslösende Ursache für den Untergang in der letzten Schlacht. Tristan und Isolde, Lanzelot und Guinevere, das sind die beiden großen Liebespaare der Artus-Sage. Malory kommentiert entschuldigend: »Dann waren die Königin und Sir Lanzelot beisammen, aber ob sie im Bett lagen oder sich anders vergnügten, soll nicht weiter erwähnt werden, denn die Liebe war zu jener Zeit nicht, was sie heutzutage ist.«[48] Damit ist beiläufig auf das Eingebettetsein des Einzelbewußtseins in das Strömen weiterer Seelensphären hingewiesen.

Zwischen *Nibelungenlied* und Artus-Sage ließen sich in Übereinstimmung und Andersartigkeit noch manch weitere Vergleiche hervorheben; auf zwei

Motive sei noch hingewiesen, die in ihrer Zeichenhaftigkeit in beiden Epen eine herausragende Rolle spielen – das Schwert und das Wasser. In beiden Sagenkreisen sind die Schwerter Ich-Signaturen, die dem Unbewußten entrissen werden; beide Male tragen die Schwerter als Zeichen, daß sie das Ich repräsentieren, Namen. Beide Male sind die Schwerter ihren Trägern durch die Hilfsgeister des Elementaren, in dem das kollektive Unbewußte zu Hause ist, zugespielt worden. Siegfried hat sein Schwert Balmung, mit dem er den Drachen erschlägt, dem Gnomenreich abgerungen. Er muß es aus zwei zerbrochenen Hälften neu schmieden; das ist die aktive Selbstbewußtwerdung. Artus hat sein Schwert Excalibur von der geheimnisvollen Dame vom See empfangen, einer Undine. Ein weiblicher Arm hat es ihm aus dem Wasser gereicht, und nach Artus' Tod empfängt es der gleiche Arm wieder zurück. Im *Nibelungenlied* ist Hagen der einzige, der mit den Weissagungskräften des Wassers umzugehen versteht, die Artus-Sage hingegen ist geradezu durchwässert; die ›Lady of the Lake‹ ist Artus' Schutzpatronin, Sir Lanzelot nennt sich seiner Herkunft nach ›Lanzelot vom See‹. Alles ist von einem silbrigschimmernden, feinen Dunst umfangen, der die Farben nicht dämpft, sondern vielmehr zum Glänzen bringt. Im Westen, wo die Sonne untergeht, liegen die Inseln, die als letzte Reste des untergegangenen Atlantis zurückgeblieben sind. Dieser wäßrige Dunst verbindet sich mit der Aura des weiblichen Wesens. Die Frauen der Artus-Sage sind in ihrer Ambivalenz schwer zu fassen. Indem sie sich nähern, entziehen sie sich sogleich wieder. Vivien, das Elementarwesen, das Mädchen vom See, das den verliebten Magier Merlin, der damit seine eigenen Zauberkräfte außer Kraft setzt, für immer unter einen Stein bannt; Isolde, die so unsagbar schön ist; Königin Guinevere, die unnahbare Sünderin; Morgan le Fay, die Schwester des Königs, die ihn mit ihren Hexenkünsten zu verderben sucht; die Damen auf dem Turm, die Fräulein im Wald, die Jungfrau vom Gral, die weinenden Königinnen an Artus' Leiche; irdische und geistige, sinnliche und übersinnliche Realität gehen fließend ineinander über, und es bleibt ungewiß, in welcher Seinsebene die Damen wirklich angesiedelt sind. Am Ende wird Artus, in der letzten Schlacht gefallen, von drei geheimnisvollen Königinnen entführt – wer denkt da nicht an die drei Frauen am Grab? – und mit einem Boot nach Avalon gebracht, eine Entrückung. Jedoch werden Artus' sterbliche Überreste in einem Grab bestattet, an dem Lanzelot und Guinevere einander zum letztenmal treffen. Offenbar kreuzen sich hier zwei verschiedene Überlieferungen; ist Artus nun bestattet oder entrückt? Malory läßt das offen. Am Ende löst sich alles im ungewissen.

Die Völker auf den Britischen Inseln sind auf Gedeih und Verderb aufeinander angewiesen. Mit den beiden großen Gesetzeswerken, der ›Magna Charta‹ von 1215/17 und der ›Bill of Rights‹ von 1689 brachten sie das Kunststück zustande, Adel und Bürgertum, Monarchie und parlamentarische Demokratie von da an bis heute unter einen Hut zu bringen. Großbritannien ist eine Insel. Das Wasser bestimmt seine Grenzen. Aus der Stimmung, die sich durch die Artus-Sage zieht, ist das herauszuspüren. Die Sage handelt von den Kriegen miteinander rivalisierender Stammesfürsten. Artus ist dazu bestimmt, das Land zu einigen. Mit dem Ausbruch des Bruderkrieges geht sein Reich wieder zugrunde. Das ist die Moral. Der gemeinsame Feind, gegen den sich notfalls alle Stämme zusammenfinden, wohnt jenseits des Wassers. Die Grenzen der nationalen Identität der Briten sind nach innen gerichtet. Der britische Nationalismus ist introspektiv. Nach außen tritt sein Anspruch als Empire in Erscheinung. Britannia rules the waves. Irgendwo in den Wassern des Ozeans liegt, von silberdunstigem Licht umflossen – Avalon.

Das Artus-Revival in England beginnt mit Tennysons 1832 veröffentlichter Ballade *The Lady of Shalott;* 1842 folgt das Gedicht *Morte d'Arthur.* Erst 1857 nimmt Tennyson einen neuen Anlauf und beginnt seinen umfassenden Artus-Zyklus, dessen letztes Poem er 1874/75 vollendet. Der Poeta laureatus der Queen Victoria hat die *Idylls of the King in twelve Books* in feiner Anspielung deren verstorbenem Gemahl König Albert gewidmet.[49] Die kunstreich-ausgefeilten Königs-Idyllen Tennysons sind zum Vorlesen und Zuhören gedacht. Ihr stimmungsvoll-getragener Ton umspült die Phantasie des Zuhörers und trägt sie mit sich fort. Das Ritterideal der Tafelrunde ist nun von viktorianischem Geist unterlegt. Eine unterschwellige Prüderie macht sich leise breit. Der Dichter gibt diskret zu erkennen, daß er die außerehelichen Liaisons der großen Liebespaare in der Artus-Sage im Grunde mißbilligt. Jedoch sind die Präraffaeliten vor allem durch Tennysons frühe Balladen des Artus-Zyklus inspiriert. Dabei gingen die Künstler durchaus selektiv vor: Sie haben nur wenige Situationen und Personen aus dem breiten Erzählstrom von Malorys Epos herausgefischt; es sind die Tafelrunde und der Gral, Sir Lanzelot und Königin Guinevere, Sir Galahad und der Gral, seltener Tristan und Isolde, es sind Merlin und Vivien, die Dame vom See, es sind die beiden Zauberdamen Morgan le Fay und die Lady von Shalott, und es ist schließlich König Artus selbst, wie er am Ende seiner Tage von den drei weinenden Königinnen betrauert wird. Die Resignation über das Unvollendete und zugleich die Hoffnung auf eine künftige Wiederkehr liegt gerade über dieser letzten Szene. Rossetti liefert einen Epilog mit einem Aquarell, das Lanzelot

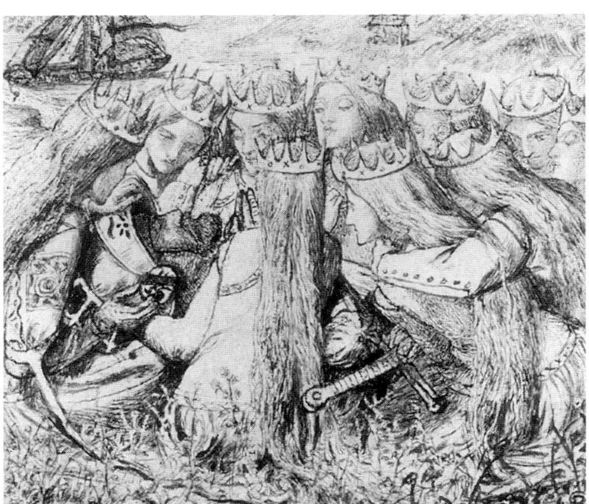

Dante Gabriel Rossetti, *Die drei weinenden Königinnen betrauern König Artus,* 1856/57. Feder, braune Tusche/Papier, 8,3 × 9,5 cm, Birmingham Museum and Art Gallery

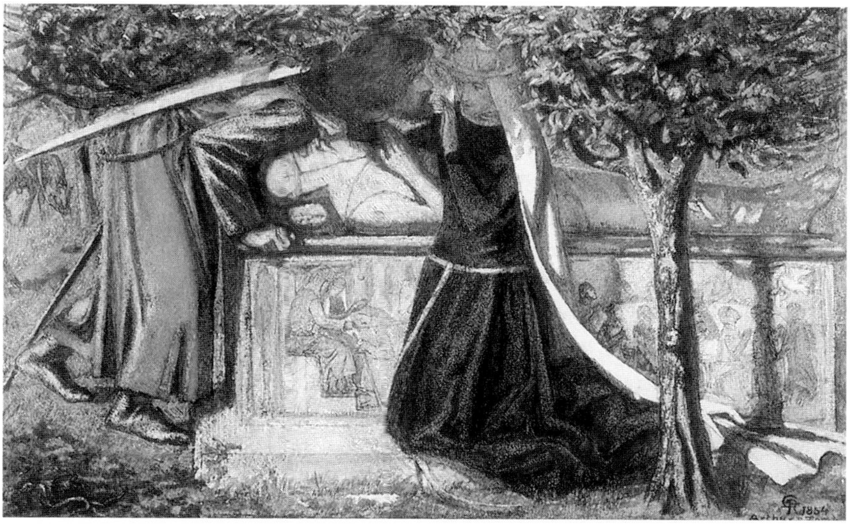

Dante Gabriel Rossetti, *Artus' Grab oder Das letzte Treffen von Sir Lanzelot und Königin Guinevere,* 1855. Aquarell/Papier, 23 × 37 cm, London, British Museum

und Guinevere an Artus' Grab zeigt. Guinevere ist in ein Nonnenkloster eingetreten, Lanzelot ist ein Mönchsritter geworden. Über das Grabmal gebeugt, bittet er Guinevere um einen letzten Kuß. Doch sie verweigert ihn. Entsagung ist der glasklar-durchsichtig über all jene funkelnden Darstellungen ritterlicher Minne gezogene Schlußfirnis. Die Künstler haben sich mit den von ihnen gemalten Figuren identifiziert. Das äußert sich allein schon darin, daß sie sich gegenseitig Modell standen. Die zu Rossettis Vorstudien für die verunglückten Fresken in der ›Oxford Union Debating Hall‹ gehörende Zeichnung *Sir Lanzelots Gralsvision* zeigt in Wahrheit Elisabeth Siddal vor dem scheinbar schlafend am Boden sitzenden Edward Burne-Jones;

Dante Gabriel Rossetti, Studie zu *Sir Lanzelots Gralsvision,* 1857. Feder, braune Tusche, Bleistift/Papier, 17,8 × 23 cm, Birmingham Museum and Art Gallery

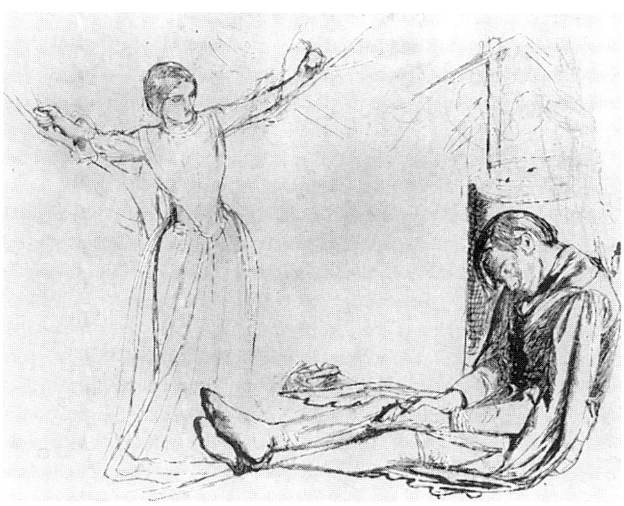

auch der Dichter Algernon Charles Swinburne, der 1857 zu den Präraffaeliten stieß, diente Rossetti weniger wegen seiner moralischen Gesittung als wegen seines guten Aussehens mehrmals als Modell für Sir Galahad.

Die Bilder der Präraffaeliten sind von großer Feierlichkeit. Das liegt daran, daß sie ethische Ideale mit ästhetischen Mitteln vortragen, ja, es läßt sich von einer in Ästhetik umgewandelten Ethik, von einer ethischen Ästhetik, vom Ethos der Ästhetik und von der Ästhetik des Ethos sprechen. Im Zusammenhang solcherart zelebrierten Rittertums ist das weibliche Element wesentlich. Die Ritter sind von Frauen umgeben, sie kämpfen für sie und werden von ihnen gepflegt. Die Frauen stillen das Blut, das für sie vergossen wurde. Vom Fräulein, das den Gral trägt, über die Königin und die Wasserfee bis zur Hexe spannt sich ein weiter Bogen; er markiert das Spannungsverhältnis zwischen Heiligkeit und Sünde. Die Frauen verkörpern dabei das transmissive Prinzip zwischen den verschiedenen Realitätssphären. Es bleibt ungewiß, bis zu welchem Maß sie sich jeweils inkarnieren. Dies bewirkt, daß sie stets nahe, aber nie ganz greifbar erscheinen. Was die Künstler zu erfassen suchten, ist die feine, flüchtige Substanz der weiblichen Aura, die Temperatur ihres Fluidums, das Ätherische der Anima – eine transzendierende Erotik. Das Bildprogramm der Präraffaeliten zur Artus-Sage gleicht denn auch insgesamt gesehen einem Tugendbrutofen mit gleichmäßiger erotischer Unterhitze. Ihrem Drang nachgebend, den transmissiven Zustand des leichtfüßigen Wandelns zwischen den verschiedenen Wirklichkeitszuständen in Schönheit sichtbar werden zu lassen, fanden die Künstler in ihren weiblichen Modellen den dazu passenden eroti-

Dante Gabriel Rossetti, *Wie Sir Galahad, Sir Bors und Sir Parzival vom Heiligen Gral gespeist werden,* 1864. Aquarell/Papier, 29,2 × 42 cm, London, Tate Gallery

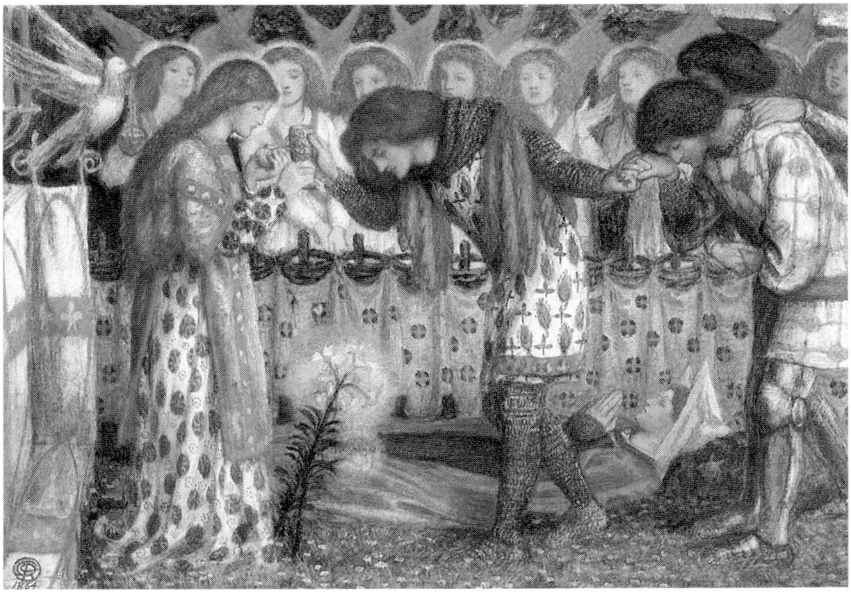

Dante Gabriel Rossetti. *Das Fräulein vom Heiligen Gral,* 1874. Öl/Lwd., 92 × 58 cm, Privatbesitz

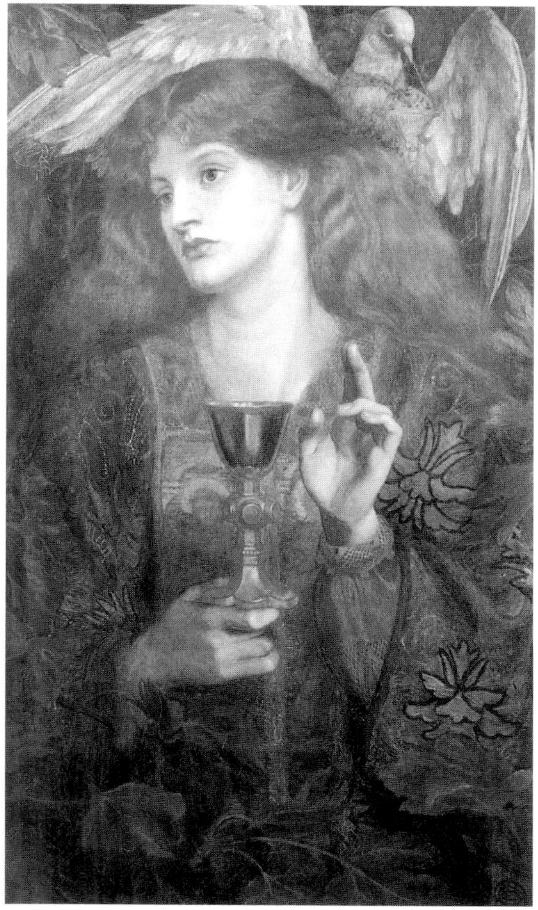

schen Typ, der in seinem Changement allerdings ein anderes Brio an den Tag legt als die hausbackenen Heroinnen der Nazarener. Den Idealtyp, in dem die Präraffaeliten ihre trans-erotischen Wunschvorstellungen Fleisch und Blut geworden fanden, gibt es in zwei Ausführungen: der rothaarigen und der schwarzhaarigen Frau. Verkörpert wurden sie durch Elisabeth Siddal und Jane Burden; beide stammten aus ärmlichen Verhältnissen. Elisabeth Siddal, die Rote, war Tochter eines Messerschmieds, Jane Burden, die Schwarze, Tochter eines Stallknechts. In makelloser Reinheit verkörperten beide das präraffaelitische Schönheitsideal. Bei aller Gegensätzlichkeit weisen sie einige herausragende Schönheitsmerkmale gemeinsam auf: das ist der kleine Mund mit den kußartig vorgewölbten vollen Lippen, es ist die gerade Nase mit dem schmalen Nasenrücken, es sind die grauen Augensterne, es ist der bleiche Teint und es ist die im Überfluß wallende Haarmähne. Das Haupthaar bildet in seiner Fülle die Gloriole der seelischen Vitalität.

Die Rothaarige war zuerst da. Entdeckt hat sie Walter Deverell, ein präraffaelitischer Mitbruder. Rossetti saß eines Tages zeichnend in William Holman Hunts Atelier, als Deverell ins Zimmer gestürmt kam: »Jungs, ihr könnt euch

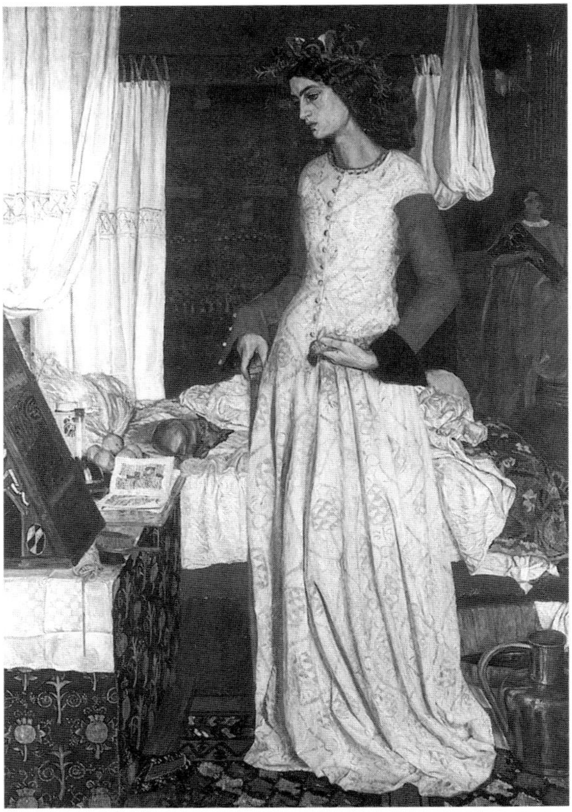

William Morris,
Königin Guinevere, 1858.
Öl/Lwd., 71,4 × 51 cm,
London, Tate Gallery

gar nicht vorstellen, was für eine atemberaubend schöne Kreatur ich entdeckt habe. Beim Jupiter! Sie gleicht einer Königin, herrlich gewachsen, von lieblicher Figur mit einem prächtigen Nacken und mit einem Gesicht von delikatestem und vollendetstem Aussehen.«[50] Elisabeth Siddal wurde Rossettis Geliebte. Er hat sie viele Male gezeichnet und gemalt, unter anderem als das Fräulein vom Heiligen Gral und als Königin Guinevere. Auf die Rothaarige folgte die Schwarzhaarige. Wegen Elisabeths angegriffener Gesundheit auf der Suche nach einem neuen Modell, stieß Rossetti auf Jane Burden. Er sah sie eines Abends im Oxford-Theater und fand sie »überwältigend«. William Rossetti, Dante Gabriels Bruder, beschrieb sie: »Vom Aussehen war sie dunkel und bleich, ihre Augen waren von einem tiefen, eindringlichen Grau, der enorme Reichtum ihres prachtvoll gekräuselten Haares tendierte zu Schwarz.«[51] Beide Modelle wollten jedoch nicht nur die Geliebten der Künstler sein, sie wollten Sicherheit. Rossetti versuchte sich anfänglich dem Heiratsbegehren Elisabeth Siddals zu entziehen; der Wandbildauftrag in der ›Oxford Union Debating Hall‹ gab ihm dazu einen prächtigen Vorwand. 1860 heiratete er sie endlich. 1861 erlitt sie eine Fehlgeburt. 1862 starb sie an einer Überdosis Opiumtinktur. Durch Rossettis Vermittlung lernte William Morris Jane Burden kennen und engagierte sie als Modell für sein Gemälde von Königin Guinevere in ihrer Kemenate. Zeitweilig saß auch Rossetti zeichnend dabei.[52] Morris, selbst nicht gerade ein Ausbund an Schönheit und seiner ›Königin Guinevere‹ gegenüber in Schüchternheit befangen, kritzelte eines Tages auf die Rückseite eines Studienblatts: »Ich kann Sie nicht malen, weil ich Sie liebe.« Jane Burden wurde seine Frau. Später soll sie behauptet haben, sie habe Rossetti nie geliebt.

William Holman Hunt, Mitbegründer der Präraffaelitischen Bruderschaft und ein Jahr älter als Rossetti, verinnerlichte das Ideal der edlen Sittenstrenge in seiner Person und in seiner Malerei. 1856/57 schuf er für die Moxon-Ausgabe von Tennysons Gedichten die Federzeichnung *Die Dame von Shalott* als Vorlage für einen Holzstich. Tennysons frühestes Gedicht zum Artus-Themenkreis und zugleich sein populärstes, in England ein Evergreen, so beliebt wie bei uns die *Loreley,* hat die Maler mächtig inspiriert, denn es ist ganz in präraffaelitischem Geist verfaßt. Es erzählt eine magische Fabel. Die Lady von Shalott hat sich freiwillig dazu verpflichtet, einen Teppich zu weben, der die Heldentaten von König Artus und seiner Tafelrunde schildern soll. Zurückgezogen auf eine Insel im Fluß gegenüber König Artus' Burg Camelot, darf sie, um das große Werk zu vollbringen, nicht am äußeren Leben teilnehmen und all das, was sich draußen vor ihrem Fenster abspielt, nur im Bild des Spiegels beobachten, den sie beim Weben vor sich hat. Bald ist sie ihres Abgeschiedenheitsgelübdes jedoch überdrüssig. Eines Tages sieht sie im Spiegel den lebenslustigen Sir Lanzelot, den Frauenhelden unter den Rittern der Tafelrunde, fröhlich mit seinem Gefolge daherziehen. Sie vermag der Versuchung nicht zu widerstehen und wendet sich zum Fenster, worauf der Spiegel – Gleichnis der reinen Seele – zerspringt und das kostbare Gewebe zerreißt. »Ich bin verflucht!« ruft die Weberin. Unter Wehklagen läßt sie sich in einem Nachen flußabwärts zur Burg Camelot treiben. Am Ufer gestrandet, stirbt sie gebrochenen Herzens. Sir Lanzelot findet die Dahingeschiedene, bewundert ihr schönes Gesicht und bittet für sie um die Gnade Gottes.

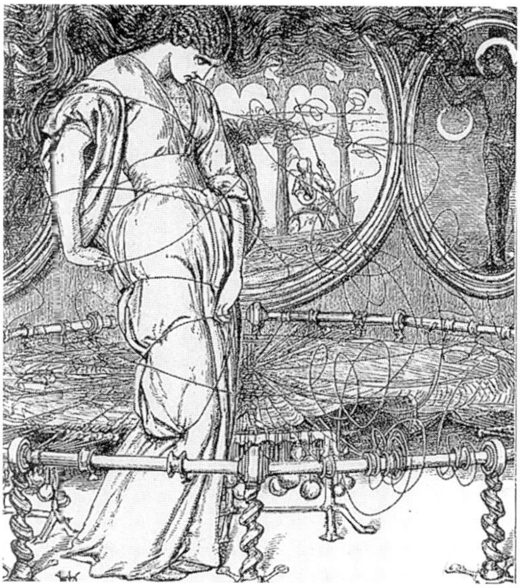

William Holman Hunt. *Die Dame von Shalott,* 1856/57. Feder und Tusche/Papier, 10,3 × 8,9 cm, Wilmington (Delaware), Delaware Art Museum, Samuel and Mary R. Bancroft Memorial Collection

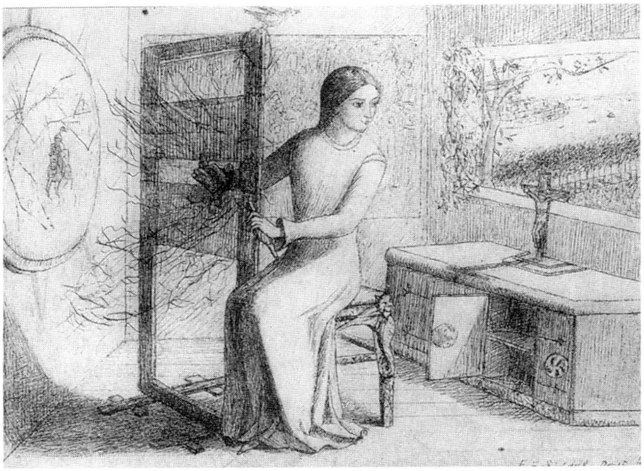

Elisabeth Siddal, *Die Lady von Shalott,* 1853. Feder, schwarze Tusche, Sepia, Bleistift/Papier, 16,5 × 22,2 cm, Privatbesitz

Dreh dich nicht um, sonst ist's um dich geschehn! Orpheus, Lots Weib – der Blick zurück ist hier in den Blick nach draußen übertragen. Elisabeth Siddal, als Autodidaktin von hoher Auffassungsgabe selbst eine begabte Künstlerin, hat sich als erste des Themas angenommen. Ihre Zeichnung *Die Lady von Shalott* von 1853 besticht durch die Schlichtheit. In einem kargen Stübchen sitzt die Lady, eine einfach gekleidete zarte junge Frau, vor dem Webstuhl und dreht den Kopf zaghaft zum Fenster. Auf der Truhe zwischen ihr und dem Fenster steht mahnend ein Kruzifix. Der innere Zusammenhang zwischen dem Zerreißen des Teppichgewebes und dem Zerspringen des Spiegels ist mit feinen Linien als seelischer Vorgang erfaßt. Siddal ist übrigens die einzige im Präraffaelitenkreis, die die Webtechnik korrekt wiedergegeben hat.[53]

Der Spiegel ist ein magisches Instrument; er ist ein Weltspiegel, deshalb ist er kreisrund. Dieser Spiegelkreis ist in allen präraffaelitischen Bildern gleichen Themas ein bestimmendes kompositorisches Moment. In der bereits erwähnten kleinen Zeichnung von 1856/57 hat Hunt das Kreismotiv durchgespielt, indem er den Spiegel wie einen mystischen Rundtriptychon gestaltet und den Webrahmen als ein Kreisrund wiedergibt, in dessen Zentrum die Lady im zerreißenden Fadengewirr wie in einer selbstgestellten Falle gefangen steht. Das von Hunt als Allegorie der Schuldverstrickung aufgefaßte Motiv hat den Künstler nicht wieder losgelassen. 1886 begann er die Gemäldefassung, mit der er sich bis 1905 redlich herumquälte. Die Verquältheit ist dem Bild anzumerken, sie ist sein Wirkungsprinzip. Als Modell für die Lady of Shalott wählte Hunt wiederum Jane Burden, die Dunkle, von deren Ausstrahlung er wohl ebenso fasziniert war wie seine Kollegen. Dunkle Ausstrahlung, das ist die Seelenstimmung. Im Unterschied zu der rührenden Intimität der schlichten Kammer in Siddals Zeichnung ist die Weberin in Hunts farbdüster glühendem Gemälde mit allerhand mittelalterlichem Edelkrempel angefüllt. Der Raum wird eng, alles erscheint verschroben und verkrümmt. Die niedrigen Halterstangen des kreisrunden Webrahmens auf dem Boden winden sich korkenzieherartig nach oben, und unter dem Bann des Fluchs

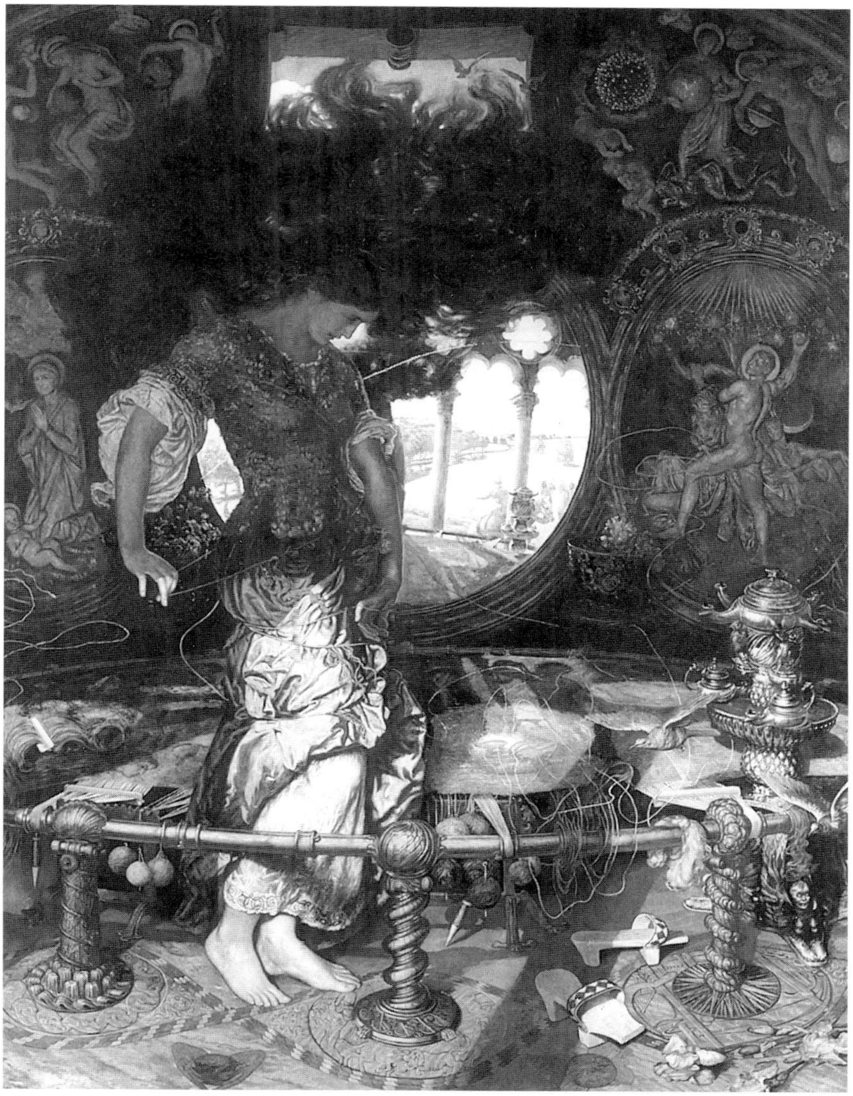

William Holman Hunt, *Die Dame von Shalott,* 1886–1905. Öl/Lwd., 188 × 146 cm, Hartford (Connecticut), Wadsworth Atheneum, The Ella Gallup Summer and Mary Catlin Summer Collection Fund

wird der Leib der Unglücklichen von dieser Drehung auf der Stelle erfaßt, so daß sie eine gewundene Haltung einnimmt.

William Waterhouse, der Nachzügler unter den Präraffaeliten, der den Stil mit leichter Hand zum Fin de siècle hinüberleitete, Schöpfer liebenswürdiger Szenen, in denen die Eleganz der Auffassung auf unnachahmliche Art mit bürgerlicher Volkstümlichkeit verschmilzt, hat sich ebenfalls des Themas angenommen. Gleich zweimal hat er die Dame von Shalott gemalt, 1888 und 1894. Die Bilder zeigen die Lady in zwei verschiedenen Situationen, das frü-

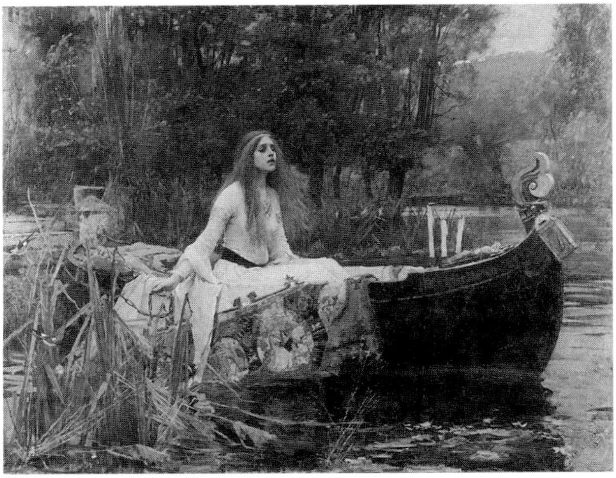

William Waterhouse, *Die Dame von Shalott,* 1888. Öl/Lwd., 153 × 200 cm, London, Tate Gallery

here, wie sie, die Herzen rührend in ihrer holden Gebrechlichkeit, im Kahn ans Ufer getrieben wird. Sie sitzt auf dem zerstörten Teppichgewebe, mit dem sie den Kahn ausgepolstert hat. Am Bug sind drei Kerzen befestigt, zwei sind erloschen, eine brennt noch. Das spätere Gemälde zeigt die Weberin in ihrem Gehäuse, hinter sich den großen runden Spiegel, in dem Moment, wo sie sich, erschrocken über ihre Tat, vom Fenster wieder zurückwendet und aus dem Bild heraus uns, den Betrachtern, entgegenblickt. Der Fluch ist

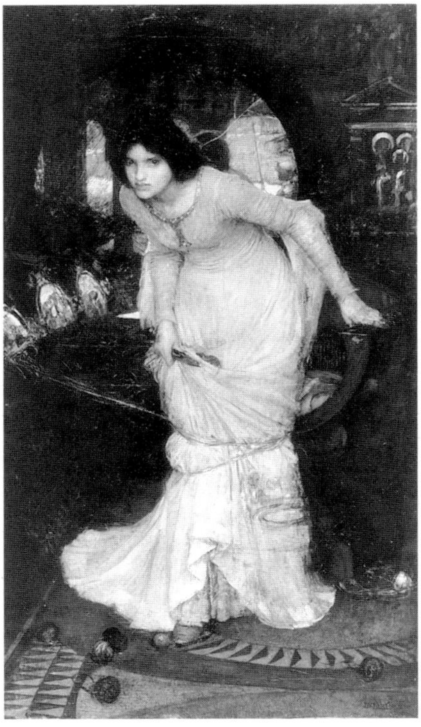

William Waterhouse, *Die Dame von Shalott,* 1894. Öl/Lwd., 142 × 86 cm, Leeds Museum and Galleries (City Art Gallery)

wirksam geworden. Das berstende Gewebe fängt sie ein, und die Flachsfasern winden sich wie Fesseln um ihre Knie. Im Unterschied zu Hunt ist der Vortrag bei Waterhouse ungleich lockerer und anmutiger. Beide Gemälde sind von großer farbiger Brillanz. Waterhouse ist ein Könner, der es versteht, den Betrachter zu betören. Wie in den Bildern seiner Vorgänger folgen auch in diesen beiden Gemälden zwei Frauentypen aufeinander, die Rote und die Schwarze, genauer gesagt, die Helle und die Dunkle. Waterhouse' frühes Modell, ein zartes rothaariges Mädchen, das in vielen seiner Bilder vorkommt, wird später durch eine ›rassige‹ Dunkelhaarige abgelöst, deren Haarfarbe ein tiefes, ins Umbra gehendes Kastanienrot ist. Hier wird offenbar, daß sich der Typenwechsel nicht nur auf die weiblichen Modelle der ersten Präraffaelitengeneration, auf Elisabeth Siddal und Jane Burden, beschränkt – sie sind sozusagen die Inauguralinkarnationen des präraffaelitischen Phänotyps –, sondern daß es sich, jenseits der individuellen Erscheinungsweise, um ein psychoerotisches Phänomen handelt. Beide Frauentypen, die Rote und die Schwarze, drücken zwei verschiedene Seelenstimmungen ein und derselben Grundveranlagung aus – Versuchung und Schwermut, Fluch und Gesang, die dunkle und die helle Seele. In der Gestaltung der Lady of Shalott sind die beiden Pole auf eine Weise, wie nur die Engländer das vermögen, miteinander vereint.

Wer der Würde teilhaftig wird, die Figuren des Weltenteppichs weben zu dürfen, der muß sich, um das Bild der Welt aus der Klarheit des Spiegels empfangen zu können, selbst den Genüssen der Welt versagen; seine Sinne müssen rein bleiben. Das ist unterderhand ein Gleichnis für die Tätigkeit des Künstlers. Der Drang zur Lust und der Zwang zur Versagung, ein viktorianisches Leitmotiv; das ist der Widerspruch, in dessen Spannungsbogen die Kunst der Präraffaeliten ihre spezifisch englische Reizhaftigkeit entfaltet hat. Das Bild der Welt – ein Teppichgewebe. So nimmt es nicht wunder, daß sich der Zug zum Großen diesmal nicht in Form von Wandgemälden, sondern im

Edward Burne-Jones, *Die Tafelrunde wird von einer fremden Dame zur Gralssuche aufgefordert*, 1898/99. Wandteppich, von der Manufaktur Morris & Co. gewebt, 245 × 535 cm, Birmingham Museum and Art Gallery

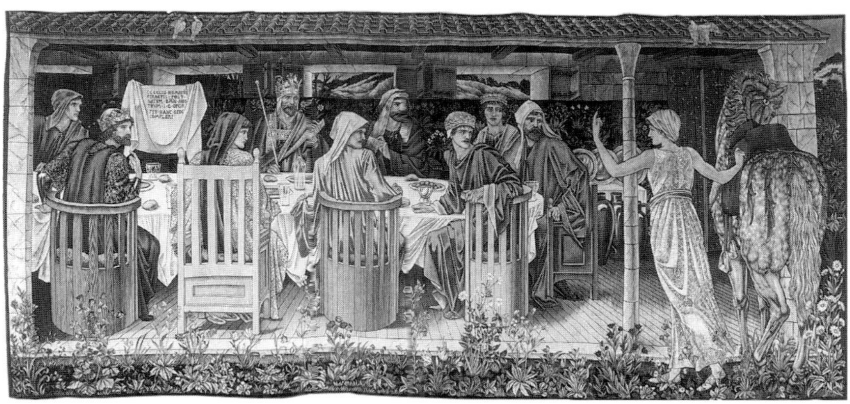

Zuge der Arts-and-Crafts-Bewegung in der Hinwendung zum Gobelin erfüllt hat. Zauberhafte Beispiele dafür sind William Morris' gesticktes Wandbild von 1860 und die nach Edward Burne-Jones' Entwürfen zwischen 1895 und 1899 gefertigten Wandteppiche mit Motiven der Tafelrunde und des Heiligen Grals.

Anderswo

Zum Schluß noch ein Blick auf die Nationalmotive in der Malerei anderer europäischer Völker.

Die Schweizer ließen sich ihren Nationalmythos von außerhalb maßschneidern. Johann Heinrich Füßli, der nach England ausgewanderte Eidgenosse, schuf ihnen 1780 ein Bild vom Rütlischwur, und Friedrich Schiller lieferte den Schweizern 1804 aus Deutschland ihr Nationaldrama, den *Wilhelm Tell.* Zur Mitte des Jahrhunderts malte Charles Gleyre, der Waadtländer, zwei ostschweizerische Widerstandsallegorien, den Freiheitskämpfer Major Davel auf dem Schafott und als Gegenstück dazu *Die Römer unter dem Joch*[54], doch waren wohl beide Motive zu lokalpatriotisch, um über einen engeren Kreis hinaus zu wirken. Das Bild, das sich über die Schweizer Grenzen hinaus ein-

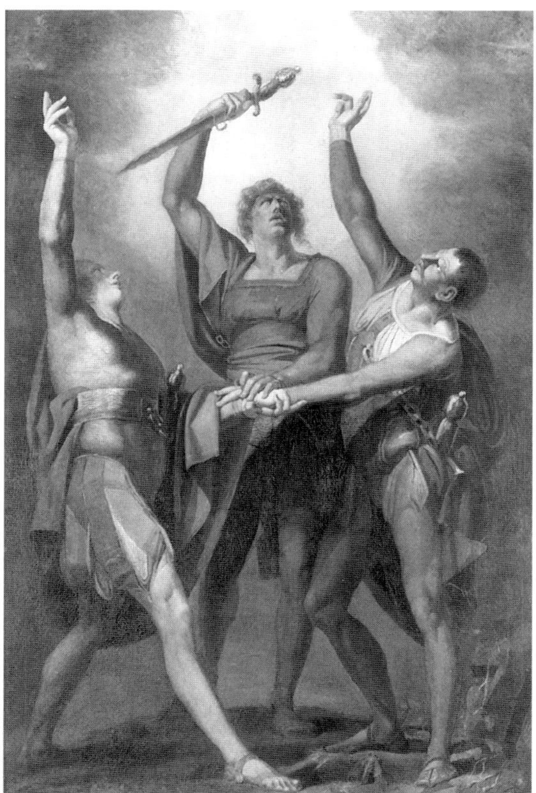

Johann Heinrich Füßli, *Die drei Eidgenossen beim Schwur auf den Rütli,* 1780. Öl/Lwd., 267 × 178 cm, Zürich, Leihgabe des Kantons Zürich im Kunsthaus Zürich

Charles Gleyre,
Der Major Davel, 1850.
Öl/Lwd., 300 × 270 cm
(1980 teilweise verbrannt),
Lausanne, Musée Cantonal
des Beaux-Arts,

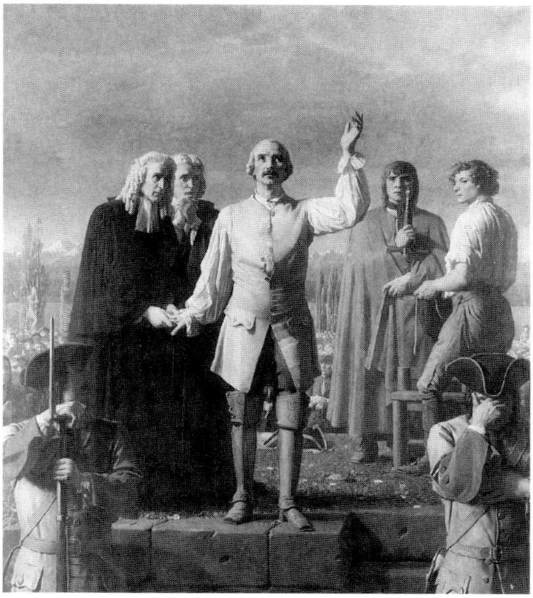

geprägt hat, ist Ferdinand Hodlers *Wilhelm Tell,* der wie ein Apostel für Alpenmilchschokolade aussieht.

Die *Kalevala,* das finnische Nationalepos, das der finnische Arzt Elias Lönnrot – darin seinem mittelalterlichen Vorgänger, dem Autor des *Nibelungenlieds,*

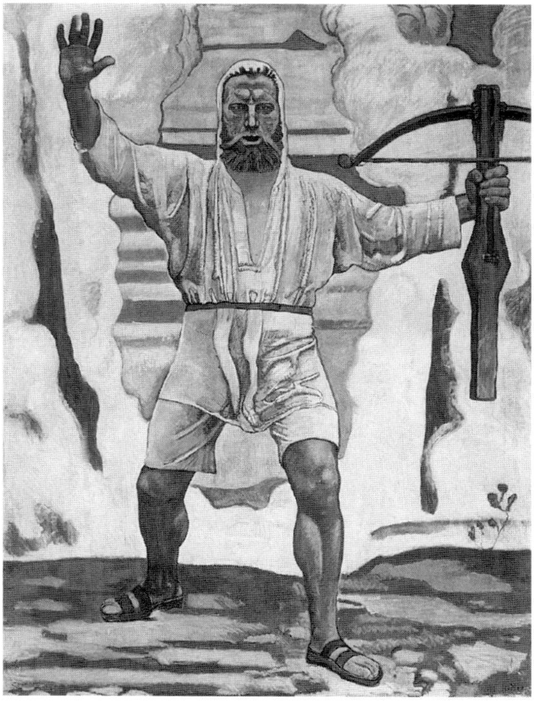

Ferdinand Hodler,
Wilhelm Tell, 1896/97.
Öl/Lwd., 256 × 196 cm,
Solothurn, Kunstmuseum

verwandt (und im Grunde genommen auch nicht sehr viel anders als Macphersons *Ossian*) – aus alten finnischen Gesängen zusammengetragen und zu einem neuen Ganzen geformt hat[55], fand seine kongeniale Umsetzung ins gemalte Bild erst um die Jahrhundertwende mit dem Symbolismus Akseli Gallén-Kallelas.[56]

Ist Deutschland, die Mitte Europas, immer ein Land mit unbestimmten Grenzen gewesen, so ist Polen, am östlichen Rand des Westens, ein Land, dessen Grenzen von seinen aggressiven Nachbarn ständig mißachtet worden sind. Wer Polen im Atlas der Geschichte betrachtet, sieht seine Grenzen manchmal hier, manchmal woanders, manchmal groß, manchmal klein, manchmal gar nicht; dann sind sie von der Landkarte ganz verschwunden. Infolgedessen hat sich in Polen ein Nationalstolz von besonderer Widerständigkeit entwickelt, der gegen alle Unterdrückung angewachsen und über alle Unterdrückung hinausgewachsen ist, ein Nationalismus im Konjunktiv, in Richtung auf eine innere Unendlichkeit. Auch das ist, notgedrungen, ein

Jan Matejko, *Aufhängen der Sigismund-Glocke im Domturm zu Krakau im Jahre 1521* (Detail), 1874. Öl/Holz, 94 × 189 cm, Warschau, Nationalmuseum

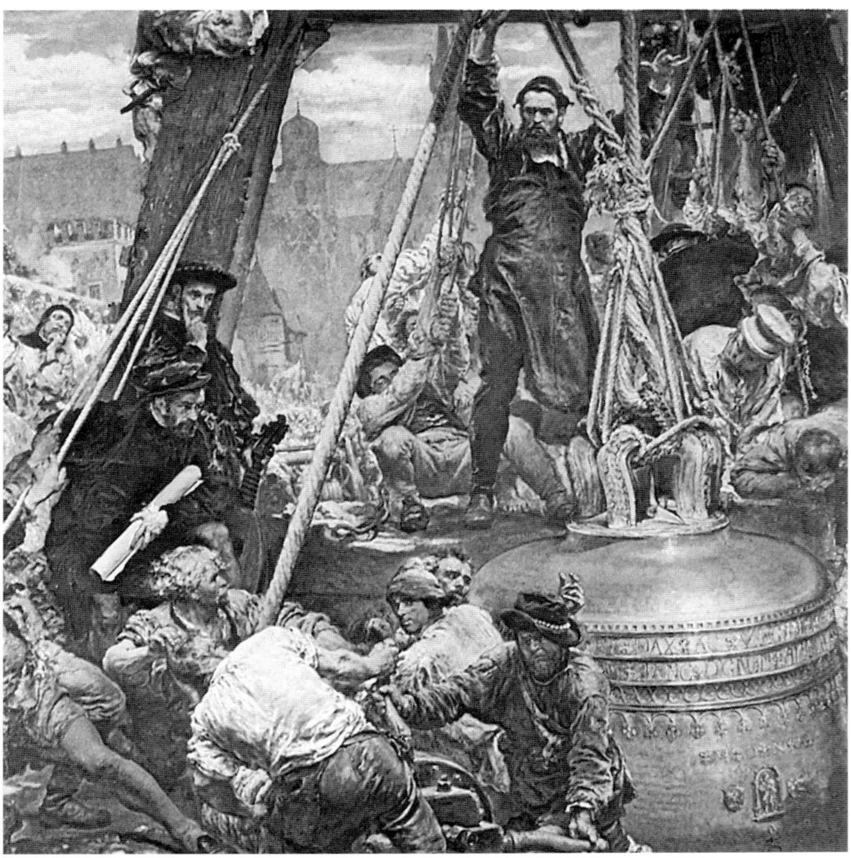

Irrationalismus, aber wie wir wissen, kann solch ein Irrationalismus für die Mentalität eines Volkes realitätsstabilisierend sein; für die Polen war er lebensnotwendig, um überdauern zu können.

1874 schuf Jan Matejko das Gemälde *Aufhängen der Sigismund-Glocke im Domturm zu Krakau im Jahre 1521.* »Die Handlung spielt 1521, zur Zeit der Renaissance, in Krakau. Im Hintergrund ist das Königsschloß und der Kathedralturm auf dem Wawel sichtbar. Im Beisein der königlichen Familie – des Königs Sigismunds I., der Königin Bona, des Thronfolgers Sigismund August, der Tochter Isabella (der zukünftigen Gemahlin des ungarischen Königs, János Zápolya) – sowie des Hofgefolges, darunter der königliche Hofnarr Stánczyk, leitet der Glockengießer, Meister Beham, den Aufzug der Glocke. (...) In der Geschichte des polnischen Volkes kam der Sigismund-Glocke eine symbolische Bedeutung zu, denn ihr Klang verkündete freudige ebenso wie tragische Ereignisse der polnischen Geschichte.«[57] Matejko ist der in Polen hochverehrte Maler der heroischen Momente polnischer Geschichte, an denen die Nation ihr Bewußtsein aufrichtet. Viele seiner Gemälde haben Monumentalformat. Als ich mich vor ein paar Jahren in der Abteilung der Kunst des 19. Jahrhunderts im Nationalmuseum Warschau verhältnismäßig lange aufhielt, wunderten sich einige meiner Kollegen, wieso ich mir solches ›Zeugs‹ überhaupt ansehen könne. Die Polen sehen das ganz anders, denn sie sind stolz auf diese Werke. Elf Jahre vor Entstehung des Bildes *Aufhängen der Sigismund-Glocke* war der letzte polnische Aufstand von der Zarenregierung blutig niedergeschlagen worden.[58] In der gleichen Zeitepoche, in der sich das Deutsche Reich auf dem Hochstand seiner imperialen Selbstgefälligkeit befand, damals, als die von der heutigen Fachwissenschaft mit leiser Verachtung behandelte Kunst der ›Gründerzeit‹ blühte, war die polnische Malerei, die sich der gleichen stilistischen Mittel bediente, wie sie von der Zeitmode vorgegeben waren, ein bedeutendes Zeugnis des Widerstands gegen nationale Fremdbestimmung. Deshalb wird diese Malerei von den Polen ganz anders eingeschätzt als von uns; ein signifikantes Beispiel für perspektivische Differenzen national intendierter Rezeptionsästhetik. Der Wert eines Kunstwerks ist relativ; er wird durch das Ineinandergreifen wechselnder Faktoren bestimmt.

Anmerkungen

1 »Da geschah es, daß ganz plötzlich bei Beendigung eines großen Freskogemäldes in dem letzten der großen Nibelungen-Säle (...) mein linkes Auge sich verdunkelte. (...) Die Rückkehr war traurig und noch trauriger wurde das Leben, als ich erfahren mußte, daß der graue Star im Anzug sei und ich im besten Falle lange, lange Zeit gar nichts würde tun können.« Julius Schnorr von Carolsfeld, Künstlerische Wege und Ziele, hrsg. v. Franz Schnorr von Carolsfeld, Leipzig 1909, S. 23; siehe auch: Inken Nowald, Die Nibelungenfresken von Julius Schnorr von Carolsfeld im Königsbau der Münchner Residenz, 1827–1867, Kiel 1978, S. 74 (= Schriften der Kunsthalle Kiel, hrsg. v. Jens Christian Jensen, Heft 3).

2 Die Stiege im Bild ist sozusagen das Urbild einer ›Jeßner-Treppe‹. Sie ist ein dramaturgisch raffinierter Aufbau zur Vergrößerung der Spielfläche im Bühnenraum in der Sicht nach oben.

In der nordischen Variante zum *Nibelungenlied,* der *Thidrekssaga,* spielt der letzte Kampf in einem Apfelgarten.

3 Siehe hierzu: Nowald (zit. Anm. 1); Wolfgang Storch (Hrsg.), Die Nibelungen. Bilder von Liebe, Verrat und Untergang, München 1987.

4 Nowald (zit. Anm. 1), S. 18.

5 Zit. nach Nowald (zit. Anm. 1), S. 19.

6 Die Bibel in Bildern, 240 Darstellungen erfunden und auf Holz gezeichnet von Julius Schnorr von Carolsfeld. Mit Bibeltexten nach Martin Luthers deutscher Übersetzung, Dresden (1. Aufl.) 1860.

7 Die Säle sind mit Hauptbildern an den Wänden sowie Nebenszenen in den Zwischenfeldern und Supraporten und darüber hinaus mit Lünetten- und Stichkappenschmuck ausgestattet. Hier sind nur die Hauptbilder aufgeführt. ›Saal der Helden‹: an den Wänden Gruppenbilder; Brunhild und Gunther; Siegfried und Kriemhild; Hagen, Volker und Dankwart; Hildebrand und Dietrich; Rüdiger und Etzel; Sieglinde und Siegmund; Gernot, Ute und Giselher; ›Saal der Hochzeit‹: Siegfrieds Rückkehr aus den Sachsenkriegen; Siegfrieds und Kriemhilds Vermählung; Brunhilds Ankunft in Worms; Gürtelspende; ›Saal des Verrats‹: Hagen ermordet Siegfried; Auffindung der Leiche Siegfrieds; Kriemhild erkennt Hagen als Siegfrieds Mörder; Streit der Königinnen; ›Saal der Rache‹: Hagen und Volker verweigern Kriemhild den Gruß; Der Kampf an der Stiege; Dietrich von Bern bezwingt Hagen; Kriemhilds Tod; ›Saal der Klage‹: Bestattung der Helden und Klage; Bischof Pilgrim von Passau erfährt die Kunde vom Untergang der Burgunden; Etzels Boten bringen die Nachricht von Rüdigers Tod nach Bechelaren. Genaue Erfassung siehe Nowald (zit. Anm. 1), S. 420f.

8 Nowald (zit. Anm. 1), S. 13.

9 Thomas Nipperdey, Deutsche Geschichte 1800–1866. Bürgerwelt und starker Staat, München (4. Aufl.) 1987.

10 August Wilhelm Schlegel, Das Lied der Nibelungen, in: ders., Kritische Schriften und Briefe, hrsg. v. Edgar Lohner, Bd. 4, Stuttgart 1965, S. 109, hier zit. nach Nowald (zit. Anm. 1), S. 14.

11 Kritische Friedrich-Schlegel-Ausgabe, hrsg. v. E. Behler unter Mitwirkung v. Hans Eichner und Jean-Jacques Anstett, Bd. 11, München 1958, S. 183, hier zit. nach Nowald (zit. Anm. 1), S. 13.

12 Johann Joachim Winckelmann, Von der Kunst unter den Griechen, zit. nach Winckelmanns Werke in einem Band, ausgew. und eingel. v. Helmut Holtzhauer, Berlin/Weimar 1982, S. 226. So kann der Kunstfachmann sich irren, wenn er die Kunst seiner eigenen Zeit zu beurteilen hat. Das sollte fortwährend zu denken geben.

13 Anne Louise Germaine de Staël, De l'Allemagne, London 1813. Deutsche Übersetzung: Über Deutschland, nach der deutschen Erstausgabe von 1814 hrsg. v. Monika Bosse, Frankfurt/M. 1985, S. 485. Madame de Staël macht allerdings in ihrem Urteil über Mengs eine diplomatische Ausnahme und erteilt ihm einigermaßen herablassend Absolution, indem sie fortfährt: »Mengs, ein deutscher Maler, hat sich in seinen Schriften über die Kunst als philosophischer Denker gezeigt. [Dieses Lob zuvor ist im Grunde ein fein verklausulierter Vorbehalt gegenüber seiner künstlerischen Vitalität, Anm. d. Verf.] Als Winckelmanns Freund teilt er dessen Bewunderung für die Antike. Gleichwohl hat er sehr oft [sic!] die Fehler vermieden, welche man den durch Winckelmanns Schriften gebildeten Malern zum Vorwurf machen kann, die sich größtenteils auf die Nachbildung der alten Meisterstücke beschränken. Mengs hat sich auch den Correggio zum Muster genommen, d. h. einen Meister, der sich in seinen Gemälden von der Gattung der Bildhauerei entfernt und in seinem Helldunkel die unbestimmten und köstlichen Eindrücke der Melodie zurückruft.«

14 Siehe dazu den ausführlichen Aufsatz von Norbert Miller, Europäischer Philhellenismus zwischen Winckelmann und Byron, in: Propyläen Geschichte der Literatur, Bd. IV, Aufklärung und Romantik 1700-1830, Frankfurt/M./Berlin 1988, S. 315ff.

15 Ebenda, S. 320. Miller fährt fort: »›Della magnificenza ed architettura de' Romani‹ (1761) verwirft die griechische Architektur in Bausch und Bogen, erklärt am Beispiel des dorischen Tempels die Prinzipien dieser Baukunst als unwahr und auf Täuschung oder schönen Schein bedacht, und stellt die gemeinsame Tradition der etruskisch-römischen Baukunst, zweckgerichtet, monumental, vielfältig in Erfindung und Durchführung, der angeblichen Natürlichkeit und edlen Einfachheit gegenüber.«

16 Beispiele für den griechischen Motivkreis: Asmus Jakob Carstens, *Priamus und Achill,* 1794, Rötel, weiß gehöht, 74,5 × 98,5 cm, Staatliche Museen zu Berlin – Preußischer Kulturbe-

sitz, Kupferstichkabinett, Sammlung der Zeichnungen und Druckgraphik; Asmus Jakob Carstens, *Eteokles' Aufbruch zum Kampf,* 1797, aquarellierte Kreidezeichnung, 85 × 116 cm, Kunstsammlungen zu Weimar; Jacob Philipp Hackert, *Ideale Landschaft mit Merkur und Paris,* 1785, Öl/Lwd., 65,5 × 89 cm, Leipzig, Museum der bildenden Künste; Christian Ferdinand Hartmann, *Hektors Abschied,* 1812, Öl/Holz, 71 × 59 cm, Dessau, Anhaltische Gemäldegalerie Schloß Georgium; Joseph Hauber, *Das Urteil des Paris,* 1819, Öl/Holz, 61,2 × 79,3 cm, München, Bayerische Staatsgemäldesammlungen, Neue Pinakothek; Philipp Friedrich Hetsch, *Paris und Helena,* 1801, Öl/Lwd., 80,5 × 109 cm, Staatliche Museen zu Berlin – Preußischer Kulturbesitz, Nationalgalerie; Johann August Nahl, *Die Rückkehr des Telemach zu Penelope,* 1803, Öl/Lwd., 70,8 × 158 cm, Kunstsammlungen zu Weimar; Ferdinand Rehberg, *Der Tod der Niobiden,* 1801, Öl/Lwd., 293,5 × 408 cm, München, Bayerische Staatsgemäldesammlungen, Neue Pinakothek; Gottlieb Schick, *Apoll unter den Hirten,* 1806–1808, Öl/Lwd., 178,5 × 232 cm, Stuttgart, Staatsgalerie; Johann Baptist Seele, *Hektors Abschied von Andromache,* 1806, Öl/Lwd., 245 × 195 cm, Schloß Ludwigsburg; Eberhard Wächter, *Telemachs Rückkehr,* kurz vor 1789, Öl/Lwd., 81 × 106 cm, Stuttgart, Staatsgalerie; Johann Martin Wagner, *Rat der Griechen vor Troja,* 1807, Öl/Lwd., 296 × 441 cm, München, Bayerische Staatsgemäldesammlungen, Neue Pinakothek; Januarius Zick, *Merkur in der Werkstatt des Bildhauers,* 1777, Öl/Lwd., 52 × 40 cm, Koblenz, Mittelrhein-Museum.

17 Siehe dazu: Gisold Lammel, Deutsche Malerei des Klassizismus, Leipzig 1986, S. 167f.: »In dem Bestreben, die klassizistische Historiendarstellung zu fördern, veranstaltete der Weimarer Hof in den Jahren 1799 bis 1805 Kunstausstellungen mit eingereichten Arbeiten, zu denen Goethe die Themen als Preisaufgaben wählte. Die Ausschreibungen (...) erfolgten in den Zeitschriften ›Propyläen‹ (1799 und 1800) und ›Jenaische Allgemeine Literatur-Zeitung‹ (1802 bis 1805), wo auch die Preisträger bekanntgegeben und die eingesandten Werke rezensiert wurden. (...) Goethe (...) führte etwas Neues ein, indem er zusicherte, die Wettbewerbsarbeiten ausführlich zu beurteilen und die ausgezeichneten Werke durch die Herausgabe von Stichen bekanntzumachen. (...) Die Themen für die Preisaufgaben, im wesentlichen der griechischen Geschichte und Mythologie entnommen, stammten fast durchweg aus den Epen Homers (...): 1799 ›Venus führt Helena dem Paris zu‹ (Ilias), 1800 ›Hektors Abschied von Andromache‹ (Ilias) und ›Tod des Rhesos‹ (Ilias), 1801 ›Achill auf Skyros‹ (Ilias) und ›Der Kampf Achills mit den Flüssen‹ (Ilias), 1802 ›Perseus befreit Andromeda‹ und (...) freie Wahl des Themas, 1803 ›Odysseus und Polyphem‹ (Odyssee) und ›Die Küste der Kyklopen‹ (Odyssee), 1804 ›Die Menschen, vom Element des Wassers bedroht‹, und schließlich, zur letzten Ausstellung 1805, ›Die Taten des Herakles‹.«

18 Carl Friedrich Köppen, Friedrich der Große und seine Widersacher, Leipzig 1840, S. 75. Hier zit. nach Gisold Lammel, Tagträume. Bilder im Lichte der Aufklärung, Dresden/Amsterdam 1993, S. 101.

19 Ebenda, S. 240.

20 Vgl. Lammel (zit. Anm. 18), S. 66f.

21 Die Uraufführung fand erst am 18. Oktober 1860 in Breslau statt.

22 Lammel (zit. Anm. 18), S. 66.

23 In Herders *Ideen zur Geschichte des Menschengeschlechts* heißt es im 16. Buch, S. 95: »Indessen dürfen wir doch, wenigstens brüderlich, jenes entfernten Schatzes der deutschen Fabellehre uns freuen, der sich am Ende der bewohnten Welt, in Island, erhalten oder zusammengefunden und durch die Sage der Normänner und christlichen Gelehrten augenscheinlich bereichert hat: ich meine die nordische Edda. Als eine Sammlung von Urkunden der Sprach- und Denkart eines deutschen Volksstamms ist sie allerdings auch uns höchst merkwürdig. Die Mythologie dieser Nordländer mit der griechischen zu vergleichen, kann lehrreich oder unnütz werden (...); sehr vergeblich wäre es aber, einen Homer oder Ossian unter diesen Skalden zu erwarten. Bringt die Erde allenthalben einerlei Früchte hervor, und sind die edelsten Früchte dieser Art nicht Folgen eines lange zubereiteten seltenen Zustands der Völker und Zeiten? (...) Leider können wir Deutschen von unseren alten Sprachschätzen nicht viel aufzeigen; die Lieder unserer Barden sind verloren; der alte Eichbaum unserer Heldensprache prangt, außer wenigem, nur mit sehr junger Blüte.«

24 Der erste Teil entstammt einer anderen Handschrift als der zweite. Man unterscheidet die Handschriften A (aus Hohenems), B (aus St. Gallen) und C (in der fürstlichen Bibliothek Donaueschingen). Friedrichs Brief an den Herausgeber lautet: »Hochgelehrter, lieber getreuer. Ihr urtheilt, viel zu vortheilhafft, von den Geschichten aus dem 12., 13. und 14. Seculo, deren Druck Ihr befördert habet, und zur Bereicherung der Teutschen Sprache so brauchbar haltet. Meiner Einsicht nach sind solche nicht einen Schuß Pulver werth; und verdienten nicht, aus dem Staube der Vergessenheit gezogen zu werden. In meiner Bücher-Sammlung wenigstens würde Ich dergleichen

elendes Zeug nicht dulden, sondern herausschmeißen. Das Mir davon eingesandte Exemplar mag dahero sein Schicksal, in der dortigen großen Bibliothec, abwarten. Viele Nachfrage verspricht aber diesem nicht, Euer sonst gnädiger König/Potsdam, d. 22. Februar 1784/Frch.«

25 Der Nibelungen Lied, hrsg. v. Friedrich Heinrich von der Hagen, Berlin 1807, S. 3 (Einleitung), hier zit. nach Nowald (zit. Anm. 1), S. 13.

26 Das Nibelungen Lied, übers. v. Karl Simrock, Berlin 1827. Simrock erklärt in seiner Vorrede, er folge der von Karl Lachmann in Berlin herausgegebenen Ausgabe des mittelhochdeutschen Textes, der die Handschrift A zugrundelag. Siehe dazu: Joachim Heinzle, »... diese reinen kräftigen Töne«. Zu Karl Simrocks Übersetzung des Nibelungenliedes, in: Die Nibelungen, hrsg. v. Joachim Heinzle/Anneliese Waldschmidt, Frankfurt/M. 1991, S. 111ff.

27 Vgl. Karl Otto Conrady, Goethe. Leben und Werk, Frankfurt/M. 1987, 2. Teil, S. 381: »›Ich habe (...) für meine Person nichts gemäßer gefunden, als die breite und tiefe immer lebendige Natur, die Werke der griechischen Dichter und Bildner‹, schrieb er [Goethe] (...) an seinen Freund Knebel (9. 11. 1814). Das Nibelungenlied vor allem war es, das auch ihn wie viele Zeitgenossen in Bann schlug. Nach Ausweis der ›Annalen‹ seit spätestens 1806 mit dieser Dichtung bekannt, begann er sie ausgiebig zu studieren, nachdem ihm Friedrich Heinrich von der Hagen seine modernisierende Bearbeitung ›Der Nibelungen Lied‹ geschickt hatte. Aus dem Schema für eine Besprechung der Übersetzung des Liedes durch Karl Simrock (1827) erkennt man, daß er es als ›grundheidnische‹ Dichtung auffaßte, in der ›keine Spur von einer waltenden Gottheit‹ zu finden sei. Auch deshalb war ihm dieses Epos lieb, weil es von der katholisierenden ›Rücktendenz nach dem Mittelalter‹ nicht vereinnahmt werden konnte, wenngleich August Wilhelm Schlegel in ihm christlichen Geist zu spüren meinte. ›Die Kenntnis dieses Gedichts gehört zu einer Bildungsstufe der Nation‹, notierte Goethe in seinem Rezensionsschema und erlebte in den napoleonischen Jahren, wie es ›patriotische Tätigkeit‹ war, die die Gebildeten mit besonderer Teilnahme zu den Werken des deutschen Altertums greifen ließ (›Annalen‹ zu 1807). Die Erschließung alter Quellen der eigenen Vergangenheit sollte das Nationalbewußtsein sowohl gegenüber der Fremdherrschaft als auch der Zerstückelung der Nation in Kleinstaaterei stärken helfen. Die ›Nibelungen‹ las er bei seinen Mittwochsbeiträgen vor und übersetzte sie Zeile für Zeile. Seit Ende 1805 hielt er nämlich mittwochs in den Vormittagsstunden in seinem Haus private Vorlesungen, zu denen Damen des Hofs und der Weimarer Gesellschaft eingeladen waren.«

28 Siehe dazu: Gert Schiff, Füssli: ›Sivrit, ein beßrer Achilleus‹, in: Storch (zit. Anm. 3), S. 125 (Auszug aus: Gert Schiff, Johann Heinrich Füssli 1741–1825. Text und Œuvrekatalog, 2 Bde., Zürich/München 1973, S. 315–320): »Als Grundlage für seine Illustration benutzte er die erste Edition des Urtextes von Bodmers Schüler Christoph Heinrich Myller, Berlin 1782; später erwarb er noch zwei Übersetzungen. Die ältere *Edda* sowie Mallets *Northern Antiquities* konnten ihn auf den Zusammenhang des *Nibelungenlieds* mit der nordischen Mythologie lenken; zur Ergänzung beschaffte er sich ferner die *Nordischen Heldenromane* von Friedrich Heinrich von der Hagen, 1814, sowie Müllers *Sagenbibliothek* von 1816, ja sogar das Drama *Sigurd der Schlangentöter* von Friedrich de la Motte Fouqué. Philologisch dürfte Füssli demnach mit diesem neuen Stoffgebiet kaum weniger gut vertraut gewesen sein als mit dem Homer.«

29 Folgende Blätter Füßlis seien hervorgehoben: *Brunhild betrachtet den von ihr gefesselten, an der Decke aufgehängten Gunther,* 1807, Bleistift, Feder und Tusche mit Sepia und Tusche laviert, 48,3 × 31,7 cm, Nottingham, Castle Museum (Schiff 1381); *Kriemhild rühmt vor Brunhild ihren Gemahl Siegfried,* 1805, Feder in Sepia, 24,7 × 20,1 cm, Zürich, Kunsthaus, Graphische Sammlung (Schiff 1383); *Siegfried, insgeheim mit Kriemhild verheiratet, durch Hagen bei seinem ersten Stelldichein mit ihr nach dem Sieg über die Sachsen überrascht,* 1817, Bleistift und graue Tusche, 19,1 × 15,4 cm, Staatliche Museen zu Berlin – Preußischer Kulturbesitz, Sammlung der Zeichnungen und Druckgraphik (Schiff 1535); *Der Streit der Königinnen,* 1805, Bleistift, grau getönt, 46,4 × 37,4 cm, Schweiz, Privatsammlung (Schiff 1789); *Kriemhild zeigt Hagen das Haupt Gunthers,* 1805, Bleistift, grau aquarelliert, 48,8 × 38,7 cm, Zürich, Kunsthaus, Leihgabe der Gottfried-Keller-Stiftung (nicht bei Schiff); *Kriemhild, von zwei hunnischen Dienern begleitet, zeigt Hagen den Nibelungenring,* 1807, Aquarell über Bleistift, 50 × 38,4 cm, Zürich, Kunsthaus, Leihgabe der Gottfried-Keller-Stiftung (nicht bei Schiff).

30 Schiff (zit. Anm. 28), S. 128f.: »Man muß bis zu Beardsleys *Morte Darthur* vorausgehen, um eine ähnlich unbefangene Mischung von pseudomittelalterlichen Zügen und mondänen Roben, Haartrachten, ja Typen aus des Künstlers eigener Zeit zu finden. Die Kammerfrauen der Königinnen tragen wie diese selbst die hochgegürteten Tuniken der Empirezeit mit den in England im Zuge des ›Gothic Revival‹ aufgekommenen, elisabethanischen geschlitzten Schulterpuffen; in den Haartrachten folgen sie mit hochgebundenen Knoten und in die Stirn fallenden Lockenrollen der

letzten Mode von 1805. Ja, in dem bizarrsten Blatt der Folge [*Kriemhild, von zwei hunnischen Dienern begleitet, zeigt Hagen den Nibelungenring,* 1807] trägt Kriemhild gar ein Gewand, das mit dem frackähnlichen Caraco und dem à la polonaise gerafften Überkleid auf die siebziger und achtziger Jahre zurückgreift, sich mit dem Fichu, mit Halskrause und der genialischen Windstoßfrisur aber wiederum auf der Höhe der modischen Neuerungen des Entstehungsjahres 1807 hält.«

31 Peter Cornelius, *Aventiure von den Nibelungen,* 1812–1817, Zyklus von 7 Zeichnungen zum Nibelungenlied, in Stichen hrsg. v. J. H. Lips, H. Ritter und C. Barth, verlegt bei G. Reimer, Berlin.

32 Klaus Lankheit, Nibelungen-Illustrationen der Romantik. Zur Säkularisierung christlicher Bildformen im 19. Jahrhundert, in: Zeitschrift für Kunstwissenschaft, Bd. 7, 1953, S. 95ff. Wiederabgedruckt bei Storch (zit. Anm. 3), S. 77ff.; vgl. auch Heinzle/Waldschmidt (zit. Anm. 26), S. 193ff.

33 Julius Hübner, *Siegfried,* Holzschnitt; Julius Schnorr von Carolsfeld, *Kriemhilds Traum,* Zeichnung; Julius Schnorr von Carolsfeld, *Vermählung Kriemhilds;* Julius Hübner, *Begrüßung Kriemhilds und Brunhilds,* Holzschnitt; Anton Stilke, *Taufe Ortliebs,* Holzschnitt. Die Beispiele sind nach den Abbildungen in Lankheits Aufsatz (zit. Anm. 32) benannt.

34 Moritz von Schwind, *Ritter auf nächtlicher Wasserfahrt,* um 1865, Öl/Zinkblech, 32 × 23,2 cm; *Die Donau mit ihren Nebenflüssen,* um 1855, Öl/Lwd., 36 × 65 cm; *Vater Rhein spielt die Fiedel Volkers,* 1865, Öl/Lwd., 34 × 62,5 cm, alle München, Bayerische Staatsgemäldesammlungen.

35 Jean Auguste Dominique Ingres, *Jeanne d'Arc bei der Krönung Karls VII.,* 1854, Öl/Lwd., 240 × 178 cm, Paris, Musée du Louvre.

36 Klaus von See, Das Nibelungenlied – ein Nationalepos? in: Heinzle/Waldschmidt (zit. Anm. 26), S. 43ff., hier S. 84.

37 Ebenda, S. 94f.

38 Frank Kirchbach, Wandgemälde im Nibelungenzimmer auf Schloß Drachenburg, Rhein, 1882–1884; Ferdinand Wagner, Waldgemälde zum Nibelungenlied im großen Rathaussaal des Rathauses Passau, um 1891. Siehe dazu: Heinz-Toni Wappenschmidt, Nibelungenlied und Historienmalerei im 19. Jahrhundert. Wege der Identitätsfindung, in: Heinzle/Waldschmidt (zit. Anm. 26), S. 219ff.

39 Siehe dazu: J. A. Schmoll gen. Eisenwerth, Karl Schmoll von Eisenwerth – Der Nibelungenzyklus für das Cornelianum in Worms, in: Storch (zit. Anm. 3), S. 214ff.

40 Hermann Wislicenus, Wandgemälde in der Kaiserpfalz zu Goslar, 1879–97: *Die Wiedererstehung des deutschen Reiches* (Apotheose auf Kaiser Wilhelm I.); *Die Zerstörung der Irminsul; Kaiser Heinrich II. empfängt die Kaiserkrone in der alten Peterskirche zu Rom; Kaiser Heinrich III. führt Papst Gregor VI. und Hildebrand gefangen nach Deutschland; Kaiser Heinrich IV. in Mainz; Barbarossa demütigt sich vor Heinrich dem Löwen; Barbarossa als Sieger in der Schlacht von Ikonium; Friedrichs II. Hofhalt in Palermo; Der Reichstag zu Worms; Die Geburt Dornröschens; Die Erziehung Dornröschens; Barbarossas Erwachen;* siehe dazu: Rainer Schoch, Das Herrscherbild in der Malerei des 19. Jahrhunderts, München 1975, S. 185ff.

41 Siehe dazu: Alicia Craig Faxon, Dante Gabriel Rossetti, Oxford 1989, S. 90.

42 Die Künstler hatten die zu bearbeitenden Themen folgendermaßen untereinander aufgeteilt: J. Hungerford Pollen, *König Artus empfängt von der Dame vom See das Schwert Excalibur;* William Morris, *Sir Palamides ist eifersüchtig auf Sir Tristan;* Val Prinsep, *Sir Pelleas verläßt Lady Ettard;* John Roddam Spencer Stanhope, *Sir Gawain trifft die Fräulein an der Quelle;* Dante Gabriel Rossetti, *Sir Lanzelot wird durch seine Sündhaftigkeit daran gehindert, die Gralskapelle zu betreten* (ein weiteres Motiv, das sich Rossetti vorgenommen hatte, *Wie Sir Galahad, Sir Bors und Sir Parzival vom Heiligen Gral gespeist wurden,* kam nicht zur Ausführung); Arthur Hughes, *Artus und die weinenden Königinnen,* Edward Burne-Jones, *Merlin, durch die Dame vom See gebannt.* Siehe dazu: Martin Harrison/Bill Waters, Burne-Jones, London (1973) aktual. und erw. Ausg. 1989, S. 35.

43 William Dyce wurde 1847 mit der Aufgabe betraut. Fünf Szenen der Artus-Sage dienten ihm zur allegorischen Umschreibung der Herrschertugenden. Nach Dyce' Tod 1864 wurden die Fresken von C. W. Cope vollendet.

44 Walter Martin teilt in seinem Nachwort zur deutschen Übersetzung von Thomas Malorys *Morte Darthur* folgendes mit: »Sein Vater, John Malory, bekleidete im 15. Jahrhundert verschiedene Ämter in der Grafschaft Warwickshire. 1413 ist er als Parlamentsmitglied für diese Grafschaft bezeugt. Er starb 1434. Sein Sohn, unser Thomas Malory, ist Anfang des 15. Jahrhunderts geboren. Er war zunächst in ähnlicher Stellung wie sein Vater und diente dann im Heer von Richard Beauchamp, Graf von Warwick, bei der Belagerung von Calais. Auch er saß für Warwickshire im Par-

lament (1444 oder 1445). Aber dann erfolgte ein merkwürdiges Abgleiten. Nachdem er schon 1443 wegen eines Eigentumsdeliktes angeklagt worden war, wurde er 1450 beschuldigt, er habe mit anderen in einem Hinterhalt gelegen, um den Herzog von Buckingham zu ermorden. Ein Einbruch vom 25. Mai 1450 ist ebenso aktenkundig wie verschiedene Raubzüge gegen Schlösser im Juni oder Juli 1451. Am 23. Juli 1451 ist er inhaftiert worden, aber nach fünf Tagen soll er wieder ausgebrochen sein. Weiter wird berichtet, daß er die Zisterzienserabtei Combe überfallen und Geld und Wertsachen entwendet habe; am nächsten Tage sei er mit mehreren Helfershelfern wiedergekommen, habe achtzehn Türen erbrochen, den Abt beschimpft und noch mehr Geld gestohlen. Bis zu einer erneuten Festnahme müssen neun Monate vergangen sein. Der Prozeß ist mehrfach verschoben worden. 1454 wurde er gegen Bürgschaft auf freien Fuß gesetzt. Er ist dann einige Zeit in Essex nachweisbar. Aber wieder hört man von einem geplanten ›Raub‹. Allein dieser Anschlag mißlang, und bereits der 16. Oktober 1454 sieht ihn wieder in Haft. Die Akten melden einen Ausbruch am 30. Oktober und seine erneute Gefangennahme am 18. November. Das Jahr 1456 bringt eine große Amnestie (man ist im Zeitalter der Rosenkriege mit all ihrem Hin und Her), aber Malory kann nur ganz kurze Zeit frei gewesen sein. In Ludgate ist er wieder festgenommen worden, und dann blieb er für fünf oder sechs Jahre mit gelegentlichen Unterbrechungen in Haft. Die letzte bezeugte Festnahme geschah im Januar 1460.« Richard Barber bezweifelt, ob gerade *dieser* Malory mit seinem turbulenten Lebenslauf der Verfasser des *Morte Darthur* gewesen sei, und bietet noch drei weitere Malorys zur Auswahl, die alle Thomas heißen, alle adliger Herkunft sind und alle im Gefängnis gesessen haben: Thomas Malory of Hutton and Studley in Yorkshire, Thomas Malory of Papworth St. Agnes in Cambridgeshire und Sir Thomas Malory of Newbold Revel. Dem letztgenannten gibt Barber den Vorzug. Siehe dazu: Sir Thomas Malory, Die Geschichten von König Artus und den Rittern seiner Tafelrunde, übertragen v. Helmut Findeisen auf der Grundlage der Lachmannschen Übersetzung. Mit einem Nachwort v. Walter Martin u. mit Illustrationen v. Aubrey Beardsley, III Bde., Frankfurt/M. 1977, Bd. III, S. 1015f.; Richard Barber, King Arthur, Hero and Legend, Woodbridge/Suffolk (1961) aktual. und erw. Ausg. 1986, S. 114ff.

45 Das Schlußimpressum des Verlegers lautet: »So endet dieses edle und freudenreiche Buch, genannt LE MORTE DARTHUR, obgleich es von der Geburt, dem Leben und den Taten des besagten Königs Artus handelt, von den edlen Rittern seiner Tafelrunde, ihren wunderbaren Fahrten und Abenteuern, von der Suche nach dem heiligen Gral und am Ende von ihrer aller schmerzlichem Scheiden aus dieser Welt. Dieses Buch wurde ins Englische übertragen von Sir Thomas Malory, dem Ritter, wie zuvor gesagt, und wurde von mir in einundzwanzig Bücher und in Kapitel eingeteilt und gedruckt und fertiggestellt in der Abtei zu Westminster am letzten Tage des Juli im Jahre Unseres Herrn MCCCCLXXXV Caxton me fieri fecit.« »Bis 1634 gab es fünf Ausgaben des ›Morte Darthur‹, dann 182 Jahre lang gar keine. Sieben erschienen sodann zwischen 1816 und 1899, und seitdem wuchs ihre Anzahl beträchtlich.« Malory (zit. Anm. 44), Bd. III, S. 1007 und S. 1044.

46 Das Symbolbild des Amboß auf dem kubischen Stein könnte auf den Einfluß okkulten templerischen Gedankenguts hinweisen.

47 Das ist möglicherweise ein Hinweis auf den göttlichen Jungfräulichkeitsdispens Marias. Auch scheint unausgesprochen Maria Magdalena im Hintergrund Pate zu stehen.

48 Malory (zit. Anm. 44), Bd. III, 20. Buch, 3. Kapitel, S. 933.

49 Alfred Lord Tennyson, Idylls of the King in twelve Books, London (1. Aufl.) 1885.

50 Vgl. Craig Faxon (zit. Anm. 41), S. 72. Eine weitere Rothaarige, die Rossetti porträtiert hat, war Anne Miller. Doch sie war William Holman Hunts Modell. Hunt machte Rossetti deshalb eine kollegiale Eifersuchtsszene, darüber kam es zwischen beiden Künstlern zum Zerwürfnis.

51 Ebenda, S. 111.

52 Dante Gabriel Rossetti, *Jane Burden als Königin Guinevere,* 1858, Bleistift und Tuschfederzeichnung mit Weißhöhung, 42,3 × 37,4 cm, Dublin, National Gallery of Ireland.

53 Siehe dazu: Craig Faxon (zit. Anm. 41), S. 78.

54 Charles Gleyre, *Die Römer unter dem Joch,* um 1858, Öl/Lwd., 240 × 192 cm, Lausanne, Musée cantonal des Beaux-Arts.

55 Kalevala. Das finnische Epos des Elias Lönnrot. Vollständiger Text. Aus dem finnischen Urtext übertragen v. Lore Fromm und Hans Fromm, München 1979. Die erste finnische Ausgabe des neuen *Kalevala*-Epos erschien mit den ersten 50 Gesängen 1849.

56 Von Gallén-Kallelas Fresken ist als einziges *Kullervo zieht in den Streit,* 1901, Helsinki, Gamla Studenthuset, erhalten; die Fresken zur Ausschmückung des Juselius-Mausoleums in Björneborg von 1903 wurden 1931 zerstört. Die Kartons dazu befinden sich im Atheneum Hel-

sinki. Daselbst befinden sich ebenfalls Galléns Gemälde zur *Kalevala*. Hervorgehoben seien: *Aino-Triptychon,* 1891, Öl/Lwd., Mittelfeld 153 × 153 cm, Seitenfelder je 153 × 77 cm; *Der Sampo wird geschmiedet,* 1893, Öl/Lwd., 200 × 151 cm; *Die Verteidigung des Sampo,* Öl/Lwd., 146 × 103 cm; *Die Mutter des Lemminkäinen,* 1897, Öl/Lwd., 85 × 118 cm; *Kullervos Fluch,* 1897–99, Öl/Lwd., 186 × 105 cm; Galléns letztes großes Unternehmen, die Prachtausgabe des *Kalevala*-Epos, blieb unvollendet.

57 Jens Christian Jensen (Hrsg.), Polnische Malerei von 1830–1914, Köln 1978, S. 234.

58 Die ›polnische Frage‹ blieb wie schon im 18., so auch im 19. Jahrhundert Gegenstand der europäischen Polenpolitik. Die Errichtung eines Herzogtums Warschau 1807 durch Kaiser Napoleon I. aus den polnischen Gebieten Preußens und Österreichs unter dem König von Sachsen diente der französischen Politik. Auf dem Wiener Kongreß 1815 wurde außer Galizien (Österreich), Posen und Westpreußen (Preußen) sowie dem Freistaat Krakau (bis 1846) das ehemalige Polen an Rußland gegeben. Das Herzogtum Warschau wurde als Königreich Polen (Kongreßpolen) unter dem Zaren Alexander I. in Personalunion mit eigener Verfassung, Verwaltung und Armee ausgestattet, die es aber nach dem Aufstand von 1830/31 verlor. 1846 und 1848 kam es in Galizien und Posen zu polnischen Aufstandsversuchen, 1863/64 in Kongreßpolen noch einmal zu einer großen Erhebung.

V. Das irdische Paradies

V.1 Picknick

Gustave Courbets großes Ich-und-die-Welt-Gemälde *Das Atelier des Malers* wurde im Kapitel *Panorama* des ersten Bandes (Ft. 15) als im schöpferischen Innenraum der Werkstatt entfaltetes, autobiographisches Schicksals- und Gesellschaftspanorama vorgestellt. Wie zu beobachten war, sprengt es den Raum von innen her und erschließt ihm die Tiefe einer imaginären Landschaft, angesichts derer unbestimmt bleibt, ob eine Außen- oder eine Innenlandschaft gemeint ist. Werner Hofmann beginnt sein Buch *Das irdische Paradies* mit einer ausführlichen Analyse dieses auf den ersten Blick sich eindeutig gebenden, bei näherer Betrachtung zunehmend geheimnisvoll wirkenden Gemäldes: »Dieses unverstandene Bild ist eines der merkwürdigsten, umfassendsten Dokumente des 19. Jahrhunderts. Es ist ein Schlüsselbild, in dem die Entwicklung einen Augenblick innehält und ihre Summe zieht: in ihm läuft die erste Hälfte des Jahrhunderts zusammen, während sich die zweite vorbereitet. (...)«

Im folgenden kommt Hofmann auf das seltsam Provisorische und schwer Faßliche der Umgrenzungen des Atelierinnenraums zu sprechen: »Es fehlt das Verbindliche. An seiner Stelle glaubt man Unsicherheiten und steckengebliebene Ansätze zu entdecken. Der erste Eindruck ist ein unverbundenes Nebeneinander. Dieser verhangene, unfertige Raum ist kein Behälter, sondern ein vieldeutiges, schemenhaftes Bühnenbild, das an seinen Rändern zerfließt. Unbestimmte Tiefenerstreckungen, verschiebbare Raumgrenzen. Man steht vor Schleiern, bemalten Vorhängen, verschmutzten Kulissen. Diese scheinen, zumal in der linken Bildhälfte, einem riesigen, Fragment gebliebenen Wandbild anzugehören, das da und dort in die dritte Dimension übergeht. Fläche und Tiefe, Innen- und Außenraum streifen aneinander, überall klaffen Nähte auf, an denen das Offene in die begrenzte Welt hereinweht. (...) Was diesen zutiefst beiläufigen Raum konstituiert, sind lose zusammengeschobene Kulissenwände. Zwischen grauen Streifen taucht Landschaftliches auf, ein rundes Medaillon gleicht einem blassen Gestirn. Nirgends jedoch verdichten sich diese Inseln zur Bestimmtheit begehbarer Naturausschnitte. Sie verharren im Traumgesicht, das sich ungerufen öffnet und verschließt. (...) Gerade von dieser unwirklichen Stimmung des Hintergrundes erfährt das Landschaftsbild auf der Staffelei eine Erhöhung seines Wirklichkeitscharakters. Gemessen an den unfertigen Andeutungen der Bildtiefe ist dieses Bild im Bilde ungleich gegenwärtiger und ›wirklicher‹. Was in der Tiefe als Vision, als traumschwere Schattenwelt wartet, ist auf der Staffelei Wirklichkeit geworden. Mit öffnender Kraft zieht diese Landschaft das Auge auf sich, sie ist das Fenster, das Ausblick in eine eindeutige Wirklichkeit gewährt. (...) Vielleicht liegt gerade in dieser Landschaft der Zugang zur ›Botschaft‹ des Bildes. Sie ist die einzige Stelle der Komposition, der nichts Lastendes, Beengtes anhaftet. Sie will, in einem symbolischen Sinne, Ausblick sein: im Bild der Natur entdeckt der Mensch den Zuspruch einer reineren, immerwährenden Welt, die ihm Bindung, Läuterung und Sammlung verspricht. In ihr verkörpert sich – wenn man den Vergleich mit religiösen Vorstellungen nicht scheut – eine der Heilsgewißheiten des modernen Menschen. So wird die Geste des Malers zum prophetischen Hinweis, und dem Blick der beiden Menschen, die ihm zur Seite stehen, eignet ein Maß an Hingabe, wie es nur der Gläubige besitzt. Der Künstler, das Weib und das Kind – sie sehen in der Welt noch immer die Ursprünglichkeit des ersten Schöpfungstages, sie stehen zu ihr in einem umfangenden, totalen Verhältnis. Ihre Erlebniskraft ist rückhaltlos, auf das Ganze ausgerichtet. Zwischen diesen drei Gestalten besteht eine Erlebnisgemeinschaft, die sie von den beiden Flügelgruppen distanziert. Sie verkörpern die Welt des Einfachen und Wahren (…).«[1] Soweit Werner Hofmann.

Edouard Manets *Frühstück im Freien* (Ft. 5) ist in vieler Hinsicht die Umkehrung von Courbets *Atelier.* Beide Gemälde fanden nicht Eingang in den offiziellen Salon. Hatte Courbet sein von den Veranstaltern der Pariser Weltausstellung 1855 abgelehntes Gemälde in demonstrativem Trotz in einem eigens von ihm errichteten ›Pavillon du Réalisme‹ der Kunstwelt entgegengehalten, so wurde Manets *Frühstück im Freien* acht Jahre später zum Skandalon des ›Salon des Refusés‹. Im Grün einer Waldlichtung lagern zwei Männer und eine Frau. Die beiden Männer sind modisch gekleidet. Ihre Anzüge mit den hellen Hosen und den schwarzen Samtjacken, dazu die schwarzen Kappen und die dunklen Backenbärte geben ihnen das Air bohemehaft-soignierter Eleganz. Daß das Großstädter sind, die sich da im Grünen niedergelassen haben, ist unverkennbar. Die Natur ist in Stadtnähe. Die beiden Männer debattieren miteinander; der eine, den Spazierstock in der Linken, sagt soeben etwas, seine rechte Hand hat er in einem sprechenden Gestus erhoben. Der andere hört ihm zu, neben ihm sitzt eine nackte Frau. Den Kopf in die rechte Hand gestützt, schaut sie sinnend aus dem Bild. Auf das, was sich die Männer erzählen, achtet sie nicht; sie denkt an irgend etwas ganz anderes. Weder beziehen die Männer die Frau in ihre Gedankenwelt ein, noch zeigt sich die Frau daran interessiert. Das Beisammensein bietet sich in einem Augenblick des Miteinandervertrautseins in gewachsener, lässiger Gleichgültigkeit. Die violett schimmernde weiße Unterwäsche, auf der die Nackte sitzt, um sich vor der Bodenfeuchtigkeit zu schützen, geht in einer schlängelnden Windung in das brillant gemalte Stilleben über, das, Bild im Bild, mit dem abgelegten Kleid, dem Strohhut und dem Picknickkorb samt Inhalt in der linken unteren Ecke eine Zone für sich schafft. Die Waldlichtung wird im Mittelgrund vom Ufer eines Sees begrenzt. Dort steht, in ein Hemd gekleidet, das sie züchtig mit der linken Hand zusammenhält, eine weitere Frau bis zu den Knien im Wasser. Zweifellos sind die Frauen die Freundinnen der beiden Männer, weswegen es sich, nach Auffassung der Zeitgenossen, trotz der eleganten Kleidung nicht empfiehlt, von Herren und Damen der Gesellschaft zu sprechen. Wenn die schon mit ihren Geliebten nicht nur ins Bett, sondern auch ins Grüne gehen, und wenn die Frauen sich dann auch noch im Freien entblößen, dann ist das eben Boheme. Wenn dann aber noch einer daherkommt und das malt, geht das doch zu weit! Wir wundern uns heute darüber, warum sich die Leute damals so über das Bild entrüstet haben; das eben aber war der Grund – eine glatte Provokation!

Das Hauptmoment der Reversion im Vergleich zu Courbets Atelierbild besteht nun darin, daß Courbet seine Gesellschaft in das Atelier hineingeholt hat; er hat das Innere des Ateliers zum Schauplatz der Welt gemacht. In Manets Gemälde verhält es sich gerade umgekehrt. Die Intimität einer Szene, die eigentlich in das Innere der vier Wände gehört, ist nach draußen getragen. Das ist eine Exhibition. Neigen die Atelierwände in Courbets Bild dazu, in die Landschaft hinein durchlässig zu werden, tendiert das Innere also in Richtung auf einen imaginativen Außenraum, so wird bei Manet, in Gegenrichtung dazu, der Wald als Außenraum zum imaginativen Innenraum, er wird zur Hülle der intimen Szene. Das ist ein entscheidender Wechsel.

Regte sich das breite Publikum vor allem über den Inhalt von Manets Bild auf, so monierten die Fachkritiker eher die ›rohe‹ Malweise. Ebenso wie dem Innenraum von Courbets *Atelier* eignet dem Landschaftsraum von Manets *Frühstück* eine eigenartige Unbestimmtheit. Für den, der nicht nur eine Reproduktion betrachtet, in der die Ausmaße um ein Vielfaches zusammengezogen erscheinen, sondern der vor dem Original steht, macht sich das um so stärker bemerkbar. Die Landschaftswiedergabe ist in erster Linie durch die Farbwerte bestimmt, das Grün, das Schwarz, das Blau, das Gelb und das Braun. Aus dem Neben- und Ineinander des Farbfleckengefüges entsteht der Landschaftseindruck. Perspektivisch ist er nicht recht zu fassen und bleibt diffus. Links gleitet der Blick unter dunklen Baumkronen wie durch einen flatternden Tunnel, der eine perspektivische Bahn vortäuscht, nach hinten, und es dauert eine Weile, bis das Auge, das die Blickbahn für einen Waldweg halten könnte, gewahr wird, daß dort sogleich schon das Ufer des Sees beginnt. Im Mittelgrund, wo der Blick in die Tiefe durch die Gestalt der Badenden aufgehalten wird, geht das Feste in das Wäßrige, das Wäßrige ins Dunstige und Luftige und das Luftige ganz hinten wieder ins Feste so stufenlos über, daß das Auge irritiert wird. So wie in Courbets Bild der Innenraum nach außen durchlässig wird, so erscheint in Manets Bild der Außenraum auf eine diffuse Weise durchlässig nach innen. Je länger man das Bild auf sich einwirken läßt, desto intensiver macht sich der ununterbrochen fließende Austausch bemerkbar.

Hinzu kommt eine weitere Umkehrung. In Manets *Frühstück im Freien* zieht, wie in Courbets *Atelier,* eine nackte Frau die Aufmerksamkeit auf sich. Wird aber die Gruppe im Zentrum von Courbets Gemälde – der Maler, die Frau und das Kind, wie es Hofmann beschreibt – von der Weihe eines aus dem gemeinsamen Ursprung gegründeten Zusammengehörigkeitsgefühls umfangen, so ist die zur Schau gestellte Intimität in Manets *Frühstück* eine rein äußerliche. Sie ist allein durch den soeben gegebenen Augenblick des Sich-Ausruhens auf einer Landpartie bedingt. Dem emotionalen Pathos Courbets begegnet in Manets Bild die emotionale Gleichgültigkeit. Man trifft sich, man verbringt gemeinsam ein gemütliches Stündchen, man geht auch wieder auseinander: Dejeuner, Frühstück, Picknick, Siesta, Sich-Aus-

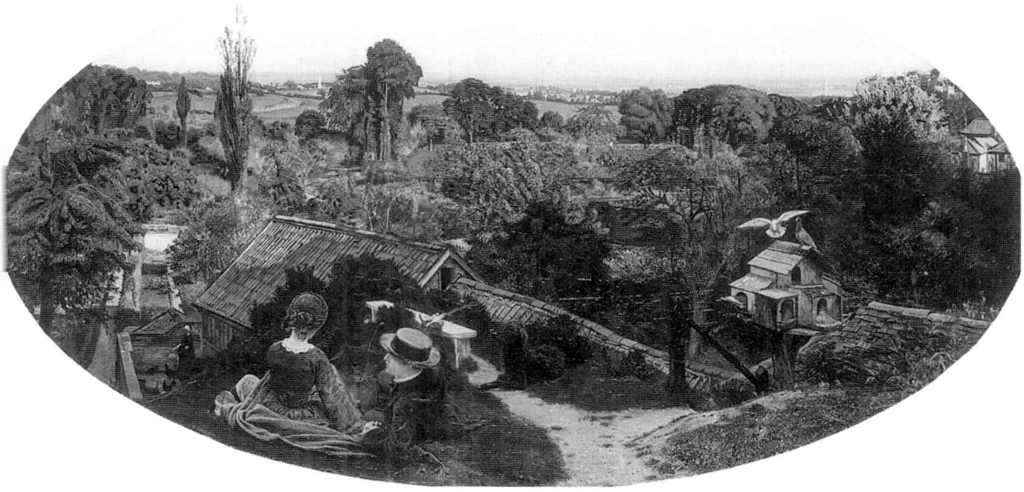

Ford Madox Brown, *Ein englischer Herbstnachmittag,* 1852–55. Öl/Lwd., 72 × 135 cm, Birmingham Museum and Art Gallery

Gustave Courbet, *Mädchen an der Seine,* 1856. Öl/Lwd., 173 × 205 cm, Paris, Musée du Petit Palais

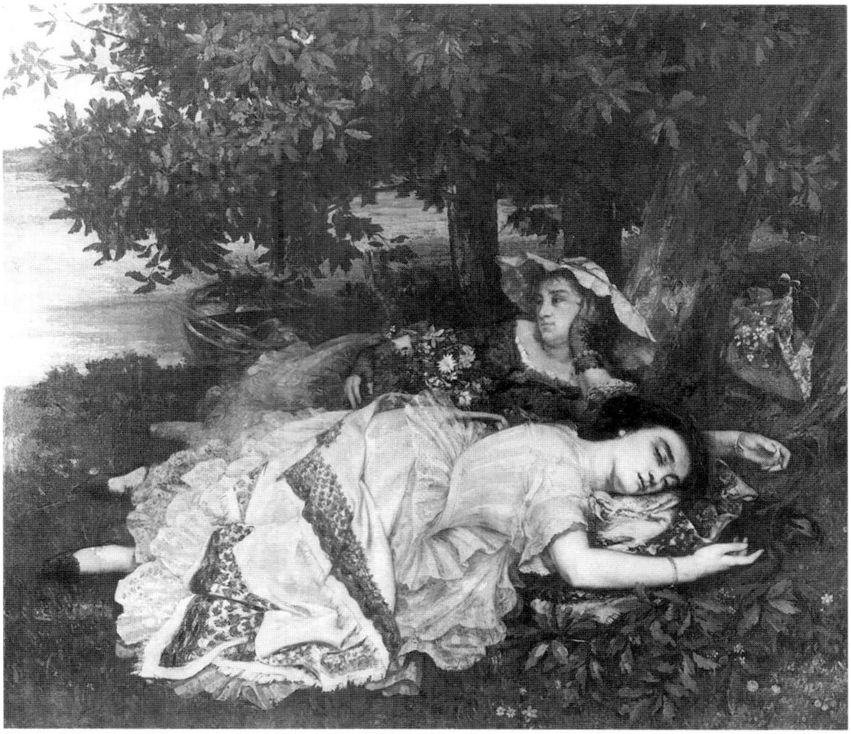

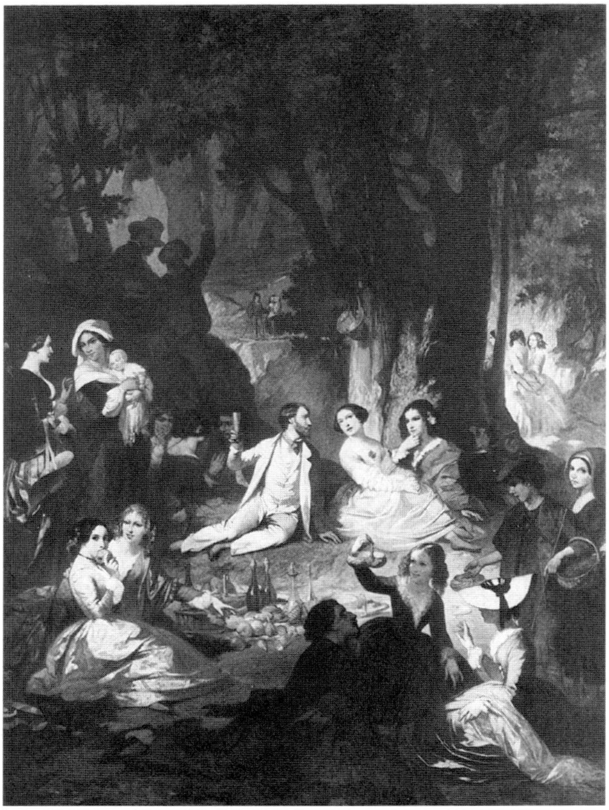

Auguste-Barthélemy Glaize, *Ländlicher Imbiß,* 1850/51. Öl/Lwd., 145 × 114 cm, Privatbesitz

ruhen, geselliges Lagern im Grase. Es ist erstaunlich, wie sich die Bilder zu diesem Thema um die Jahrhundertmitte ballen. Für die Impressionisten ist das geradezu ein Leitmotiv.

Einige Werke gehen Manets Bild voraus und führen zu ihm hin. Lagernde Paare und Gesellschaften hat es selbstverständlich in der Malerei schon früher gegeben, im 18. Jahrhundert etwa in Watteaus *Überfahrt nach Kythera* als verklärter Epilog auf eine dahinschwindende Epoche. Erwähnt sei hier das undatierte Gemälde *Marschpause der Offiziere* von Carle van Loo; dort ist das Picknick auf der Rast militärisch motiviert. Zwischen 1852 und 1854 malte Ford Madox Brown sein das Gemüt ansprechendes Bild *Ein englischer Herbstnachmittag,* ein gestreckt ovales Querformat. 1856 vollendete Courbet sein von lässiger Schwere des Körpers wie des Geistes erfülltes Siesta-Bild *Mädchen an der Seine.* Das Werk eines wenig bedeutenden Malers, Auguste-Barthélemy Glaizes *Ländlicher Imbiß* von 1850/51, kommt Manets Gemälde motivisch zwar ziemlich nahe, doch gerade im Vergleich offenbart sich der ganze Unterschied. Gegenüber dem mit beiläufigen anekdotischen Details überladenen, figurenreichen Genrebild von Glaize gibt sich Manets Meisterschaft in der Reduktion auf das Wesentliche zu erkennen.

Idyll nach der Jahrhundertmitte; die Menschen ziehen sich an ein stilles Plätzchen zurück, wo sie ungestört ein paar Kleinigkeiten zu sich nehmen können, um sich zu ›restaurieren‹, um Atem zu holen und in familiärer oder freundschaftlicher Runde miteinander zu plaudern. Die Nähe wird aufgesucht, zu Hause und in der landschaftlichen Umgebung vor der Haustür. Das saturierte Bürgertum strebt zur Mitte seines Gleichgewichts – Pause vor dem nächsten Akt. Picknick, Blumenpflücken, Lustwandeln; die Rückzugsgebiete sind das Frühstückszimmer, der Garten und der Park; das ist der Motivkreis. Die Bürger nehmen Platz, sie setzen sich auf Gartenstühle, auf die Wiese und auf den moosigen Waldboden, wo das Tischtuch mit den ausgewählten Köstlichkeiten eines frugalen Tischleindeckdich, den Früchten, dem Weißbrot, der Butter und dem Rotwein, schon fein säuberlich weiß schimmernd ausgebreitet liegt. So reihen sich einige der schönsten Gemälde des Impressionismus zu einer Kette. Die Freilichtmalerei muß nicht weit hinaus wandern, um ihre Effekte einzufangen. Die Sonnenstrahlen, die durch die Bäume fallen, entfalten ihren höchsten Reiz im Spiel mit den weißen Sommerroben der Damen im Garten. Die Freilichtmalerei des französischen Impressionismus ist eine hedonistische Kunst, sie ist eine Malerei des kulinarischen Behagens, sie ist feinschmeckerisch, und somit ist sie die reinste Ausprägung der verfeinerten bourgeoisen Sinnenlust.

1862 hat Manet die *Musik im Tuileriengarten* gemalt. Das sommerlich-heitere Bürgergewimmel mit den aufgespannten Sonnenschirmen und den gol-

Edouard Manet, *Musik im Tuileriengarten*, 1862. Öl/Lwd., 76 × 118 cm, London, National Gallery

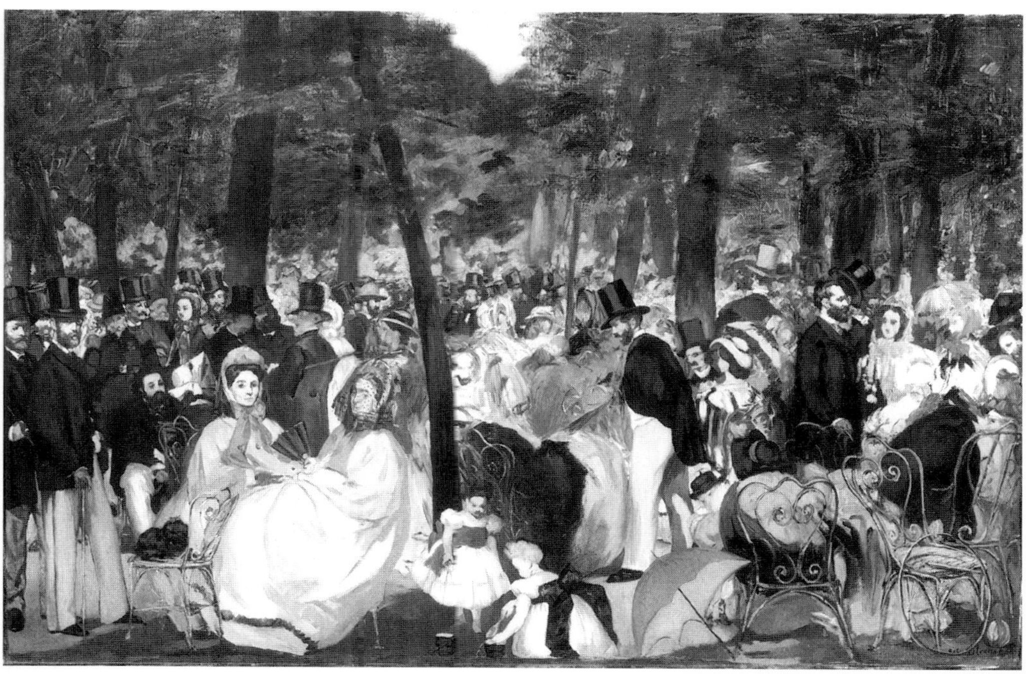

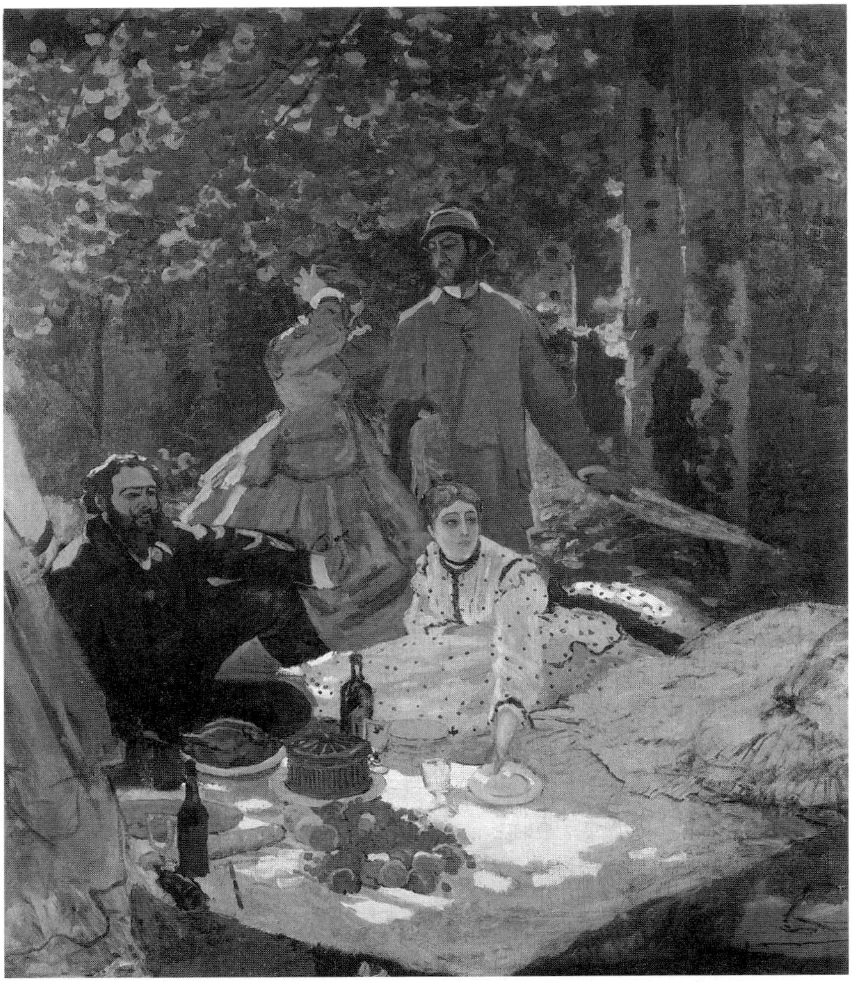

Claude Monet, *Le Déjeuner sur l'Herbe (Das Frühstück im Freien),* Mittelteil, 1865/66. Öl/Lwd., 418 × 150 cm, Paris, Musée d'Orsay

den glänzenden Gartenstühlen im Vordergrund ist ein Auftakt. 1868, fünf Jahre nach dem *Frühstück im Freien,* folgt Manets *Frühstück im Atelier.*[2] Die Gleichgültigkeit erweist sich hier, in der Miene des Jünglings mit dem Strohhut zum Ennui verdichtet, als Ausdruck emotionaler Indifferenz. Schon 1865, zwei Jahre nach Manets *Frühstück im Freien,* hat Claude Monet darauf mit seinem gleichnamigen Gemälde reagiert[3], einem Bild, in dem das Behagen der Gesellschaft im Grünen als eine Wirkung der Freuden des Lichts vorgeführt wird. 1866 folgen Monets *Frauen im Garten.*[4] Von verwandter Auffassung ist *Die Pergola* des Italieners Silvestro Lega von 1868.[5] Im gleichen Jahr ist Monets Hochformat *Das Mittagsmahl* entstanden, eines der wenigen Bilder, die das Motiv in das Innere des Hauses verlegen. Auch weniger bekannte

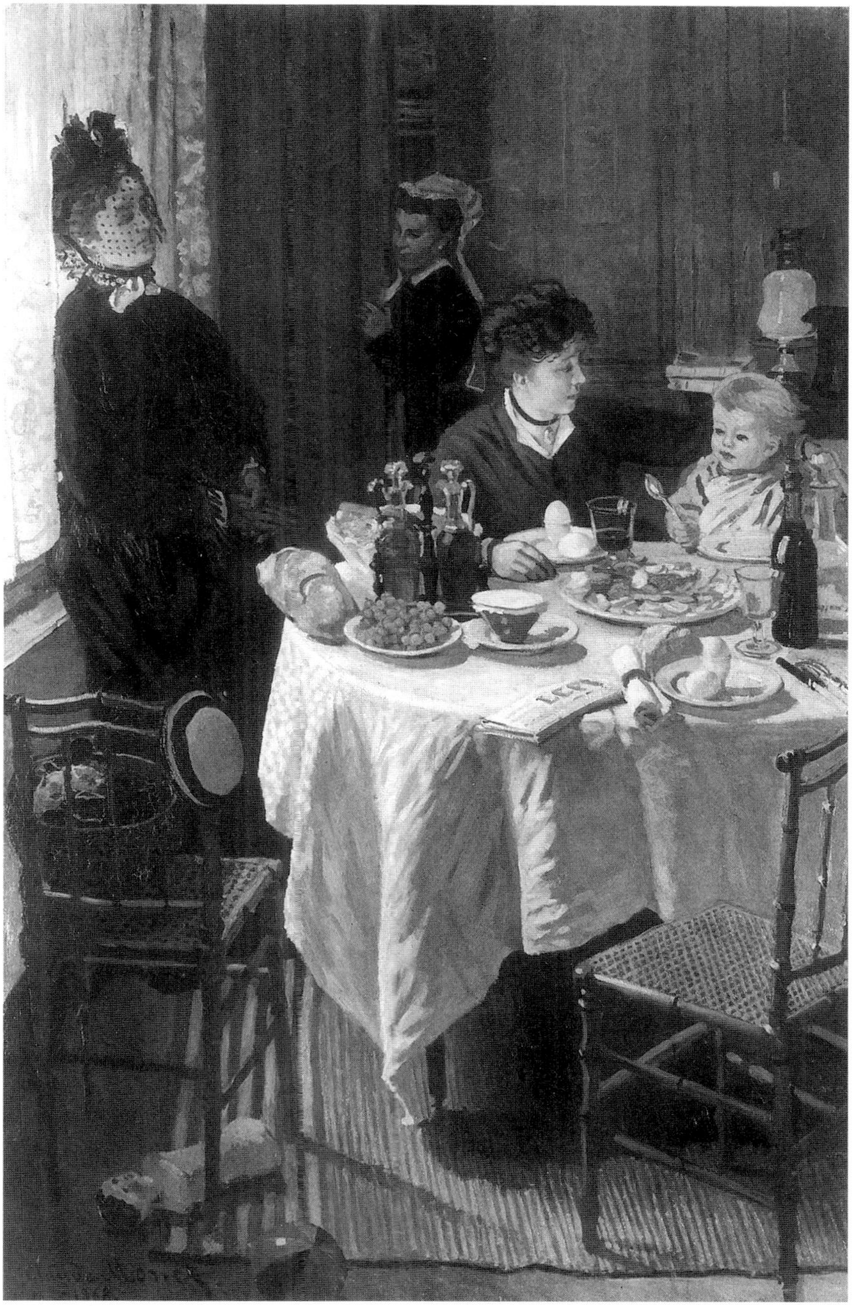

Claude Monet, *Le Déjeuner (Das Mittagsmahl),* 1868. Öl/Lwd., 230 × 150 cm, Frankfurt/M., Städelsches Kunstinstitut und Städtische Galerie

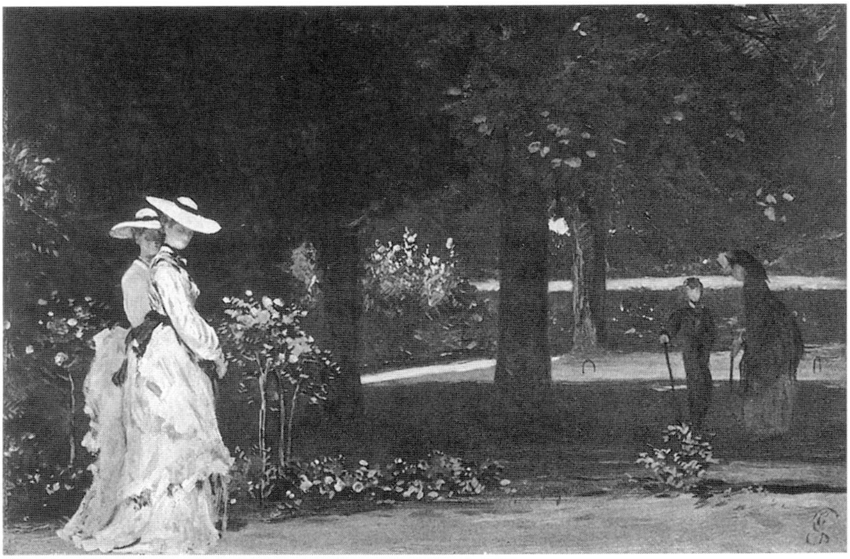

James Sant, *Miß Martineaus Garten,* 1873. Öl/Lwd., 30,5 × 45,7 cm, London, Tate Gallery

Namen verdienen Erwähnung; der Engländer James Sant malte 1873 das reizende kleine Bild *Miß Martineaus Garten,* ebenfalls 1873 entstand Manets *Krocketpartie* und im gleichen Jahr Monets *Camille im Garten mit Jean und seinem Kindermädchen.*

Edouard Manet, *Die Krocketpartie,* 1873. Öl/Lwd., 73 × 105,5 cm, Frankfurt/M., Städelsches Kunstinstitut und Städtische Galerie

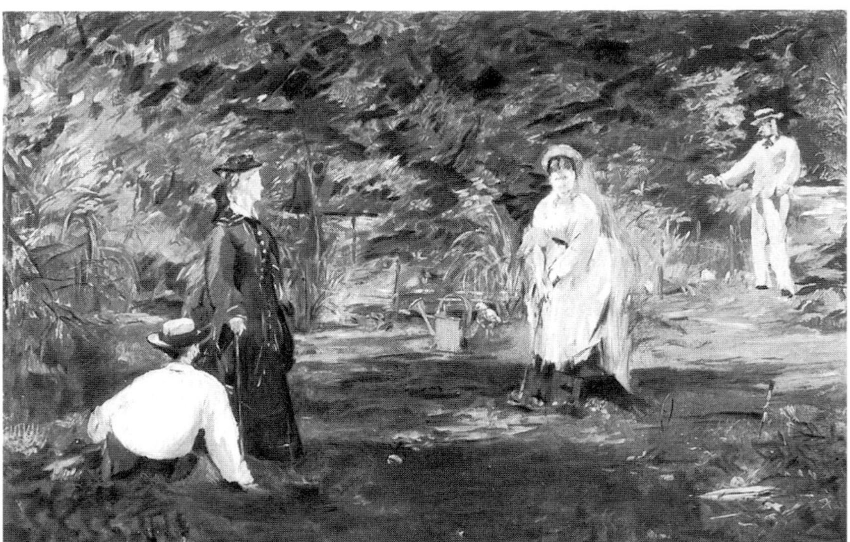

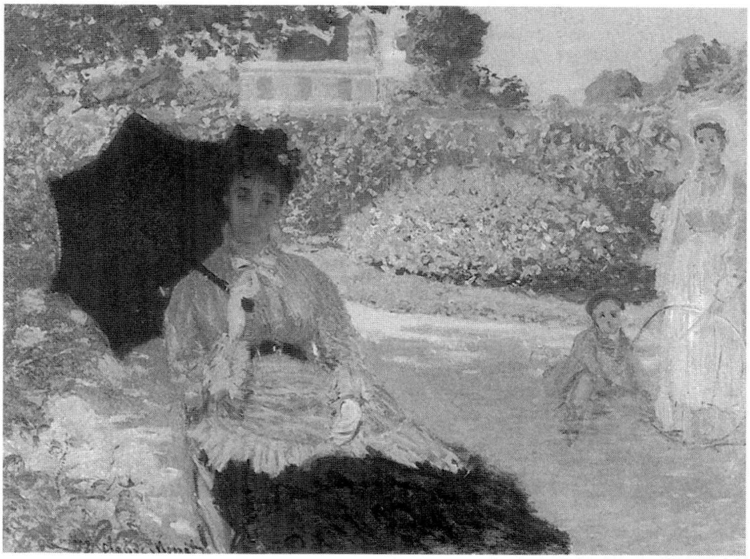

Claude Monet, *Camille im Garten mit Jean und seinem Kindermädchen,* 1873. Öl/Lwd., 59 × 79,5 cm, Privatbesitz

Im Sommer 1874 trafen sich Edouard Manet und Pierre Auguste Renoir in Monets Garten in Argenteuil und malten dort einträchtig nebeneinander die gleiche Szene – Madame Monet sitzt im Gras, der Rock ihres weißen Kleides hat sich blütengleich über die Wiese ausgebreitet; in der Hand hält

Pierre Auguste Renoir, *Madame Monet und ihr Sohn,* 1874. Öl/Lwd., 50,4 × 68 cm, Washington, D.C., National Gallery of Art, Ailsa Mellon Bruce Collection

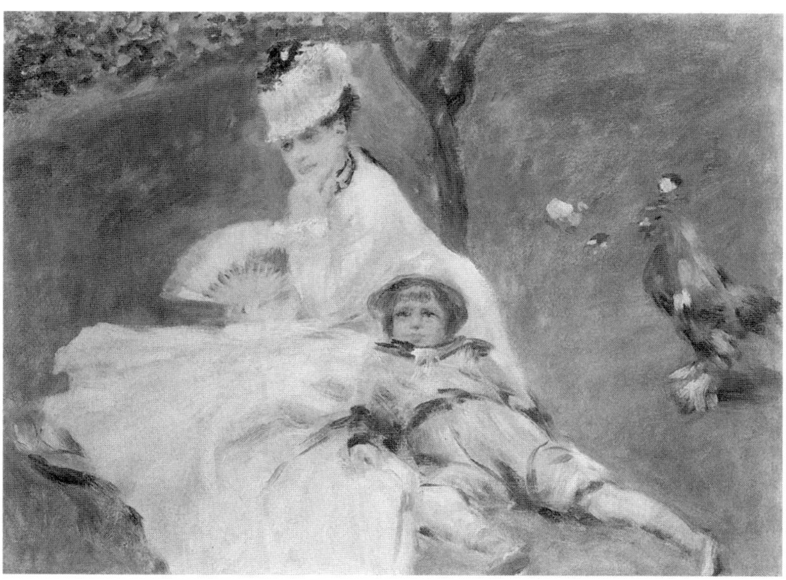

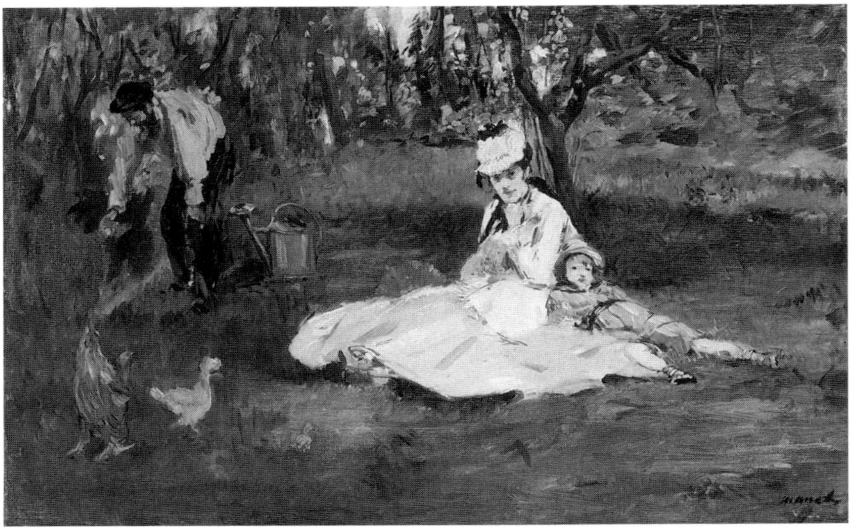

Edouard Manet, *Familie Monet im Garten,* 1874. Öl/Lwd., 61 × 99,7 cm, New York, The Metropolitan Museum of Art, Vermächtnis Joan Whitney Payson, 1975

sie einen Fächer, die Frisur ist von einem Sommerhütchen wie von einer Sahnetorte gekrönt, ihr kleiner Sohn lehnt sich, behaglich ins Gras geflegelt, an die Flanke der Mutter. Während Renoir das Motiv aus der Nahsicht wiedergibt, hat Manet, aus etwas weiterem Abstand gesehen, auch noch den Vater, Claude Monet, als fleißigen Gärtner, die Gießkanne neben sich, hineingenommen. 1876 entsteht Renoirs *Moulin de la Galette,* fröhlich-festliches Sommergewimmel unter Baum- und Gaslaternenkronen, in seinem Laisserfaire Manets *Musik im Tuileriengarten* motivisch nahestehend, aber in der malerischen Auffassung doch schon ein Stück davon entfernt. 1879 folgt, eine intime Nahaufnahme, Renoirs Dreipersonengruppe *Nach dem Frühstück.* Ein deutscher Beitrag ist Fritz Schiders *Der Chinesische Turm im Englischen Garten,* um 1873, ein englischer James Tissots *Das Picknick* von 1876.[6] Das Motiv klingt gegen das Jahrhundertende allmählich aus. In Georges Seurats berühmtem Gemälde *Ein Sonntagnachmittag auf der Insel La Grande Jatte* von 1884–86 wird es einer neuen Disziplinierung der Form-, Farb- und Lichtproblematik unterzogen und verändert damit auch seinen Stimmungsgehalt, denn die Lässigkeit des Sich-dem-Augenblick-Hingebens wirkt, dem Formzwang unterworfen, nunmehr doch leicht angestrengt. Den Übersprung nach Amerika zeigt das um 1888 entstandene Gemälde *Frühstück im Freien* des in Williamsburg geborenen William Merritt Chase (Ft. 6), der, obwohl nicht in Paris, sondern in Amerika und Deutschland und dort ausgerechnet bei Karl Theodor von Piloty ausgebildet, doch vom französischen Impressionismus entschieden beeinflußt ist. In sein Bild ist erstmals im gegebenen Zusammenhang ein Gegenstand eingeführt, der als Gartenmöbel geeignet ist, den Komfort des Dolcefarniente zu illustrieren – die Hängematte.

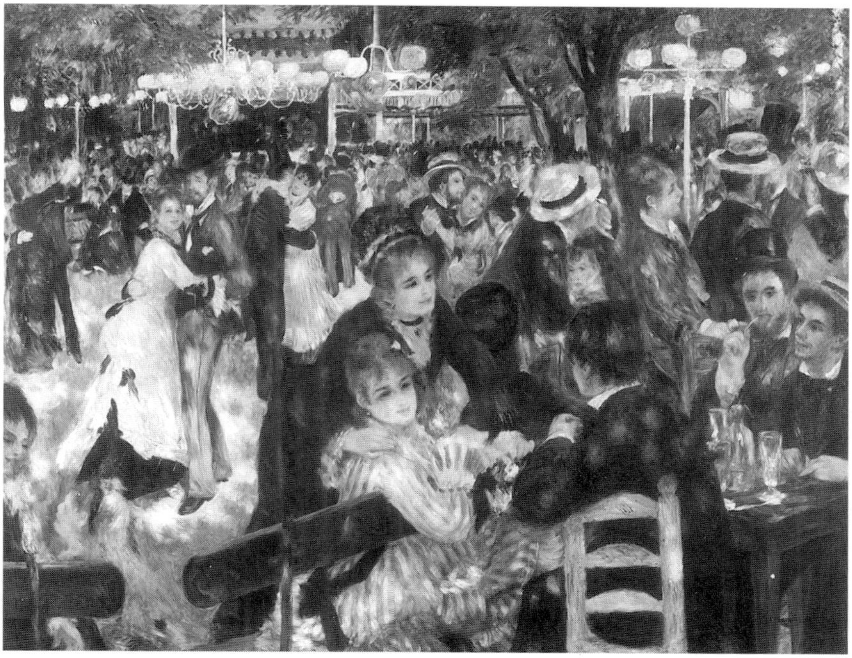

Pierre Auguste Renoir, *Le Moulin de la Galette,* 1876. Öl/Lwd., 131 × 175 cm, Paris, Musée d'Orsay

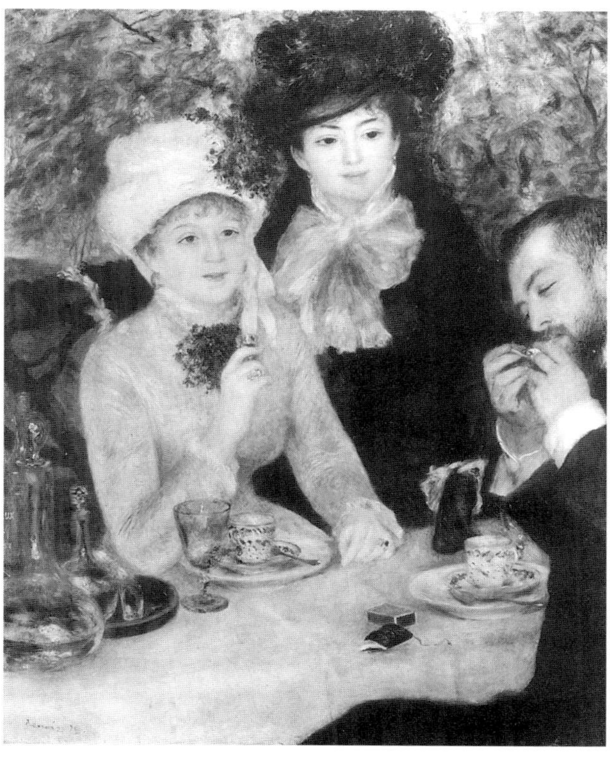

Pierre Auguste Renoir, *Nach dem Frühstück,* 1879. Öl/Lwd., 99,5 × 82 cm, Frankfurt/M., Städelsches Kunstinstitut und Städtische Galerie

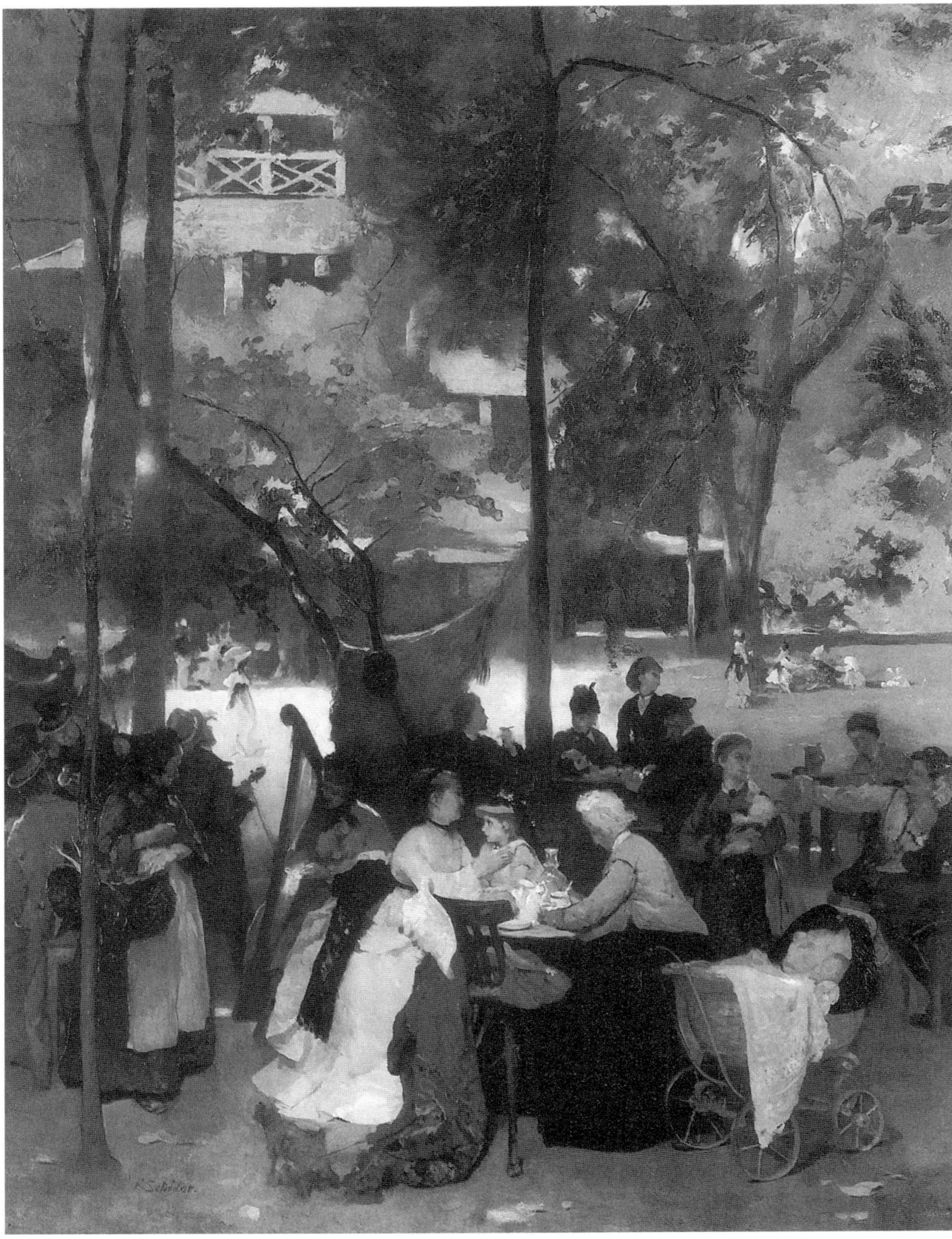

Fritz Schider, *Der Chinesische Turm im Englischen Garten,* um 1873. Öl/Lwd., 140 × 111 cm, Öffentliche Kunstsammlung Basel, Kunstmuseum

James Tissot,
Das Picknick, 1876.
Öl/Lwd.,
76,2 × 99,4 cm,
London, Tate
Gallery

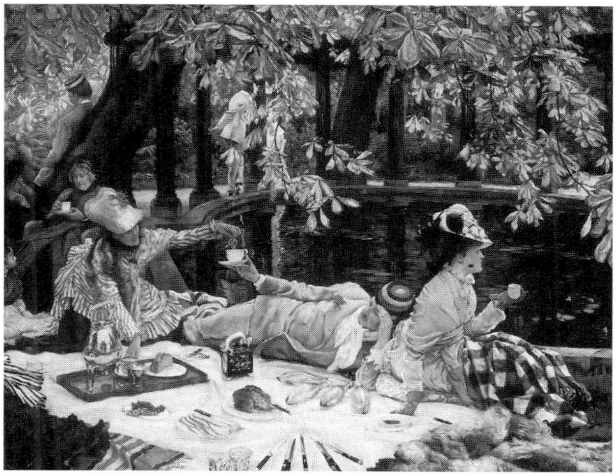

Eine sonnige Atmosphäre durchflutet all diese Gemälde. Es sind Ausruhbilder, die das Auge zur Erholung einladen. Glückliche Augenblicke sind erfaßt, die dem Wunsch der von ihren beruflichen und gesellschaftlichen Verpflichtungen geplagten Menschen entgegenkommen, sich eine Zeitlang, von der sie wissen, daß sie nicht lange währt und schnell vorübergeht, dem behäbigen Genuß am Dasein hinzugeben. Sommerfrische, das ist das Glück im Jetzt und Hier. Das Hier ist räumlich und zeitlich begrenzt, es ist endlich, es kommt mit einem bescheidenen Ruheplatz aus. Der glückliche Augenblick ist der endliche Augenblick. Das Frühstück im Freien ist das bürgerliche Nonplusultra des irdischen Paradieses. Das irdische Paradies unterscheidet sich vom himmlischen durch seine Vergänglichkeit. Das Vorliebnehmen mit dem irdischen Paradies ist ein Zeichen von Genügsamkeit. Man teilt sich die Augenblicke ein; dahinter waltet Resignation. Nicht nach dem Jenseits geht die Sehnsucht, der Bürger bescheidet sich mit dem Diesseits; nicht in die Unendlichkeit schweift der Geist, sondern auf das in der Endlichkeit Vorgefundene richtet er den Blick und versucht, das Beste daraus zu machen. Auch das ist eine Umkehr, es ist, seit der Mitte des Jahrhunderts, die Umkehrung zur geistigen Haltung der Romantik. Zur Charakterisierung der psychischen Situation des Künstlers, der ja für das Zeitbewußtsein überhaupt exemplarisch einsteht, zitiert Werner Hofmann Schelling: »Der Künstler [kann] wie jeder geistig Wirkende nur dem Gesetz folgen, das ihm Gott und Natur ins Herz geschrieben, keinem andern. Ihm kann niemand helfen, er selbst muß sich helfen; so kann ihm auch nicht äußerlich gelohnt werden, da was er nicht um seiner selbst willen hervorbrächte, alsobald nichtig wäre: eben darum kann ihm auch niemand befehlen, oder den Weg vorschreiben, welchen er gehen solle.«[7] Hofmann kommentiert: »In diesem Wort steckt Resignation. Das Band der lebendigen Tradition ist gerissen – (...). Das Wort Schellings ist keine Prophezeiung, sondern Kommentar zur ›Krise um 1800‹. Die Denkresultate des Philosophen werden von den Bildern Davids, Goyas und Friedrichs illustriert. Der Mönch am Meer ist die Symbolgestalt des

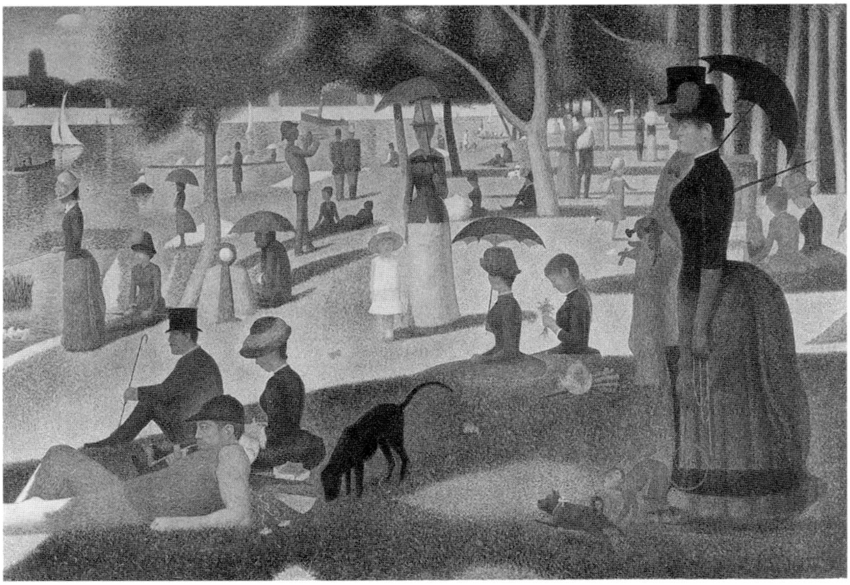

Georges Seurat, *Ein Sonntagnachmittag auf der Insel La Grande Jatte,* 1884–86. Öl/Lwd., 207 × 308 cm, Chicago, The Art Institute of Chicago, Helen Birch Bartlett Memorial Collection

Künstlers, dem niemand helfen, dem niemand seinen Weg vorschreiben kann.«[8]

Die geistige Verbindung mit dem unendlichen Walten Gottes in der Natur, die grandiose Geste einer subjektiv verinnerlichten Religiosität des Individuums, hat im einsamen Stand des Mönches vor dem Meereshorizont seine bildliche Entsprechung gefunden. Nun, nach der Jahrhundertmitte, haben sich die Menschen in der Natur niedergelassen, sie haben sich hingesetzt. Die Natur selbst ist klein geworden; sie hat sich in die Endlichkeit gekehrt, sie liegt vor der Haustür. Die Resignation hat ihr Gesicht gewechselt. Anscheinend hat sie sich aufgeheitert und gibt sich nicht mehr, wie am Jahrhundertanfang, melancholisch, sondern eher phlegmatisch. Was ist geschehen?

Die ›Krise um 1800‹, die Hofmann konstatiert, ist eine Bewußtseinskrise. Das, was sie ausgelöst hat, nennt er – das ist die These seines Buches – die Isolierung des einzelnen und die Vereinsamung der Masse. Nun, um die Mitte des Jahrhunderts, in den 1850er und 1860er Jahren, wird eine zweite Krise virulent, genauer gesagt, die Bewußtseinskrise der Gesellschaft in der europäischen und nordamerikanischen Industriezivilisation erfährt um die Jahrhundertmitte einen zweiten Schub. Die dadurch ausgelösten Aus- und Umbrüche überlagern und deformieren die aus der ›Krise um 1800‹ hervorgegangenen weltanschaulichen Konstellationen.

1859 erschien Charles Darwins bahnbrechendes Werk *On the origin of species by means of natural selection (...) (Die Entstehung der Arten durch natürliche Zuchtwahl).* 1867 kam der erste Band von Karl Marx' *Das Kapital* auf den

Markt. Beide Bücher steckten die Epoche ab, beide haben Furore gemacht, Marx' Werk erst seit Ende des Jahrhunderts und vor allem in unserem, Darwins hingegen sofort bei seinem Erscheinen. Seine Lehre wurde in Windeseile populär, und seine Gedankengänge wurden in trivialer Verkürzung rasch Allgemeingut, als hätten die Leute nur darauf gewartet. Beide Veröffentlichungen, die uns heute wie Wegzeichen der Denkrichtung im 19. Jahrhundert erscheinen, markieren jedoch einen Komplex differenziert ineinandergreifender weltanschaulicher, gesellschaftspolitischer und naturwissenschaftlicher Spekulationen und Forschungsergebnisse, die die Denkweise der Menschen in den Industrienationen tiefgreifend beeinflußten.

Federführend bei diesem zweiten gesellschaftlichen Umbruch sind die Engländer, gefolgt von den Franzosen und den Deutschen. Die Engländer legen, ihrer Denkschulung folgend, den pragmatischen Grund, die Franzosen liefern die Systematik, und die Deutschen forcieren die Pointen.

1843 veröffentlicht John Stuart Mill *A System of logic, ratiocinative and inductive (System der deductiven und inductiven Logik),* in dem er den klassischen Empirismus der englischen Philosophie auf seine Kernpunkte zurückführt und daraus seinen Positivismus ableitet. Nach Mill bildet die Psychologie das Fundament aller Philosophie, denn die jeglicher Erkenntnis wirklich gegebenen Grundlagen sind allein die Empfindungen und Vorstellungen von Übergängen oder künftig möglichen Empfindungen. Begriffe sind keine Wirklichkeiten, sondern lediglich Namen. Die Außenwelt ist deshalb nichts weiter als die beständige Möglichkeit aneinandergelagerter ähnlicher Empfindungen. Das ist radikaler Empirismus, dessen Rezeption gegen Ende des Jahrhunderts in ihrer Zuspitzung auf den Empiriokritizismus Ernst Machs hinausläuft.[9] Einzige Erkenntnisquelle ist nach Mill die Erfahrung, einziges Erkenntnismittel die Induktion. Auf ihr hat alles Schlußfolgern aufzubauen. Die Philosophie hat daher nicht nach den Ursachen der Erscheinungen zu fragen, sondern lediglich ihre Gesetze zu registrieren. Auch die Geschichtswissenschaft rechnet Mill zu den Naturwissenschaften. Die Stützen der Geisteswissenschaften sind die Psychologie und die Soziologie. Basis aller Naturwissenschaft ist allein die beschreibende Methode, nichts darüber hinaus. Damit liefert Mill die Maxime, auf der von da an bis heute alle experimentelle Naturwissenschaft so erfolgreich wie folgenreich aufgebaut hat.

In seiner Ethik postuliert Mill die Beförderung des größtmöglichen Glücks aller. Damit begründet er den Utilitarismus, der besagt, daß das Gute das sei, was dem einzelnen und der Gesellschaft am meisten nütze. Zwar nimmt Mill aus ethischen Gründen ein höchstes Wesen an, das aber bei der Weltgestaltung nicht mehr viel zu sagen hat, und eigentlich tut er das als guter Engländer auch nur anstandshalber. Folgende Stichworte seien festgehalten: Empfindung, Erfahrung, Wahrnehmung, Induktion, Beschreibung als einzig zulässige Methode der Naturwissenschaft, Glück aller als höchstes Ziel im Sinne des größtmöglichen allgemeinen Nutzens.

Erfinder des Wortes ›Positivismus‹ ist indes der Franzose Auguste Comte. Es besagt, daß allein das als Gegenstand der Wirklichkeit gelten kann, was der

Mensch mit seinen Sinnen ›positiv‹ wahrzunehmen imstande ist. Von 1830 bis 1842 erscheinen die sechs Bände von Comtes *Cours de philosophie positive*, und von 1851 bis 1854 die vier Bände seines *Système de politique, ou traité de sociologie instituant la religion de l'humanité*. Comte, von Claude Henri de Saint-Simon beeinflußt, Sozialtheoretiker und mit der Forderung eines Staatssozialismus frühester Heilslehrer des 19. Jahrhunderts, verwirft jegliche Metaphysik. Nach seiner Auffassung durchläuft die Menschheitsentwicklung drei Stadien, das theologische, das metaphysische und, als letztes und höchstes, das positivistische. Damit verlangt er von den Zeitgenossen nicht mehr und nicht weniger als den heroischen Verzicht auf den Glauben an eine außerhalb des Wahrnehmungszusammenhangs diesseitiger Wirklichkeit gegebene Sinnsetzungsursache. Im dritten, dem positivistischen Stadium begnügt sich der zu seiner Vernunft gekommene Mensch damit, durch Beobachtung und Experiment die Zusammenhänge der Erscheinungen aufzuspüren und diejenigen, die sich als konstant erweisen, als Gesetze anzusprechen. Comte ist der Begründer und Namensgeber der Soziologie. An die Stelle eines jenseitigen Gottes setzt er den Menschen selbst. Um den Fortschritt zu beschleunigen, bedarf es einer Aktivierung der sittlichen Gefühle durch eine allgemeine Menschheitsreligion, deren höchster Gegenstand die Menschheit selbst ist. Die Anliegen dieser Religion sind: Liebe als Prinzip, Ordnung als Grundlage, Fortschritt als Ziel. In solcher Dreigliederung geistert noch ein Nachhall des revolutionären Pathos von 1789/93 herum.

In einer Passage seines Buches *Das Jahr 1793* schildert Victor Hugo die unterschiedlichen Charaktere und die teils einander zuwiderlaufenden Bestrebungen der Abgeordneten des französischen Nationalkonvents. Hugo schließt: »Künstler, Redner, Propheten, Menschenkolosse wie Danton, halbe Kinder wie Cloots, Gladiatoren und Philosophen, alle hatten das gleiche Ziel, den Fortschritt. Darin waren sie unbeirrbar. Die Größe des Konvents war, daß er aus allen sogenannten Unmöglichkeiten das darin enthaltene Maß an Wirklichkeit herausholte. Auf der einen äußersten Seite wandte Robespierre den Blick hin zum Recht, auf der anderen blickte Condorcet hin zur Pflicht.«[10] Die Bestrebungen des 19. Jahrhunderts sind hierin wie in einem Samenkorn enthalten. Der Urimpuls der republikanischen Demokratie ist vom denkerischen Ansatz her in den Positivismus eingeflossen. Das Ziel hieß: Fortschritt. Der Fortschritt sollte zum Nutzen des allgemeinen Glücks dienen. Zwischen der Forderung Kants, die Bestimmung des mündigen Menschen auf Erden sei die Pflicht, denn gerade darin finde der für sich selbst Verantwortliche die Freiheit seiner persönlichen Würde, und dem bereits in der amerikanischen Verfassung festgeschriebenen Recht auf Glück besteht selbstverständlich eine Grundspannung. Denn: Welches Glück ist gemeint, der persönliche Lebensgenuß des einzelnen oder eine Gesellschaftsform, der das gleichmäßige Glück aller Gesetz ist? Was allerdings voraussetzen würde, daß es keine individuellen Glücksunterschiede gäbe und daß das Bedürfnis nach Glück für jeden Gesellschaftsangehörigen das gleiche sei, daß mithin das Glück genormt sei und daß ein Glücksstandard anzustreben sei. Die Menschheitsbeglückung als Zwangsmaßnahme wirft ihre Schatten voraus. Hedonismus und Sozialismus, der Genuß des Augenblicks oder die Utopie? Das ist der Epochenantagonismus.

Darwins 1859 erschienenes Werk *On the origin of species (...)* trifft den Nerv der Zeit. Ein Effekt ist damit verbunden, dessen bewußtseinsmotivierende Brisanz gar nicht hoch genug eingeschätzt werden kann. Wolf Lepenies nennt ihn »die Verzeitlichung«.[11] Die Entwicklung der Welt und des Lebens aus einer kontinuierlichen Abfolge von ›Zufällen‹ bietet sich dem Vorstellungsvermögen der Zeitgenossen im Bild einer zeitlichen Anamorphose von unfaßbaren Ausmaßen. Der Entwicklungsfaden, der sich da abspult, reicht viele Millionen Jahre zurück. Der Faden scheint von unendlicher Länge, ist es aber nicht, denn im Status der Verzeitlichung muß er ja irgendwo einmal seinen Anfang gehabt haben. Auch die Verzeitlichung ist eine Verendlichung. An die Stelle der Vorstellung von der Unendlichkeit der Schöpfung, die eine immerwährende Korrespondenz des Geistigen mit der irdischen Welt bezeichnet, ist eine Endlichkeit getreten, die sich aber dermaßen ausgedehnt darbietet, daß sie als ein Surrogat der Unendlichkeit angenommen werden kann. Sternberger spricht vom »Ersatz der Ewigkeit«. Er zitiert Darwin: »denn die natürliche Zuchtwahl wirkt nur dadurch, dass sie sich kleine allmähliche Abänderungen zunutze macht; sie kann nie einen grossen und plötzlichen Sprung machen, sondern muss mit kurzen und sicheren, aber langsamen Schritten vorschreiten.«[12] Sternberger kommentiert: »Für diese eigentümliche Gangart braucht die Zuchtwahl, wie sich versteht, außerordentlich viel Zeit. Die großen Zeiträume, die Jahrmillionen (...) sind der Karton, auf den die Entwicklung malt. Je weniger nämlich zu hoffen steht, daß sie mit ihren kurzen Schritten je aus ihrem Reiche herausführen werde in ein anderes, um so ungeheuerlicher erweitert sich dieses selber nach rückwärts. Schon ist es gegen den Eingriff von oben, den Finger Gottes, abgesperrt, schon wird auch der von unten gefährliche Zufall kaum noch bemerkt, schon sind die inneren Grenzen durch ›Übergänge‹ verschliffen, und das Ganze ist eben glücklich vor dem Chaos bewahrt. Nun bilden die ›Jahrmillionen‹ schließlich eine Art von Ersatz für die entgangene Ewigkeit, weswegen denn auch die Vorstellung davon für die Zeitgenossen des 19. Jahrhunderts etwas außerordentlich Befriedigendes an sich trägt, ja sie mit genießerischem Stolze erfüllt.«[13] Das Zeitbewußtsein findet sich demnach in einem komfortablen Gefängnis von gummiartiger Ausdehnungselastizität wieder, dessen Wände die Insassen zwar aus der Ewigkeit ausschließen, dafür aber – Gott und dem Zufall sei Dank – so außerordentlich dehnbar sind, daß das Ausmaß der Ausdehnungsfähigkeit der Unendlichkeit beruhigend nahekommt.

Durch weitere, neu hinzukommende wissenschaftliche Hypothesen und Untersuchungsergebnisse schienen dem ewigen Bestehen der Welt Grenzen gesetzt. 1842 begründete der Arzt Julius Robert Mayer das Gesetz von der Erhaltung der Energie, das besagt, daß die Summe aller Energie konstant bleibt und daß daher Energie weder aus dem Nichts entstehen noch ins Nichts vergehen kann, sondern daß die einzelnen Energieformen immer nur ineinander verwandelt werden können. Hier kommt, wie schon bei der Entdeckung des Vakuums und der Erfindung der Dampfmaschine, jene subversive Unsubstanz ins Spiel, die wie ein Kastenteufel immer dort auftaucht, wo sich eben alles beruhigt zu haben schien – das Nichts. Mayer wurde zu seinem Leidwesen von der Fachwissenschaft zunächst verlacht. Mit dem Berliner Hermann von Helmholtz führte er eine lange wissenschaftliche Kontroverse, bis dieser schließlich zu Mayers Ehrenrettung dessen Entdeckung 1847 bestätigte und, vom Saulus zum Paulus geworden, experimentell untermauerte. Auch dadurch wurde ein Bewußtseinsumbruch ausgelöst, denn die alte Vorstellung von der Weltenmaschine als einem ewig laufenden Uhrwerk, wie sie noch in Newtons Modell nachwirkt, wurde durch den im Satz von der Erhaltung der Energie vorhandenen Impetus über den Haufen geworfen. Das bereits im Kapitel *Dampf* des ersten Bandes Erörterte wird damit wie durch eine Gegenprobe bestätigt. An die Stelle des mechanischen Maschinenmodells der Weltenuhr tritt das Dampfmaschinenparadigma.[14] Sternberger spricht vom »Ende des Perpetuum mobile« und zitiert Helmholtz: »›(…), daß das Naturganze einen Vorrath wirkungsfähiger Kraft besitzt, welcher in keiner Weise weder vermehrt noch vermindert werden kann, daß also die Quantität der wirkungsfähigen Kraft in der unorganischen Natur eben so ewig und unveränderlich ist, wie die Quantität der Materie. In dieser Form ausgesprochen, habe ich das allgemeine Gesetz das Princip von der Erhaltung der Kraft genannt.‹ Den gleichen gesetzmäßigen Zusammenhang (…) spricht Helmholtz aber auch negativ in dieser originellen Form aus: ›Es giebt durch die ganze Reihe der Naturprocesse keinen Cirkelweg, um ohne entsprechenden Verbrauch mechanische Kraft zu gewinnen. Das Perpetuum mobile bleibt unmöglich.‹« In der »gewonnenen Erfahrung«, fügt Sternberger hinzu, »daß man kein Perpetuum mobile bauen könne, in dieser endlich enttäuschten Hoffnung erblickt Helmholtz geradezu den historischen Punkt, von dem aus die Entdeckung des neuen Gesetzes ihren Anfang genommen habe.«[15]

Bald darauf erfuhr das Gesetz von der Erhaltung der Energie, das ja in sich die Unendlichkeit eines geschlossenen Kreislaufs reflektiert, eine Art Reibungsverlust. 1865 führte der deutsche Physiker Rudolf Clausius einen Begriff in die Thermodynamik ein, der im Laufe der folgenden Jahrzehnte im metaphorischen Gebrauch über den ursprünglich eng begrenzten wissenschaftlichen Verwendungszweck hinaus an Boden gewann: die Entropie, der ›Wärmetod‹. Clausius' naturwissenschaftliche Hypothese stellt die Nichtumkehrbarkeit von Energieumwandlungsprozessen fest. Demnach kann – statistisch gesehen – Wärme immer nur von wärmeren auf kältere Körper übergehen, nicht aber umgekehrt. Das bedeutet, daß Temperaturunterschiede ständig in irreversibler Richtung zum Zustand des Ausgleichs streben. Zwar wurde Clausius' Gesetz später von dem Wiener Physiker Ludwig Boltzmann relativiert, indem dieser 1877 nachwies, daß es sich beim ›Wärmetod‹ lediglich um ein Wahrscheinlichkeitsprinzip des Energieablaufs innerhalb meßbarer Systeme handle, aber die Sache machte doch weit über die Fachkreise hinaus Eindruck. Auf das Planetensystem übertragen besagt Clausius' These, daß die Sonne infolge der Unumkehrbarkeit des Energieabflusses auf die Dauer immer mehr erkalte und daß deshalb das Energiegefälle irgendwann einmal zum vollständigen Ausgleich gekommen sein müsse, zur absoluten Gleich-Gültigkeit des Kräftespiels im Wärmehaushalt – Sonnentod, Weltentod. Dabei versicherte die Wissenschaft, daß es bis dahin noch beruhigend lange hin sei – wieder wurden die Jahrmillionen ins Spiel gebracht. Wiesen sie in Darwins Entwicklungsmodell in die Vergangenheit, so in Clausius' Energieausgleichsmodell in die Zukunft. Auch hiermit trat an die Stelle der vernichteten Ewigkeit die Überdehnung einer Endlichkeit mit unvorstellbar weit in der Zukunft liegendem Ende. Wann immer es eintreten möge, ein Ende ist das doch! Ein Ende der Schöpfung. Der Sinn der Schöpfung insgesamt und die Stellung des Menschen als deren Krone schienen damit endgültig in Frage gestellt, wenn nicht gar hinfällig. In seinem von 1862 bis 1896 erschienenen Hauptwerk *A system of Synthetic Philosophy* hat der Engländer Herbert Spencer die aus der Evolutionslehre und der Wärmelehre abgeleiteten neuen Weltvorstellungen, die von nun an das Bewußtsein der Epoche beherrschten, zusammenzufassen versucht.

Gustave Flaubert erzählt in seinem unvollendet gebliebenen letzten Roman *Bouvard und Pécuchet* die Geschichte zweier vom Forschungsdrang ihrer Tage beseelter kleinbürgerlicher Dilettanten, die in ihrem beschränkten Geist alle die Lehren, die die Naturwissenschaft und die Sozialwissenschaft des 19. Jahrhunderts unter die Leute gebracht haben, hartnäckig praktisch ausprobieren und ebenso regelmäßig unausgesetzt daran scheitern. In ihrem bissigen Sarkasmus ist Flauberts Erzählung eine blendende Satire auf die populärwissenschaftliche Betriebsamkeit seiner Zeit. Bei einem kontemplativen Gespräch in Anbetracht des Muschelkalks im Hafenbecken von Fécamp läßt Flaubert seinen Helden Pécuchet folgende Meditation anstellen: »Das Feuer des Erdinnern hatte die Kruste des Erdballs gesprengt, Erdteile emporgehoben und Täler gebildet. Es war wie ein inneres Meer mit seiner Ebbe und Flut, seinen Stürmen; nur eine dünne Haut trennt uns davon. Man würde nicht schlafen können, dächte man an all das, was unter unseren Füßen ist. Indessen nimmt die Glut im Innern ab, und die Sonne verliert ihre Kraft, so daß die Erde eines Tages durch Vereisung zugrunde geht. Sie wird unfruchtbar werden; alles Holz und alle Steinkohle wird sich in Kohlensäure verwandeln und kein Lebewesen mehr existieren können.«[16] Das Bewußtsein von der Endlichkeit alles Seins, das sich überall ausbreitete und die Gesellschaft durchdrang, rief jedoch nicht etwa, wie vielleicht erwartet werden könnte, eine apokalyptische Stimmung hervor – die ist, am Ende unseres Katastrophenjahrhunderts, eher unsere Angelegenheit –, bis zur Endzeit war es ja noch eine Weile hin, sondern statt dessen eine tiefe Resignation. »›So weit sind wir noch nicht‹, sagte Bouvard. ›Hoffen wir es‹, entgegnete Pécuchet. Einerlei, dieser Weltuntergang, so fern er auch sein mochte, stimmte sie düster, und schweigend schritten sie nebeneinander auf dem Geröll dahin.«[17]

Das Endlichkeitsgefühl, das Empfinden, von der Unendlichkeit abgeschnitten zu sein, setzte sich auch, reflektiert oder unreflektiert, in das Empfinden um, daß die Konvergenz zwischen innen und außen nicht mehr frei fließe, sondern unterbrochen sei. Endlich ist das Diesseits, und das Diesseits ist die Außenwelt. Der Konvergenzpunkt des Ichbewußtseins, an dem der Austausch zwischen innen und außen im fließenden Wechsel vonstatten geht, erschien mit einem Mal wie zugekorkt, dadurch, daß das wissenschaftliche Interesse sich ausschließlich der Erforschung der Objekte der Außenwelt zuwandte, einschließlich ihrer Makrostruktur wie auch der Mikrostruktur. Den Kräften des Unterbewußten und des Unbewußten war das Tor nach außen verstopft; sie fanden sich auf sich selbst zurückverwiesen und verkrochen sich in der Dunkelheit ihrer eigenen Tiefe.

Der Positivismus hat das große Verdienst, die Genauigkeit der Beobachtung und der Beschreibung ihres Befunds zum Maßstab der wissenschaftlichen Methode gemacht zu haben. Nicht nur die Naturwissenschaften, auch die Geisteswissenschaften einschließlich ihrer neuen Fächer wie Psychologie und Soziologie verdanken dieser Verpflichtung zur Objektivität ihre Effizienz. Selbstverständlich war der Positivismus dem Vernunftbegriff verpflichtet und erkannte in der Objektivität der Beobachtung und der Alleingültigkeit der daraus gezogenen Schlußfolgerungen die Grundlage für das Vernünftigkeitspostulat seines Handelns, dessen Wissenschaftlichkeit geradezu daraus definiert wurde. Indes geriet das Denken dadurch mit dem rationalistischen Vernunftbegriff der Aufklärung in einen Konflikt, der, in der Annahme, daß der Vernunftbegriff des Positivismus auf dem der Aufklärung aufbaue, folgerichtig zunächst gar nicht wahrgenommen werden konnte. Der Schattenwurf der Vernunft fiel auf sich selbst zurück. Der Glaube an die Weltvernunft ist eine kosmische Projektion, die der Vernunftglaube der Aufklärung aus der Funktionsweise der menschlichen Vernunft auf das Ganze übertragen hat. Die menschliche Vernunft ist aber, wie alles Menschliche, eine Folge der Schöpfung, die sich mit der Ursache nicht vergleichen darf. Dies getan zu haben ist der Irrtum des Rationalismus im 18. Jahrhundert. Der Rationalismus ist nicht nur eine Philosophie, sondern vor allem auch ein Glaube. Der Glaubensanteil besteht darin, daß er auf die Durchsetzbarkeit der menschlichen Vernunft als allein richtiges Weltgestaltungsprinzip baut. Der Mensch ist aber nicht nur ein rationales, sondern auch ein irrationales Lebewesen. Beide Komponenten durchdringen einander. Indem der Positivismus den Blick auf das Endliche richtete, kam das zum Vorschein. Die Menschen bekamen ein Gefühl dafür, daß dem Bestreben, ihr eigenes Schicksal und das Schicksal der Gesellschaft, in der sie lebten, vernünftig zu meistern, zwei Grundtatsachen entgegenwirken: erstens die angeborene Triebhaftigkeit, die an sich der Vernunft gegenläufig ist und mittels Triebunterdrückung und Triebverzicht gebändigt werden muß – das Funktionieren der Industriezivilisation fußt auf dem Ethos des Triebverzichts –, zweitens die Sterblichkeit des Individuums. Die Frage danach, woher der einzelne Mensch komme und woher er seine begrenzte Veranlagung zur Vernunft für die kurze Dauer seiner Existenz mitgebracht habe, kann die Vernunft ebensowenig beantworten wie die Frage danach, was aus dem einzelnen nach seinem Tod wird und wo das von ihm während seines Lebens recht und schlecht verwaltete Energiepotential, das nach Mayers Energiegesetz ja irgendwie verwandelt erhalten bleiben müßte, dann wohl verbleibe. Das ist die Aporie der Vernunft, die im Positivismus veranlagt ist. Der erste, der das auf eine Formel brachte, war

Emil Du Bois-Reymond mit seinem berühmten »Ignorabimus«, das er 1872 in seinem Vortrag *Über die Grenzen des Naturerkennens* seinen Fachkollegen entgegendonnerte.[18]

Wie zu erwarten, blieben die neuen Lehren nicht unwidersprochen. 1864 warf die päpstliche ›Enzyklika gegen Pantheismus, Liberalismus, Naturalismus, Rationalismus als hauptsächliche Irrtümer unserer Zeit‹ alle modernen Denkrichtungen unsortiert auf einen Haufen. Wie immer in solchen Fällen, geriet die Kirche damit hoffnungslos ins Hintertreffen, schon deshalb, weil die kirchliche Auffassung dessen, was ein ›Irrtum‹ sei, der wissenschaftlichen strikt widersprach. 1869 erschien Eduard von Hartmanns *Philosophie des Unbewußten,* 1872 Friedrich Nietzsches *Geburt der Tragödie aus dem Geiste der Musik.* Damit begann ein neuer Epochenabschnitt der Bewußtseinsgeschichte. Das Rückzugsbedürfnis der auf ihre Endlichkeit verwiesenen Bürger Europas äußerte sich in modischen Attitüden. 1851 fand in London die erste Weltausstellung statt. In jenen Jahren kehrte die Krinoline in die Frauenmode zurück, und in England blühte das Klubleben auf. Der Klubsessel ist das Sitzmöbel des komfortablen Rückzugs.

Im Unterschied zu den Dejeuner- und Picknickbildern seiner Vorgänger und Nachfolger trägt die Frau in Manets *Frühstück im Freien* (Ft. 5) keine blütenweiße Sommerrobe, sie ist nackt. *Das Frühstück im Freien* sei die Verneinung von Giorgiones *Ländlichem Konzert,* konstatiert Georges Bataille, »in welchem er [Giorgione] zwar nackte Frauen neben Musikern der Zeit dargestellt hat, aber doch unter dem Schutz der griechischen Fabel.«[19]

Das war es, was die Ausstellungsbesucher irritierte. Die Frau, die neben den beiden Männern im Bild sitzt, verkörpert nicht, wie es das Publikum gewohnt war, einen idealen Akt: Es ist die Frau von nebenan, die eben mal in den Wald mitgekommen ist, um sich dort zu entkleiden. Sie hat ihre Unterwäsche ausgebreitet und sich darauf niedergelassen; insgesamt wirkt sie weniger nackt als vielmehr ausgezogen. Das war es, was die Betrachter störte. Bataille fährt fort: »Manet hat dem Bild Giorgiones im Louvre nur das Thema entnommen, genauer einem Stich, der ihm das graphische Schema geliefert hat. Das Thema und seinen Aufbau, beide mythologisch, hat er aber in die gegenwärtige Welt gestellt und damit dem Werk einen neuen Gehalt gegeben und eine neue Rangordnung der Werte eingeleitet: eine nackte Frau neben Männern in modernen Röcken. Was er schon als Kind sich vorgenommen hatte, in dieser Verkleidung hat er es erreicht, hat er die Majestät der Kunst wiedergefunden, aber in der unmittelbaren Gegebenheit der Umwelt, in den Formen seiner Zeit, ohne rhetorische Anzüglichkeit.«[20]

Genaugenommen hat Manet aber keine neue Rangordnung, sondern statt dessen die Gleich-Gültigkeit der Werte ins Bild gesetzt, keine Hierarchie, sondern die Entropie der inhaltlichen Bedeutungen. Hier ist der erste Ansatz der weltanschaulichen Entwicklung in der Kunst zu erkennen, der schließlich ein Jahrhundert später in Andy Warhols »All is pretty« mündet. Im Einsatz zur Erzeugung dieser Gleich-Gültigkeitswirkung spielen die dunklen Herrenanzüge eine erhebliche Rolle. Dazu Werner Hofmann: »In seinem Bericht über den Salon von 1831 schreibt Heine: ›Unser moderner Frack hat

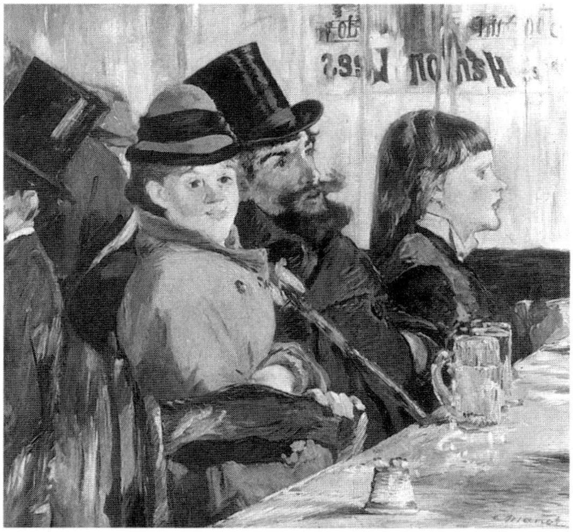

Edouard Manet,
Im Café, 1878. Öl/Lwd.,
78 × 84 cm, Winterthur,
Sammlung Oskar Reinhart
»Am Römerholz«

wirklich so etwas Grundprosaisches, daß er nur parodistisch in einem Gemälde zu gebrauchen wäre.‹ So etwa mögen, drei Jahrzehnte später, die Zeitgenossen Manets die beiden Männer auf dem *Déjeuner sur l'herbe* (1863) empfunden haben. Das Bild übte beträchtliche Schockwirkung aus, denn es brachte auf engstem Raum eine der großen Streitfragen des Jahrhunderts, das Verhältnis des nackten zum bekleideten Körper, ins Bewußtsein. Manet schuf formal und inhaltlich ein dialektisches Bild, ein Bild der unvermittelten Kontraste, das die natürliche Welt des Weibes mit der gemachten, zivilisierten des Mannes konfrontiert.«[21]

Die Wirkung liegt nicht allein im Bild. Der Künstler hat nur wiedergegeben, was ohnehin ringsum den Eindruck des gesellschaftlichen Lebens bestimmt. Die bürgerliche Herrenmode des 19. Jahrhunderts hebt sich von der aristokratischen des 18. durch ihre betonte Sachlichkeit, ihre geschäftsmäßige Ernsthaftigkeit und ihre Unfarbigkeit ab. Der Abendanzug des Jahrhunderts ist der schwarze Frack. Schwarz wird elegant. Der modebewußte Herr trägt einen schwarzen oder grauen Frack oder Gehrock und dazu hellere, gerade fallende Hosen. Die Hosen der beiden Männer in Manets Gemälde haben schon eine Bügelfalte. Das Schwarz und Grau der Herrenanzüge bestimmt das Erscheinungsbild in den Salons und auf den Boulevards. Dazu kommt die Mode der Backenbärte. Mit den hohen schwarzen und grauen Zylindern auf dem Kopf sehen die Männer wie wandelnde Fabrikschornsteine aus. In der Herrenmode drückt sich aus, womit die Angehörigen der bürgerlichen Gesellschaft, die jetzt die herrschende ist, ihr Geld verdienen. Grau ist die Farbe der Entropie. Was für Runge noch die Entdeckung des Ausgleichs aller Farben des Spektrums in der spektralen Gleich-Gültigkeit war, wird jetzt fashionable; es wird in der Herrenmode, und nicht nur in der Herrenmode, sondern auch in den eleganten Straßenkostümen der Damen, zum Attribut des gesellschaftlichen Auftritts. Manet ist derjenige, der das aufgegriffen hat und auf diesem Weg über das Modische das Grau als Grundfarbe der eleganten Gleich-Gültigkeit in die Malerei eingeführt hat. Als Beispiele für viele seien das *Bildnis Théodore Duret* von 1868[22], *Im Café* von 1878 und *Der Spaziergang. Bildnis Madame Gamby im Garten des Künstlers in Bellevue* von 1880 genannt. Grau und Schwarz, die Farben der Flaneure, durchziehen neben dem Grün als Grundklang Manets gesamtes Werk. Das Grau als Grau, das Schwarz als Schwarz; die Farbe bedeutet nichts anderes mehr als sich selbst und den Stoff, dessen Eindruck sie vermittelt. Das, was im Bild ist, ist das, was im Bild ist. Das Grau als Grau ist deshalb ein Hauptindiz für eine weit tiefergreifende Emanzipation von der Bedeutung des Bildgegenstands in Richtung auf dessen Gleichgültigkeit – die Farbe als Farbe und der Pinselstrich als Pinselstrich, mithin: Die Farbe und der Pinselzug werden auf sich selbst beruhende Eigenwerte. Das ist der Reflex der Malerei auf den Positivismus. Manet war die herausragende Figur, aber er stand mit seiner malerischen Auffassung in seiner Zeit nicht allein. Sein Genie ist dem Grunde einer allgemeinen mentalen und gefühlsmäßigen Disposition entwachsen.

Das Mustermotiv für das Bild als Bild war aber die Landschaft als Landschaft. Um 1828 malte Carl Blechen einen *Sandweg,* ein kleines, nicht viel mehr als zwei Handteller großes Bild. Von unten her schaut der Betrachter in eine graugelbe Mergelkuhle, eine wohl ursprünglich natürliche Mulde, in die sich die Menschen ihren Weg so hineingetreten haben, daß sie verkarstet ist und zusätzlich vom Regen ausgewaschen wurde. Oben sind die Abbruchkanten des ausgetretenen Hohlwegs zu erkennen. Rechts ist der Wegrain von wildem Gestrüpp bewachsen. Das wuchernde Durcheinander ist vom Künst-

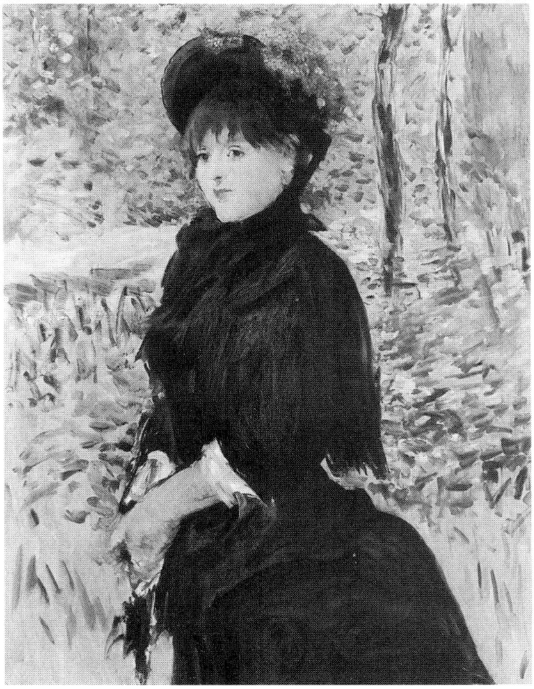

Edouard Manet, *Der Spaziergang. Bildnis Madame Gamby im Garten des Künstlers in Bellevue,* 1880. Öl/Lwd., 93 × 70 cm, Upperville, Virginia, Sammlung Mr. und Mrs. Paul Mellon

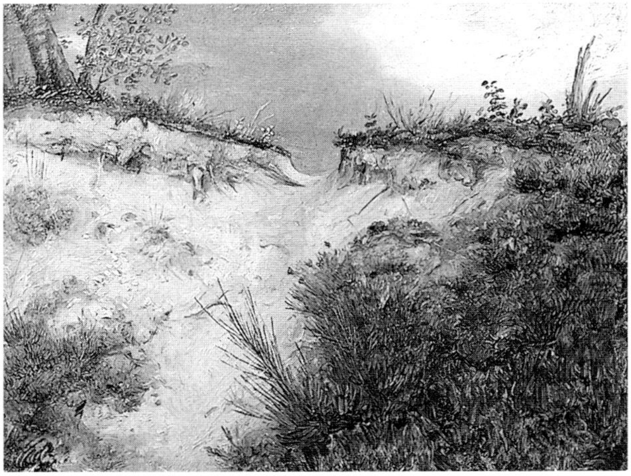

Carl Blechen, *Sandweg,* um 1828. Öl/Lwd., 12 × 24 cm, Cottbus, Fürst Pückler Museum, Park und Schloß Branitz

ler in ein die Wachstumsstrukturen nachvollziehendes Netz von Pinselzügen umgesetzt. Auf der Anhöhe weist eine halbrunde Mulde wie eine Kimme darauf hin, wo der Weg weitergeht, ohne daß zu erkennen wäre, wie die Landschaft dahinter aussehen mag. Der Baumstamm, der Strauch und die Pflanzen am oberen Rand heben sich als Silhouetten gegen den bewölkten Himmel ab. Dem Betrachter wird kein großer Abstand gewährt; das Auge wird ganz nahe an den ausgetretenen kahlen Erdboden und den kargen, struppigen Bewuchs seitlich davon herangeführt – ein winziger staubiger Landschaftsausschnitt, die Erde ist trocken, alles in allem nicht mehr als ein hinreißend gemaltes kleines Stück natürlicher Außenwelt.

Das ist eines der frühesten Beispiele des deutschen Realismus in der Landschaftsmalerei. Blechen, sein kurzes Leben lang in seinem Werk zwischen Romantik und Realismus hin und her pendelnd, ein Künstler zwischen den Stilen, ist deshalb hier zu würdigen, weil sein Anteil an der Einführung des

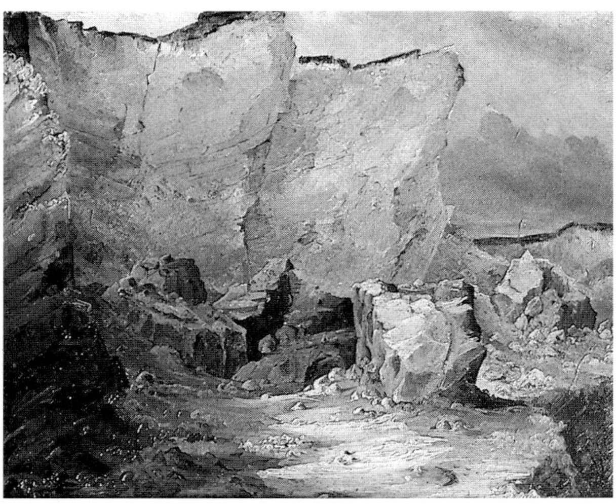

Carl Blechen, *Kreidefelsen auf Rügen,* 1828. Öl/Lwd., 27 × 34 cm, Cottbus, Fürst Pückler Museum, Park und Schloß Branitz

Realismus in die europäische Landschaftsmalerei immer noch nicht so wahrgenommen wird, wie er das verdiente. Aus der gleichen Zeit stammt die nicht sehr viel größere Studie *Kreidefelsen auf Rügen.* Auch hier erhebt sich in unmittelbarer Nahsicht grauockergelb die Kreideklippe mit ihren scharfen Abbruchkanten vor wolkengrauem Himmel. Die Pinselzüge folgen modellierend den tektonischen Strukturen des Sedimentgesteins. Die Farbsetzung der Pinselführung gewinnt ebendadurch ihre handschriftliche Autonomie, daß sie sich die naturgegebenen Wachstumsstrukturen aneignet; daß sie mithin, ins Bild übertragen, ebenso vorgeht wie die Natur selbst. Verglichen mit Caspar David Friedrichs *Kreidefelsen auf Rügen* von 1818[23] zeigt sich die Größe des Unterschieds: Blechens Gemälde ist keine Innenlandschaft mehr, sie versucht nicht, einen metaphorischen Gehalt zu übermitteln, sie ist überhaupt nicht transzendent, sie will nichts weiter sein als ein kleiner Ausschnitt unserer natürlichen Außenwelt, Landschaft als Landschaft. Die Landschaft verliert ihre bedeutungstragende Funktion. Blechens *Sandweg* und sein *Kreidefelsen auf Rügen* sind Beispiele für die Bedeutungslosigkeit und somit für die Gleichgültigkeit des Sujets.

Blechen spielt den deutschen Part in einem europäischen Entwicklungszusammenhang. John Constable in England ist ebenso zu nennen wie in Frankreich der frühe Corot beispielsweise mit seinen Gemälden *Civita Castellana* von 1826/27[24] und *Steinbruch in Fontainebleau* von 1831. Zwei Grundtöne bestimmen die Farbwirkung der Gemälde, das Graugelbweiß des Steins und das vom kühlen Französischgrün in vielen Varianten ins Dunkle spielende Grün des Bewuchses. Selbst in seinem Gemälde *Die Kathedrale von Chartres* beliebt es Corot, dem Auge auf dem langen lehmigen Anmarsch zur Kathedrale erst einmal einen aufgeschütteten Sandhaufen und einen Stapel behauener Quader in den Weg zu stellen.

Camille Corot, *Steinbruch in Fontainebleau,* 1831. Öl/Lwd., 34 × 59 cm, Gent, Museum voor Schone Kunsten

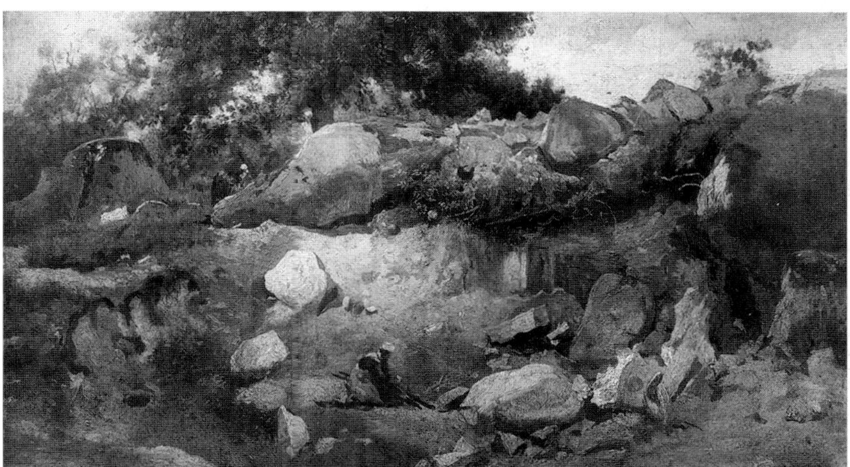

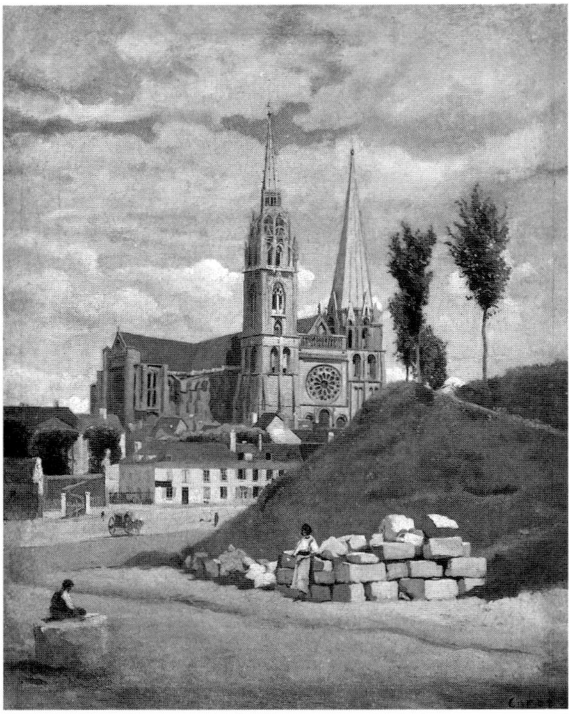

Camille Corot, *Die Kathedrale von Chartres,* 1830. Öl/Lwd., 62 × 50 cm, Paris, Musée du Louvre

Weitere Maler kommen hinzu. Charles-François Daubigny etwa und die Maler der Schule von Fontainebleau. In seinem Bericht über die französische Malerei in der Weltausstellung von 1878 resümiert Emile Zola: »Ich habe schon mehrmals erwähnt, daß die große Revolution der Kunst in der Landschaftsmalerei begonnen hat. Das war zwangsläufig. Die Logik verlangte, daß eine richtige Darstellung der Natur bei den Bäumen, den Seen, der Erde anfängt. Später würde die Menschheit an die Reihe kommen. Paul Huet, der nicht mehr unter uns weilt (...), war einer der ersten, die die Malweise änderten. (...) Bei ihm blitzt unter einigen romantischen Exzessen bereits die achtungsvolle Liebe zur Natur auf. Man muß wissen, daß Paul Huet Schüler von Antoine Gros und Paul Guérin war. Doch es waren Camille Corot und Charles Daubigny, die die Fesseln der akademischen Routine sprengten. Inzwischen haben diese beiden Meister einen so vollständigen Sieg davongetragen, daß niemand mehr an die historische Landschaft denkt. Wenn die Porträtmalerei auch noch idealistisch orientiert ist, so sind sich bei den Historien- und Genrebildern alle einig, daß die Landschaft naturgetreu sein muß. Dies ist die erste Phase der Entwicklung hin zur genauen Analyse der Lebewesen und Dinge.«[25] Damit ist das methodische Programm des Positivismus als Forderung auf die Landschaftsmalerei übertragen.

Das Picknick-Motiv ist eine gutbürgerliche Angelegenheit. An seiner Peripherie ist der Motivkreis von Gemälden umgeben, die nicht in Frankreich entstanden und der Ruhepause von Angehörigen des einfachen Volkes, vor allem Bauern und Hirten, gewidmet sind. Sie spielen meist nicht auf dem

Alexej Gawrilowitsch Wenezianow, *Sommer. Erntezeit,* um 1825. Öl/Lwd., 60 × 48,3 cm, Moskau, Staatliche Tretjakow-Galerie

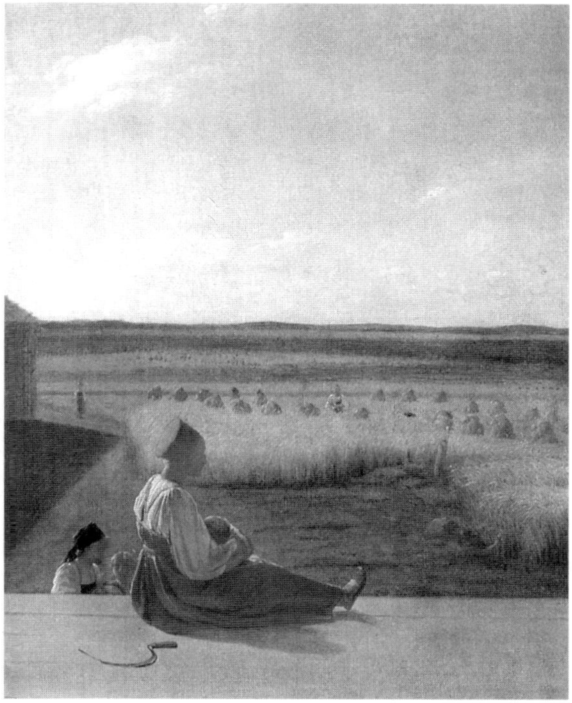

Fleckchen Grün in der Schutzzone des Gartens, des Parks oder des Stadtwalds, sondern vor den weiten Horizonten der bäuerlichen Landschaft. Das pantheistische Lebensgefühl, das die vorangehende Epoche des frühen 19. Jahrhunderts durchdrungen hatte, wird damit weitergetragen. Ein frühes Beispiel hierfür ist das um 1825 entstandene Gemälde *Sommer. Erntezeit* des Russen Alexej Gawrilowitsch Wenezianow. Weiterhin sind zu nennen: das Gemälde *Altweibersommer* des Polen Józef Chelmoński von 1875, Franz von Lenbachs um 1860 entstandenes Jugendwerk *Der rote Schirm*[26] und aus dem gleichen Jahr sein *Hirtenknabe,* eine profane Fassung des Motivs, im Vergleich

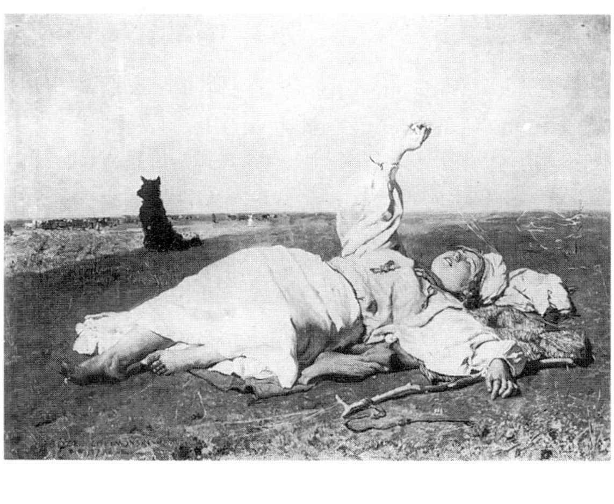

Józef Chelmoński *Altweibersommer,* 1875. Öl/Lwd., 119,7 × 156,5 cm, Warschau, Nationalmuseum

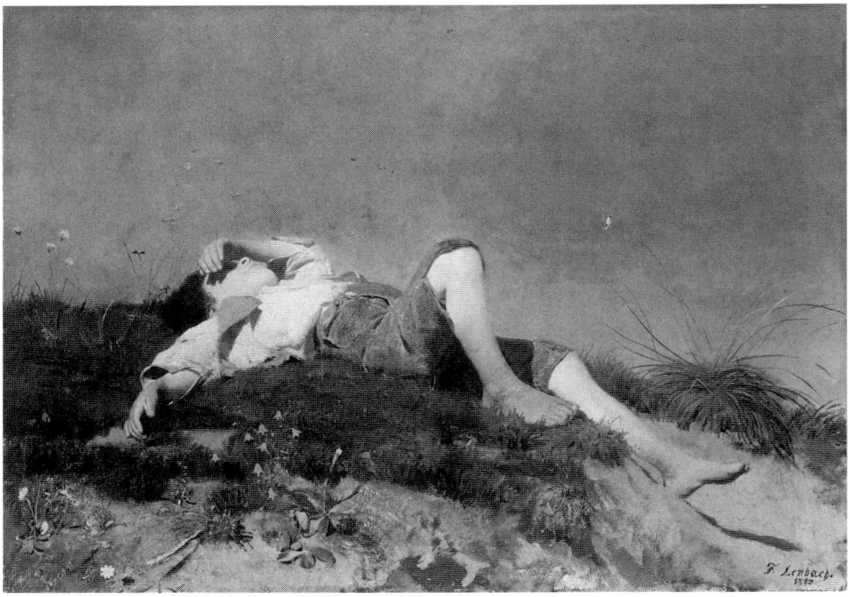

Franz von Lenbach, *Hirtenknabe,* 1860. Öl/Lwd., 107,7 × 154,4 cm, München, Bayerische Staatsgemäldesammlungen, Schack-Galerie

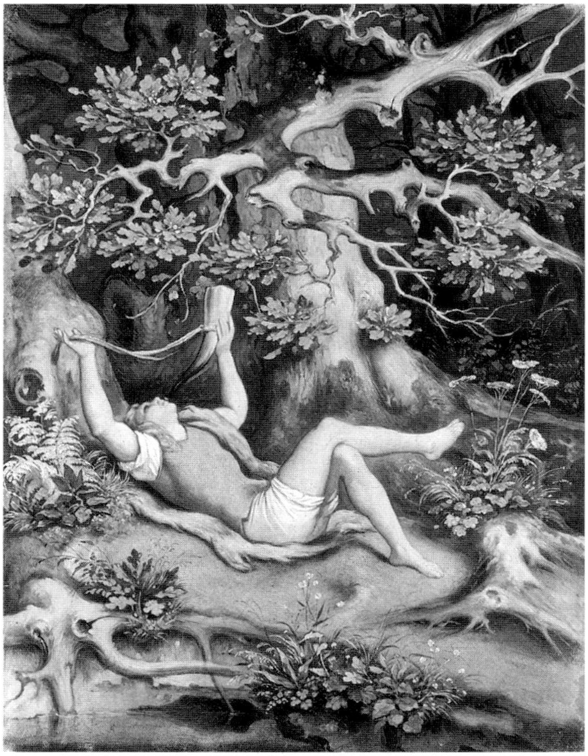

Moritz von Schwind, *Im Walde. Des Knaben Wunderhorn,* um 1848. Öl/Lwd., 49,5 × 39,4 cm, München, Bayerische Staatsgemäldesammlungen, Schack-Galerie

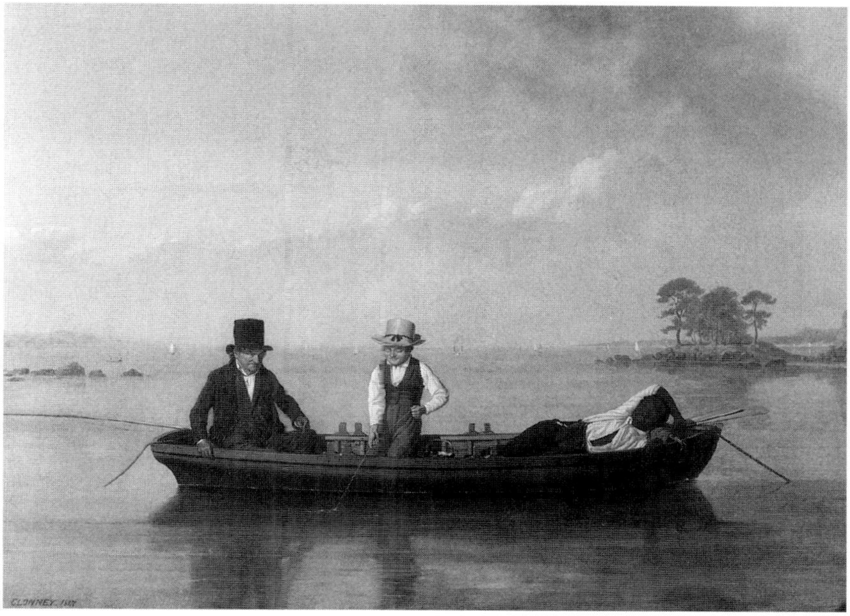

James Goodwyn Clonney, *Fischen im Long Island Sound nahe New Rochelle,* 1847. Öl/Lwd., 66 × 92,7 cm, Madrid, Fundación Colección Thyssen-Bornemisza

zu Moritz von Schwinds *Des Knaben Wunderhorn,* um 1848. Lenbachs Hirtenjunge träumt nicht mehr, er döst.

Die Weite der von ihnen in Besitz genommenen Landschaft, die, von den ersten Spuren der Zivilisation durchzogen, die Anmut ihrer Jungfräulichkeit noch nicht eingebüßt hat, ist für die Amerikaner der Inbegriff des irdischen Paradieses. *Fischen im Long Island Sound nahe New Rochelle* heißt ein Gemälde des aus Liverpool eingewanderten Amerikaners James Goodwyn Clonney aus dem Jahr 1847. Auf einer weiten Wasserfläche, auf der hinten in der Ferne Segelboote und ein Schaufelraddampfer zu erkennen sind, liegt vorn unter sommerlichem Himmel im flachen Wasser ein kleines Boot. Links sitzt in Alltagskleidung, mit hohem Zylinder auf dem Kopf, ein kleinstädtischer älterer Herr, die ausgeworfene Angel neben sich am Heck befestigt. Er schaut einem kleinen Jungen mit einem schönen neuen Strohhut zu, der soeben dabei ist, eine Angelschnur einzuholen. Neben diesem ragt der Picknickkorb hinter der Bootswand hervor. Rechts hält ein im Boot liegender Schwarzer hingebungsvoll seinen Mittagsschlaf. Eine träge, dösige Ruhe liegt über dem Ganzen; ein Augenblick vollkommener irdischer Glückseligkeit, ein wiedergewonnenes Arkadien.

Nicolas Poussins *Die Hirten in Arkadien* von 1640/45 mit der Darstellung der Hirten, die auf die in einen altarartigen, würfelförmigen Steinblock eingemeißelte Inschrift »Et in arcadia ego« deuten,[27] geht ein Gemälde gleichen Motivs voraus, das Guercino 1618/23 schuf. Dort liegt auf einem Quader mit der Inschrift ein Totenschädel. Statt Schillers Übersetzung »Auch ich war in Arkadien geboren« hieße es also besser »Auch ich bin in Arkadien anwesend«, was nichts anderes bedeutet, als daß auch schon die Bewohner Arkadiens sterblich waren. Das irdische Paradies unterscheidet sich vom verlorenen himmlischen durch seine zeitliche Begrenztheit; es ist ein endliches Paradies. Das paradiesische Glück ist nicht ewig, sondern augenblicklich; es dauert nicht an, sondern es vergeht. Siesta – aus der resignativen Einsicht in die Endlichkeit machen die Bürger um die Mitte des Jahrhunderts eine Tugend. Sie richten sich so komfortabel es geht darin ein – das ist das kleine Glück. Die Menschen auf dem Lande können den arkadischen Augenblick nach Meinung der Maler noch in der Weite finden. Das 19. Jahrhundert ist aber das Jahrhundert der wachsenden Weltstädte. Für die vom Lande zunehmend entfremdeten Großstädter ist die Landidylle unter weitem, unberührtem Horizont bereits eine allmählich in die Ferne rückende arkadische Fata Morgana. Die Großstädter antworten auf das Bewußtsein der existentiellen Endlichkeit mit der Schaffung eingefriedeter Bezirke, deren räumliche Begrenztheit der zeitlichen entspricht. Diese Reservate, die als Surrogate des irdischen Paradieses angeboten werden, sind der Wintergarten, der botanische Garten, die Weltausstellung und das Warenhaus. Das neue große Warenhaus in Zolas *Au bonheur des dames* ist ein ›Paradies der Damen‹. »Ein anderes Leitbild der Weltausstellungen«, so Hofmann, »ist das irdische Paradies. Die gesamte Ausstellungsstadt wird zum Schauplatz eines neuen Goldenen Zeitalters, zu einem Garten der Lüste und Verführungen – 1867 gab es einen ›jardin des voluptés‹ –, in dem Eintracht, Sorglosigkeit und Sinnenfreude herrschen. Jedem Besucher obliegt der Statistenpart des Heiter-Glücklichen. Die sonntäglich gestimmten Menschen, die staunend diesen Weltjahrmarkt durchstreifen, spielen nun tatsächlich die Rolle, die ihnen die gleichzeitige impressionistische Malerei zuweist: sie leben der unbekümmerten Augenfreude, sie betrachten den Genuß als den höchsten Daseinszweck und schweifen ziellos von einer Impression zur andern (...).«[28]

An anderer Stelle heißt es: »Ein riesiges Glashaus, das 1847 (vier Jahre vor der ersten World Fair in London) in Paris errichtet und in der Art eines Wintergartens ausgestattet wurde, diente der vornehmen Gesellschaft zur Erholung, zum genießerischen Nichtstun. In seinen Ballsälen und Cafés, in den Lesezimmern und Kunstausstellungen stellte es den Besuchern die vielfältigsten Attraktionen zur Wahl.«[29] Carl von Linné hat die Gärten »minores paradisi« genannt. Wolf Lepenies übersetzt: »Das Paradies erscheint als der erste und vollkommene botanische Garten.«[30] Das ist die Privatisierung der Landschaft. Mit der normativen Sortierung der Pflanzenwelt nach Linnés System setzt sich eine Tendenz zur katalogmäßigen Ordnung durch; die Pflanzen werden gleichsam in Gattungssortimente unterteilt. Das ist ein buchhalterisches Verfahren. Auch der botanische Garten mit seinen Gewächshäusern ist ein eingefriedeter Bezirk. Die Neigung zur Einrichtung von »Ersatzwelten und Fluchtwelten«, die Hofmann registriert, wurde in den vorhergehenden Kapiteln wiederholt diagnostiziert; sie ist das klinische Hauptmerkmal des gesellschaftlichen Verhaltens. Der Wintergarten, die Weltausstellung und das Warenhaus haben die gläserne Hülle miteinander gemein. Die Glasarchitektur der Zeit, die es nach dem Kristallpalast der Londoner Weltausstellung von 1851 in der Folge zu einer pompösen Fülle von Palästen bringt, schafft von riesigen Häuten umkleidete Innenräume, in die das Licht gefiltert von außen hereindringt, um sich im Innern diffus zu verteilen. Die Schätze der Außenwelt werden im Innern gehortet und dort in ihrem Reichtum zur Schau gestellt. Das irdische Paradies ist im Glashaus gefangen. Wie der Homunkulus kann es nur in seiner Retortenexistenz bestehen. Im Innern werden die Illusionen der großen weiten Welt als Strandgut angeboten. Waren häufen sich in bunter Vielfalt zu Bergen, die Fülle vermittelt Weltläufigkeit. Das ist die Grundlegung einer neuen Genußästhetik. In der auf diese Weise ›ins Trockene gebrachten‹ Ware erscheint die Verbindung mit der Welt verdinglicht. Das Instrument, das den Zusammenhang stiftet, ist der Katalog. Das in die – als Waren angebotenen – Dinge zerfallene Bild der Welt wird darin in ein kaleidoskopartig zusammengesetztes System überführt. Das innere Glück in der Begrenztheit des privatisierten Arkadien ist nicht ganz umsonst zu haben. Der Ausweis für das Privileg, daran teilnehmen zu dürfen, ist das Eintrittsbillett.

Indes ist das Bedürfnis nach Transzendenz ein Konstituens des Menschentums. Wird dem Menschen im Achsenkreuz der Orientierung seiner Selbst- und Weltbefindlichkeit die Zielrichtung in die Ewigkeit weggenommen, geraubt oder verstellt, so sucht er sich in anderer Richtung Ersatz dafür. Auf die bedingte Unendlichkeit bezogen, die der Verzeitlichung im Entwicklungsgedanken zugrundeliegt, bezeichnet der Fortschrittsbegriff den Richtungsvektor ins Utopische. Fortschritt bedeutet demzufolge nichts anderes als einen Kippeffekt in der Weltorientierung, nämlich die Transposition der auf die Ewigkeit weisenden Senkrechte des Weltorientierungsachsenkreuzes in die Horizontale.

»Auch das kommunistische Manifest prophezeit das Paradies auf Erden. Es enthält, wie Löwith eindringlich dargelegt hat, eine eschatologische Botschaft: die Endkrise der bürgerlich-kapitalistischen Welt entspricht einem Jüngsten Gericht, die welthistorische Rolle des Proletariats, das die gesamte Menschheit rettet, ist der des auserwählten Volkes analog. Die Klassengegensätze werden von einer ›Assoziation‹ abgelöst, worin die freie Entwicklung eines jeden die Bedingung für die freie Entwicklung aller sein soll. Das daraus hervorgehende ›Reich der Freiheit‹ ist ein Reich Gottes ohne Gott.«[31] Das ist heute zu einem Zeitpunkt, in dem die ›Endkrise‹ der bürgerlich-kapitalistischen Gesellschaft den Marxismus soeben überstanden hat, interessant zu lesen.

Die Frage nach dem Ursprung war mit der Verzeitlichung im Entwicklungsgedanken zwar neu gestellt, aber für das transzendentale Bedürfnis nicht beantwortet. Der Darwinismus hatte das Idealbild vom ›edlen Wilden‹ zunichte gemacht. Demnach erschien der Wilde nicht mehr wie ein fremder Bruder, sondern eher als minderwertiger Abkömmling von den gleichen Ahnen. Das unterdrückte Bedürfnis nach Transzendenz machte sich um die Jahrhundertwende in der bildenden Kunst Luft. Die Maler und Bildhauer der nun folgenden Generation stellten die Frage nach dem Ursprung auf einem fortgeschrittenen, ethnologischen Erwartungsstand wieder neu, indem sie in der Kunst und in der Lebensweise der ›Primitiven‹ nach Regenerationsquellen für die eigenen inneren Kräfte suchten. Darin kündigte sich eine postpositivistische Epoche an. Als erster suchte Paul Gauguin das verlorene Paradies nicht mehr im eigenen Hausgarten oder im Bois de Boulogne, sondern bei den Eingeborenen in der Südsee. Seinem großen Gemälde von 1897 gab er den berühmten Titel: *Woher kommen wir? Wer sind wir? Wohin gehen wir?*[32] Damit war die Frage wieder offen.

Anmerkungen

1 Werner Hofmann, Das irdische Paradies. Motive und Ideen des 19. Jahrhunderts, München 1974, S. 9, S. 12ff.

2 Edouard Manet, *Das Frühstück im Atelier,* 1868, Öl/Lwd., 118 × 153,9 cm, München, Bayerische Staatsgemäldesammlungen, Neue Pinakothek.

3 Erhalten ist von dem Bild außer dem Mittelteil ein linker Teil (1865, 418 × 150 cm, Paris, Musée d'Orsay) sowie eine Studie (1865 begonnen, 1866 signiert und datiert, 130 × 181 cm, Moskau, Puschkin-Museum), durch die wir Kenntnis von dem ursprünglichen Aussehen des Gemäldes haben. Das Werk entstand unter ungünstigen Umständen. Monet war durch eine Beinverletzung behindert, außerdem mußte er sein Atelier in der Rue de Furstenberg verlassen. Siehe dazu: Robert Gordon/Andrew Forge, Monet, Köln 1985, S. 24: »Im März, dem Zeitpunkt des Annahmeschlusses für den Salon, hatte Monet das Bild immer noch nicht vollendet (...) *Le Déjeuner sur l'Herbe* wurde deshalb niemals öffentlich ausgestellt. Die weitere Geschichte des Bildes ist traurig. Monet behielt es jahrelang, mußte es aber 1878 in Argenteuil bei einem Hausbesitzer, dem er Miete schuldete, zurücklassen. Es wurde zusammengerollt, und als er es sechs Jahre später wieder in seinen Besitz bringen konnte, waren Teile des Bildes durch Feuchtigkeit zerstört. Monet schnitt zwei Fragmente heraus, die Gruppe in der Mitte und die stehenden Figuren ganz links. Nach seinem Tod wurde die Mittelgruppe offenbar nochmals zerschnitten, denn Fotografien davon, die in den letzten Lebensjahren Monets in seinem Atelier in Giverny hingen, zeigen mehr, als man heute sehen kann.«

4 Claude Monet, *Femmes au Jardin (Frauen im Garten),* 1866, Öl/Lwd., 256 × 208 cm, Paris, Musée d'Orsay.

5 Silvestro Lega, *Die Pergola,* 1868, Öl/Lwd., 75 × 93,5 cm, Mailand, Pinacoteca di Brera.

6 James Tissot (1836–1902), gebürtiger Franzose, ließ sich 1871 in London nieder und wurde in England ein erfolgreicher Gesellschaftsmaler.

7 Friedrich Wilhelm Joseph von Schelling, Über das Verhältnis der bildenden Künste zu der Natur, München 1807, zit. nach Hofmann (zit. Anm. 1), S. 55.

8 Ebenda, S. 55f.

9 Auf den Zusammenhang der radikalen Subjektivierungshypothesen hinsichtlich der Wahrnehmungsmöglichkeiten, die aus dem Positivismus hervorgegangen sind, in dem Aufeinanderreagieren von Philosophie und Kunst ist Manfred Diersch aus marxistischer Sicht eingegangen. Siehe: Manfred Diersch, Empiriokritizismus und Impressionismus. Über Beziehungen zwischen Philosophie, Ästhetik und Literatur um 1900 in Wien, Berlin 1977.

10 Victor Hugo, Quatre-vingt-treize, 3 Bde., Paris 1874. Deutsche Ausgabe: Das Jahr 1793, aus dem Französischen übertragen v. Alfred Wolfenstein, Leipzig 1925, Neuausgabe, Leipzig/Weimar 1989, S. 166.

11 Wolf Lepenies, Das Ende der Naturgeschichte. Wandel kultureller Selbstverständlichkeiten in den Wissenschaften des 18. und 19. Jahrhunderts, München 1976, S. 77: »Was an den Gesellschaften der Primitiven früher als Absurditäten aufgefaßt wurde, wird jetzt zu den Überbleibseln einer früheren Entwicklungsstufe. Nicht mehr der Rückgriff auf eine natürliche und universelle Vernunft, sondern eine Geschichtstheorie bestimmt nunmehr die Stellung des Abendlandes, das als das einzigartige Resultat dieses Entwicklungsprozesses erscheint, zu den Wilden.«

12 Charles Darwin zit. nach Dolf Sternberger, Panorama oder Ansichten vom 19. Jahrhundert, Hamburg 1938, S. 116.

13 Ebenda, S. 116f.

14 Siehe dazu: Hermann von Helmholtz, Populärwissenschaftliche Vorträge, Heft III, Braunschweig 1876, S. 124, zit. nach Sternberger (zit. Anm. 12), S. 46: »In der That treibt die Sonne hier auf Erden eine Art von Dampfmaschine, deren Leistungen denen der künstlich construirten [sic!] Maschinen bei weitem überlegen sind. Die Wassercirculation in der Atmosphäre nämlich schafft (...) das aus den warmen tropischen Meeren verdampfende Wasser auf die Höhe der Berge; sie stellt gleichsam eine Wasserhebungsmaschine größter Art dar, mit deren Leistungsgröße keine künstliche Maschine sich auch nur im entferntesten messen kann.«

15 Ebenda, S. 43f.

16 Gustave Flaubert, Bouvard et Pécuchet, erschien nach dem Tod des Dichters unvollendet in Paris, März 1881. Deutsche Ausgabe: Bouvard und Pécuchet, übers. v. Erich Marx, Zürich 1979, S. 106.

17 Ebenda.

18 Emil Du Bois-Reymond, Über die Grenzen des Naturerkennens. Vortrag, gehalten in der zweiten allgemeinen Sitzung der 45. Versammlung Deutscher Naturforscher und Ärzte zu Leipzig am 14. August 1872, in: Emil Du Bois-Reymond, Die sieben Welträtsel. Zwei Vorträge, Leipzig 1916. Der Verfasser schließt das Vorwort zur ersten Auflage beider Vorträge mit dem Satz: »In der objektiven Zergliederung der Erscheinungswelt (...) sehe ich eine notwendige Ergänzung der Erkenntnistheorie und die wahre Naturphilosophie. Der Pyrrhonismus in neuem Gewande, auf den sie unausweichlich hinausführt, sagt vielen nicht zu. Mögen sie es doch mit dem einzigen anderen Ausweg versuchen, dem Supernaturalismus. Nur daß, wo Supernaturalismus anfängt, Wissenschaft aufhört. Berlin, vom physiologischen Institut der Universität, 14. August 1881, Der Verfasser.«

19 Georges Bataille, Manet, Genf 1983, S. 66.

20 Ebenda.

21 Hofmann (zit. Anm. 1), S. 243.

22 Edouard Manet, *Bildnis Théodore Duret,* 1868, Öl/Lwd., 43 × 35 cm, Paris, Musée du Petit Palais.

23 Caspar David Friedrich, *Kreidefelsen auf Rügen,* 1818, Öl/Lwd., 90,5 × 71 cm, Winterthur, Museum Oskar Reinhart.

24 Camille Corot, *Civita Castellana,* 1826/27, Öl/Lwd., 36 × 51 cm, Stockholm, Nationalmuseum.

25 Emile Zola, Die französische Malerei in der Weltausstellung von 1878, zit. nach Emile Zola, Schriften zur Kunst. Die Salons von 1866–1896, mit einem Vorwort v. Till Neu, aus dem Französischen übertr. v. Uli Aumüller, Frankfurt/M. 1988, S. 195–224, hier S. 218.

26 Franz von Lenbach, *Der rote Schirm,* um 1860, Öl/Papier, auf Pappe montiert, 26,9 × 34,6 cm, Hamburger Kunsthalle.

27 Vgl. dazu das Kapitel *Weltuntergang*, Anm. 3.

28 Hofmann (zit. Anm. 1), S. 110.

29 Ebenda, S. 99.

30 Lepenies (zit. Anm. 11), S. 70.

31 Hofmann (zit. Anm. 1), S. 235f.

32 Paul Gauguin, *Woher kommen wir? Wer sind wir? Wohin gehen wir?,* 1897, Öl/Lwd., 141 × 376 cm, Boston (Massachusetts), Museum of Fine Arts.

V.2 Die Jagd nach dem Glück – Ein Kapitel Physiognomik

Das Titelbild von Ernst Haeckels 1868 in Berlin erschienenem Buch *Natürliche Schöpfungsgeschichte*[1] ist eine nach des Verfassers eigenhändiger Zeichnung gefertigte Lithographie, die in tabellarischer Anordnung zwölf Köpfe im Profil zeigt. In vier Reihen untereinander sind je drei Köpfe nebeneinandergestellt. Die Unterschrift weist die Köpfe als Angehörige der »Familiengruppe der Katarrhinen« aus. ›Katarrhinen‹ heißt Schmalnasen. Damit ist auf das Organ hingewiesen, auf das es hier ankommt. Die zwölf Profile sind von Nr. 1 oben links bis Nr. 12 unten rechts in absteigender Reihenfolge durchnumeriert. Es empfiehlt sich aber, die Reihe umgekehrt, von unten rechts nach oben links, zu lesen, da diese Lesrichtung dem Entwicklungsgang folgt, wie er in der *Natürlichen Schöpfungsgeschichte* vorgezeichnet ist. Mit dem Titel des Buches ist der göttlichen Weltschöpfung die natürliche Schöpfung entgegengehalten, die ohne Gott auskommt. Demnach hätte sich die Natur dank der ihr innewohnenden Evolutionskraft aus eigenem Antrieb hervorgebracht und auf den langen Marsch ihrer Vervollkommnung begeben, deren bisher höchste Stufe der Mensch sei.

Verfolgt man die Anordnung der Profile in dieser umgekehrten Lesrichtung, dann zeigt sich, daß sich die Gesichtsflächen aus der Diagonale stufenweise immer mehr in die Vertikale kehren, bis endlich bei Nr. 1 oben links die ideale Senkrechte erreicht ist. Der anfangs weit vorgeschobene Unterkiefer tritt zurück, er verliert im Verhältnis zur Gesamtproportion an Vorrang. Die Lippenwülste bilden sich zurück, hingegen tritt die anfangs fliehende Stirn immer stärker nach vorn. Die drei Köpfe der untersten Reihe (10–12) tragen noch ganz ihre kreatürliche Stumpfheit im Blick, wobei der mittlere fast wie ein verzauberter Leichtmatrose aussieht. Nr. 12 ist ein Mandrill-Pavian (Mann) aus Guinea, Nr. 11 ein Nasenaffe (Mann) von Borneo, Nr. 10 ein Gibbon (Mann) aus Hinterindien. Die Kandidaten in der Reihe darüber (7–9) schauen schon etwas intelligenter drein und könnten, so nebeneinandergereiht, die Herbergswirte in einem Weihnachtsspiel mimen. Der hintere, Nr. 9, mit dem Backenbart und der feschen Windstoßfrisur ist ein Orang-Utan-Mann von Borneo, der mittlere, Nr. 8 mit den riesigen Ohren, ein Schimpansenweib aus Westafrika und der resolut blickende vordere, Nr. 7, ein Gorillaweib aus Westafrika. Die zweite Reihe von oben ist in diesem Zusammenhang den ersten Menschen gewidmet. Alle drei Köpfe zeichnen sich durch Sattelnasen aus. Nr. 6 mit den weit nach unten vorgeschobenen Lippen ist ein Tasmanier- oder Vandiemensländerweib, es vertritt den Papuaneger- oder Negritotyp. Nr. 5 mit dem provozierenden Kußmund ist ein Afronegerweib; es vertritt die mittelafrikanische Menschenart, und der haarige Typ Nr. 4 ist ein Australneger oder Alfurenmann, Vertreter der neuholländischen Menschenart. Mit Riesenschritten nähern wir uns nun der Krone der Schöpfung. Der hinterste in der obersten Reihe, Nr. 3, ein langhaariger, ungekämmter, unrasierter, ein wenig dämlich, sonst aber ganz mun-

Die Familiengruppe der Katarrhinen, Schaubild aus: Ernst Haeckel, *Natürliche Schöpfungsgeschichte,* Berlin 1868

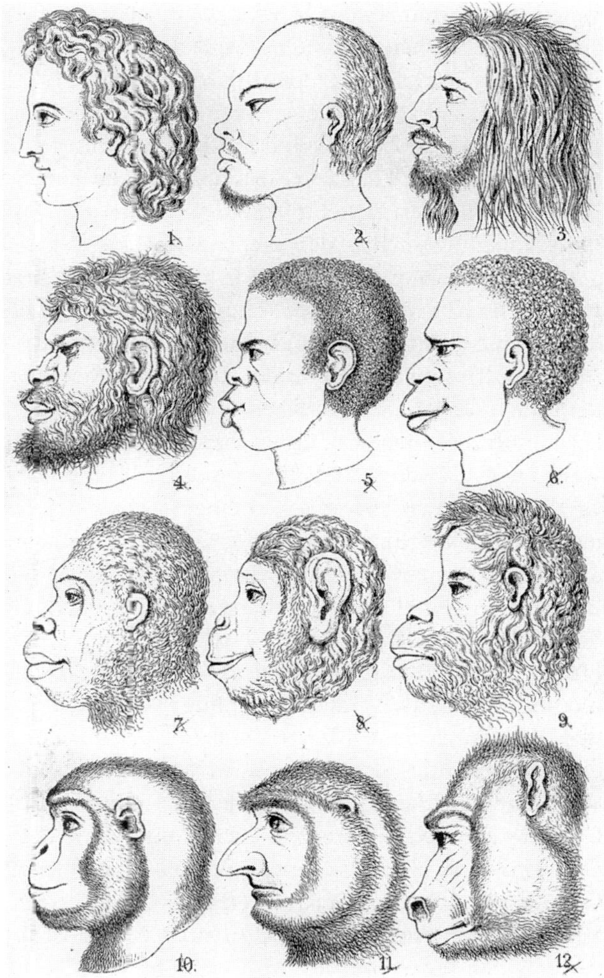

ter in die Welt blickender junger Mann, ist ein Feuerländer oder Fuegier, Vertreter der amerikanischen Menschenart (Homo americanus).[2] Nr. 2, der kriegerische Typ mit der eingedellten Sattelnase und dem Lippenbärtchen, ist ein Chinese. Er vertritt die mongolische Menschenart. Nr. 1 schließlich, der Favorit und ›Rassenprimus‹, ist der Indogermane, Vertreter der kaukasischen Menschenart. Mit seinem Lockenkopf und der in ihrem geraden Verlauf nur um die Augenpartie an der Nasenwurzel ein klein wenig eingebuchteten Stirn-Nasenpartie ähnelt er unzweifelhaft dem Apoll vom Belvedere. Von allen Schmalnasen ist er am schmalnasigsten. Die gesamte Entwicklung läuft, wie zu sehen, auf das Ideal der schmalrückigen, geraden Nase hinaus. Die natürliche Schöpfungsgeschichte folgt demnach einem offenbar klassizistischen Geschmacksideal.

Haeckel, eine Künstlernatur unter den Wissenschaftlern und selbst ein wissenschaftlicher Zeichner von hohen Graden, hat, ohne daß ihm das klar gewesen sein dürfte, bei der Herausarbeitung der von ihm gezeichneten Typen ein kleines bißchen manipuliert, mit anderen Worten, er hat sich im Sinne der von ihm verfolgten Tendenz selbst bemogelt. Die Erläuterung, die er seinem Typenkatalog beigegeben hat, ist aufschlußreich: »Die Familiengruppe der Katarrhinen. Das Titelbild dient zur anschaulichen Erinnerung der höchst wichtigen Thatsache, daß inbezug auf die Schädelbildung und die Physiognomie des Gesichts (ebenso wie in jeder anderen Beziehung) die Unterschiede zwischen den niedersten Menschen und den höchsten Affen geringer sind als die Unterschiede zwischen den niedersten und den höchsten Menschen und als die Unterschiede zwischen den niedersten und den höchsten Affen derselben Familie. Die ersten = niedersten Menschen (Fig. 4, 5, 6) stehen offenbar den höchsten Affen (Fig. 7, 8, 9) viel näher als dem höchsten Menschen (Fig. 1), dem als äußerster Gegensatz der niederste katarrhine Affe (Fig. 12) gegenübersteht.«[3] Das heißt nach Haeckel nichts weniger, als daß die Familienverwandtschaft eines Negers mit einem Gorilla weit größer sei als die zwischen einem Neger und einem Europäer. Der sei jenem in seiner Entwicklungshöhe himmelweit voraus. Jetzt leuchtet uns auch ein, warum Haeckel die Menschenaffen in der vorletzten Reihe so verhältnismäßig intelligent aussehend gelungen sind. Derartige vergleichende Schaubilder von Köpfen und Gesichtern waren nichts grundsätzlich Neues. Haeckels Tafel ist die spezifische Abwandlung der diagnostischen Vergleichsmethode, zu deren Veranschaulichung Künstler und Gelehrte seit der Zeit der Renaissance eine Menge ähnlicher Schautafeln mit den Darstellungen von Köpfen und Gesichtern hervorgebracht haben – der Physiognomik. »Die unterhaltendste Fläche auf der Erde für uns ist die vom menschlichen Gesicht«, hat Georg Christoph Lichtenberg festgestellt. Daß das menschliche Gesicht etwas über das innere Wesen eines Menschen, seine Seele, sein Gemüt und seinen Charakter verrät, und daß es etwas von seinen inneren Veranlagungen nach außen hin sichtbar macht, ist unmittelbar evident. Ein guter Teil all unserer intuitiven Kommunikation beruht auf diesem naturgegebenen Erkenntnismittel – der instinktive Umgang der Menschen miteinander. Sympathien und Antipathien, Liebe und Haß, Vertrauen und Skepsis werden dadurch reguliert. Doch wissen wir auch aus unmittelbarer menschlicher Erfahrung, wie sehr man sich dabei irren kann und wie unsicher und trügerisch die Zeichen der Gesichtsbildung und des Gesichtsausdrucks sein können.

Die Physiognomik ist auf der Scharnierlinie zwischen Wissenschaft und Kunst angesiedelt. Gelehrte und Künstler haben wiederholt versucht, hinter die Kulissen des Gesichtsausdrucks zu schauen und allgemeingültige Kriterien für eine systematische Deutung der Gesichtszüge zu finden. Das Verfahren, das sich dafür als auf der Hand liegend anbot, ist der Analogieschluß. Die Vergleichsfrage stellte sich demnach so: Welchem Wesen, das wir kennen und von dessen konstitutionellen Charakterzügen wir uns ein bestimmtes Bild machen können, sieht das Gesicht dieses oder jenes Menschen am ähnlichsten? Ferner: Lassen sich die Ähnlichkeiten und Übereinstimmungen in irgendeiner Weise generalisieren und derart systematisieren, daß daraus ein brauchbarer Kanon, ein Regelsystem abgeleitet werden kann, nach dem die gleichen Ähnlichkeitsmerkmale stets zu gleichen Resultaten führen in dem Schluß auf das innere Prinzip, das diese Ähnlichkeiten bewirkt? Läßt sich also daraus eine Hermeneutik der Charaktereigenschaften gemäß eines systematischen Katalogs der äußeren Signaturen entwickeln?

Von alters her war die Auffassung überliefert, daß sich entsprechend der hermetischen Anweisung der ›Tabula Smaragdina‹ des alchimistischen Schrifttums, »Wie oben, so auch unten«, das schicksalsbedingte Verhältnis eines Menschen zum Makrokosmos in der gegliederten Organisation seines Leibes und somit auch im Mikrokosmos seiner Gesichtszüge widerspiegele. Der Vergleichspartner, der sich in seinem Aussehen als dem Menschen am nächsten stehend anbietet, ist das Tier. Die Vielfalt der dem Menschen innewohnenden Charaktereigenschaften und Gemütsbewegungen, der Edelmut, die

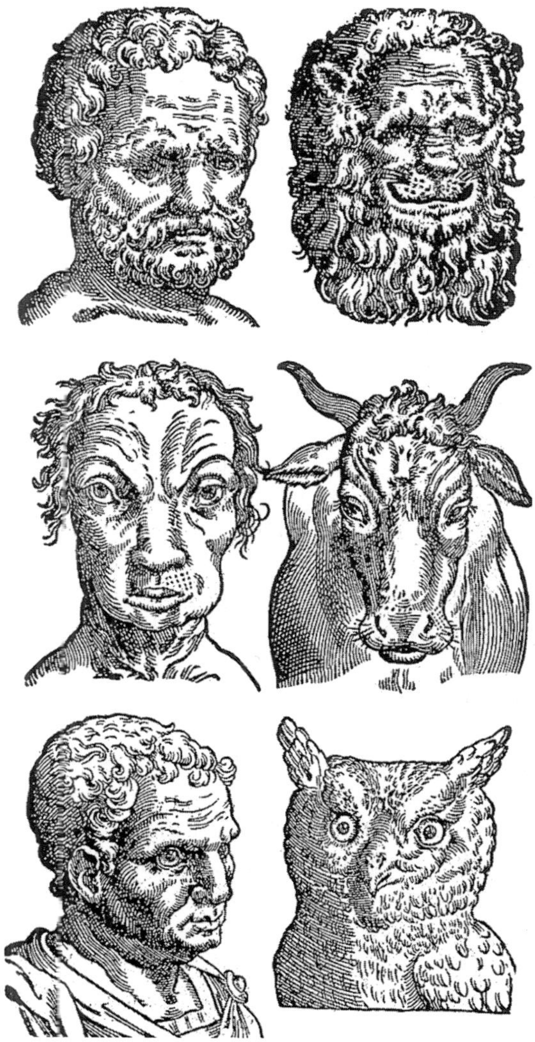

Mensch-Tier-Vergleiche, aus: Giambattista Della Porta, *De Humana Physiognomonia*, Neapel 1586

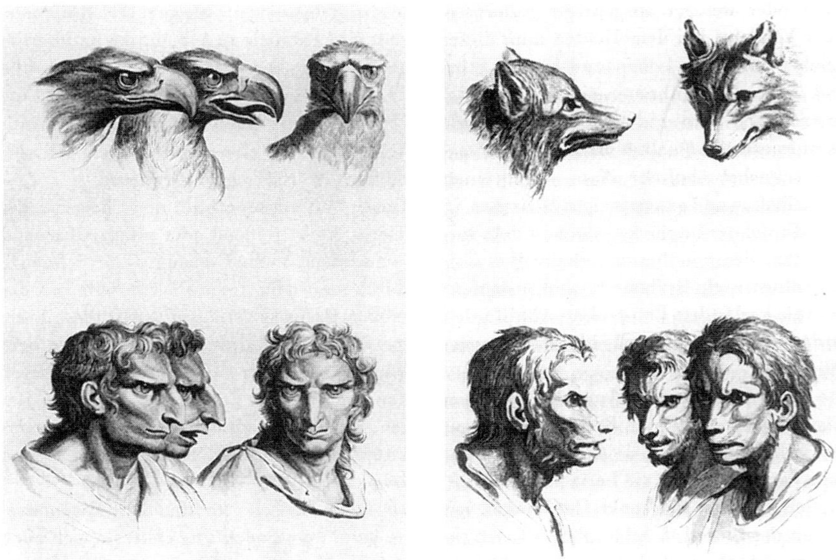

Mensch-Tier-Vergleiche, aus: Louis-Jean-Marie Morel d'Arleux, *Dissertation sur un traité de Charles Le Brun concerant les rapports de la physionmie humaine avec celles des animaux,* Paris 1806

Zornmütigkeit, der Neid, die Dummheit, die Ergebenheit, die Feigheit, die Unterwürfigkeit etc. stellen sich ihm im Spiegel der Tierwelt dar. Im Aussehen und Verhalten bestimmter Tiere begegnen uns jene Eigenschaften, die der Mensch in seiner eigenen Seele als wechselndes Gemenge erlebt, jeweils getrennt voneinander und physiognomisch aufs äußerste verfestigt – der kühne Adler mit dem scharfen Auge und dem markanten Schnabel, einer Hakennase vergleichbar, der mutige Löwe mit der wilden Mähne, das dumme Schaf, der listige Fuchs, der grimmige Wolf usw. Die Idee, vom Antlitz eines bestimmten Menschen im Vergleich mit der Kopfform eines Tieres auf dessen Charakter schließen zu können, lag also nahe. Das war ein Maßstab, der sich zur Verallgemeinerung anbot. Die ausführlichen physiognomischen Standardisierungsversuche des Zoomorphismus, die auf der Mensch-Tier-Analogie aufbauen, reichen von Giambattista Della Portas *De Humana Physiognomonia* von 1586[4] bis zu den auf Descartes fußenden physiognomischen Zeichnungen Charles Le Bruns, die dieser 1678 der Académie de Peinture in Paris vorlegte und die in vielen Ausgaben seines *Traité de l'expression* über das 17. Jahrhundert hinaus bis ins frühe 19. hineinwirkten.[5]

In den Jahren 1768/69 fand an der Königlich Preußischen Akademie der Wissenschaften zu Berlin ein Streitgespräch statt zwischen Henry de Catt und Antoine-Joseph Pernety über die Beurteilung der Physiognomik zur Charakterdeutung des Menschen. Isa Lohmann-Siems, die in einem Aufsatz über den ›universellen Formbegriff in der Physiognomik des 18. Jahrhunderts‹ die zukunftsweisende Bedeutung der Thesen Pernetys für die transzendental-prozessuale Kunstauffassung der Künstlertheorien zu Anfang unseres

Jahrhunderts (Marc, Kandinsky etc.) herausgearbeitet hat,[6] macht darauf aufmerksam, daß Pernety die Physiognomik unter Zugrundelegung der alten Makrokosmos-Mikrokosmos-Spiegelungsthese im Sinne einer allgemeinen Signaturenlehre auffaßt: »Pernety sagt, daß die Physiognomik eigentlich als die ›allgemeine Wissenschaft‹ zu bezeichnen sei, da ja alle Kenntnisse sich auf die Beobachtungen gründeten und alle Urteilsbildung die Folge einer langen Kette solcher Beobachtungen sei. Weil also jede Wissenschaft aus der Anschauung lebe, könne man die Physiognomik als den Oberbegriff, die einzelnen Zweige nach dem jeweiligen Gebiet bezeichnen. So könne man beispielsweise die Botanik als die ›physiognomische Wissenschaft der Vegetabilien‹, die Gesetzgebung als die ›Physiognomie eines Staates‹, die Geschichte als ›Physiognomie der vergangenen Zeiten‹ ansehen, und folglich machten im Grunde alle Wissenschaften zusammengenommen eine ›Physiognomik der Natur‹ aus. Denn, so schließt Pernety: ›Alles trägt auf seinem Äußeren ein unterscheidendes Kennzeichen, ein hieroglyphisches Bild, vermittelst dessen ein Beobachter sehr leicht die geheimen Kräfte und Eigenschaften erkennen kann.‹ Und wenn also der Begriff der Physiognomik lediglich auf den Menschen angewendet zu werden pflege, so beweise man schon dadurch, wie wesentlich sie sei, denn der Mensch sei ja der Auszug der großen Welt, und ihn kennen lernen heiße soviel, als sich Kenntnisse zu erwerben, die sich auf das ganze Weltall bezögen.«[7]

Pernetys Gedanke von der Hieroglyphe als physiognomisches Diagnostikum ist eine Vorausweisung auf Novalis, die Brüder Schlegel und die deutsche Frühromantik überhaupt. Die Hieroglyphe ist das Kennwort für eine morphologisch-prozessuale Auffassung der Physiognomik, die, in das allgemeine Gestaltungsgeschehen hineingestellt, nicht auf Einzelmerkmale festzulegen ist, sondern auf das Ganzheitliche abzielt und deshalb beim Deuter die Gabe der diagnostischen Erfassung aus dem Ganzen voraussetzt, wie sie auch von jedem guten Arzt erwartet wird. Das ist in ihrer Dynamik im Grunde eine sehr moderne Auffassung. In Carl Gustav Carus' Konstitutionslehre ist sie so ausführlich wie prägnant zusammengefaßt.[8]

Derjenige aber, dem es gelingen sollte, die Physiognomik als höheres Gesellschaftsspiel Mode werden zu lassen, war der rührige Schweizer Pfarrer Johann Caspar Lavater. 1775 veröffentlichte er den ersten Band seiner *Physiognomischen Fragmente,* bei denen es ihm, wie der Untertitel besagt, um die *Beförderung der Menschenkenntniß und Menschenliebe* ging – daß das eine dem anderen nicht im Wege steht, davon war Lavater überzeugt, dem Titelblatt hat er die Devise beigegeben »Gott schuf den Menschen sich zum Bilde!«[9]

Lavater war Pietist. Er wollte beweisen, daß der Mensch das Ebenbild Gottes sei. Der Tiervergleich kam für ihn deshalb nicht in Betracht. Wie die von ihm entwickelten physiognomischen Schautafeln zeigen, lag ihm daran, einen verbindlichen harmonikalen Kanon der Gesichtsproportionen aufzufinden, eine Art Verhältnisgleichung im Sinne des Goldenen Schnitts. Er strebte mithin, wie Dürer das genannt hätte, eine ›Unterweisung der Messung‹ an. Das ist ein analytischer Ansatz. Um dafür eine einheitliche Beurteilungsgrundlage zu gewinnen, bediente er sich der damals ungemein belieb-

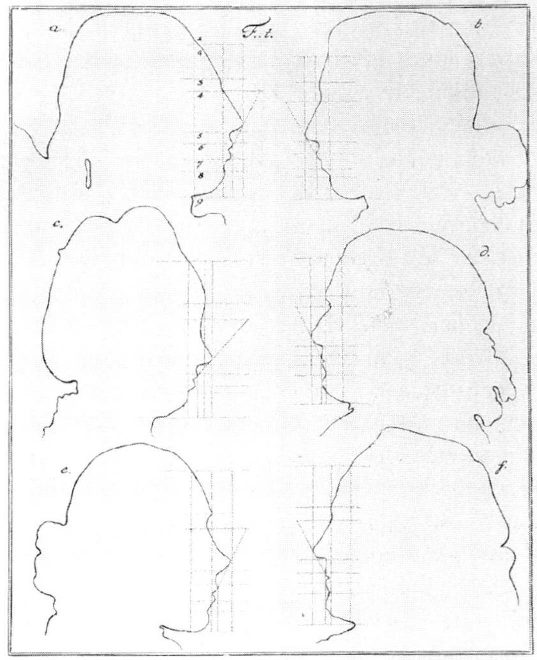

Sechs Kopfumrisse mit punktierten Linien, aus: Johann Caspar Lavater, *Physiognomische Fragmente,* Bd. IV, Leipzig/Winterthur 1778

ten Technik des Schattenrisses. So erhielt er zahllose Profilaufrisse. Damit war auf einer ersten Abstraktionsstufe schematische Vergleichbarkeit hergestellt, und Lavater trug fleißig seine Proportionslinien ein, um dem Verhältnissystem auf die Schliche zu kommen. Nur war fatal, daß er sich, weniger zum Wissenschaftler als zum Prediger berufen und als solcher wieder mehr zum Poeten, seinem Missionsdrang folgend, über all seine Ansätze zur Erstellung objektiver Kriterien hinwegsetzte, indem er sich bei der Deutung der ihm vorliegenden Gesichtsprofile völlig seiner Einbildung hingab und frei daraufiosschwafelte. Damit desavouierte er sein eigenes System und gab es der Lächerlichkeit preis. Lichtenberg hat ihn gehörig verspottet. In seiner Gegenschrift *Ueber Physiognomik*[10] behauptet er, die Physiognomik sei noch schlechter dran als die Meteorologie: »Aber was für eitles, elendes Stückwerk ist nicht schon unsere Wetterweisheit? Und nun gar unsere prophetische Kunst! Trotz den Bänden [sic!] meteorologischer Beobachtungen ganzer Akademien ist es noch immer so schwer vorherzusagen, ob übermorgen die Sonne scheinen wird, wie es vor einigen Jahrhunderten gewesen sein muß, den Glanz des Hohenzollerischen Hauses vorauszusehen.«[11] Auf der Suche nach Maßstäblichkeit hat Lavater in aller Harmlosigkeit mit seinen Kopfumrissen die Gesichtsproportionen ins Spiel gebracht. Das ist ein rationalistischer Ansatz. Doch in seinem Wunsch, den Ebenbild-Gottes-Beweis anzutreten, geht er mit naiver Selbstverständlichkeit vom Gesicht des Europäers aus, ohne einen Gedanken daran zu verschwenden, wie es sich denn dabei mit den Gesichtern von Angehörigen außereuropäischer Völker verhalten möge.

Aber auch Winckelmann, der sich darüber Gedanken gemacht hat, kommt zu der Schlußfolgerung, daß als proportionaler Maßstab zur Auffindung der physiognomischen Harmoniegesetze allein das europäische und hier vor allem das klassisch-griechische Antlitz geeignet sei. Es liefert die vorbildliche ästhetische Norm, die Winckelmann absolut setzt: »(...) die Zweifler wider die Richtigkeit der Begriffe der Schönheit, gründen sich vornehmlich auf die Begriffe des Schönen unter entlegenen Völkern, die ihrer verschiedenen Gesichtsbildung zufolge auch verschieden von den unsrigen sein müssen. Denn so wie viele Völker die Farbe ihrer Schönen mit Ebenholz (...) vergleichen würden, da wir dieselbe mit Elfenbein vergleichen, ebenso, sagen sie, werden vielleicht bei jenen die Vergleichungen der Formen des Gesichts mit Tieren gemacht werden, an welchen uns ebendie Teile ungestalt und häßlich scheinen. Ich gestehe, daß man auch in den europäischen Bildungen ähnliche Formen mit der Bildung der Tiere finden kann (...). Man wird aber auch zugeben müssen, daß, je stärker diese Ähnlichkeit an einigen Teilen ist, desto mehr weicht die Form von den Eigenschaften unsres Geschlechts ab, und es wird dieselbe teils ausschweifend, teils übertrieben, wodurch die Harmonie unterbrochen und die Einheit und Einfalt gestört wird, als worin die Schönheit besteht, wie ich unten zeige. (...) Die gepletschte Nase der Kalmücken, der Chinesen und anderer entlegener Völker ist ebenfalls eine Abweichung, denn sie unterbricht die Einheit der Formen, nach welcher der übrige Bau des Körpers gebildet worden, und es ist kein Grund, warum die Nase so tief gesenkt liegt und nicht vielmehr der Richtung der Stirn folgen soll, so wie hingegen die Stirn und Nase aus einem geraden Knochen, wie an Tieren, wider die Mannigfaltigkeit in unserer Natur sein würde. Der aufgeworfene schwülstige Mund, welchen die Mohren mit den Affen in ihrem Lande gemein haben, ist ein überflüssiges Gewächs und ein Schwulst, welchen die Hitze ihres Klimas verursacht, so wie uns die Lippen von Hitze oder von scharfen, salzigen Feuchtigkeiten, auch einigen Menschen im heftigen Zorne aufschwellen. Die kleinen Augen der entlegenen nördlichen und östlichen Länder sind in der Unvollkommenheit ihres Gewächses mit begriffen, welches kurz und klein ist. Solche Bildungen wirkt die Natur allgemeiner, je mehr sie sich ihren äußersten Enden nähert und entweder mit der Hitze oder mit der Kälte streitet, wo sie dort übertriebene und zu frühzeitige, hier aber unreife Gewächse von aller Art hervorbringt.«[12]

Mit Haeckels Schautafel der Katarrhinen weist Winckelmanns Zitat manch verblüffende Übereinstimmungen auf, weshalb man meinen könnte, Winckelmann habe sie vorausgeahnt. Der Kalmücke mit der ›gepletschten Nase‹ ist oben in der ersten Reihe von Haeckels Schautafel als Nr. 2 zu sehen, der ›aufgeworfene schwülstige Mund, welchen die Mohren und Affen in ihrem Lande gemein haben‹, verbindet die Profile der Zentralgruppe untereinander. Der Typ, dessen Nase nicht ›so tief gesenkt liegt‹, sondern ›vielmehr der Richtung der Stirn‹ folgt, führt die Kolonne an; der ›Kaukasier‹ mit der apollinischen Nase ist der Musterknabe des physiognomischen Ebenmaßes. Wohnt Haeckels Schautafel immer noch eine insgeheime Erinnerung an das klassizistische Ideal inne, so wird hingegen der ganze Unterschied zwischen der klassizistischen Auffassung und derjenigen Haeckels in der Konfrontation von Haeckels Schautafel mit einer anderen Abfolge von Kopfprofilen sichtbar.

Eine Radierung Johann Heinrich Wilhelm Tischbeins vom Anfang des 19. Jahrhunderts zeigt, in einer Reihe nebeneinandergestellt, die Profile der homerischen Helden *Menelaus, Paris, Diomed, Ulysses, Nestor, Achilles und Agamemnon.* Dem Künstler geht es bei der vergleichenden Profil-Aneinanderreihung jedoch nicht um eine Abstufung der ethnischen Qualifikationen, sondern um die Variabilitätsskala eines ästhetischen Ideals. Bereits Winckelmann fällt sein Urteil, das dem griechischen Profil den Vorzug gibt, nach ästhetischen Kriterien. Das Recht, das er sich dafür herausnimmt, begründet er folgendermaßen: »Folglich sind unsere und der Griechen Begriffe von der Schönheit, welche von der regelmäßigsten Bildung genommen sind, richtiger, als welche sich Völker bilden können, die, um mich eines Gedankens eines neuern Dichters zu bedienen, von dem Ebenbilde ihres Schöpfers halb verstellt sind.«[13] Indes erklärt Winckelmann die ›halb verstellten‹ Gesichtszüge der Exoten mit einer Art Klimatheorie, indem er unterstellt, die schwülen tropischen bzw. die kalten arktischen Verhältnisse, unter denen die betreffenden Völker leben, hätten die Verformungen in die eine oder andere Richtung verursacht.

Die entscheidende Veränderung von Haeckels Anordnung im Vergleich mit sämtlichen vorausgegangenen physiognomischen Schautafeln besteht nun darin, daß jene grundsätzlich immer auf Analogien beruhen, wohingegen

Johann Heinrich Wilhelm Tischbein, *Menelaus, Paris, Diomed, Ulysses, Nestor, Achilles und Agamemnon,* Radierung in den 1801–05 in Göttingen erschienenen Heften *Homer nach Antiken gezeichnet,* mit Erläuterungen von Christian Gottlob Heyne, Staatliche Museen zu Berlin – Preußischer Kulturbesitz, Kunstbibliothek

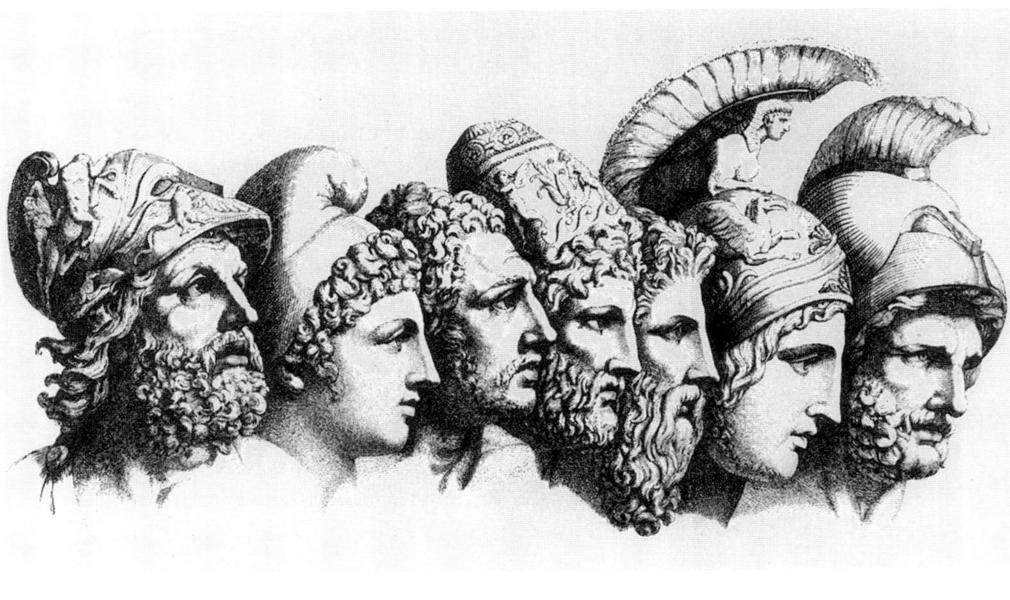

Haeckel zum erstenmal eine homologe Abfolge anbietet. Der Begriff der Homologie wird von Haeckel selbst des öfteren benutzt. Der Begriff Analogie bezeichnet eine Ähnlichkeit im Gestaltvergleich, mithin eine formale Entsprechung, aus der gegebenenfalls auf eine Charakter- oder Wesensverwandtschaft geschlossen werden kann. Homologie hingegen bezeichnet die Übereinstimmung nicht aus der Ableitung von formalen Ähnlichkeiten, sondern gemäß der Rangfolge innerhalb einer auf- und absteigenden Entwicklung. An die Stelle des Nebeneinanders der Ähnlichkeiten tritt das entwicklungsgeschichtliche Nacheinander. Da die biologische Entwicklung aus anfangs primitiven Lebensformen im Laufe der Jahrmillionen in feinen Abstufungen zu immer höheren Ausprägungen führt, ist nunmehr an die Stelle einer ästhetischen eine anthropologische Qualitätsbewertung getreten. Haeckels Schautafel führt solch eine Qualitätsstufenskala vor Augen. Die unmerklich feinen Abstufungen der Entwicklung, die Darwin in seiner Deszendenztheorie behauptet, sind mit den von Haeckel gewählten Beispielen deutlich übersetzt. Haeckels Kopfreihen folgen einer aufsteigenden Linie, an deren primitivem Anfang die Affen stehen und an deren glorreicher Spitze der apollinische Kopf des Europäers prangt. Das ist eine Umwertung des Physiognomischen, die als Zäsur im Wandel des Epochenbewußtseins gar nicht hoch genug eingeschätzt werden kann. Das Bild des Tieres tritt dem Menschen nicht mehr in der Spiegelung eines physiognomischen Widerbildes gegenüber; in der homologen Abfolge der biologischen Entwicklungsskala tritt das Tier von nun an vielmehr als unser primitiver Urahn auf, von dessen Beschaffenheit aus wir es in allmählicher Emanzipation unserer Geisteskräfte ebenso wie unserer Gestaltform mit der Zeit zur stolzen Höhe unserer menschlichen Zivilisation gebracht haben.

Darwin hat die Deszendenztheorie ebensowenig aus der Luft gegriffen, wie Watt die Dampfmaschine erfunden hat, aber ebenso wie Watt der Dampfmaschine hat er der Deszendenztheorie den entscheidenden Effekt eingefügt, der ihr erst ihre hohe Wirkungskraft verliehen hat. Der Präzeptor der Naturwissenschaften im 18. Jahrhundert war der französische Naturforscher Georges Louis Leclerc Graf von Buffon. Die mit ebenso schönen wie lehrreichen Kupferstichillustrationen ausgestatteten Ausgaben seiner *Histoire naturelle* brachten es seit dem Erscheinen der ersten drei Bände im Jahre 1749 zu einer Karriere ohnegleichen. Die Auflagen stiegen stetig bis weit in das 19. Jahrhundert hinein, um 1860, ein Jahr nach Erscheinen von Darwins *On the origin of species,* plötzlich abzubrechen.[14] Buffons umfangreiches Werk, ein in Buchform gefaßtes, gewaltiges Naturalienkabinett, entsprach in der Systematik seiner Auffassung noch ganz der inneren Geometrie, die dem Denken des 18. Jahrhunderts als geistiges Muster zugrundeliegt. Durch den dynamischen Impuls des Entwicklungsgedankens, der nun da hineinschlug, wurde das Equilibrium jenes Denkgefüges aufgelöst und die Vorstellung von der Evolution der Welt auf den langen Faden gespult, der von da an die Denk- und Vorstellungsweise von Wissenschaftlern und Laien gefangennimmt. Nicht von ungefähr bekennt sich Haeckel in seinen Schriften zu Goethe, denn im entelechischen Impuls von Goethes naturwissenschaftlichen

Schriften ist der Entwicklungsgedanke voll veranlagt. Herder führt ihn mit seinen *Ideen zur Geschichte der Philosophie der Menschheit* in das historische Denken ein, Carus legt ihn seiner Konstitutionslehre zugrunde. Die folgenreiche Wende – die in ihrer Durchschlagskraft Watts Erfindung des getrennten Kondensators entspricht – führt Darwin mit seiner Abstammungstheorie herbei, in der er die gesamte biologische Evolution mit all ihren Modifikationen auf das mechanistisch-energetische Produktionsprinzip der ›geschlechtlichen Zuchtwahl‹ zurückführt.

Die Thesen und Behauptungen von Darwins großer naturwissenschaftlicher Spekulation, die damals in das Epochenbewußtsein wie eine Bombe einschlugen, sind heute längst relativiert. Es ist hier ebensowenig auf die Überzeugungskraft wie auf die Fragwürdigkeiten und Irrtümer des durch Darwin ausgelösten Weltbilds einzugehen; auch geht es nicht darum, darzulegen, inwieweit die von Haeckel mit liebenswürdig-unbefangener Ausführlichkeit entworfenen Stammbäume inzwischen in ein Stammbaum-Mausoleum gehören, weil sich das Idealbild eines geschlossenen Stammbaumzusammenhangs unter den Augen der neueren Forschung bereits wieder so weit aufzulösen begonnen hat, daß die längst ad acta gelegte alte Theorie aufeinanderfolgender kosmischer Katastrophen mit jeweils unabhängig daraus folgenden Entwicklungsformen erneute Aufmerksamkeit zu finden beginnt; um all das geht es nicht, es kommt allein darauf an, herauszustellen, in welcher Weise Darwin mit seiner Theorie in die Bewußtseinsstruktur der Gesellschaft seiner Zeit verändernd eingegriffen hat und inwieweit seine eigene Denkweise dem Denken seiner Zeit verhaftet war.[15]

In seiner 1871 erschienenen zweiten bedeutenden Veröffentlichung *The descent of man, and selection in relation to sex*[16] zieht Darwin aus seiner Theorie den weittragenden Schluß, daß der Mensch von affenähnlichen Primaten abstamme und daß mithin Mensch und Menschenaffe gemeinsame Vorfahren hätten. Darwin spricht von einem »missing link«, einem (noch) fehlenden Bindeglied zwischen beiden. Der 1856 von Fuhlrott aufgefundene Schädel des Neandertalers schob sich erst nachträglich in die Blickrichtung der Betrachtung.

Kehren wir zurück zu Flauberts Romanhelden Bouvard und Pécuchet, die uns im vorangegangenen Kapitel *Picknick* bereits begegnet sind. Einige Tage nach ihrer melancholischen Betrachtung über den Wärmetod mit schließlicher Vereisung der Welt lassen sich Bouvard und Pécuchet mit dem Ortsgeistlichen und den Gemeindehonoratioren in ein Streitgespräch ein: »Ohne auf den Einwurf zu antworten, stellte Bouvard entschieden in Abrede, daß Licht auf der einen Seite, Finsternis auf der andern hätte sein können, daß es Abend und Morgen gegeben habe, als noch keine Sterne existierten, und daß die Tiere plötzlich erschienen seien, statt im Laufe allmählicher Entwicklung zu entstehen. Da die Wege zu eng waren, gingen sie gestikulierend über die Beete. Langlois bekam einen Hustenanfall. Der Hauptmann schrie: ›Sie sind ein Umstürzler!‹ Girbal: ›Friede! Friede!‹ Der Priester: ›Welch ein Materialismus!‹ Foureau: ›Kümmern wir uns lieber um unser Meßgewand!‹ ›Nein! Lassen Sie mich reden!‹ Und Bouvard verstieg sich in der Hitze des Gefechts zu der Behauptung, der Mensch stamme vom Affen ab! Alle Gemeinderatsmitglieder blickten einander ganz verblüfft an, als wollten sie sich vergewissern, daß sie keine Affen seien. Bouvard fuhr fort: ›Vergleicht man den Fötus einer Frau mit dem einer Hündin, eines Vogels, eines Frosches …‹ ›Genug!‹ ›Ich gehe noch weiter!‹ schrie Pécuchet. ›Der Mensch stammt von den Fischen ab!‹ Alles lachte.«[17] Damit hatte Pécuchet den Effekt verdorben, denn die Fische sind weit von jeglicher Ähnlichkeit mit dem Menschen entfernt. Das Skandalon war der Affe!

Mit Darwins These war das ohnehin schon angegriffene christliche Weltbild bis in seine Grundfesten erschüttert. Die Frage ist, wie kommt der Geist in den Affen? Joachim Illies gibt aus heutiger Sicht darauf die Antwort: »Stammt der Mensch vom Affen ab? Vermutlich ja, wenn man nach den Lebensformen des zoologischen Vorläufers des Menschengeschlechts fragt. Entschieden nein, wenn man die Herkunft des menschlichen Wesens meint. Von allein, ohne höheren, schöpferischen Eingriff, wäre aus einem Affen nie mehr als ein Affe geworden, sondern der Mensch – wie vorher allerdings auch schon der Affe – konnte nur im Schöpfungsprozeß eines göttlichen ›Es werde!‹ entstehen.«[18] Darwin, begreiflicherweise auf die Ausschließlichkeit des von ihm entdeckten Entwicklungsgesetzes fixiert, sah das damals anders: »Jeder, der nicht, wie ein Wilder, damit zufrieden ist, die Erscheinungen der Natur als unverbunden anzusehen, kann nicht länger glauben, daß der Mensch das Werk eines besonderen Schöpfungsactes ist. Er wird gezwungen sein zuzugeben, dass die grosse Aehnlichkeit des Embryos des Menschen mit dem z. B. eines Hundes, der Bau seines Schädels, seiner Glieder und seines ganzen Körpers, nach demselben Grundplane wie bei den anderen Säugethieren (…), dass all dies in der offenbarsten Art auf den Schluss hinweist, dass der Mensch mit den Säugethieren der gemeinsame Nachkomme eines gleichen Urzeugers ist.«[19] Der Geist gerät somit nach Darwin auf dem Weg über die geschlechtliche Zuchtwahl per Akkumulation in den Affen, was, den Entwicklungsfaden bis ans Ende zurückgespult, bedeutet, daß der Urzeuger des Geistes der Zufall sei. Womit die Frage, was der Geist wirklich sei, und woher er wehe, so unbeantwortet bleibt wie nur je.

Das prekärste Kapitel in Darwins *Descent of man* ist die ›Allgemeine Zusammenfassung‹ am Schluß des zweiten Bandes, in der er unter anderem die moralische Nutzanwendung seiner Lehre für die zeitgenössische Gesellschaft zu ziehen versucht. Die Abscheu, die er bei seiner Begegnung mit den Feuerländern auf der Reise mit dem Forschungsschiff ›Beagle‹ empfand, legte sein Urteil über die ›Wilden‹ ein für allemal fest. »Es lässt sich kaum daran zweifeln, dass wir von Barbaren abstammen. Das Erstaunen, welches ich empfand, als ich zuerst eine Truppe Feuerländer an einer wilden, zerklüfteten Küste sah, werde ich nie vergessen; denn der Gedanke schoss mir sofort durch den Sinn: so waren unsere Vorfahren. Diese Menschen waren absolut nackt und mit Farbe bedeckt, ihr langes Haar war verfilzt, ihr Mund vor Aufregung begeifert und ihr Ausdruck wild, verwundert und misstrauisch. Sie besassen kaum irgendwelche Kunstfertigkeiten und lebten wie wilde Tiere von dem, was sie fangen konnten. Sie hatten keine Regierung und waren gegen jeden, der nicht von ihrem kleinen Stamme war, ohne Erbarmen. Wer einen Wilden in seinem Heimathlande gesehen hat, wird sich nicht mehr schämen, wenn er zu der Anerkennung gezwungen wird, dass das Blut noch niedrigerer Wesen in seinen Adern fliesst. Was mich betrifft, so möchte ich ebensogern von jenem heroischen Affen abstammen, welcher seinem gefürchteten Feinde trotzte, um das Leben eines Wärters zu retten, oder von jenem alten Pavian, welcher, von den Hügeln herabsteigend, im Triumph seinen jungen Kameraden aus einer Menge erstaunter Hunde herausführte, als von einem Wilden, welcher ein Entzücken an den Martern seiner Feinde fühlt, blutige Opfer darbringt, Kindesmorde ohne Gewissensbisse begeht, seine Frauen wie Sclaven behandelt, keine Züchtigung kennt und von dem grössten Aberglauben beherrscht wird.«[20]

Na, pfui Teufel! Dem instinktiv tugendhaften Urgroßvater gibt Darwin gegenüber dem ungezogenen Onkel entschieden den Vorzug. Ein Paradigma wird auf den Kopf gestellt; nicht der Wilde ist der Edlere, sondern der Affe, und an die Stelle des edlen Wilden treten jetzt »Der edle Affe und der rohe Barbar«.[21] Diderots Vorstellung vom ›edlen Wilden‹, der dekadenten Gesellschaft seiner Zeit ebenso entgegengehalten, wie es vorzeiten Tacitus mit seinem Büchlein *De origine et situ Germanorum* gegen den Sittenverfall der Römer getan hatte, war zwar schon von Rousseau widersprochen worden,[22] nichtsdestoweniger hatte sich das Bild vom ›edlen Wilden‹ dem Zeitalter der Vernunft fest eingeprägt. Noch der junge Chateaubriand ist eigens deshalb nach Amerika gereist, weil er in der unberührten Natur den edlen Wilden in Gestalt der indianischen Ureinwohner vorzufinden hoffte. Die Frucht jener sentimentalen Begegnung, der Indianerroman *Atala,* wurde, darin Goethes *Werther* vergleichbar, ein gewaltiger Modeerfolg, der auch in der bildenden Kunst seine Spuren hinterlassen hat.[23] *Atala* ist der Urgroßvater aller Indianerromane, die das Bild vom Indianer als Musterbeispiel des edlen Wilden bis hin zu Karl Mays *Winnetou* in unsere Phantasie gesenkt haben. Darwins Erzählung vom edlen Affen ist nicht weniger sentimental; nur hat er den Spieß umgedreht. In der Anordnung, die sich aus der homologen Entwicklungslinie vom Affen zum Menschen so darbietet, wie sie Haeckels Schautafel zeigt, ist der Wilde, von dem Haeckel sagt, daß »die Unterschiede zwischen den niedersten Menschen und den höchsten Affen geringer sind als die Unterschiede zwischen den niedersten und den höchsten Menschen und als die Unterschiede zwischen den niedersten und den höchsten Affen derselben Familie«, mit einemmal zwischen die Fronten geraten – an einem Ende der Edelmensch, am anderen Ende der Affe, dazwischen der Wilde. Der gegenwärtige ›Wilde‹, der primitive Zeitgenosse des kultivierten Europäers mit der apollinischen Nase, erscheint in diesem Zusammenhang als das auf dem Stadium des gemeinsamen Urahnen zurückgebliebene Wesen. Die Gestalt jenes wilden Urahnen tritt damit aber mit einemmal plastisch vor unser inneres Auge, wir können uns ein Vorstellungsbild davon machen, wie sie ausgesehen haben mag. Was bedeutet das aber?

Die schriftliche Überlieferung der Vorstellung vom Goldenen Zeitalter geht auf Ovid zurück. Er beginnt seine *Metamorphosen* mit dem Bericht von den drei Weltaltern. Am Anfang war die goldene Zeit: »Frei von Zwang, von keiner Hacke berührt, von keiner Pflugschar verwundet, gab von sich aus alles die Erde. Die Menschen waren zufrieden mit Speisen, die ohne jemands Zutun wuchsen, und sammelten Früchte des Erdbeerbaums, Knickbeeren in den Bergen, Kornelkirschen, Brombeeren, die an dornigen Sträuchern hängen, und Eicheln, die von Jupiters breitschattigem Baum herabgefallen waren. Ewiger Frühling herrschte, und linder Westwind fächelte mit lauen Lüften die Blumen, die niemand gepflanzt hatte. Bald trug ungepflügt die Erde auch Früchte des Feldes, und ohne je einer Ruhepause zu bedürfen, wurde die Flur gelb von schweren Ähren.«[24] Nachdem Saturnus in den finsteren Tartarus verstoßen wurde, folgte auf das goldene das silberne und auf das silberne schließlich das eherne Zeitalter. »Von hartem Eisen ist das letzte Geschlecht, und gleich mit ihm brach in dieser Zeit des schlechteren Metalls jeglicher Frevel hervor. Es flohen Scham und Treue. Deren Platz nahmen Betrug und Hinterlist ein, Heimtücke, Gewalt und heillose Habsucht.«[25]

Gold, Silber, Eisen – was setzt die Wissenschaft des 19. Jahrhunderts der epochalen Projektion jener drei Metalle entgegen? Die Steinzeit! Das ist die nackte Prosa. Mit der namentlichen Berufung auf die harte mineralische Grundsubstanz des Tellurischen ist das Bild vom Goldenen Zeitalter zunichte gemacht. Die Steinzeit ist eine unwirtliche Landschaft, und sie wird von rauhen Typen bevölkert, denen man bei sich zu Hause nicht gern über den Weg laufen möchte und die nun in der Tat ganz anders aussehen als das erste Menschenpaar, wie es bis dahin der Vorstellung innewohnte.

In den achtziger und neunziger Jahren des 19. Jahrhunderts vergaben die historischen und naturhistorischen Museen große Wandbildaufträge, um das Steinzeitpanorama entsprechend der neuesten Erkenntnisse dem interessierten Laienpublikum so recht ins Bild zu rücken. Für das Historische Museum in Moskau malte Viktor Michailowitsch Wasnezow seinen monumentalen Wandfries *Die Steinzeit*. Dort ist unter anderem eine handfeste Steinzeitorgie geschildert. Ein mächtiges Mammut ist erlegt. Steinzeitmenschen klettern darauf herum, um das Fleisch in Fetzen herauszureißen. Andere haben sich, halbnackt, in Felle gehüllt, mit struppigen Bärten und Haarmähnen, zu geselliger Runde davor versammelt, in aufgeregter Freude über das Mahl wild gestikulierend. Rechts führt ein junges Paar einen Freudentanz um ein Riesenkotelett auf, rechts und links seitlich des Mammuts steigt Rauch auf, dort werden die Fleischstücke geröstet.

Für das Pariser Naturkundemuseum schuf Fernand-Anne Piestre, gen. Cormon, Spezialist für Prähistorisches, einen Zyklus von Wandgemälden gleichen Sujets,[26] und im Musée d'Orsay hängt eines jener wahnwitzigen Riesenformate, deren niederschmetternder Wucht sich keiner entziehen kann. Cormon hat es 1880 gemalt. Über das Terrain einer vegetationslosen Wüstenlandschaft zieht eine Steinzeit-Horde des Wegs, vorneweg der Patriarch, ein ausgemergelter muskulöser Greis mit langem weißem Bart und flatterndem weißem Haupthaar. Nur mit einem Lendenschurz bekleidet, trägt er ein Steinbeil im Gurt. Ihm folgt seine Sippe, eine verwegene Schar. Zwei bärenstark gewachsene Söhne, einer mit schwarzer, der andere mit roter

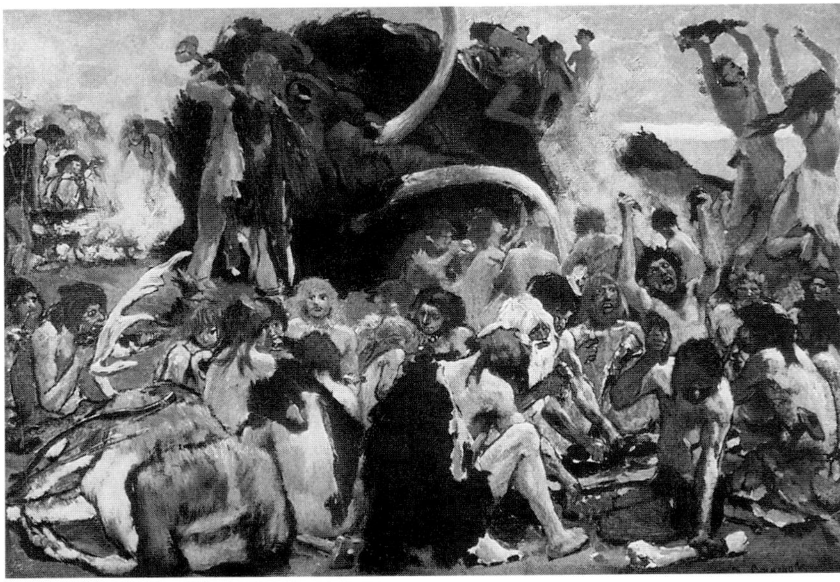

Viktor Michailowitsch Wasnezow, *Fest in der Steinzeit,* um 1883. Studie für den Wandfries *Die Steinzeit* im Historischen Museum in Moskau, Öl/Lwd., 56 × 80 cm, Moskau, Staatliche Tretjakow-Galerie

Mähne, schleppen schwer an den Holmen eines aus Baumstämmen geflochtenen Tragegerüsts, auf dem in der Mitte, nackt mit den beiden Jüngsten, die Hordenmutter thront, auch sie mit einer wilden Zottelfrisur geziert. Eine große tote Hirschkuh dient als Rückenpolster. Von hinten her drängt eilig

Fernand-Anne Piestre, gen. Cormon, *Kain,* 1880. Öl/Lwd., 380 × 700 cm, Paris, Musée d'Orsay

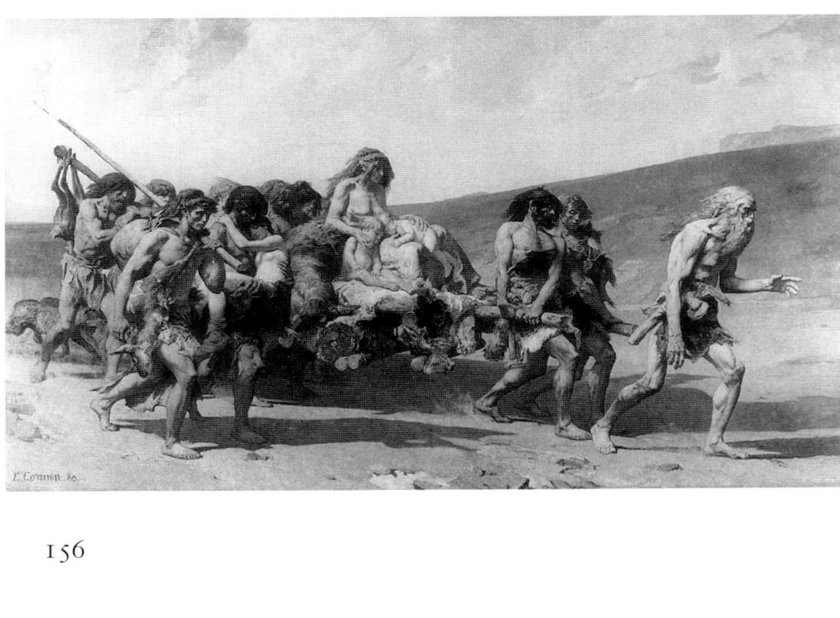

die übrige Schar nach; die trockene rote Tonerde stiebt unter den Füßen. Einer hat sich ein erlegtes Reh um den Leib gebunden und trägt einen riesigen Speer geschultert; der bärtige junge Hüne neben ihm trägt sorgsam eine junge Frau in den Armen, die sich zärtlich an ihn schmiegt. Sie ist so schön, daß der Betrachter sich fragt, ob sie der Sippe wohl von vornherein angehöre, oder ob ihr Geliebter sie nicht vielleicht von einem Stamm höherer Kultur entführt habe, um den Grund dafür zu legen, daß sich die eigene Horde mittels ›geschlechtlicher Zuchtwahl‹ peu à peu in einen höheren Status hinaufmendele. Mit dem Titel, den Cormon dieser dramatischen Urväterszene unterlegt, hat er aus seinen Steinzeitstudien eine bemerkenswerte Quintessenz gezogen. Er nennt es *Kain.*

Über das weitere Schicksal Kains, nachdem er Abel erschlagen hat, berichtet die Bibel (I. Mose, 4, 9–10): »Da sprach der Herr zu Kain: Wo ist dein Bruder Abel? Er sprach: Ich weiß nicht; soll ich meines Bruders Hüter sein? Er aber sprach: Was hast du getan? Die Stimme des Bluts deines Bruders schreit zu mir von der Erde. Und nun verflucht seist du auf der Erde, die ihr Maul hat aufgetan, um deines Bruders Blut von deinen Händen zu empfangen. Wenn du den Acker bauen wirst, soll er dir hinfort sein Vermögen nicht geben. Unstet und flüchtig sollst du sein auf Erden. Kain aber sprach zu dem Herrn: Meine Sünde ist größer, denn daß sie mir vergeben werden möge. Siehe, du treibst mich heute aus dem Lande, und ich muß mich vor deinem Angesicht verbergen und muß unstet und flüchtig sein auf Erden. So wird mir's gehen, daß mich totschlage, wer mich findet. Aber der Herr sprach zu ihm: Nein; sondern wer Kain totschlägt, das soll siebenfältig gerächt werden. Und der Herr machte ein Zeichen an Kain, daß ihn niemand erschlüge, wer ihn fände. Also ging Kain von dem Angesicht des Herrn und wohnte im Lande Nod, jenseits Eden, gegen Morgen.« Cormon bezieht sich mit seinem Gemälde auf Victor Hugos Gedicht *Das Gewissen* aus dem Zyklus *Die Legende der Jahrhunderte,* wo es heißt: »Als Kain mit seinen in Tierfelle gehüllten Kindern,/mit wirrem Haar, bleich mitten in den Stürmen,/vor Jehova floh,/da es Abend wurde, kam der finstere Mann/in einer großen Ebene an den Fuß eines Gebirges.«[27] Kain, der erste Steinzeitmensch! Jenseits von Eden beginnt der Existenzkampf. ›The struggle of life‹, der ›Kampf ums Dasein‹, ist neben der ›geschlechtlichen Zuchtwahl‹ das andere große Schlagwort in Darwins Abstammungslehre. Es besagt, daß sich per geschlechtlicher Zuchtwahl diejenigen Lebewesen durchsetzen werden, die sich den anderen gegenüber zwar nicht unbedingt durch brutalere Stärke und Rücksichtslosigkeit, aber durch größere Anpassungsfähigkeit an die Forderung der Verhältnisse durchsetzen werden. »Der Mensch strebt sein Geschlecht in einem grösseren Masse zu vermehren als seine Subsistenzmittel. Infolgedessen ist er gelegentlich einem heftigen Kampf um seine Existenz ausgesetzt, und die natürliche Zuchtwahl wird bewirkt haben, was nur innerhalb ihrer Wirksamkeit liegt«, sagt Darwin.[28]

Schon öfters ist darauf hingewiesen worden, daß Darwin, infolge der Eingebundenheit seines Denkens in die gesellschaftlichen Denkkategorien der Epoche, die auf dem Bekenntnis zum Existenzkampf basierenden Devisen des Manchesterkapitalismus wie selbstverständlich in seine Lehre hineinprojiziert habe. Sternberger sagt dazu: »Man hat schon mehrmals bemerkt, daß die Entdeckung des Naturforschers Charles Darwin, nämlich das Prinzip der natürlichen Zuchtwahl, welches nach ebendieser Theorie die Vielzahl der heute scharf voneinander abgegrenzten und nebeneinander lebenden Arten von Lebewesen soll hervorgebracht oder doch die Ausbildung ihrer Formen soll bestimmt haben – daß dieses Prinzip also in einer mehr als äußerlichen Analogie steht zu dem Phänomen der Konkurrenz, das im Zeitalter des freien Kapitalismus den wirtschaftlichen ›Kampf ums Dasein‹ beherrscht, indem hier durch fortwährende Vernichtung der geringwertigeren und weniger mächtigen Unternehmen (und Personen) eine ebenso fortwährende positive Auslese der mächtigeren und geschickter ›angepaßten‹ stattfindet, und indem dieser brutale Automatismus stets von der ihn zugleich rechtfertigenden Hoffnung, ja Überzeugung begleitet und angefeuert wird, daß die Sieger in der Tat auch die Fähigsten gewesen seien und also gleichsam ein eingeborenes Recht zu ihrem Siege besessen hätten. Darwin hat durch die Zitierung des Nationalökonomen Malthus selber einen gewissen Fingerzeig zur Wahrnehmung dieser Analogie gegeben – eine Zitierung, die bereits in seinem allerfrühesten Entwurfe über das Variieren der Arten und die Zuchtwahl (skizziert im Jahre 1839, veröffentlicht zwanzig Jahre später) eine wesentliche Rolle spielt. Unter diesem Aspekt bietet sich Darwins Lehre – sie kann ohne Übertreibung als die mächtigste, populärste und einflußreichste ideologische Neuerung des 19. Jahrhunderts ausgesprochen werden – als eine ungeheure Bestätigung und Rechtfertigung des Konkurrenzkampfes dar, als ein Wiederfinden und Wiederlesen dieses Grundphänomens der neueren Wirtschaft in den riesigen Zeichen der Naturgeschichte.«[29]

Selbstverständlich hätte sich die Lehre nicht dermaßen durchsetzen können, wenn die Menschen dafür nicht besonders aufnahmebereit gewesen wären. Darwins Theorie folgt ja einem ausgesprochen teleologisch orientierten Impetus. Ganz in Übereinstimmung mit den verbreiteten Sozialtheorien seiner Zeit sieht er den ›Nutzen‹ der Evolution in der Erlangung des ›größten Glücks‹. Darwin: »Auch das Motiv, Hülfe zu gewähren, ist beim Menschen bedeutend modificiert; es besteht nicht mehr bloss aus einem blinden instinctiven Antriebe, sondern wird zum grossen Theil durch das Lob oder den Tadel seiner Mitmenschen beeinflusst. Beide, sowohl die Anerkennung und das Aussprechen von Lob als das von Tadel, beruhen auf Sympathie, und diese Erregung ist, wie wir gesehen haben, eines der bedeutungsvollsten Elemente der socialen Instincte. Obschon die Sympathie als ein Instinct erlangt wird, so wird sie auch durch Übung oder Gewohnheit bedeutend gekräftigt. Da alle Menschen ihre eigene Glückseligkeit wünschen, so wird Lob oder Tadel für Handlungen und Motive in dem Masse ausgetheilt, als sie zu jenem Ziele führen; und da das Glück ein wesentlicher Theil des allgemeinen Besten ist, so dient das Princip des ›grössten Glücks‹ indirect als ein nahezu richtiger Massstab für Recht und Unrecht. In dem Masse als die Verstandeskräfte fortschreiten und Erfahrung verlangt wird, werden auch die entfernter

Emmanuel Frémiet, *Geraubt,* ausgestellt im Salon von 1887. Bemalter Gips, Höhe 187 cm, Nantes, Musée des Beaux-Arts de Nantes

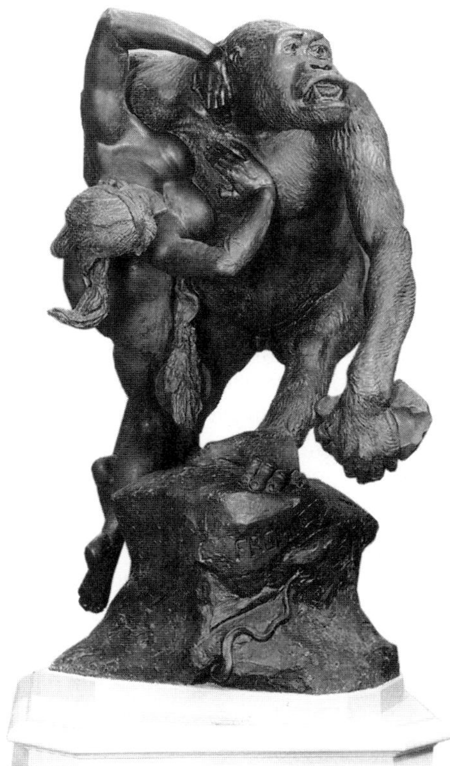

liegenden Wirkungen gewisser Arten des Betragens auf den Charakter des Individuums und auf das allgemeine Beste wahrgenommen, und dann erhalten auch die Tugenden, welche sich auf das Individuum selbst beziehen, weil sie nun in den Bereich der öffentlichen Meinung eintreten, Lob und die ihnen entgegengesetzten Eigenschaften Tadel.«[30] Der Kampf ums Dasein ist demnach nichts anderes als eine Jagd nach dem Glück. Die Anpassung der Begierden an die gesellschaftliche Vernunft ist Erziehungssache. Das Erziehungsprogramm der viktorianischen Zeit ist damit in einem Satz zusammengefaßt. »Aber«, so fährt Darwin fort, »bei den weniger civilisirten Nationen irrt der Verstand häufig, und viele schlechte Gebräuche und Formen unterliegen derselben Betrachtung und werden in Folge dessen als hohe Tugenden geschätzt und ihr Verletzen als ein schweres Verbrechen angesehen.«[31] Das sind die ethnischen Underdogs der Entwicklung. Sie sind einfach dümmer. Ihr Pech!

Mit der Herkunftsfrage hat Darwin abgründige Ängste in den Seelen der Zeitgenossen angerührt, das ist wohl die tiefsitzende Wurzel seines Erfolgs. Der Tierbildhauer Emmanuel Frémiet ließ sich ebenso wie manche seiner Kollegen vom Steinzeitmotiv gefangennehmen. Im Salon von 1872 stellte er das Gipsmodell einer lebensgroßen Gruppe aus, die heute, in Bronze gegossen, im Jardin des Plantes in Paris steht. Sie zeigt einen Steinzeitmenschen, der einen Bären erlegt hat. Ein Gegenstück dazu aus dem Jahr 1885, ebenfalls im Jardin des Plantes, stellt einen Bärenjäger dar, der ein Junges geraubt hat und von der Bärenmutter angegriffen wird. Seinen Sensationserfolg erzielte Frémiet aber mit der lebensgroßen Plastik *Geraubt* von 1887. Ein Riesengorilla, eben dabei, eine Felsspitze zu erklettern, hat sich ein Menschenweib unter den Arm geklemmt. Aus bösen kleinen Augen späht er, die Schnauze zähnebleckend vorgeschoben, um sich. In der Linken hält er als Wurfwaffe einen großen Stein. Die erste Version des Motivs, im Original verlorengegangen und nur durch eine kleine Terrakottastudie überliefert, hat Frémiet bereits 1859, im Erscheinungsjahr von Darwins *Entstehung der Arten,* angefertigt.[32] Dort schleift der rennende Gorilla das Weib am Boden hinter sich her. »In der endgültigen Fassung ist die Haltung des Gorillas defensiv, als sei er von den Mitgliedern des Stammes umzingelt, dem die Frau angehört. Er hat sich einen Stein als Waffe aufgeklaubt, und, das Wichtigste von allem, er ist durch einen Speer in seinem Rücken verwundet (ein Detail, das auf den meisten Photographien nicht zu sehen ist). Die Frage ist also nicht, wie Baudelaire annahm, ob der Affe mit dem Raub seiner Gefangenen durchkommen wird, sondern ob sie den Angriff des Untiers überleben wird.«[33] Die Frage ist, möchte ich hinzufügen, ob es dem Affen gelingen wird, die Frau zu vergewaltigen. Denn das ist schließlich der Affekt, der bei der Zuschauerin wie beim Zuschauer ausgelöst wird. Findet die Höherentwicklung des Affen statt, indem er sich mit einer Menschenfrau paart? Und findet die Frau daran Lust oder Ekel? Ist der Affe ein Konkurrent des Menschen? Die Frage zu stellen ist selbstverständlich biologisch unmöglich, und Darwin hätte sich mit Recht dagegen verwahrt, aber seine Theorie ist nichtsdestoweniger ebendiesen Phantasievorstellungen in den Köpfen der Zeitgenossen entgegengekommen, und sie hat somit einen neuen Mythos ausgelöst: King Kong ist präfiguiert.

Die Abstammung des Menschen wie des Menschenaffen von gemeinsamen Vorfahren ist ein Bewußtseinsbild, eine Imagination, die sich in der Phantasie der Menschen sofort festgenistet und sich darüber hinaus zum Vorstellungsbild von der Abstammung des Menschen vom Affen vereinfacht hat. Damit wurden Vorgänge in Bewegung gesetzt, die zu komplizierten Verschiebungen im Bewußtseinshaushalt der Zeitgenossen führten. Nicht allein, daß der Glaube an die göttliche Herkunft der Seele nachhaltig verstört war – dazu hatten bereits andere Strömungen beigetragen –, sondern es bildete sich ein Unsicherheitsgefühl heraus, als sei dem Einbruch in das Ordnungsgefüge der Zivilisation irgendwo hinterrücks eine Tür geöffnet. Eine merkwürdig labile Seelenlage war die Folge, das Empfinden der Möglichkeit eines Partisanenangriffs auf die Vernunft, das gerade auch, wohl ohne von ihnen reflektiert zu werden, in die Ergebnisse jener Forscher einfloß, die sich mit dem Komplex wissenschaftlich befaßten.

Vom Steinzeitmenschen, dem Paria des Goldenen Zeitalters, schuf sich die Öffentlichkeit von jetzt an ein bestimmtes Vorstellungsbild, in dem die Gelehrten mit den Laien übereinstimmten. Er wurde der Prototyp für zwei weitere Menschentypen, die, unterhalb des Zivilisationspegels, der Anarchie weit näher stehen als der geregelten Vernunft – zum einen der zeitgenössische ›Wilde‹, dem Affen verwandter als dem Europäer, zum anderen aber der Verbrecher. Der Steinzeitmensch, der Wilde und der Verbrecher werden auf dem gleichen physiognomischen Niveau angesiedelt. Auf der Suche nach einem Harmoniekanon der Gottesebenbildlichkeit hatte Lavater den Positivisten in aller Einfalt eine Vorgabe geliefert, die nun von den Anthropologen, Ethnologen und Irrenärzten aufgegriffen wurde – die Methode der Messung. Ein System der Schädelmessung zur Lokalisierung von Charaktereigenschaften hatte schon Franz Galls ›Phrenologie‹ zu entwickeln versucht.[34] Damit wurde die positivistische Physiognomik eingeleitet. Im Unterschied zu Pernetys oder Carus' Ansätzen geht sie nicht von ganzheitlicher Deutung aus, sondern davon, daß sich die einzelnen Gemütsregungen und Charaktereigenschaften getrennt voneinander, je nach ihrem Sitz im Gehirn, unter der Schädeldecke exakt lokalisieren und danach analysieren lassen. Die objektive Sicherheit der physiognomischen Analyse beruht nach dieser Auffassung auf dem mechanistisch-additiven Prinzip eines Affektations-Ortsbestimmungsbaukastens. Die positivistische Methode vertraut dem Prinzip der Messung, denn Messung ermöglicht greifbare Ergebnisse, die in Verzeichnissen festgehalten werden können. Messung scheint also an sich schon Objektivität zu garantieren. Die Schwierigkeiten beginnen mit der Deutung der so gewonnenen Resultate. Einen Höhepunkt fand diese aus Messung und Deutung zusammengesetzte Methode in den Untersuchungen des italienischen Anthropologen, Kriminalmediziners und Nervenarztes Cesare Lombroso.[35] Dazu Peter Strasser: »Obwohl Cesare Lombroso Wert darauf legte, der Psychologie des Verbrechers nicht weniger Gewicht beigemessen zu haben als dessen Biologie, sind die Entartungszeichen, vermittels derer die Auftretenshäufigkeit des Verbrechers von Geburt in der Gesamtmasse der Delinquenten von Kriminalanthropologen ermittelt wurde, anatomischer und physiologischer Natur. So überprüfte Lombroso als Verbrecher und Nichtverbrecher identifizierte Personen auf das Vorkommen folgender Anomaliedimensionen: starke Kinnlade, Bartmangel, vorragende Stirnhöhlen, falscher, finsterer Blick, dichte Haarfülle, Henkelohren, vorragende Jochbeine, Schielen, fliehende Stirn, Prognathie, ungleiche Gesichtshälften, weibisches Aussehen bei Männern/männliches Aussehen bei Frauen, starres Auge, gesenkte Augenlider, Behaarung besonders der Stirn, schmale Lippen. Die Untersuchung, die, wie man sieht, mit Ausnahme des falschen, finsteren Blicks (welcher wohl unter die physiognomisch-psychologischen Stigmen zu zählen wäre) sich ausschließlich auf Eigentümlichkeiten des *Körpers* der Probanden bezieht, unternahm Lombroso vor allem, um sich vor dem Vorwurf mangelnder Kontrollgruppenstudien in Sicherheit zu bringen. Wie nicht anders zu erwarten, fiel der Vergleich der Häufigkeit des Verbrechertypus unter Abgeurteilten und Unbescholtenen ganz und gar im Sinne Lombrosos aus.«[36]

Da haben wir das Steinzeitgesicht Kains! Wohin solche Messungsmethoden zur Festlegung rassischer und ethnischer ›Entartungs‹-Merkmale in unserem Jahrhundert führen konnten, wissen wir heute. Das Fatale daran ist die Determinierung der Verbrecherexistenz gemäß einem festgelegten Merkmalskatalog von vornherein. Das Verbrechertum erscheint danach als eine

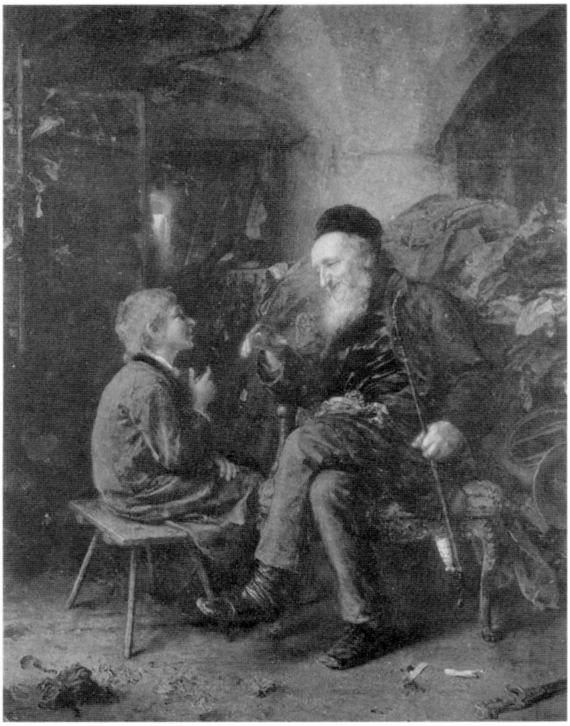

Ludwig Knaus,
Salomonische Weisheit,
1878. Öl/Lwd.,
110 × 90 cm, Privatbesitz

angeborene Eigenschaft, die das Schicksal des Delinquenten unausweichlich von Natur aus als einen Rückfall im Verlauf der natürlichen Zuchtwahl bestimmt. Doch Lombroso »signalisiert eine das kriminalanthropologische System hintergründig determinierende Evidenz: *jeder* Verbrecher partizipiert demnach am Verbrechertypus, ist also immer auch einer von Natur aus.«[37] Strasser verweist hierzu außerdem auf Lombrosos Kollegen Arthur Bordier und betont: »Und so kommt es, daß selbst noch das Verbrechen in jenen Gemeinschaften, die durch ihre Kultur und ihre zivilisatorischen Errungenschaften als im Prozeß der Denaturierung des Lebens am fortgeschrittensten gelten dürfen, den Einbruch dämonischer Naturwüchsigkeit in die Ordnung bedeutet. ›Der Verbrecher in diesem Sinne‹ – man hört fast, wie sich Bordiers Stimme überschlägt – ›ist ein *Anachronismus, ein Wilder im zivilisirten Lande, eine Art Monstrum, einem Thier vergleichbar, das, vom häuslichen, gewohnheitsmäßig zur Arbeit angehaltenen Thiere geboren, plötzlich in tollste Wildheit ausbricht. (...)* Dabei ist der Begriff des Wilden bei Bordier wie überhaupt im kriminalanthropologischen Diskurs jener Zeit kein bloß empirischer. ›Wildheit‹ war immer auch eine Chaos-Metapher, und die Gedanken, die sich der Kriminologe über den wilden Menschen machte, waren allesamt vom metaphorischen Impuls beseelt. Deshalb war jeder Wilde ein geborener Verbrecher, das heißt eine Instanz der Unordnung, und zwar in derart umfassender Weise, daß sich Lombroso genötigt glaubte, auch noch die Entstehung von Sitte und Recht aus dem Verbrechen herzuleiten.«[38] Die Merkmale des Verbrechers sind demnach konstitutionell ausgewiesen und gelten als angeboren. Der zum Verbrechen Geborene sieht sich dieser Theorie zufolge einem Typenschicksal persönlich ausgesetzt, dem gegenüber er selbst machtlos ist, weil es ihn als von vornherein minderwertig abstempelt. Das trifft einer damals gängigen Theorie zufolge ebenso auf den nächsten Konkurrenten des Europäers, den Juden, zu, wenn auch in einem anderen Rangstufenverhältnis. Die homologe Physiognomientabelle der Darwin-Haeckelschen Entwicklungstheorie, die nichts anderes als eine Qualitätsbewertungsskala nach der Höhe des Entwicklungsfortschritts ist, stuft den Mann mit der krummen Nase gegenüber dem mit der geraden als entwicklungsmäßig unterlegen ein. Das wird noch nicht expressis verbis ausgesprochen, wahrscheinlich ist es so den Autoren selbst nicht bewußt, aber dem europäischen Antisemitismus, der bis dahin vor allem religiös begründet worden war, wird damit zum erstenmal die rassistische Perspektive eröffnet. In aller ›Harmlosigkeit‹ gibt sich das auch in der Malerei kund, etwa in manchen Gemälden des treuherzigen deutschen Genremalers Ludwig Knaus.[39]

Das Goldene Zeitalter bedurfte der Jagd nach dem Glück nicht. Das Glück war überall vorhanden und gleichmäßig verteilt; das Glück war unschuldig. Der Kampf ums Dasein beginnt mit dem Auszug Kains in die Steinzeit. Cormons Gemälde führt das drastisch vor Augen. Wo aber führte das hin? ›Die Jagd nach dem Glück‹ ist eine Floskel aus Stendhals Roman *Rot und Schwarz* von 1830. »Außerdem verkörpert Julien [der Held des Buches] als Kraftnatur und mit seinem Ehrgeiz und seinem Immoralismus wesentliche Momente der Stendhalschen Lebensanschauung, (...) nach der die ›Jagd nach dem Glück‹ (›chasse au bonheur‹) für starke Menschen ein Weg zur Selbsterkenntnis ist. Julien ist ein Kontrast zu den mittelmäßigen Figuren der Restaurati-

Rudolf Henneberg, *Die Jagd nach dem Glück*, 1868. Öl/Lwd., 200 × 383 cm, Staatliche Museen zu Berlin – Preußischer Kulturbesitz, Nationalgalerie

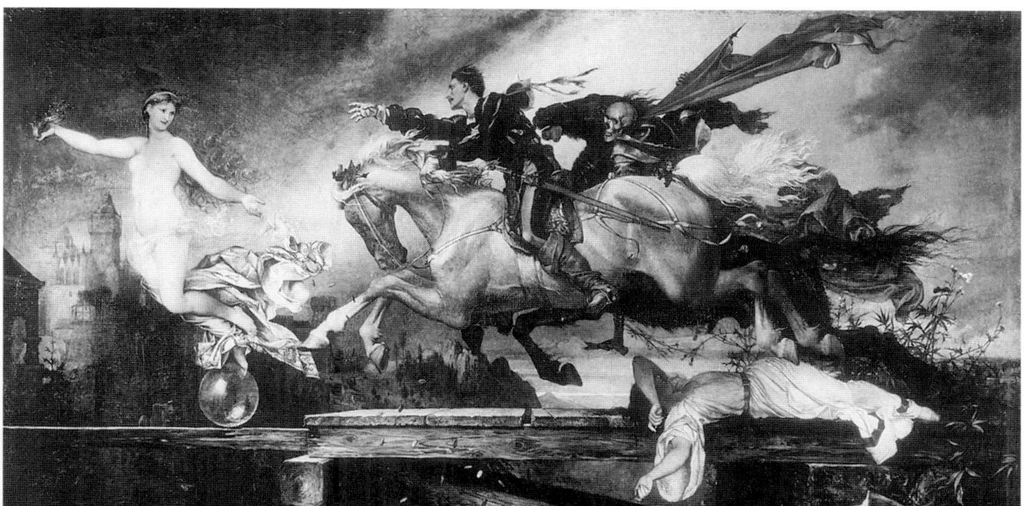

onszeit. (…) Julien will nicht mit, sondern aus seiner Klasse aufsteigen.«[40] *Die Jagd nach dem Glück* heißt ein großes Gemälde von Rudolf Henneberg, das, wie der Berliner Kritiker Adolf Rosenberg berichtet, »den Namen des Künstlers zum gefeiertsten der Ausstellung von 1868 machte.« Die Mentalität der Gründerzeit kündigt sich darin an. Auf einem schmalen hölzernen Steg rast ein Reiter auf wild galoppierendem Roß über einen Abgrund. Der Tod sitzt ihm im Nacken. Mit der ausgestreckten rechten Hand versucht der Reiter vergeblich, nach der Göttin des Glücks zu greifen, die auf rollender Kristallkugel vor ihm her schwebt.[41] Der Reiter ist der Aufsteiger, der Parvenü der Evolution. Es ist der Typ mit der geraden Nase.

Anmerkungen

1 Ernst Haeckel, Natürliche Schöpfungsgeschichte. Gemeinverständliche und wissenschaftliche Vorträge über die Entwicklungslehre im Allgemeinen und diejenige von Darwin, Goethe und Lamarck im Besonderen, über die Anwendung derselben auf den Ursprung der Menschen und andere damit zusammenhängende Grundfragen der Naturwissenschaft, Berlin 1868.

2 Charles Darwin hatte die Feuerländer bei seiner Forschungsreise auf der ›Beagle‹ 1831–1836 kennengelernt. Von Ende Januar bis Anfang März 1834 hatte das Schiff vor der feuerländischen Küste geankert. Die Begegnung mit den Eingeborenen hatte den jungen Forscher so tief beeindruckt, daß die Feuerländer für ihn, wenn er später darauf zurückkam, sozusagen die ›Muster- und Paradewilden‹ geblieben sind. Die erste Begegnung mit ihnen hat seine Vorstellung von dem, was ein Wilder sei, ein für allemal verfestigt. Haeckel hat seinen Feuerländer offensichtlich nach den Zeichnungen, die Robert Fitzroy, Kapitän der ›Beagle‹, von seiner Reise mitgebracht hatte, ›abgekupfert‹.

3 Haeckel (zit. Anm. 1).

4 Giambattista Della Porta, De Humana Physiognomonia, Neapel 1586.

5 Vgl. hierzu Jurgis Baltrušaitis, Tierphysiognomik der Menschenseele, in: Jean Clair/Cathrin Pichler/Wolfgang Pircher, Wunderblock. Eine Geschichte der modernen Seele, Kat. hrsg. v. d. Wiener Festwochen, Wien 1989, S. 181–189, hier S. 183: »Dabei hat er einundvierzig Gesichtsbildungen der einfachen Leidenschaften und ihrer zusammengesetzten Derivate geschaffen, bei denen alles von der Bewegung der Augenbrauenbögen beherrscht wird. Die Zeichnungen wurden 1678 bei einer Sitzung der Académie de Peinture vorgelegt und in zahllosen Ausgaben seines *Traité de l'Expression* abgebildet. Die systematischen Forschungen über den Menschen nehmen, alles in allem, ihren Gang in ihrem eigenen Bereich, doch im Hintergrund bleibt der Schatten der Tierwelt. Die Theorien dieses ersten Malers des Königs, der sie der Akademie dargelegt hat, kennen wir aus vier Quellen: einem *Abrégé* von Testelin, im Anschluß an den *Traité des Passions,* einem Manuskript von Claude Nivelon, der reich illustrierten Abhandlung von Morel d'Arleux und der Le Brun-Sammlung des Cabinet des Dessins des Louvre.«

6 Isa Lohmann-Siems, Der universelle Formbegriff in der Physiognomik des 18. Jahrhunderts. Ein Beitrag zur Geschichte der gegenwärtigen Kunsttheorie, in: Jahrbuch der Hamburger Kunstsammlungen, Bd. 9, Hamburg 1964, S. 49–74. In den Anmerkungen 24/25, S. 53, vermerkt die Verfasserin folgendes: »Henri Alexandre du Catt (auch Decat, Heinrich Alexander Le Catt 1725–1795), seit 1760 ordentliches Mitglied der Königlich Preußischen Akademie der Wissenschaften zu Berlin. Seine ersten beiden Reden über Physiognomik sind enthalten in den ›Mémoires de l'Académie Royale des Sciences et Belles Lettres 24‹, 1768 und ›25‹, 1769; die dritte Rede in den ›Nouveaux Mémoires de l'Académie Royale des Sciences et Belles Lettres 1‹, 1770. (Seit 1770 wurden die ›Mémoires‹ der Preußischen Akademie unter diesem Titel mit neu begonnener Zählung herausgegeben; die älteren Jahrgänge der ›Mémoires‹, 1745–1769, sind auch in der ›Histoire de l'Académie des Sciences et Belles Lettres 1745–1769 enthalten).« »Abt Anton Joseph Pernety (auch Pernetty, Perneti, 1716–1796), gehörte dem Benediktiner-Orden an. Wegen seiner liberalen Auffassungen geriet Pernety jedoch in Schwierigkeiten mit seinem Convent, er nahm eine Anstellung als Bibliothekar am Hofe Friedrichs des Großen an und war 1768–1783 Ordentliches Mitglied, seit 1784 bis zu seinem Tode Auswärtiges Mitglied der Preußischen Akademie der Wissenschaften zu

Berlin. Im Alter lebte Pernety hauptsächlich in Avignon, wo er eine religiöse Gemeinschaft ›Les Illuminés d'Avignon‹ gründete, deren Ideen wesentlich theosophisch ausgerichtet waren. Eine Monographie über Pernety existiert bisher nicht. In der deutschen Literatur-, Philosophie- und Kunstgeschichte ist Pernety kaum beachtet worden, in der französischen Forschung hat hauptsächlich seine Rolle als Leiter der Sekte von Avignon interessiert. Eine kurze Skizze über ihn von Auguste Yiatte im ›Dictionnaire des Lettres Françaises‹ III, 2, Paris 1960, S. 263. Dort auch einige Literaturhinweise. Pernetys Reden über Physiognomik, in denen er zu Catts Ausführungen Stellung genommen hatte, sind enthalten in den ›Mémoires‹ der Kgl. Preuß. Akademie zu Berlin, und zwar die erste Rede in den ›Mémoires‹, 25, 1769, die folgenden in den ›Nouveaux Mémoires‹, 1, 1770. Später stellte Pernety sie noch einmal im vollen Wortlaut seiner 1776 und 1784 erschienenen Abhandlung zur Physiognomik als eine Art Einleitung voran.«

7 Ebenda, S. 54f.

8 Carl Gustav Carus, Grundzüge einer neuen und wissenschaftlich begründeten Kranioskopie, Leipzig/Berlin 1843–45; Neuer Atlas der Kranioskopie, 2. vermehrte Auflage, Leipzig/Berlin 1864; Über Grund und Bedeutung der verschiedenen Formen der Hand in verschiedenen Personen, Stuttgart 1846; Psyche. Zur Entwicklungsgeschichte der Seele, Pforzheim 1846; Symbolik der menschlichen Gestalt. Ein Handbuch zur Menschenkenntnis, Leipzig 1852; Die Proportionslehre der menschlichen Gestalt, zum erstenmal morphologisch und physiologisch begründet, Leipzig 1854; Vergleichende Physiologie oder Geschichte der Seele in der Reihenfolge der Tierwelt, Wien 1866.

9 Johann Caspar Lavater, Physiognomische Fragmente zur Beförderung der Menschenkenntniß und Menschenliebe, Bd. I–IV, Leipzig/Winterthur 1775–78, Bd. I, 1775; Bd. II, 1776; Bd. III, 1777; Bd. IV, 1778.

10 Georg Christoph Lichtenberg, Ueber Physiognomik wider die Physiognomen zur Beförderung der Menschenliebe und der Menschenkenntnis, zuerst erschienen im Göttinger Taschen Calender 1778. Hier zit. nach Georg Christoph Lichtenberg, Werke in einem Band, mit einem Nachwort v. Carl Brinitzer, Hamburg o. J., S. 369ff.

11 Ebenda, S. 374.

12 Johann Joachim Winckelmann, Von der Kunst unter den Griechen, zit. nach Winckelmanns Werke in einem Band, ausgew. und eingel. v. Helmut Holtzhauer, Berlin/Weimar 3. Aufl. 1982, S. 191ff.

13 Ebenda, S. 193.

14 Siehe dazu: Wolf Lepenies, Das Ende der Naturgeschichte. Wandel kultureller Selbstverständlichkeiten in den Wissenschaften des 18. und 19. Jahrhunderts, München 1976, S. 139: »Der Erfolg der *Histoire naturelle* sucht im 18. Jahrhundert seinesgleichen. 1749 erscheinen die ersten drei Bände; in sechs Wochen ist die Auflage vergriffen, zwei weitere folgen innerhalb eines Jahres. Nach den Untersuchungen Daniel Mornets, der die Kataloge von 500 Privatbibliotheken des Ancien Régime ausgewertet hat, finden sich darin Bayles *Dictionnaire* 288 Mal, Marots Werke 252 Mal und 220 Mal die *Histoire naturelle* – noch vor dem *Spectacle de la nature* des Abbé Pluche, das 206 Mal vertreten ist. Bourdier zählt nicht weniger als 250 gekürzte Ausgaben, die vor allem für Kinder bestimmt sind – es gibt die *Beautés de Buffon*, einen *Buffon de la jeunesse*, den *Petit Buffon des enfants, Buffon des écoles, Buffon des familles* bis hin zum *Petit Buffon moral et religieux*. Vom Nachruhm des großen Naturalisten künden die vielfältigen *Suites à Buffon*, die mit Lacépède beginnen (...). Bis 1860 steigen die Auflagen der *Histoire naturelle*, um dann plötzlich – Darwin hat gerade den Origin of Species veröffentlicht – zu sinken.«

15 Verwiesen sei auf die brillante Analyse »Das Zauberwort ›Entwicklung‹« in: Dolf Sternberger, Panorama oder Ansichten vom 19. Jahrhundert, Hamburg 1938, S. 92–129.

16 Deutsche Ausgabe: Charles Darwin, Die Abstammung des Menschen und die geschlechtliche Zuchtwahl, übers. v. J. Victor Carus, 2 Bde., Stuttgart 1871, hier zit. nach der 3., gänzlich umgearbeiteten Aufl., Stuttgart 1874.

17 Gustave Flaubert, Bouvard und Pécuchet, übers. v. Erich Marx, Zürich 1979, S. 112f.

18 Joachim Illies, Der Jahrhundertirrtum. Würdigung und Kritik des Darwinismus, Frankfurt/M., 1984, S. 88.

19 Darwin (zit. Anm. 16), S. 364. Auf S. 371, ebenda, heißt es: »Der Glaube an Gott ist häufig nicht bloss als der grösste, sondern als der vollständigste aller Unterschiede zwischen den Menschen und den niederen Tieren vorgebracht worden. Wie wir indessen gesehen haben, ist es unmöglich zu behaupten, dass dieser Glaube beim Menschen angeboren und instinctiv sei. Andererseits scheint ein Glaube an Alles durchdringende, spirituelle Kräfte allgemein zu sein und scheint eine Folge eines beträchtlichen Fortschritts an Kraft der Überlegung des Menschen und eines noch grösseren

Fortschritts in den Fähigkeiten der Einbildung, der Neugierde und des Bewunderns zu sein. Ich weiss sehr wohl, dass der vermeintliche instinctive Glaube an Gott von vielen Personen als Beweismittel für das Dasein Gottes selbst benutzt worden ist. Dieses ist aber ein voreiliger Schluss, da wir darnach auch zu dem Glauben an die Existenz vieler grausamer und böswilliger Geister getrieben würden, die nur wenig mehr Kraft als der Mensch selbst besitzen. Denn der Glaube an diese ist viel allgemeiner als an eine liebende Gottheit. Die Idee eines universellen und wohlwollenden Schöpfers scheint im Menschen nicht eher zu entstehen, als bis er sich durch eine lange fortgesetzte Cultur emporgearbeitet hat.«

20 Ebenda, S. 379f.

21 Siehe: Sternberger (zit. Anm. 15), S. 119.

22 Gerhard C. Gerhardi, Rousseau und seine Wirkung auf Europa, in: Propyläen Geschichte der Literatur, Bd. IV, Aufklärung und Romantik 1700–1830, Frankfurt/M./Berlin 1988, S. 161ff., hier S. 167: »Der Naturmensch Rousseaus ist ein einsam herumschweifendes Einzelwesen, körperlich stark, aber geistig unentwickelt – ein ausschließlich seinen Sinneneindrücken und elementarsten Bedürfnissen unterworfenes Wesen, dem man kaum das Attribut ›edel‹ zuschreiben kann. Der sogenannte ›bon sauvage‹ Rousseaus kann nicht einmal die Bezeichnung ›gut‹ für sich beanspruchen, wenn man unter ›gut‹ eine ethische Kategorie versteht.«

23 François René Vicomte de Chateaubriand, Atala, Paris 1801. – Berühmtestes Gemäldebeispiel für dieses Sujet ist: Anne-Louis Girodet-Trioson, *Das Begräbnis Atalas,* 1808, Öl/Lwd., 200 x 267 cm, Paris, Musée du Louvre.

24 Ovid, Metamorphosen. Das Buch der Mythen und Verwandlungen. Nach der ersten deutschen Prosaübersetzung durch August von Rode neu übers. und hrsg. v. Gerhard Fink. Frankfurt/M. 1992, S. 8f.

25 Ebenda, S. 9.

26 Fernand-Anne Piestre, gen. Cormon, Zehn Wandgemälde und ein Deckenplafond im Pariser Naturkundemuseum, 1898; davon zwei Darstellungen von vorsintflutlichen Tieren, acht vom Leben des Urmenschen. Cormon, geb. 1845 in Paris, Schüler u. a. von Cabanel und Fromentin, war nicht von vornherein auf Szenen des prähistorischen Lebens festgelegt. So hat er Gemälde zum Tod Mohammeds (ausgestellt im Salon 1868) und zur Nibelungensage (1870; Musée Municipal Lisieux) geschaffen. Das Aufsehen, das seine Gemälde *Heimkehr von der Bärenjagd im Steinzeitalter,* 1884 (Musée Municipal Saint-Germain-en-Laye), und *Kain,* 1880, erregten, prädestinierten ihn für den Wandbildauftrag.

27 Hier zit. nach Caroline Mathieu, Musée d'Orsay, Führer, Paris 1987, S. 205.

28 Darwin (zit. Anm. 16), Bd. II, S. 264.

29 Sternberger (zit. Anm. 15), S. 92.

30 Darwin (zit. Anm. 16), Bd. II, S. 370.

31 Ebenda.

32 Emmanuel Frémiet, Studie für *Gorilla mit geraubter Frau,* um 1880?, Terrakotta, Höhe 10 cm, Paris, Musée du Petit Palais.

33 Das Originalzitat stammt aus: Horst W. Janson, Nineteenth-Century Sculpture, London 1985, S. 185: »In the final version, the gorilla's posture is defensive, as though he were surrounded by members of the tribe to which the woman belongs. He has picked up a rock as weapon, and, most important of all, his is wounded by a spear thrust in his back (a detail not visible in most photographs). The question, then, is not, as Baudelaire thought, whether the ape will succeed in raping his captive, but whether she will survive the assault on the beast.« Den Hinweis auf diese Passage verdanke ich Christa Lichtenstern.

34 Franz Joseph Gall (1758–1828) veröffentlichte die Grundsätze seiner ›Schedellehre‹, später ›Phrenologie‹ genannt, zum ersten Mal in einem Artikel im *Neuen Teutschen Merkur* vom Dezember 1798. Der Aufsatz ist auch abgedruckt in: Franz Joseph Gall 1758–1828. Naturforscher und Anthropologe. Ausgewählte Texte, eingel., übers. und komment. v. Erna Lesky, Bern/Stuttgart/Wien 1979, S. 47–59.

35 Cesare Lombroso, Genio e follia, 1864 (deutsch: Genie und Irrsinn in ihren Beziehungen zum Gesetz, zur Kritik und zur Geschichte); L'uomo delinquente in rapporto all'antropologia, 1876 (deutsch: Der Verbrecher (Homo delinquens) in anthropologischer, ärztlicher und juristischer Beziehung, übers. v. M. O. Fraenkel, 1. Bd., 2. Abdruck, Hamburg 1894).

36 Peter Strasser, Die Bestie als Natur, in: Kat. Wunderblock (zit. Anm. 5), S. 593–600, hier S. 593. Vgl. dazu: Cesare Lombroso, Der Verbrecher (zit. Anm. 35), S. 234.

37 Strasser (zit. Anm. 36), S. 594.

38 Ebenda, S. 595.

39 Siehe dazu: Ludwig Knaus, 1829–1910, Kat. Museum Wiesbaden/Staatliche Kunstsammlungen Kassel/Kunstmuseum Düsseldorf, hrsg. v. Ulrich Schmidt, Hanau 1979, Kat. Nr. 96, S. 169: »Obwohl der Jude hier vor allem auch durch die Ironie im Bildtitel gleichsam dem Gespött preisgegeben wird, ist Knaus vermutlich weniger eine antisemitische Haltung anzulasten, als eben das Verhaftetsein in allgemein bürgerlichen Vorurteilen, wie sie sich in einer Beschreibung von Ludwig Pfau von 1888 im Hinblick auf dieses Gemälde ausgedrückt finden: ›Ein grauköpfiger Trödler gibt seinem rothaarigen Jungen theoretischen Unterricht im ›Reichwerden‹. Die Harmonie dieser beiden edlen Seelen, für welche der Schacher den Reiz der Kunst hat, die behagliche Überlegenheit des schmauchenden Alten, der in seiner vollgestopften Bude so wohlig sich Herr fühlt, wie Mephisto in der Hexenküche, und das verständnisinnige Grinsen des Jungen, dessen Augen glänzen wie die der Katze, wenn sie eine Maus rascheln hört, sind von einer außerordentlichen Kunst des Ausdrucks.‹ Gleichwohl bleibt darauf hinzuweisen, daß 1878, also im Entstehungsjahr des Bildes, mit der Christlich-Sozialen Partei des Hofpredigers Adolf Stöcker in Berlin die erste Partei antisemitischer Gesinnung gegründet wurde, deren Anhängern die Verbreitung solcher Bildmotive zweifellos gelegen kam.«

40 Georg Bollenbeck, Der Roman als Gesellschaftspanorama der bürgerlichen Epoche, in: Propyläen Geschichte der Literatur, Bd. V, Das bürgerliche Zeitalter 1830–1914, Frankfurt/M./Berlin 1988, S. 166ff., hier S. 174.

41 Nach dem Tode des Künstlers zeigte die Berliner Nationalgalerie eine Ausstellung der Entwürfe zu dem Bild. Rosenberg bemerkte dazu: »Anfangs ließ er den Tod auf dem Pferde des bethörten [sic!] Reiters aufsitzen, welcher den gleissenden Schätzen der auf einem Rade ihm voranschwebenden Glücksgöttin nachjagt und dieser Gedanke reifte soweit aus, daß er ihn in einem großen Karton in Kreide und Kohle ausführte. Dann trennte er beide Gestalten voneinander und ließ den Tod auf eigenem Pferde neben dem verzweifelten Reiter einherjagen. Als die Komposition sich bereits in einem ziemlich vorgerückten Stadium befand, fügte er erst die auf der Brücke liegende Jungfrau ein, die als die Geliebte des Reiters zu deuten ist, über welche der Verblendete hinwegstürmt.« Zit. nach Le salon imaginaire. Bilder aus den großen Kunstausstellungen der zweiten Hälfte des XIX. Jahrhunderts, Kat. Deutsche Gesellschaft für Bildende Kunst (Kunstverein Berlin)/Akademie der Künste, Berlin 1968, S. 154.

V.3 Heruntergekommen

Zum Pariser Salon von 1878 reichte der Maler Henri Gervex ein Gemälde ein, das von der Hängekommission mit der Begründung abgelehnt wurde, eine derartige Verherrlichung sittenloser Existenz müsse von einer öffentlichen Ausstellung ausgeschlossen bleiben. Gervex ließ die Zurückweisung nicht auf sich beruhen. Er ergriff von sich aus die Initiative und fand ein großes Geschäft in der Chaussée d'Antin, das bereit war, das Gemälde auszustellen. Die Präsentation wurde ein überwältigender Erfolg. Tout Paris, einschließlich der Prinzessin Mathilde, der Cousine des ehemaligen Kaisers Napoleon III., drängelte sich entzückt vor dem Bild. Über Nacht wurde sein Schöpfer zum berühmten Mann. Nach dem verruchten Helden der Darstellung trägt es den Titel *Rolla*. Auf einem üppigen Lotterbett räkelt sich, splitternackt lang hingestreckt, ins sahnige Weiß der Laken und Kissen gebettet, ein makellos schönes Weib. Im Schlaf von süßen Träumen umfangen, ist seine Blöße unseren Blicken dargeboten. Vorn rechts bauschen sich duftig die Stoffe der auf dem Sessel abgelegten Kleider. Die Nachttischlampe verbreitet noch ihren milden Schein, während durch das offene Fenster schon das kühle helle Tageslicht hereinbricht. Dort steht an der Brüstung des Fenstergitters schlank und drahtig der Liebhaber in dunkler Hose und weißem Hemd mit offenem Kragen. Im Begriff, sich von der Schönen der Nacht zu verabschieden, schenkt er ihr einen letzten Blick. Nicht eben liebevoll, ist er schwer zu deuten. Haß? Desperation? Verachtung des Mädchens und seiner selbst? Der ausgestreckte linke Arm des Mannes und der leicht angewinkelte Oberschenkel der Frau, die Falten des Bettuches und der Kleiderhaufen vorn rechts bilden eine Diagonale, die als Schiene dient, um den Blick des Mannes in seiner Rückwendung zu unterstützen und so zwischen dem ahnungslos hingegossenen Mädchen und seinem zur Flucht gewendeten Liebhaber ein psychoelektrisches Feld aufzubauen. Aus der Raffinesse, mit der das in Szene gesetzt ist, bezieht das Bild seine Spannung. Obwohl Manet angesichts des *Rolla*-Bildes behauptete: »Ce pauvre garçon ne se doute pas de ce que c'est que la peinture« (der arme Junge hat vom Malen keine Ahnung), war Gervex ohne Zweifel ein großer Könner, der mit der Farbe effektvoll umzugehen wußte. Edgar Degas, mit dem er befreundet war, hatte Gervex das Modell für die Frau auf dem Bett vermittelt[1] und ihm den unbezahlbaren Rat gegeben, Unterwäsche in das Bild einzufügen, da das Publikum sonst in der Dargestellten lediglich das Modell sehen würde und nicht die Frau mit ihrem Galan.[2] In der Tat erhält die Darstellung erst dadurch ihren entscheidenden Kick.

Der heutige Betrachter, der sich angesichts des Gemäldes an Edvard Munchs *Der Tag danach* von 1894/95 erinnert fühlen mag, neigt vermutlich dazu, die Frau zu bedauern, die da von ihrem Liebhaber klammheimlich im Stich gelassen wird; doch wäre das eine Fehleinschätzung. Der Berliner Kritiker Adolf Rosenberg, der das Gemälde in Paris gesehen hatte, beschrieb es so: »An dem hohen Fenster des Schlafgemachs einer modernen Hetäre, in wel-

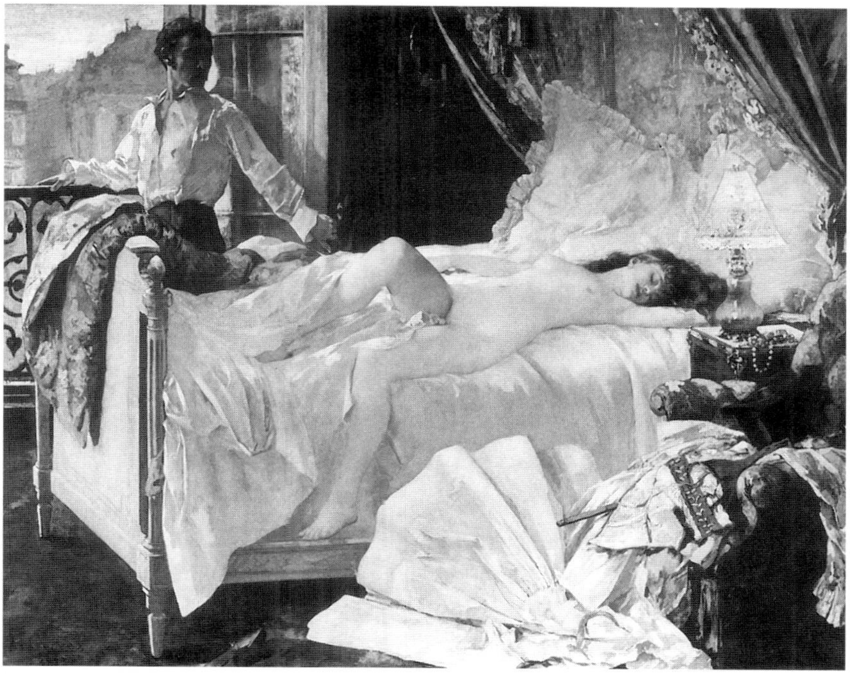

Henri Gervex, *Rolla,* 1878. Öl/Lwd. 175 × 220 cm, Bordeaux, Musée des Beaux-Arts

ches das bleiche Morgenlicht hereinfluhtet [sic!], steht Rolla mit der Pistole in der Hand, im Begriff, seinem moralischen Bankerott auch die physische Vernichtung folgen zu lassen. Auf dem schneeigen Pfühle des Bettes dehnt sich wollüstig, noch von Träumen umfangen, die Dirne, mit welcher er die letzte Nacht seines Lebens zugebracht. Der finster brütende Wüstling bildet einen schneidigen Contrast zu dem sorglosen im Traume lächelnden Mädchen, welches die völlig nackten weißen Glieder dehnt. Über das Ganze ist ein blasses weißes Licht gegossen, welches die Lokaltöne noch mehr hervorhebt.«[3] Die Pistole hat der Kritiker, von seinem Gedächtnis irregeführt, dem Wüstling in die Hand gedichtet, weil er wußte, wie die Geschichte weitergeht. Rolla ist der negative Held eines Romans von Alfred de Musset, der damals in aller Munde war. Die Bewunderer des Bildes waren mit seinem erzählerischen Hintergrund vertraut. Sie wußten, daß Rolla, der Wüstling, sich wenig später erschießen wird, und waren von dem Anblick des Gemäldes, das ihnen die Dramatik der letzten Szene vor dem Selbstmord versinnbildlichte, zutiefst befriedigt. Warum wird ein technisch so gut gemaltes Werk wie Gervex' *Rolla* von der Kunstgeschichte weit weniger hoch eingeschätzt als beispielsweise ein Gemälde von Degas, etwa sein Interieur *Die Vergewaltigung* von 1874 (siehe Bd. I, S. 373)? Der Grund ist der: Gervex hat von vornherein auf Rätselhaftigkeit verzichtet, auf das Geheimnis, das die Wirkung eines Kunstwerks auf lange Sicht erst ausmacht. In augenzwinkerndem Einverständnis verbündet er sich mit dem Publikum. In seiner unverhohlenen

Effekthascherei bleibt das Werk aller technischen Brillanz zum Trotz dennoch gemalte Kolportage. Nichtsdestoweniger verdient es unsere eingehende Würdigung allein schon wegen des sensationellen Eindrucks auf die zeitgenössische Gesellschaft.

Das trifft auch auf ein Gemälde von Jules-Arsène Garnier zu, das auf dem Pariser Salon von 1883 zu bewundern war. Es trägt den Titel *Überführt.*[4] Bei flüchtigem Hinsehen scheint es dem *Rolla* motivisch verwandt. Auch hier sind ein Wüstling und eine Nackte die Hauptpersonen. Doch sind sie nicht mehr miteinander allein. Die Intimität ist heftig und abrupt gestört. In eine wohleingerichtete bürgerliche Wohnung sind die Vertreter der öffentlichen Ordnung eingedrungen. Vor dem Kamin mit dem pompösen skulpturalen Aufsatz und dem großen Spiegel darüber spielt sich ein Gerangel ab. Ein gutaussehender junger Mann, der mit dem weit über der Brust geöffneten Hemd, dem Schnurrbart, den schwarzen Haarlocken und dem finster glühenden Blick ein Bruder des ›Rolla‹ sein könnte, sträubt sich vehement gegen die beiden Gendarmen, die ihn in den Polizeigriff nehmen. Zwei Vollzugsbeamte des Gerichts überwachen die Verhaftung. Der jüngere auf der linken Seite, ein Herr von seriöser Eleganz, hat eine Tapetentür geöffnet. Kühl nimmt er die nackte junge Blondine in Empfang, die, aus dem Wandschrank, in dem sie sich versteckt hielt, hervorgetreten, in diesem Moment mit schamvoll-verzweifelt verborgenem Antlitz im Türrahmen lehnt. Es ist wohl kaum ein größerer Gegensatz vorstellbar als der zwischen der natürlichen Grazie des hellen Inkarnats und der maßgeschneiderten Gravität des dunklen Tuchs. Zwischen der ungewollt zur Schau gestellten Weiblichkeit der Nackten und der betont distanzierten Attitüde des selbstgerecht versteif-

Jules-Arsène Garnier, *Überführt,* ausgestellt im Salon von 1883. Öl/Lwd., Paris, Bibliothèque Nationale

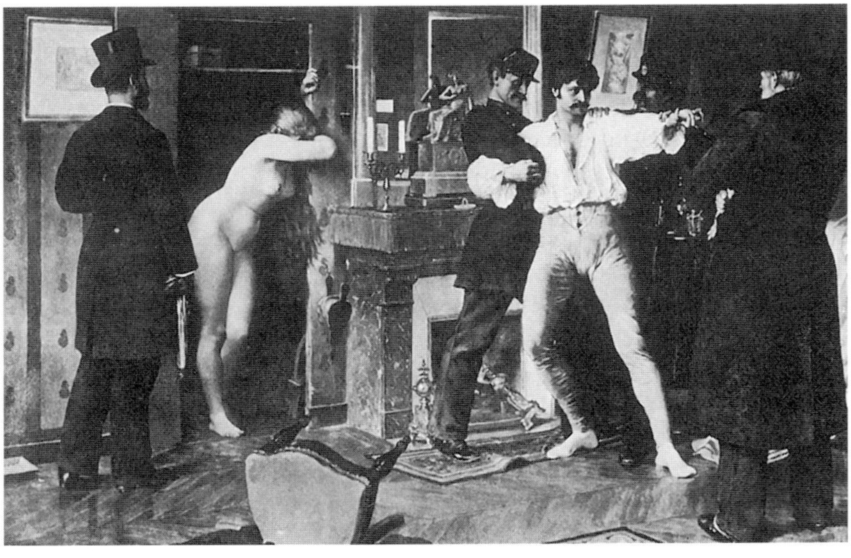

ten Beamten in der tadellos adretten Montur seiner männlichen Seriosität baut sich spontan das Kraftfeld einer sexuellen Beziehung ex negativo auf – sozusagen die Projektion eines coitus prohibitus ex officio et a priori. Die beiden sind gemeinsam die Karikatur von Ruggiero und Angelica, von Perseus und Andromeda, generell gesagt, vom Ritter und dem Mädchen. Darauf wird noch zurückzukommen sein. Den Schwanz des Drachens hält der mannhafte Diener des Gesetzes in seiner Hand; das Dienstsiegel ist sein Präservativ. Die Situation ist delikat. Auf der einen Seite die entblößte Liebesleidenschaft, auf der anderen die steife Würde des Gesetzes im Bewußtsein des moralischen Vollzugsrechts. Die Unverschämtheit der Szene wurzelt nicht in der erotischen Beziehung des Liebespaares als solcher, sondern sie entsteht erst durch den gewaltsamen Einbruch der staatlichen Ordnung in das Intimleben, das aus dem Verborgenen jäh ans Licht der Öffentlichkeit gezerrt und vom Maler genüßlich seinem Publikum serviert wird.

In der kunsthistorischen Literatur begegnet einem das Bild nicht gerade häufig. Doch habe ich zwei verschiedene Deutungen dazu gefunden. Die eine behauptet, das Gemälde, ein Jahr nach Wiedereinführung der gesetzlichen Ehescheidung in Frankreich entstanden, behandle ein Modethema, das auch Maupassant in seinem Ehebruchsroman *Bel Ami* gestaltet habe,[5] die andere betitelt das Thema ›Constat d'adultère‹, unterstellt also als Verhaftungsgrund Unzucht mit Minderjährigen und gibt als literarische Vorlage einen lasziven Roman von Félicien Champsaur an.[6] Letztere Interpretation wird wohl zutreffend sein. Wie immer dem aber auch sei – beide Deutungen führen dem Betrachter ein Menschenpaar vor, dessen Personen als Grundtypen der Sünde die Kunst der Epoche unterwandert haben, die Literatur, das Theater ebenso wie die bildende Kunst – es sind der Wüstling und das gefallene Mädchen. Die epochenspezifischen Personifikationen des ersten Menschenpaares, die Sündenböcke der Gesellschaft, werden stellvertretend für alle aus dem Paradies der Wohlanständigkeit vertrieben. Sind der Desperado und die professionelle Dirne in *Rolla* an der letzten Station des Sündenwegs angelangt, so stehen der Lüstling und das junge Mädchen in Garniers Gemälde noch am Anfang; sie haben die scharf gezogene Grenze des Anstands soeben erst überschritten. Doch damit ist ihr Weg in den gesellschaftlichen Abgrund vorgezeichnet. Wir dürfen uns von dem offenkundigen Genuß daran, wie uns hier die Geschlechtlichkeit in verfänglicher Situation von den Künstlern wie eine Delikatesse aus einem erotischen Feinkostladen serviert wird, nicht darüber hinwegtäuschen lassen, daß es sich in beiden Fällen um Bilder von hochmoralischem Anspruch handelt. So wurde die Botschaft von den zeitgenössischen Betrachtern auch verstanden. Dort, wo wir heute geneigt wären, die Schaustellung tendenziell als Soft-Porno zu deklarieren, gewährleistete das moralische Signalement überhaupt erst den Rahmen für die Erlaubnis, sich, ohne sich schämen zu müssen, im Beisein anderer der Betrachtung der Nuditäten hingeben zu dürfen. Selbstverständlich ist das eine offene Einladung zum Voyeurismus. Doch wäre es wohl nicht richtig, die moralische Verklausulierung dieses Voyeurstums lediglich als Vorwand aufzufassen. Prüderie und Voyeurismus bedingen sich gegenseitig, sie sind zwei Seiten ein und derselben Medaille, und je ausgeprägter die Prüderie, desto gepfefferter das voyeuristische Angebot. Der moralische Anspruch des Motivs schafft die Klammer. Im genießerischen In-sich-Aufnehmen des verfänglichen erotischen Motivs erfüllt sich der Betrachter sein triebbedingtes Bedürfnis, mit der moralischen Begründung wird er von dem Gefühl, an etwas Verbotenem teilzuhaben, freigesprochen. Die moralische Vorgabe hebt das sexuelle Tabu auf. Damit ist die Konfliktstruktur, die sich in der bürgerlichen Gesellschaft aufgeschaukelt hat, in nuce zusammengefaßt. Es ist dies eine Spannung zwischen den individuellen Bedürfnissen und den gesellschaftlichen Geboten und Verboten, eine Spannung, die so in sich verklammert und verflochten ist, daß sie, um sich entladen zu können, andauernd die kompliziertesten Umwege suchen muß, was wiederum zwangsläufig zu Verspannungen führt. Die zunehmende Verspanntheit ist denn auch das psychologische Charakteristikum der Individuen in der Gesellschaft zwischen Mitte und Ende des Jahrhunderts.

Der Glücksritter im Hennebergs Gemälde (vgl. das Kapitel *Die Jagd nach dem Glück*) ist eine ambivalente Figur. Sein hervorstechender Zug ist seine Risikobereitschaft. Die Jagd, auf die er sich einläßt, bietet alle Chancen; sie kann ebensogut zum Sieg wie zum Untergang führen. Jede Figur hat ihre Gegenfigur; auch das ist ein Ornament zur Illustration des Gesetzes von der Erhaltung der Energie. Dem Aufsteiger entspricht der Absteiger. Heruntergekommen! Das ist ein Generalthema, das von der Kunst des Jahrhunderts in allen Varianten lustvoll-qualvoll durchgespielt wird. Die Kunst folgt damit einer Grundstimmung; sie macht sich zur Sprecherin unausgesprochener Existenzängste, indem sie die Rolle einer Warnerin vor den existenzschädigenden Risiken in zu heftiger Verfolgung individueller Wünsche übernimmt. Die von der Malerei des 19. Jahrhunderts herausgestellten drei Hauptursachen bürgerlicher Katastrophen sind: der Konkurs, der Vermögensverlust infolge von Spielleidenschaft und die Folgen unerlaubter geschlechtlicher Beziehungen; zusammengefaßt: Geld und Erotik. Zwischen beiden Kategorien stellt sich alsdann auch ein besonderes Verhältnis her: die Erotik als Ware ist der zwischen den so gesetzten Grenzen offenbleibende Ausweg.

Mitte des 19. Jahrhunderts hat sich das Industriebürgertum etabliert und seine eigenen gesellschaftlichen Umgangsformen installiert. Catherine Hall faßt die Merkmale zusammen: »Magazine wie ›The Spectator‹ formulierten einen Begriff von Vornehmheit, der zunehmend mit der Funktionstrennung von Männern und Frauen gleichgesetzt wurde. Diese Tendenz nahmen evangelische Christen auf und entwickelten sie weiter. Die wachsende ökonomische, politische und soziale Macht des Mittelstands im frühen 19. Jahrhundert spiegelt sich auch darin, daß Gewohnheiten und Einstellungen, die ihren Ursprung im Milieu von Bauern, Fabrikanten und Kaufleuten hatten, vom Adel und von den Oberschichten nachgeahmt wurden. Wie Leonore Davidoff nachgewiesen hat, ›wurden vor allem mittelständische Verhaltensmuster auf den Ehrenkodex des hohen und niederen Adels übertragen und ließen so ein erweitertes Konzept von ›Vornehmheit‹ entstehen‹. Oder, wie Mark Girouard es ausdrückt, die Oberschichten hatten sich um die Jahrhundertmitte den oberen Mittelschichten angenähert, der soziale Abstand zwischen ihnen war geringer geworden. ›Schließlich paßte die Oberschicht ihr Image den Moralbegriffen der Mittelschicht an. Sie wurde – zum Teil aufrichtig, zum Teil zumindest äußerlich – seriöser, religiöser, häuslicher und verantwortungsbewußter.‹«[7]

Der Vergleich der gemalten Bilder offenbart schlagend den großen Unterschied zwischen der Aristokratie des 18. Jahrhunderts und der Bourgeoisie des 19. im Stil der feierlich gehobenen Selbstinszenierung. Francesco Guardis *Venezianisches Galakonzert* von 1782 exerziert die festliche Lust am gedrechselten Ornament vor, kraft deren sich die Geometrie des Denkens im 18. Jahrhundert zur Zeremonie gestaltet. Jean Bérauds fast hundert Jahre später entstandenes Gemälde *Der Ball* zeigt demgegenüber, wie inzwischen ein ganz anderer Begriff von Würde Platz gegriffen hat, der bei aller Betonung der zeremoniellen Form doch weit weniger gezwungen auftritt. Die modische Veränderung der Kleidung, die das gesellschaftliche Bild des 19. Jahrhunderts prägt, spielt dabei einen erheblichen Part: Frack, Smoking und große Robe, das Schwarz der Herrenkleidung und die blütenfarbene Helligkeit der Ballkleider der Damen setzen der Unterscheidung der einander aus dem Gegensatz ergänzenden Geschlechterrollen ein visuelles Signal. Zeugnisse der unnachahmlichen Vermischung von glanzvoller Würde des festlichen Auftritts und familiärer Zwanglosigkeit einer dennoch wohlstilisierten Etikette, in der sich die Bourgeoisie des 19. Jahrhunderts zu Hause fühlt und wohlgefällt,

Francesco Guardi, *Venezianisches Galakonzert,* 1782. Öl/Lwd., 67,7 × 90,5 cm, München, Bayerische Staatsgemäldesammlungen, Alte Pinakothek

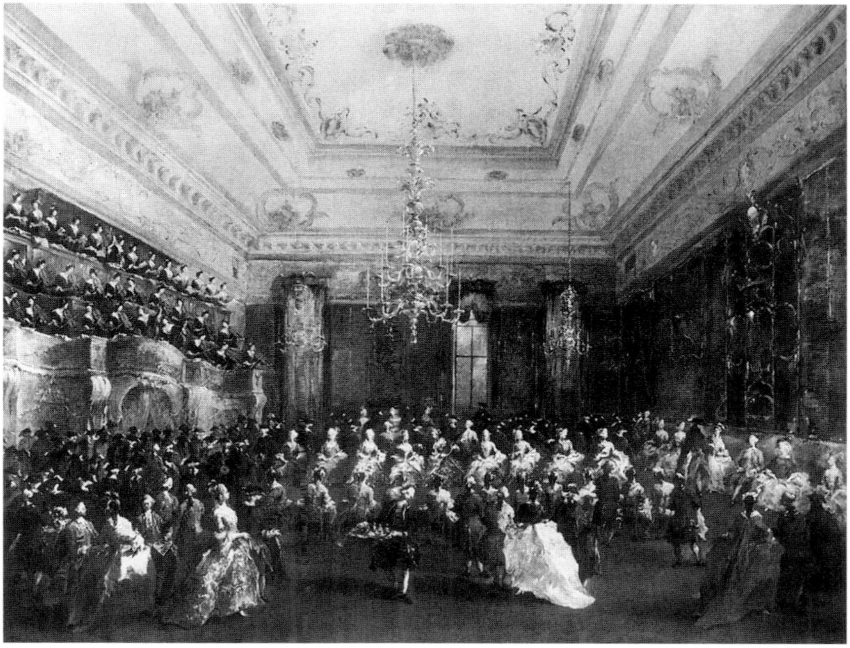

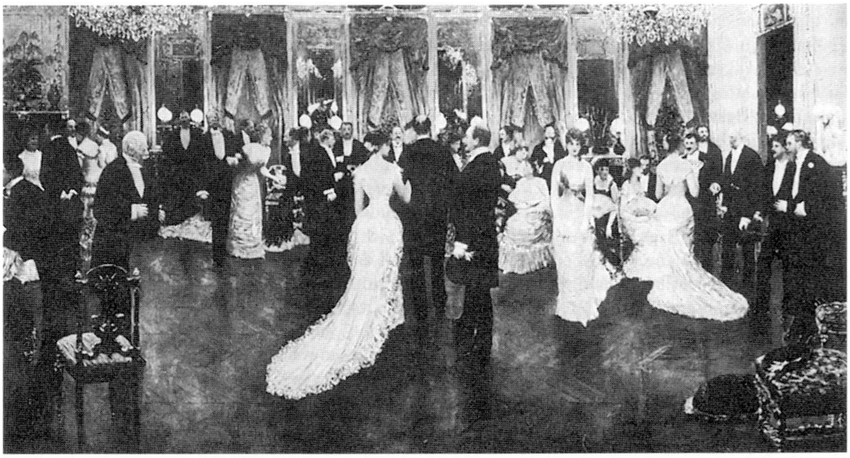

Jean Béraud, *Der Ball,* 1878. Öl/Lwd., Aufbewahrungsort unbekannt

dieses Amalgamats aus repräsentativer Biederkeit und Zurschaustellung eines Selbstbewußtseins, das bei den Herren auf Wohlhabenheit und auf die im ›Struggle of Life‹ errungene selbständige Stellung, bei den Damen auf das Geschick zurückgeführt werden kann, sich einen jener Kapitäne geangelt zu haben, sind die Gemälde des von der Kunstgeschichte bis dato unterbewerteten Gesellschaftsmalers James Tissot, so etwa *Zu früh* von 1873. Die Atmosphäre des großbürgerlichen Salons ist vom milden Charme wohlhabender Selbstzufriedenheit durchglänzt. Das Gemenge aus zwangloser Herablassung und biederer Würde des großen gesellschaftlichen Auftritts kommt besonders schön in Adolph von Menzels *Ballsouper* von 1878 zur Geltung, wo moderat verbürgerlichter Adel und emporgekommenes Bürgertum einander respektieren – die einen von oben herab, die anderen mit einem erklecklichen Rest formalisierter Devotion von unten herauf.

Die Französische Revolution hatte die Utopie einer offenen und durchlässigen Gesellschaft zu verwirklichen gesucht. Über einige Jahre hinweg ist ihr das auch beinahe gelungen – aber, unter vielen Selbstopfern, eben nur beinahe. Der Wechsel von Widerspiel und Ineinandergreifen gesellschaftlicher Kräfte und Gegenkräfte unterliegt dem ständigen Wandel eines unaufhörlichen Strömungsprozesses, dessen Verlauf sich auf längere Sicht nicht vorausberechnen läßt. Gesellschaftliche Konzepte überlagern einander, sind abhängig vom Aufkommen unvorhergesehener Stimmungen, stoßen einander um und werden durch bewußtseinsumformende Ereignisse, wie etwa Erfindungen und Entdeckungen, beeinflußt. Wie dargestellt, war Napoleon, Vollstrecker der Revolution, der deren Resultate mit ziemlichem Erfolg in eine neue bürokratische Ordnung zu überführen und umzuprägen unternahm, das mustergültige Vorbild für den Typus des Bourgeois. Der Vertreter der aus der Revolution hervorgegangenen offenen Gesellschaft ist der Citoyen. Der Bourgeois, in seiner Abart als Kapitalist Förderer und Vertreter ebenso wie

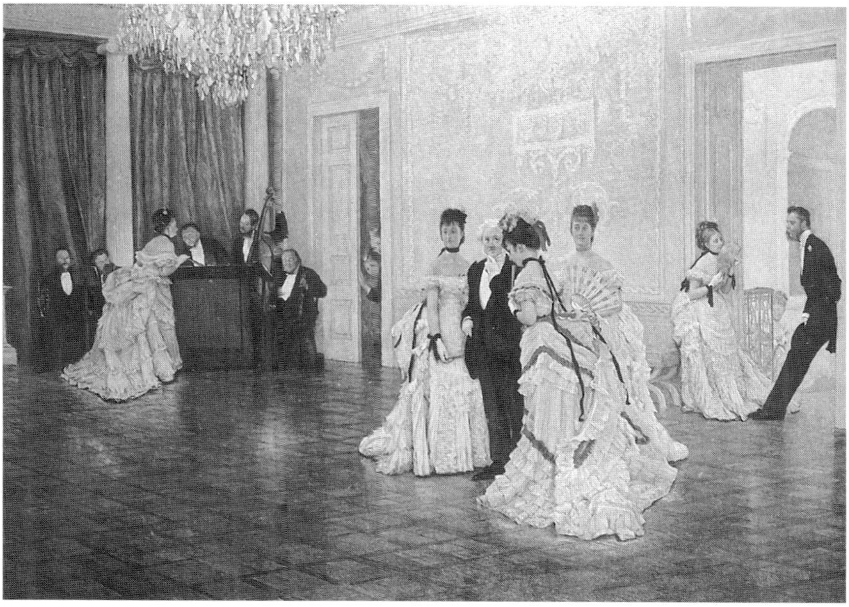

James Tissot, *Zu früh,* ausgestellt in der Royal Academy 1873. Öl/Lwd., 71 × 101 cm, London, Guildhall Art Gallery

Adolph von Menzel, *Das Ballsouper,* 1878. Öl/Lwd., 71 × 90 cm, Staatliche Museen zu Berlin – Preußischer Kulturbesitz, Nationalgalerie

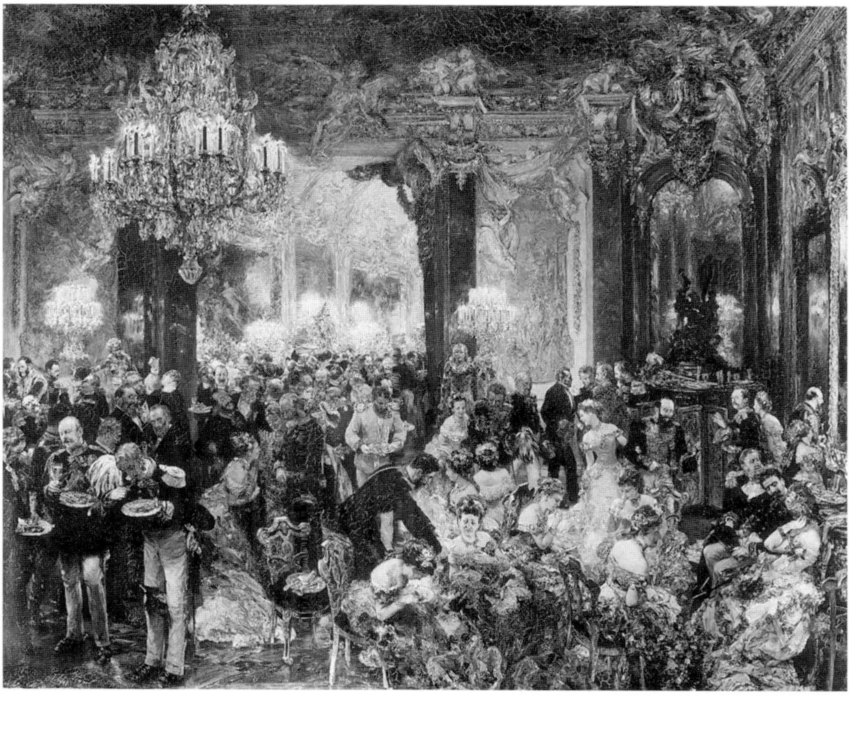

Produkt der industriellen Revolution und insofern im übertragenen Sinne ein Derivat der Maschine, hat sich, auf eine funktionelle Ordnung der industriellen Förderung bedacht, folgerichtig vom Ideal der absolut offenen Gesellschaft alsbald wieder abgewandt und im Laufe des 19. Jahrhunderts einen dieser neuen funktionellen Ordnung zupasse kommenden Sitten- und Verhaltenskodex herausgearbeitet. Der ganze Unterschied wird blitzartig erhellt, wenn man die Bildnisse der emanzipierten Frauen vom Anfang des Jahrhunderts, Elisabeth Vigée-Lebruns *Madame de Staël als Corinna* von 1808[8], Jacques-Louis Davids *Madame Récamier* von 1800 (Ft. 7) oder Gottlieb Schicks *Heinrike Dannecker* von 1802 (S. 211), mit den großen Damenporträts vergleicht, die zwischen Mitte und Ende des Jahrhunderts entstanden. Davon wird noch gesondert zu sprechen sein. Selbstverständlich spielt dabei der sexuelle Habitus eine maßgebliche Rolle. Im Wandel seiner Erscheinungsform ist er ein Indiz für das kulturelle Selbstverständnis einer Gesellschaft. Eine Grundspannung im Verhältnis des Menschen zu seiner Sexualität hat es schon immer gegeben. Sie ist eine konstitutionelle Eigenschaft des Menschlichen und somit ein Wesensmerkmal aller menschlichen Kultur. Traditionell werden die daraus hervorgehenden Konflikte auf den vom Menschen empfundenen Antagonismus zwischen Körper und Geist zurückgeführt. Epochen relativ großer sexueller Freiheit wechseln mit solchen relativ großer sexueller Befangenheit ab. Die Befragung des Problems hat sich daher nicht mit der Feststellung zu begnügen, daß sich im Laufe des 19. Jahrhunderts gegenüber seinem Beginn eine sexuelle Restriktion beobachten läßt, die sich in einem gesellschaftlichen Regelsystem von wachsender Sittenstrenge und Bigotterie kundgibt, sondern wir haben uns danach zu erkundigen, *wie* und in welcher Form sich das äußert und wie es begründet wird. Das ist demnach auch eine Stilfrage. Verklemmte und verstörte Sexualität kann in einer Faustformel als Entfremdung des Geistes und der Seele vom Körper bezeichnet werden. Insofern bietet sich als eine erste Vermutung an, daß sich die Verstopfung des Konvergenzpunktes im Fluß zwischen Innenwelt- und Außenweltrealität der Bewußtseins- und Gefühlswahrnehmung, wie sie im Kapitel *Picknick* als Begleiterscheinung der extrem positivistischen Weltsicht festgestellt wurde, in dieser Hinsicht disharmonisch ausgewirkt hat. Das wäre schon eine einleuchtende Begründung, aber damit ist selbstverständlich noch lange nicht alles gesagt, denn hier greifen viele Faktoren ineinander.

Die Kernzelle der vom Bürgertum getragenen kapitalistischen Gesellschaftsform, wie sie sich im Laufe des 19. Jahrhunderts herausbildet, ist die Familie. Sie ist die Grundeinheit der Prosperität. Das Gedeihen der Familie hängt von ihrer Wirtschaftlichkeit ab, infolgedessen ist die Familie ein wirtschaftliches Unternehmen ex ovo. Die Funktion eines kapitalistischen Gesellschaftsgefüges beruht auf dem produktiven Ineinandergreifen zahlreicher solcher Familienunternehmen. Alle Großkonzerne, alle Handelshäuser, alle Industriebetriebe, von Macy's bis Wertheim, von Krupp bis Creusot, sind aus solchen Familienunternehmen hervorgegangen und tragen ihren Ursprung oft heute noch im Namen. Die Bedeutung, die der Familie als Produktionskern der kapitalistischen Wirtschaftsform beigemessen wird, belegen die zahlreichen großen Familienromane, die damals aufkommen, bis hin zu Thomas Manns *Buddenbrooks,* in Fülle und Vielfalt aber unübertroffen von Zolas großem Wurf, dem zwischen 1871 und 1893 erschienenen zwanzigbändigen Romanzyklus *Les Rougon-Macquart,* dem Zola den Untertitel *Histoire naturelle et sociale d'une famille sous le second Empire* gab. Bündiger, als das Albert Soergel getan hat, sind Zolas Absichten kaum zusammenzufassen: »Der Stoff nun, mit dem der naturalistische Künstler experimentiert, ist der Mensch. Der Mensch, der ein Stück Natur ist, ihren Gesetzen so gut untertan wie jedes ihrer Geschöpfe, der Mensch (...), scheinbar Herr über alle Dinge, und doch nicht mal Herr über sich selbst, der Mensch (...), dessen ganzes Dasein durch zwei für Zola wissenschaftlich bewiesene große Gesetze bestimmt wird: durch das Gesetz der Vererbung (Claude Bernhard ward hier Zolas Lehrmeister) und (...), durch das Gesetz vom Milieu (Gedanken aus der Philosophie der Kunst von Hippolyte Taine waren hier für Zola von Einfluß). (...) Er [der Romanzyklus] ist Familiengeschichte vom Standpunkte der Erblichkeit. Fünf Generationen umfaßt er, die alle von der einen, frühe in Wahnsinn verfallenden, aber noch die fünfte Generation erlebenden Ahnmutter Adelaide Fouque [sic!] abstammen. Die Familie besteht aus einem legitimen Zweig, den Rougon, und einem illegitimen aus der wilden zweiten Ehe der Adelaide mit einem Schmuggler und Säufer, den Macquart.«[9] Hinter der lebendig-wuchernden Erzählweise Zolas verbirgt sich eine allegorische Konstruktion. Sie belegt eindringlich, wie der Glaube des Rationalismus an die Macht und Durchsetzungskraft der Vernunft von einem durch die Deszendenztheorie ebenso wie durch die Milieutheorie des Positivismus intendierten, letztlich fatalistischen Determinismus abgelöst ist. Er beeinflußt die Grundstimmung der Zeit als gegenläufiger Unterstrom des Fortschrittsglaubens; auch das ist ein Widerspruch.

Auf die bescheidenen Darstellungen der Kleinfamilie in selbstgenügsamer Weltfrömmigkeit in den Gemälden der Romantik und des Biedermeier, wie etwa Johann Friedrich Overbecks *Familienbildnis* von 1820/22–30, folgen die ihre patrizische Würde zur Schau tragenden Familienbilder des auf seine geschäftliche Leistung stolzen, wohlhabenden Handels- und Industriebürgertums. Beispiele aus England sind John Everett Millais' Pendantgemälde *Mr. James Wyatt und seine Enkelin Mary* und *Mrs. James Wyatt und ihre Tochter Sarah* von 1849[10], ein Beispiel ist aus Frankreich Edgar Degas' *Die Familie Bellelli,* um 1860–62[11], ein Beispiel aus Deutschland Ludwig Knaus' *Bethel Henry Strousberg im Kreis seiner Familie* von 1870[12]. Die Gemälde ähneln einander in ihrer Stimmungslage. Die Worte, die dem Betrachter, der sie auf sich wirken läßt, einfallen, sind: Würde, Biederkeit, Redlichkeit, Gravität, Ernsthaftigkeit, Ordnung. Auf den Vortrag dieser Tugenden kam es den Porträtierten an. Die Botschaft der Bilder ist deutlich. Die Gliederung der Ordnung beruht auf der Gewaltenteilung. Der Vater ist der Prinzipal; er hat das Sagen, denn er leitet das Geschäft und verfügt über die finanziellen Mittel. Der Mutter untersteht das Haus; sie sorgt für die Erziehung der Kinder und apportiert dem Vater das artige Ergebnis ihrer gelungenen Bemühungen. Das ist die Grundstruktur der Familie als Firma. Damit die Firma funktioniert, hat jedes Familienmit-

Johann Friedrich Overbeck, *Familienbildnis,* 1820/22–30. Öl/Holz, 46,5 × 37 cm, Lübeck, Museum für Kunst und Kulturgeschichte der Hansestadt Lübeck

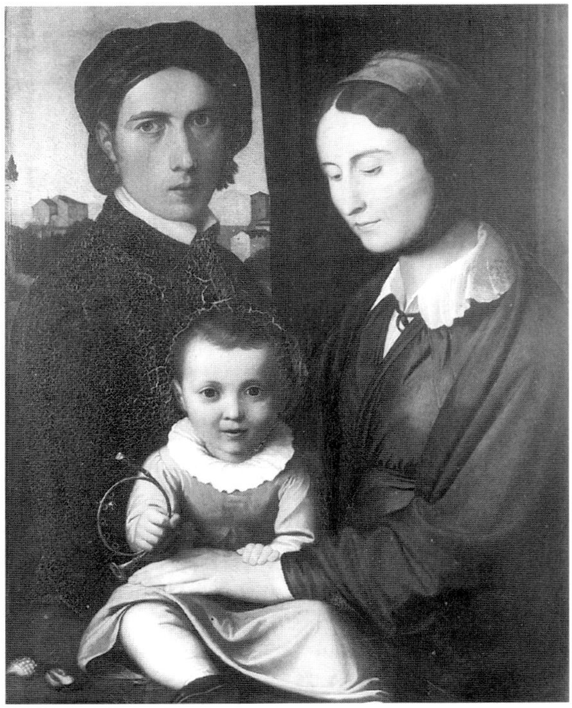

glied seinen eigenen vorgeschriebenen Part zu übernehmen, für dessen Einhaltung es verantwortlich ist, denn allein vom reibungslosen Ineinandergreifen aller Abläufe des bis in jede Einzelheit vorgeschriebenen Rollenspiels aller Familienmitglieder hängt das Glück der Familie im Sinne des allgemeinen Nutzens ab. Insofern ist die Familienfirma auch eine Familienmaschine. Da darauf die Prosperität der Familie gründet, ergeben sich aus dem damit verbundenen Ritual auch die Regeln der Familienehre.

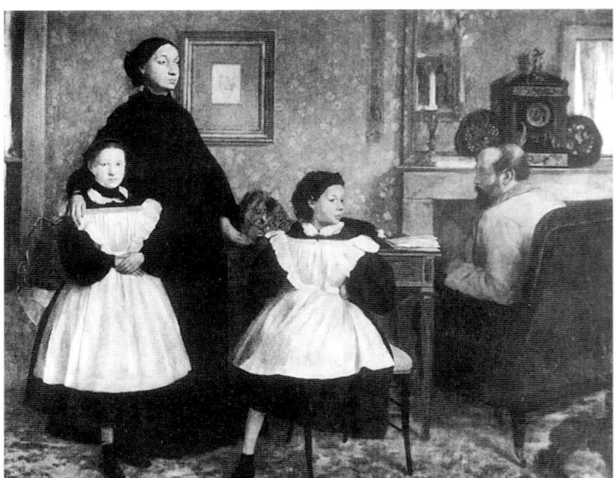

Edgar Degas, *Die Familie Bellelli in Florenz,* 1858–60. Öl/Lwd., 200 × 250 cm, Paris, Musée d'Orsay

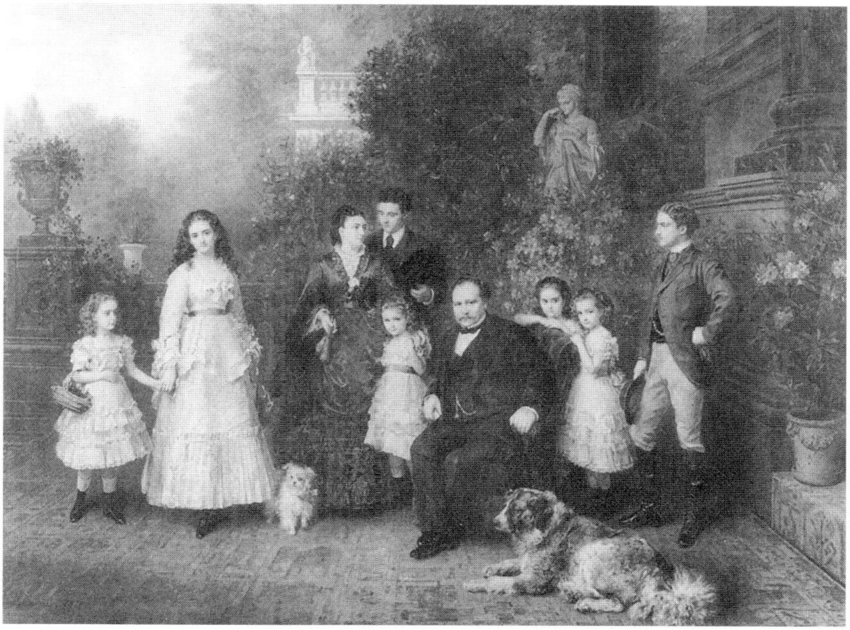

Ludwig Knaus, *Bethel Henry Strousberg im Kreis seiner Familie,* 1870. Öl/Lwd., 117 × 155 cm, Berlin, Berlin-Museum

Aus dem Selbstverständnis der Familie als wirtschaftlicher Unternehmensform definiert sich der Sittenkodex der Verhaltensnormen. Wichtig ist die Geschlossenheit des Auftritts, die das Erscheinungsbild der Familie nach außen prägt, das Renommee und die Reputation. Die Moral des Kapitalismus ist paternalistische Familienmoral. Die Geburt des Kapitalismus aus dem Schoß der Familie gibt sich auch in der Einstellung der Unternehmer kund, wenigstens während der ersten Jahrzehnte der Entwicklung nicht nur das Hausgesinde, sondern auch die Handlungsgehilfen bzw. die Fabrikarbeiter im weitesten Sinne zum Familienkreis zu rechnen. Die Fabrikbesitzer bauten ihre Villen direkt neben ihre Fabriken und behielten somit den Produktionsvorgang ständig unter den Augen, Besitzerstolz paarte sich mit Kontrolle. Theodor Fontane hat das in seinem Roman *Frau Jenny Treibel* liebevoll-ironisch geschildert.[13] Erst im Laufe der weiteren Expansion rückten Fabrikationsort und Wohnstätte weiter auseinander.

Die Sexualität innerhalb der Familie wurde ebenso dem Prinzip des Nutzens unterstellt wie alles andere (möglicherweise sind hier die ersten Ansätze für die Maschinenerotik in der Kunst der Folge-Epochen bis hin zu Dada und dem Surrealismus zu finden). Die Tabus und Verbote innerhalb des so beschaffenen Regelsystems betreffen alles, was den Untergang der Familie herbeiführen könnte. Die Spezifizierung der Sünden erfolgt aus der Rollenaufteilung. Der Herr des Hauses vertritt den Familienbetrieb nach außen, er ist für den Unterhalt verantwortlich. Seine Verantwortung bezieht sich auf die Subsistenzmittel. Sein Sündenfall ist der Verlust des Kapitals. Daß er sich gegebenenfalls erotische Eskapaden herausnehmen kann, über die die Gesellschaft hinwegzusehen geneigt ist, solange er dafür das Kapital nicht anrührt, liegt daran, daß die Prosperität des Unternehmens darunter nicht leiden muß. Erst wenn das der Fall sein sollte, wird der erotische Aspekt für die gesellschaftliche Ächtung erheblich. Die Frau des Hauses ist für die Innenvertretung der Reputation und der Repräsentation zuständig. Sie ist verantwortlich für den inneren Zusammenhalt der Familie. Das Paradigma ihres Sündenfalls ist nicht das Geld, denn das geht sie nichts an, solange sie es nicht unkontrolliert verschwendet, sondern der geschlechtliche Fehltritt. Sobald die Sünde des Geschlechts mit der des Geldes in Berührung kommt, entsteht die käufliche Liebe. Die spielt sich in der die Gesellschaft der Zeit ungemein inspirierenden Grauzone der Demimonde ab, der Puffer- und Ventilzone zwischen den Regeln; aber das ist ein Kapitel für sich. Die die Familienkatastrophen auslösenden Faktoren sind also im Verantwortungsbereich des Mannes andere als in dem der Frau. Für den Herrn des Hauses heißt das Stichwort Ruin, für die Dame des Hauses Meuterei. Das sind die Ursachen für die Zerstörung der Ordnung. Vor dem plötzlichen Hereinbrechen des Irrationalen, Anarchischen und Oppositionellen in die wohlgefügte Geschäftsordnung des ›heiligen Bezirks‹ der Familie hatte man eine panische Furcht, da die Skandale und Skandälchen, die den Gesellschaftsklatsch unaufhörlich mit Futter versorgten, der Beweis dafür waren, daß sich keiner des dauerhaften Erhalts seines mit Bedacht errichteten Familiengefüges vollständig sicher wähnen durfte.

Hier nun ist die Ursache für die typische Konfliktstruktur der bourgeoisen Familie im 19. Jahrhundert zu finden; einerseits gründete die Bourgeoisie auf dem unternehmerischen Individualismus – im wirtschaftlichen Lebenskampf war vom Individuum die freie Hand, sich durchzusetzen, geradezu gefordert –, andererseits waren die Ehefrau und die Kinder dazu genötigt, ihren eigenen Willen dem durch den Vater intonierten Familienwillen zu unterwerfen. Der individuelle Wille kollidierte mit dem Familienwillen. Das mußte zu Krisen führen. Sie hielten die Entwicklung lebendig.

Ruin – Bethel Henry Strousberg, der sich in Knaus' Porträt als honoriges Musterexemplar kapitalistischer Saturiertheit stolz im Mittelpunkt seiner ihn verehrenden Familie auf der Terrasse seiner Villa sonnt, ist verbürgtes Opfer des wechselnden Wirtschaftsglücks. Er, der Aufsteiger par excellence mit einer schwindelerregenden Karriere, befand sich kurz nach Knaus' auftragsgemäßer Verewigung des Familienglücks schon wieder am Beginn eines ebenso schwindelerregenden Abstiegs. 1875 ging sein Aktienimperium endgültig in Konkurs. Das launische Glück ist auch Thema von Albert Maignans mit routinierter Verve effektvoll in Szene gesetztem Gemälde *La Fortune* von 1895. Oben auf der Freitreppe der Börse stehen die Jobber und Aktienspekulanten und studieren betroffen die Kurse der Börsennachrichten. Links kommt die Glücksgöttin, in einen Dunstschleier gehüllt, mit erloschener Fackel auf einem Flügelrad die Stufen hinuntergerollt und verstreut, maliziös unter der Augenbinde hervorlächelnd, mit lässiger Armbewegung Kleingeld; die Figur erinnert an die Göttin des Glücks, der in Hennebergs Gemälde der Glücks-

Albert Maignan, *La Fortune,* 1895. Öl/Lwd., Verbleib des Bildes unbekannt

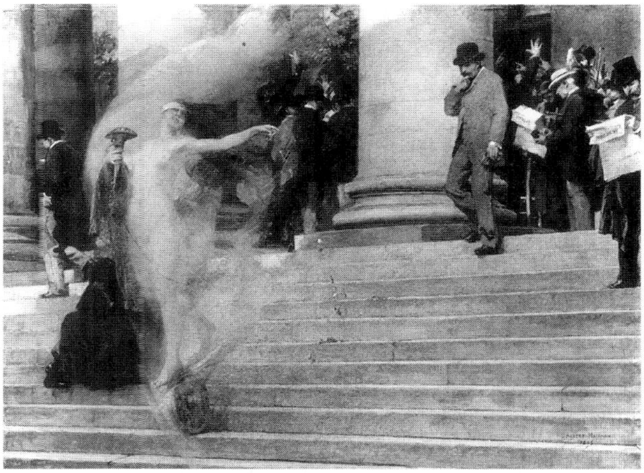

ritter zu Pferde hinterherjagt. Hier ist sie, sozusagen als flüchtiger Hausgeist, an den konkreten Schauplatz der Geldmacherei versetzt.

In der Schilderung des wirtschaftlichen Ruins und seiner moralischen Ursachen haben sich vor allem die englischen Maler des viktorianischen Zeitalters hervorgetan; sie konnten es dabei der Belehrung gar nicht genug sein lassen. William Powell Frith, der englische Sittenschilderer, trat mit einer Reihe moralisierender Bilderserien in die Fußstapfen von William Hogarth. Ein fünfteiliger Zyklus erzählt das traurige Schicksal eines Geistlichen, der auf die Versprechungen eines Betrügers hereingefallen ist. Dieser hat unter Vorlage fiktiver Dokumente und Landkarten amerikanische Goldclaims verkauft, die in Wahrheit nicht existieren. Das dritte Bild der Serie zeigt den ehrbaren Pfarrer als Opfer seiner einfältigen Gewinnsucht auf einem Stuhl zusammengesunken in seiner guten Stube, umgeben von seiner Familie. Die Ehefrau findet ihre schlimmsten Befürchtungen in der Zeitung bestätigt, die Töchter sind mit schreckensbleichen Mienen vom Tisch zurückgetreten – ein Tableau wie auf

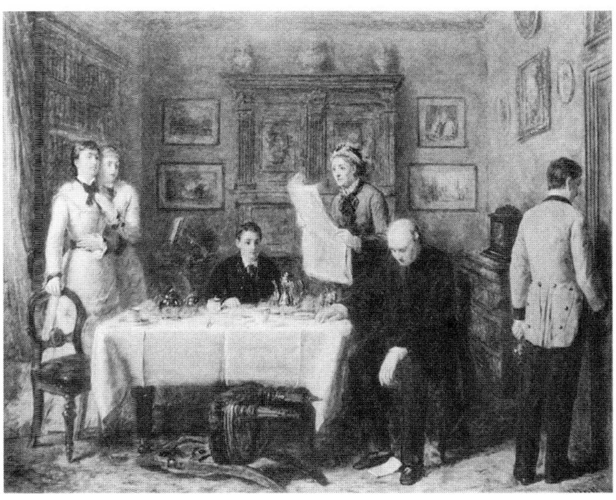

William Powell Frith, *Victims (Opfer),* 1880. 30,5 × 39,4 cm, Studie für das dritte Bild des fünfteiligen Zyklus *Die Jagd nach dem Reichtum,* London, Agnew & Sons

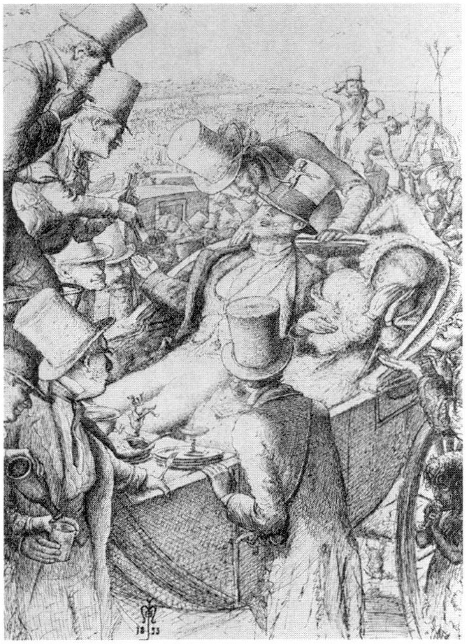

John Everett Millais, *Die Rennwette,* 1853. Feder und Tusche, 25,4 × 17,8 cm, Oxford, Ashmolean Museum of Art and Archaeology

einer Kleinbühne. Im Vordergrund liegt ein umgestürzter Stuhl. Umgefallene Stühle sind stets Symbole häuslicher Katastrophen. In Garniers *Überführt* verhält es sich genauso. Frith hat seiner fünfteiligen Bildergeschichte von 1880 den Gesamttitel *Die Jagd nach dem Reichtum* gegeben. Eine andere Serie geht ihr voraus. 1878 entstanden, trägt sie den Titel *Der Weg in den Ruin*[14] und schildert den gesellschaftlichen Abstieg eines Spielers. Die Spielleidenschaft als Ursache für finanziellen Ruin stellte ein Motiv dar, das die Engländer mit einer wahren Obsession verfolgten. Im Vordergrund standen dabei die Pferdewetten auf den Rennplätzen. In Frankreich wurde genauso viel und genauso hoch gewettet, doch für die französischen Maler war der finanzielle, gesellschaftliche und moralische Ruin des unglücklichen Spielers kein Thema; das blieb den Engländern vorbehalten. Die Franzosen malten lieber die Rennbahn, die Jockeys in ihren leuchtend farbigen Dresses und interessierten sich für die Beinbewegungen der galoppierenden Pferde. John Everett Millais' Zeichnung *Die Rennwette* von 1853 ist eine ausdrucksvolle psychologische Studie. In einer offenen Kutsche sitzt, von Wettkameraden und Komplizen neugierig umdrängt, ein verzweifeltes Paar. Die Dame verbirgt, im Fond des Wagens zusammengesunken, ihr Antlitz schamvoll in den Händen, der Herr breitet zum Zeichen der Pleite die Arme mit nach außen gewendeten leeren Handflächen auseinander. Der Zylinder ist ihm, frivoles Omen der Leichtfertigkeit, nach vorn über die Stirn gerutscht. Robert Braithwaite Martineau, ein Schüler von William Holman Hunt, schildert 1862 in einem mit viel Liebe zum Detail ausgemalten Bild den letzten Tag im alten Heim. In einer protzig im viktorianischen Geschmack ausgestatteten Wohnung sitzt auf der Tischkante der Hausherr und hebt ein letztes Glas Champagner. Der Leichtsinn steht ihm ins

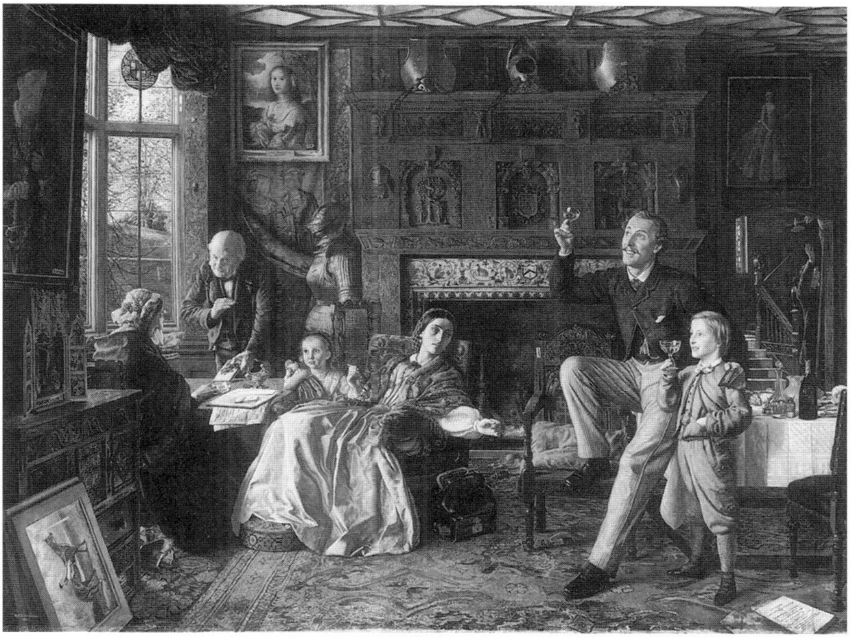

Robert Braithwaite Martineau, *Der letzte Tag im alten Heim,* 1862. Öl/Lwd., 108 × 145 cm, London, Tate Gallery

Gesicht geschrieben. Neben ihm steht mit dümmlich-dreister Miene sein halbwüchsiger Sohn und tut es ihm nach. Die Dame des Hauses hat sich leger in einem Sessel ausgebreitet – auftrumpfend-sorgloses Laisser-faire; alles wird verscherbelt. Links hinten am Fenster sitzt eine Matrone, wohl die Mutter des Hausherrn, ihr gegenüber mit beflissener Miene ein älterer Herr, der Auktio-

William Powell Frith, *Der Salon d'Or in Homburg* (Studie), 1869. Öl/Lwd., 44,5 × 90 cm, Ottawa, National Gallery of Canada

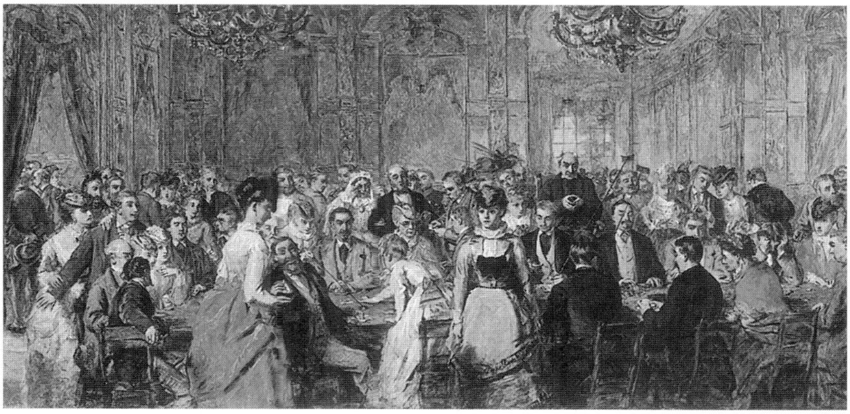

nator; rechts unten liegt ein Versteigerungskatalog von Christie's auf dem Fußboden. Links unten lehnt unter einem Kruzifix an einer Kommode ein gerahmtes Bild, das auf die Ursache des vom Leichtsinn überspielten häuslichen Desasters hinweist. Es zeigt einen Jockey zu Pferde.

Darüber hinaus erfüllte der verführerische Glanz der Spielcasinos in den mondänen Kurbädern auf dem Kontinent die englischen Künstler mit schaudernder Faszination. Im Bewußtsein der Sündhaftigkeit solcher Orte wurden sie nichtsdestoweniger unwiderstehlich davon angezogen; zwar spielten sie wohl nicht mit, aber sie malten das alles. Das 1869 von Frith begonnene, mit einer Menschenmenge am Spieltisch angefüllte Breitformat *Der Salon d'Or in Homburg* wurde zum Saisonerfolg der Ausstellung der Royal Academy von 1871. Auch Alfred Elmores *Am Rande* von 1865 (siehe Bd. I, S. 372) spielt in Bad Homburg.

Meuterei – eine weitere jener dem viktorianischen Publikum so sehr zu Herzen gehenden hochmoralischen Bilderserien stammt von August Leopold Egg. Mit dem ihm eigenen frappanten erzählerischen Detailrealismus schildert Egg in drei Szenen die Katastrophe eines viktorianischen Ehebruchs. Die erste Szene, *Die Enthüllung*, ist voll symbolischer Anspielungen. Der Hausherr sitzt mit einer Miene fassungslosen, stummen Vorwurfs auf einem Sessel in der guten Stube. Auf dem runden Tisch neben ihm steht, mit der Öffnung

August Leopold Egg, *Die Enthüllung*, 1858. Öl/Lwd., erstes Bild der Serie *Vergangenheit und Gegenwart*, 63,5 × 76,2 cm, London, Tate Gallery

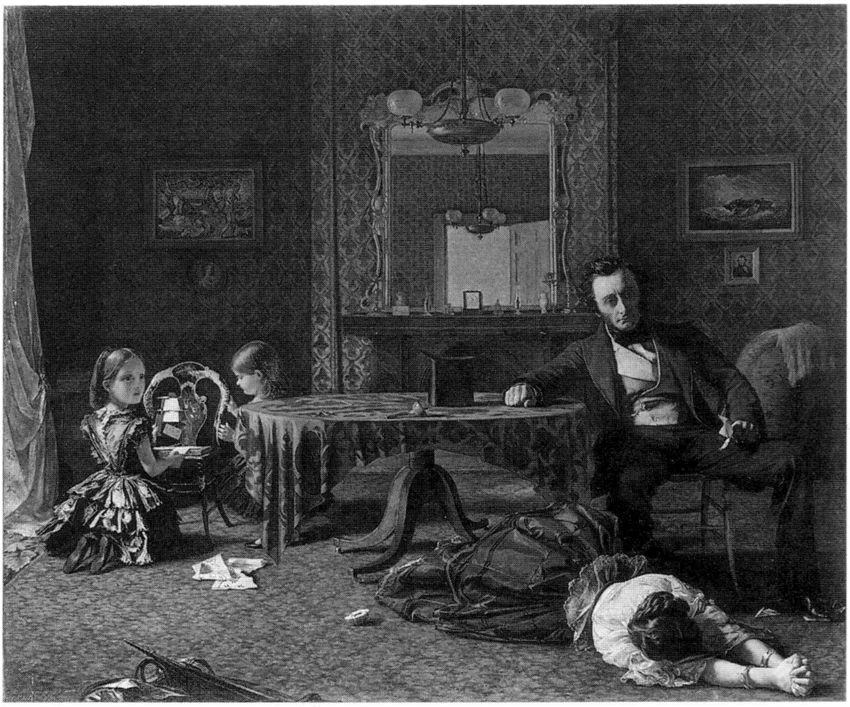

nach oben, sein Zylinder. In der Hand hält er den Brief, der alles beweist. Eine Miniatur mit dem Porträt des Liebhabers ist daraus hervor auf den Teppich gefallen. Sein Weib hat sich ihm, adrett gekleidet, wie es sich für die Dame eines Hauses von solch angesehenem gesellschaftlichem Niveau gehört, händeringend zu Füßen geworfen. Links hocken die beiden Töchterchen auf dem Boden und spielen artig miteinander. Die kleinere merkt von dem, was vor sich geht, gar nichts, die größere dreht sich mit einem Augenaufschlag voll unschuldig-befremdeten Erstaunens zur Mutter. Das Kartenhaus, das sie vor sich aufgebaut hat, bricht zusammen. Auf dem Teppich neben der Verzweifelten liegt ein halber Apfel, Evas Sündenfrucht. Die beiden Bilder an der Hinterwand, rechts und links des großen Kaminspiegels, zeigen auf der einen Seite die Vertreibung aus dem Paradies, auf der anderen einen Schiffbruch. Die Situation ist nicht mehr zu retten. Die Folgen sind, wie die beiden anderen Szenen erzählen, gnadenlos. Das mittlere Bild zeigt eines der beiden Kinder, wie es, den Kopf in den Schoß der Mutter geborgen, sein Abendgebet spricht, während die Mutter mit Augen voll Verzweiflung aus dem Fenster auf den bleichen Mond stiert. Das letzte Bild schließlich schildert das Ende. Unter einem Brückenbogen am Themsestrand kauert die Verstoßene neben einem alten Bootswrack und blickt in den Mond über dem Wasser. Im Schoß birgt sie ein Neugeborenes. Die Plakate an der Mauer werben u. a. für ›Ver-

August Leopold Egg, *Das Ende,* 1858. Öl/Lwd., drittes Bild der Serie *Vergangenheit und Gegenwart,* 63,5 × 76,2 cm, London, Tate Gallery

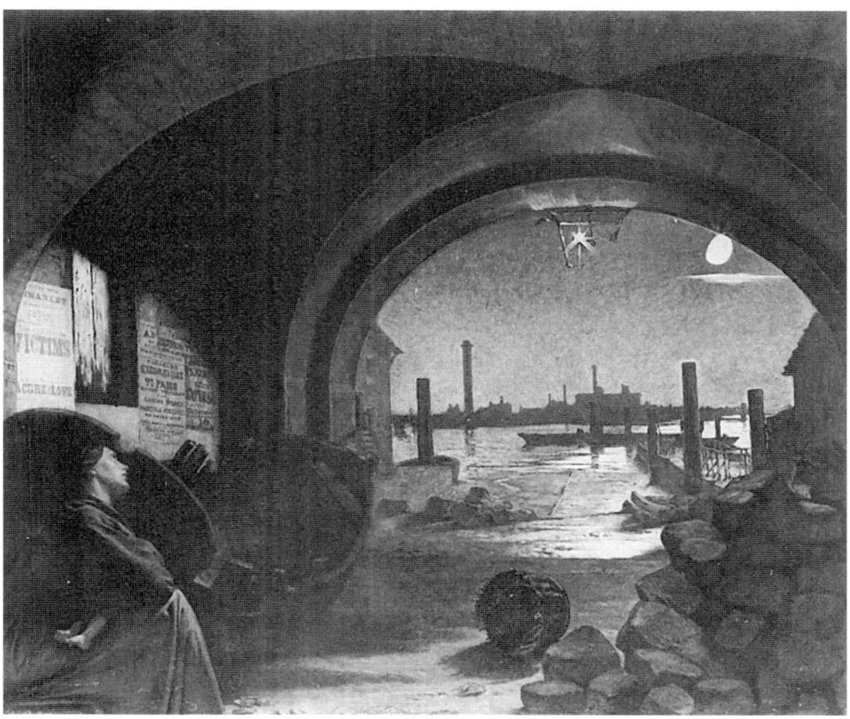

gnügungsexkursionen nach Paris‹ und für die Aufführung von Tom Taylors *Opfern* im Theatre Royal, Haymarket. Egg hat der Trias bei der Ausstellung in der Royal Academy anstelle des Titels folgende Notiz mit auf den Weg gegeben: »4. August. Habe soeben gehört, daß B—— vor mehr als vierzehn Tagen gestorben ist, so haben seine armen Kinder beide Eltern verloren. Ich höre, sie sei vergangenen Freitag nahe dem ›Strand‹ gesehen worden, offensichtlich ohne einen Ort, um ihr Haupt niederzulegen.«[15] Damit wird die Geschichte über das im Bild Sichtbare hinaus zu Ende geführt, und aus den hinzugefügten Sätzen erfährt der erschütterte Betrachter, daß das Desaster auch den Vater dahingerafft hat. Das Unternehmen Familie ist gescheitert, das Getriebe zerstört, die Existenz zerrüttet. Nachdem wir uns die Tränen getrocknet haben, stellen wir fest, daß Eggs Dreistufenzyklus den durch die unerbittliche Moral der gesellschaftlichen Norm hervorgerufenen psychosozialen Familienstreß in seiner Penetranz vorbildlich wiedergibt. Die gefallene Frau ist Widerpart des heruntergekommenen Mannes. Trägt der Herr des Hauses die Verantwortung dafür, bedacht zu kalkulieren, für das finanzielle Wohl der Familie zu sorgen, den Konkurs zu vermeiden und die äußere Gefahr von der Familie abzuwenden, so droht die innere Gefahr in der Untreue der Hausfrau, denn sie untergräbt die Autorität des Prinzipals und vernichtet das Familienglück aus der eigenen Mitte.

»Das Heim ist die Basis der gesellschaftlichen Ordnung und Moral. Es ist der Generator des privaten Lebens, der allerdings dem Vater untersteht; der Vater allein ist in der Lage, die Instinkte zu bändigen und die Frau zu bezähmen, denn stets droht häuslicher Krieg: ›Die Frau kann zur Vandalin werden, und das Kind, angesteckt von seiner Mutter, kann sich zu einem willensschwachen oder gehässigen Geschöpf entwickeln, das häusliche Wesen wieder seine Freiheit fordern.‹ Die Frau, Mittelpunkt des Heims, ist gleichzeitig eine potentielle Bedrohung. ›Sobald sie entflieht, wird sie sofort zur Rebellin und Revolutionärin.‹«[16] Da sich die Herren des Hauses der Ehrbarkeit ihrer Gattin nie hundertprozentig sicher sein konnten, war sie zwischen Soll und Haben der irritierende Faktor im Familienkontobuch; vor der Untreue der eigenen Frau hatten sie eine derart panische Furcht, daß das Schreckbild davon übergroß in den Alltagsmythenschatz der Epoche eingezogen ist. Die Malerei der Zeit zeugt davon, insbesondere wiederum die englische, aber auch die deutsche. Ursache für die Disposition zu dieser inneren Katastrophe ist zweifellos die Geschlechtlichkeit. Der Geschlechtstrieb läuft der Vernunft geradewegs zuwider, er stellt sie in Frage und unterläuft sie, darin liegt seine katastrophale Brisanz. Weil der Geschlechtstrieb unvernünftig ist, ist er von Grund auf zerstörerisch. Er verkörpert das schlechthin Irrationale, und die Folgen seiner unberechenbaren Impulsivität sind Chaos und Anarchie. Das war ein unauflösliches Dilemma. Für die Fortpflanzung der Familie war der Geschlechtstrieb unerläßlich, aber um ihn in einem geregelten Fahrwasser zu halten, mußte er wie ein Wildwasser kanalisiert werden. Die Kirche tat ihr Bestes, unter Wahrung der christlichen Moralgebote, diese Regelung zu steuern, indes war mit dem Vormarsch des ganz auf das Diesseits gerichteten positivistischen Weltbilds die alte Glaubenssicherheit längst erschüttert. Der

Geschlechtstrieb wurde gemäß der Darwinschen Abstammungslehre als für die Erhaltung des Menschengeschlechts unentbehrlicher Reproduktionsmechanismus gewertet. Infolgedessen genügten religiös motivierte Moralvorstellungen nicht mehr, und die Naturwissenschaft war als nunmehr glaubwürdige Autorität gefordert, zur Aufrechterhaltung des Familienbetriebs ihrerseits rigide sexuelle Bremskategorien beizubringen, worauf sie sich auch bereitwillig einließ. Das bärbeißige wissenschaftliche Vokabular, das die Ärzte erfanden, damals selbst mit dem Problem als einem zwar oberflächlich medizinischen, unterschwellig aber moralischen konfrontiert, gibt uns in seiner sonoren Drastik zu erkennen, daß sie sich dem Umstand nicht entziehen konnten, nicht allein als objektiv distanzierte Beobachter, sondern auch subjektiv, jeder für sich als eigenes Geschlechtsindividuum, in das Dilemma verwickelt zu sein.

»Träume und Verhaltensweisen der Menschen wurden beherrscht von der Sprache der Sexualität; das darf man nicht übersehen, wenn man nicht in Anachronismen verfallen will. Bronislaw Baczko zufolge taucht das Wort ›Sexualität‹ erstmals 1859 auf, frühestens 1845. Es bezeichnete zunächst nur die Eigenschaft(en) dessen, was geschlechtlich differenziert war. Vor dem Aufkommen der ›scientia sexualis‹ sprach man von ›Liebe‹, ›Liebesleidenschaft‹, ›Begehren‹ oder ›Zeugungstrieb‹, von ›fleischlicher Vereinigung‹ oder vom ›Liebesakt‹, in der Medizin von der Kopulation oder Koitus. Von der physischen Liebe zu reden war mehr oder weniger das Monopol des Mannes, und auch er durfte die Dinge nicht beim Namen nennen. Einzig der Mediziner durfte offen vom Geschlechtlichen sprechen; er hantierte dabei mit dem Begriff ›Zeugungstrieb‹. Sexualität hatte nichts mit Leidenschaft zu tun, sondern galt als eine zur Fortpflanzung der Art notwendige Kraft, deren inferiorer Status es erlaubte, über die erniedrigenden Formen der Liebesbeziehung hinwegzusehen. Die Mediziner katalogisierten die verschiedenen Varianten des Liebesspiels, was ihnen einen Vorwand für die ausgiebige Beschäftigung mit den Arten des Orgasmus lieferte. Schon begannen einige Ärzte, sich über abweichendes Sexualverhalten zu ereifern, das sie als ›Verirrung‹ des Zeugungstriebes brandmarkten. Dieser Drang, den Bereich des ›Pathologischen‹ zu erweitern, ging fürs erste hauptsächlich auf Kosten des Onanisten.«[17] Der Gedanke, daß wertvolles genetisches Reproduktionsmaterial von pubertierenden Jugendlichen einfach so in den Wind geschlagen wird, war dem buchhalterischen Kaufmannsgeist der Epoche nun erst recht horribel. Indes waren Onanisten kein Bildthema; der Reiz blieb intransitiv. Das Motiv, das die Malerei lustvoll-zwanghaft beschäftigte, war das Schicksal der gefallenen Frau. Das war ein negatives Paradigma. Das dem Betrachter abgeforderte Mitempfinden setzte sich aus Abscheu und Mitleid sonderbar zusammen. 1851 malte Thomas Edward Roberts *Die Entdeckung*. Eine junge Frau, die durch den Ehering als verheiratet ausgewiesen ist, beugt sich über eine andere, die, einen sinnlichen Ausdruck auf dem Antlitz, träumend im Bett liegt. Die Besucherin hat aus dem Ausschnitt des Nachthemds der Ruhenden ein Medaillon an einem blauen Band hervorgezogen, das sie sinnend betrachtet. Das Bild ist zweideutig, die Lage offen. Dem Betrachter

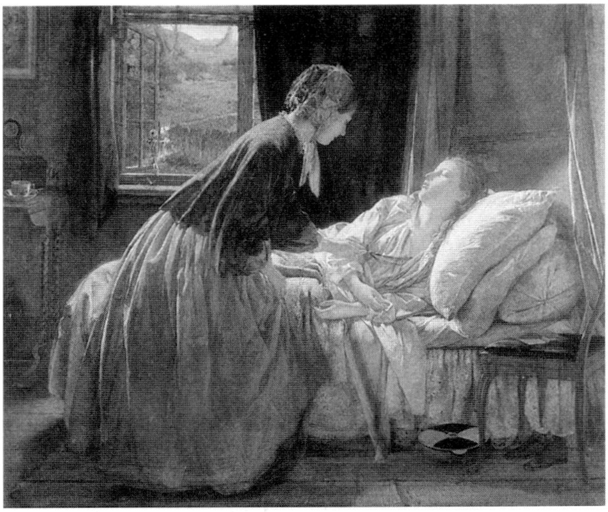

Thomas Edward Roberts, *Die Entdeckung,* 1851. Öl/Lwd., Privatbesitz

bleibt es überlassen, sich einen Reim darauf zu machen, in welchem Verhältnis die beiden Frauen zueinander stehen mögen und was das Medaillon wohl mitzuteilen habe. Die eine begeht eine Indiskretion, das ausspionierte Geheimnis der anderen ist zweifellos nicht einwandfrei.

Das Paradestück zu dem Thema ist William Holman Hunts *Das erwachende Gewissen* von 1853, das im Kapitel *Das Fenster* ausführlich gewürdigt wurde

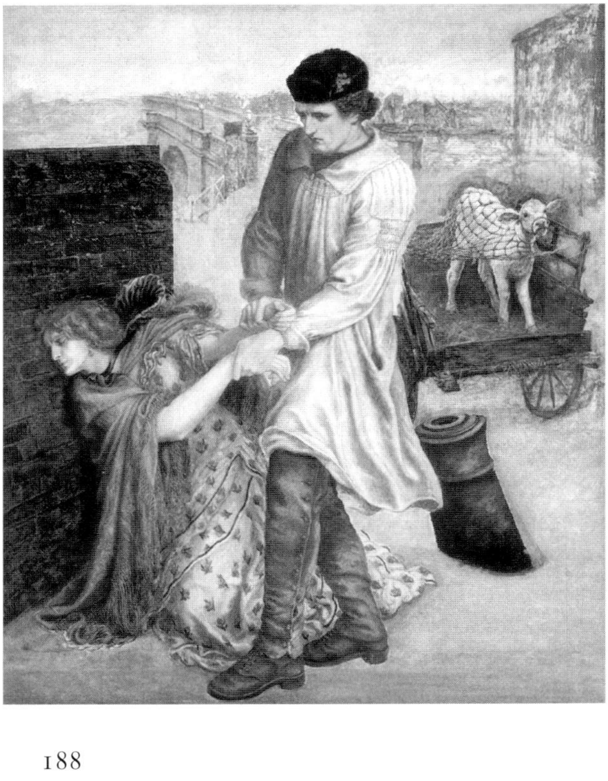

Dante Gabriel Rossetti, *Gefunden,* 1853–82. Öl/Lwd., 91,5 × 82 cm, Wilmington (Delaware), Delaware Art Museum, Samuel and Mary R. Bancroft Memorial Collection

John Roddam Spencer Stanhope, *Gedanken an die Vergangenheit,* 1858/59. Öl/Lwd., 86,4 × 50,8 cm, London, Tate Gallery

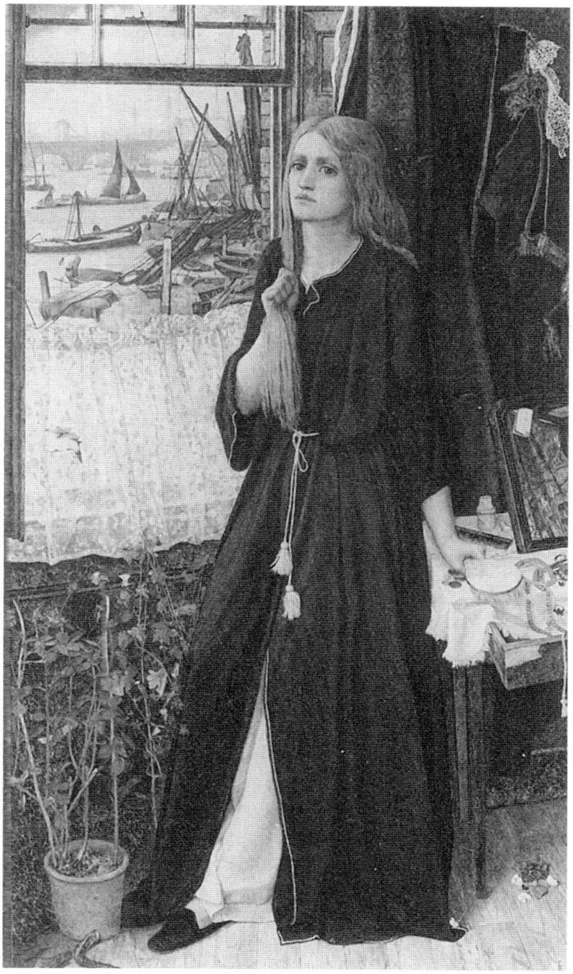

(siehe Bd. I, S. 333). Die beiden Prototypen, der Wüstling und die gefallene Frau, sind dort in statu nascendi ihrer Leidenschaftsambivalenz verkoppelt. Die weiteren Stadien des Abstiegs sind vorgezeichnet. Möglicherweise war Dante Gabriel Rossetti von Hunts Gemälde inspiriert, als er 1853 das Gemälde *Gefunden* begann.[18] Selbst nicht gerade ein Kind von Traurigkeit, tat sich Rossetti schwer damit und malte bis 1882 daran herum, ohne das Bild je zu vollenden. Ein auf dem Weg zum Markt daherkommender Bauer mit einem Kalb auf der Karre findet an einer Mauer eine zusammengebrochene schöne Frau, die sich in ihrer Desperation mit abgewandtem Kopf dagegen sträubt, von ihm geborgen zu werden. John Roddam Spencer Stanhopes Gemälde *Gedanken an die Vergangenheit* von 1858/59, auch darauf ist bereits im Kapitel *Das Fenster* eingegangen worden, schildert eine Frau, die in einer kärglichen Bleibe Asyl gefunden hat. Der verrottete äußere Zustand entspricht ihrem inneren. Trübsinnig sinnt sie dem einstigen Familienglück nach, das sie verspielt hat. Man gewinnt den Eindruck, in London müsse es

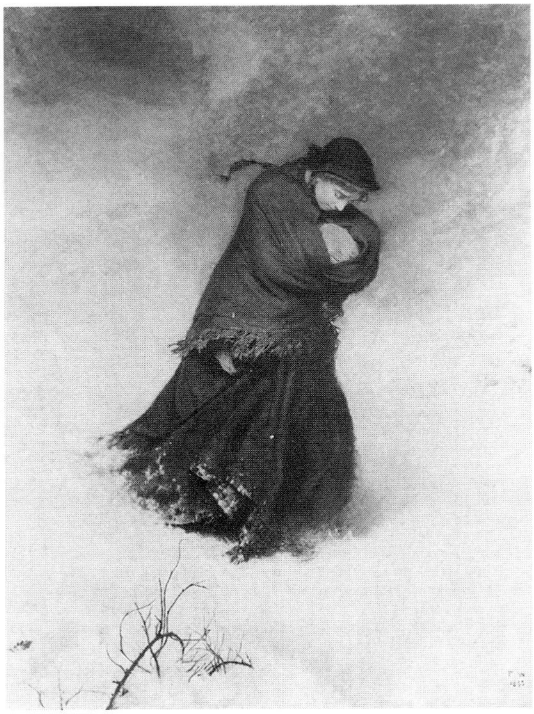

Frederick Walker,
Der verlorene Pfad, 1863.
Öl/Lwd., Privatbesitz

damals von Absteigen für verlorene Frauen nur so gewimmelt haben. In Frederick Walkers *Der verlorene Pfad* von 1863 scheint es für die junge Frau, die mit einem Neugeborenen durch den Schneesturm irrt, keine Rettung mehr zu geben.[19]

1877 malte Gabriel von Max, in Deutschland der zuständige Spezialist für das Morbide und Makabre, *Die Kindesmörderin*. Das ist die letzte Konsequenz. Die Verzweiflung über die Entehrung führt zum Verbrechen an der Leibesfrucht. Das Bild bezieht sich auf Gottfried August Bürgers Ballade *Des Pfarrers Tochter von Taubenhain*. Das ist das klassische Gretchenmotiv: »Die Unselige hatte ihr Kind mit einer Nadel erstochen. Zeitgenossen wußten ›ihre schönen Züge, welche die interessante gelbgrüne Leichenblässe zeigen‹, das ›mit grauenerregender Naturwahrheit gemalte Kind‹ und auf dem Tuch, worin es gehüllt war, gewisse ›Blutspuren, die stummen Zeugen der grausen Tat‹, gebührend zu würdigen (...), und von der ›Kindesmörderin‹ bemerkte Rosenberg: ›Daß dieses Gemälde durch die Unternehmer, sicherlich nicht ohne Zustimmung des Künstlers, in einem kapellenartigen, abgeschlossenen Raume bei künstlicher Beleuchtung zur Schau gestellt wurde, ist jedenfalls bezeichnend für eine Kunst, welche über die ihr von der Natur gesetzten Grenzen hinaus strebend alle fremdartigen Mittel in ihren Dienst zieht, um ihre Wirkung zu erhöhen‹«.[20] Der morbiden Raffinesse von Max' Kunst ist eigentümlich, daß es der Maler verstanden hat, mythische und psychische Effekte ineinanderspielen zu lassen. Saß die gefallene Frau im letzten Bild von Eggs dreiteiligem Zyklus bei Mondenschein unter der Brücke nahe am Was-

Gabriel von Max,
Die Kindesmörderin, 1877.
Öl/Lwd., 80 × 59,5 cm,
Hamburger Kunsthalle

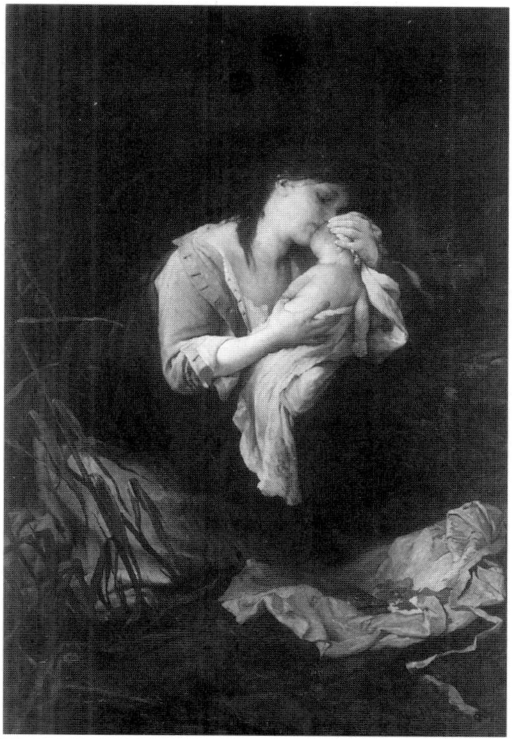

ser, so hockt Max' Kindesmörderin, obwohl sie das Kind nicht ersäuft, sondern erstochen hat, in fahler Nacht am Unkenteich. Sumpfwasser, Modergeruch, dunkles Blubbern und Fröschequaken; das Wasser ist immer in der Nähe. Damit ist intuitiv auf das innere Reich des Unbewußten angespielt. Der Mond, der Monatszyklus und das Wasser gehören zusammen. Selbstmörderinnen, Kindsmörderinnen und andere gefallene Frauen erschießen sich weder noch erhängen sie sich – sie gehen ins Wasser. Vielleicht verwandeln sie sich ja dort in kalte und nasse Undinen, wer weiß? All diese Bilder sind von Männern gemalt und somit Projektionen der männlichen Phantasie.

Die fatalistischen Stereotypen der Verstrickung hat Max Klinger, der über seine Einsicht in den unauflöslichen Widerspruch zwischen Vernunft und blindem Naturtrieb zum Schopenhauerianer und bekennenden Pessimisten wurde, in seinen Radierzyklen *Ein Leben* von 1884 und *Eine Liebe* von 1887 zusammengefaßt. Blatt 2 *Erste Begegnung,* des Zyklus *Eine Liebe* zeigt eine Dame züchtig im Fond einer Kutsche zwischen blühenden Kastanienbäumen und Rosensträuchern im Park. Von hinten naht ein Herr. Zwischen Sträuchern und Bäumen erscheint lediglich sein Oberkörper und sein mit einem Hut bedeckter Kopf. In Blatt 3, *Am Thor,* hat der Herr, scheint's, zwar noch nicht den Kopf, aber schon den Hut verloren. Inbrünstig küßt er der Dame, die ihm aus halb geöffnetem Gartenportal entgegentritt, die Hand. Blatt 4, *Im Park,* zeigt den ersten leidenschaftlichen Kuß, Blatt 5, *Glück,* das blütenduftumwobene Beilager (siehe Bd. I, S. 337), Blatt 6, *Intermezzo,* eine adam- und

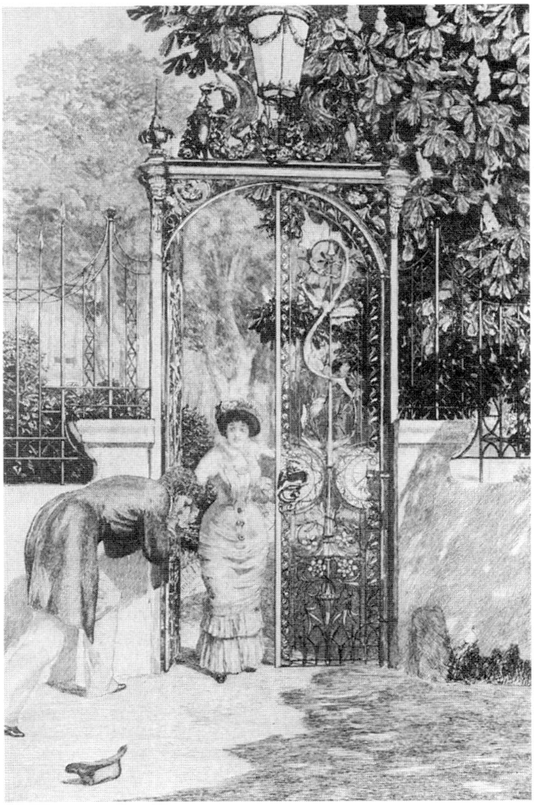

Max Klinger,
Opus X, Eine Liebe, 1887.
Blatt 3, *Am Thor,*
Radierung und Stich,
48,0 × 26,9 cm, Staatliche
Museen zu Berlin –
Preußischer Kulturbesitz,
Kupferstichkabinett

evahafte Schuldvision, Blatt 7, *Neue Träume von Glück,* die rauschhafte gemeinsame Abfahrt in die Ekstase, Blatt 8, *Erwachen* (siehe Bd. I, S. 337), die Frau im kühlen Morgenlicht, alleingelassen mit der Vision des zu erwartenden Kindes. Blatt 10, *Tod,* schließlich zeigt die bleiche Tote lang hingestreckt auf einem katafalkartigen Ruhebett; ein Mann – ihr Liebhaber? – schmiegt seinen Kopf in Trauer an den ihren; der Tod im großen Schlapphut holt sich das Kind.

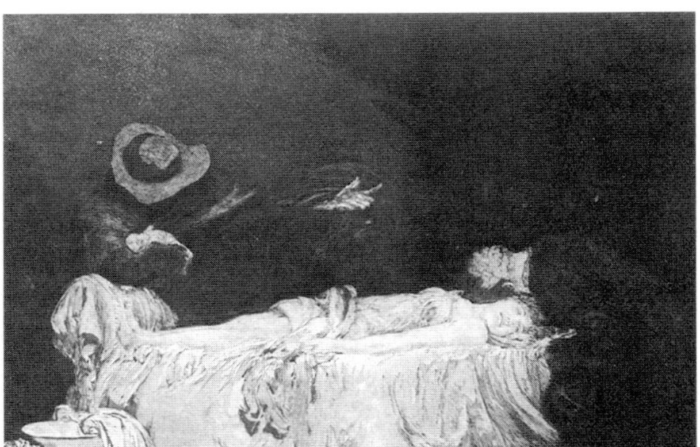

Max Klinger,
Opus X, Eine Liebe,
1887. Blatt 10, *Tod,*
Radierung, Stich
und Aquatinta,
22,8 × 35,3 cm,
Staatliche Museen zu
Berlin – Preußischer
Kulturbesitz,
Kupferstichkabinett

Max Klinger, *Opus VIII, Ein Leben,* 1884. Blatt 12, *Untergang,* Radierung und Kaltnadel, 24,1 × 19,7 cm, Staatliche Museen zu Berlin – Preußischer Kulturbesitz, Kupferstichkabinett

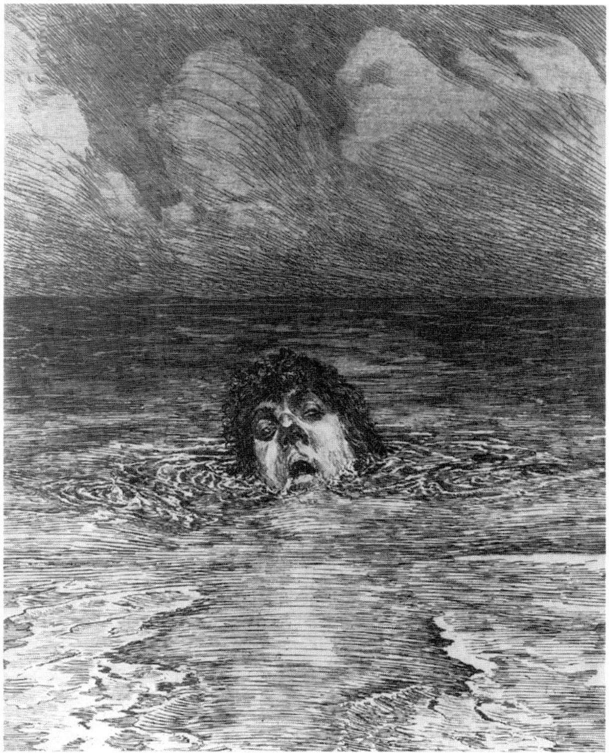

Zu den letzten Blättern des Zyklus *Ein Leben* gehört *Untergang.* Der Kopf einer ertrinkenden Frau ragt noch eben aus der Wasserwüste, ehe sie, wie das Blatt suggeriert, untergehen wird. Im darauffolgenden, den Zyklus abschließenden Blatt wird die nackte Ertrunkene von einem finsteren Dämon aus dem Abgrund mit großen Händen in Empfang genommen. Der Titel lautet: *Ins Nichts zurück* – es ist uns bereits im Kapitel *Schiffbruch* begegnet (S. 50). Klingers Radierungen sind künstlerisch-technisch so meisterlich und aufschlußreich wie kurios, eben das ist das Besondere an ihnen. Sie sind Sonden in die dicht unter der Oberfläche liegenden subkutanen Bewußtseinsschichten der Gesellschaft jener Epoche. Das Individuum war infolge der nun geltenden Auffassung in der Wahl seiner Entscheidungen zwischen zwei Unfreiheiten eingezwängt, die alternativ aufeinander reagierten, eine innere und eine äußere Unfreiheit: die des Triebs dessen Zwanghaftigkeit ihm unterstellt wurde, und die des Triebverbots, das ihm infolgedessen aufgezwungen wurde. Die Zumutung, den Trieb, nicht nur vom religiösen, sondern auch vom wissenschaftlichen Standpunkt her, zugleich als zwangsläufig wie als verwerflich begreifen zu sollen, führte in eine ausweglose Situation. Sie schuf die neurotische Persönlichkeit. Der freie Wille war dem Individuum damit grundsätzlich abgesprochen. Das war die Folge davon, daß diejenige Dimension, in der sich die das Menschentum des Individuums jenseits des Triebs bestimmende freie, unabhängige und selbstbestimmende Willensentscheidung allein konstituieren kann, die Dimension des autonomen Geistes, infolge der weltanschaulichen Monopolisierung des positivistischen Wissenschaftsglaubens aus dem Welt- und Selbstverständnis des zeitgenössischen Denkens hinausmanipuliert worden war. Der Mensch ist unfrei, das war die Botschaft, die mehr, als das ausdrücklich proklamiert worden wäre, in das gesellschaftliche Bewußtsein osmotisch einsickerte. Ausführliches künstlerisches Manifest hierzu ist im literarischen Bereich Zolas moderne Familiensaga, deren Grundthese, der Mensch sei in seiner Willensentscheidung durch Abstammung und Milieu determiniert, von der Genialität der dichterischen Gestaltungsgabe überspült wird. Im Bereich der bildenden Kunst sind es Klingers mit ihrer Symbolsprache zivilisatorischer Verhaltensformen in die mythischen Bezirke des gemeinsamen Unterbewußten hinübergreifenden Radierzyklen.

Das Problem der Frau im Konflikt zwischen der ihr auferlegten geschlechtsspezifischen Rolle und der Selbstbestimmung ihrer Individualität war ein Hauptthema der Zeit. Es ist Motiv einer Reihe bedeutender Gesellschaftsromane von Gustave Flauberts *Madame Bovary,* dessen Erscheinen 1857 einen Skandal auslöste, bis zu Theodor Fontanes *Effi Briest* von 1895. Henrik Ibsens *Nora* von 1879 leitet eine neue Epoche ein. Nora fälscht aus Liebe zu ihrem Mann eine Urkunde, bekennt sich stolz dazu, muß erfahren, daß diese Offenheit ein Fehler ist, und gibt ihrem Mann in Auflehnung gegen die Doppelmoral der Autorität schließlich den Ehering zurück. In seinem Entwurf zum Stück schreibt Ibsen: »Es gibt zwei Arten geistiger Gesetze, eines im Manne und ein ganz anderes im Weibe. Sie verstehen einander nicht, aber das Weib wird im praktischen Leben nach dem Gesetz des Mannes beurteilt (...) – Die Ehefrau des Stückes kennt sich am Ende in dem, was recht oder unrecht ist, gar nicht mehr aus; das natürliche Gefühl auf der einen und der Autoritätsglaube auf der anderen Seite bringen sie ganz in Verwirrung. Ein Weib kann sich nicht selbst treu sein in unserer heutigen Gesellschaft, die eine ausschließlich männliche Gesellschaft ist mit Gesetzen, die von Männern geschrieben sind, und mit Anklägern und Richtern, die die weibliche Handlungsweise vom männlichen Standpunkt aus beurteilen.« Das Stück war ein Eklat. Seine Aufführungen lösten ein kleines gesellschaftliches Erdbeben aus. Das Gemälde *Die erste Wolke* von Sir William Quiller Orchardson (siehe Bd. I, S. 374), dem Familienpsychologen unter den britischen Gesellschaftsmalern der höheren Schichten, erscheint wie ein Reflex auf Ibsens Stück. Auch hier probt die Frau den Aufstand gegen die ihr auferlegte Rolle. Indes ist nicht zu übersehen, daß sowohl im Theaterstück wie im Gemälde die weibliche Handlungsweise vom männlichen Standpunkt aus beurteilt ist.

Zum Ende des Jahrhunderts hin werden sich die Prinzipale, die bis dahin das Recht auf Hegemonie als betriebsnotwendig für sich in Anspruch genommen hatten, dieser geschlechtsspezifischen Perspektivdiskrepanz als Ursache des häuslichen Unfriedens mit betroffener Verwunderung bewußt. Sie fassen aber, wie Männer so sind, die Gelegenheit sogleich beim Schopf, um ihre neue Entdeckung künstlerisch zur Parabel zu gestalten. Wie sollten sie auch anders? Von Madame de Staëls *Corinna* bis zu Ibsens *Nora* ist es ein langer Marsch durch die Firma gewesen.

Anmerkungen

1 Das Modell für die auf dem Bett liegende Frau war Ellen André, die u. a. auch für Degas' berühmtes Gemälde *Der Absinth* von 1876 (Paris, Musée d'Orsay) Modell saß. Siehe dazu: Dennys Sutton, Edgar Degas, München 1986, S. 207: »Diese ›Cocodette exquise‹, eine charmante und temperamentvolle Schauspielerin, war eine gute Freundin von Desboutin, dem sie mehrfach Modell stand. Sie war bereits mit siebzehn Jahren im Theater des Palais Royal aufgetreten, dann in Variétés. Sie ging auf Tournee und spielte Komödienrollen im Théâtre de la Renaissance, doch ihr Ehrgeiz ging dahin, wie ›Réjane‹ in Boulevardtheatern zu spielen. Sie posierte für Renoir, André Gill und Manet und war das Modell für die unbekleidete Frau auf dem Bett in ›Rolla‹, einem Bild des Malers Henri Gervex, eines Freundes von Moore und Degas.«

2 Ebenda.

3 Adolf Rosenberg zit. nach Le Salon imaginaire. Bilder aus den großen Kunstsammlungen der zweiten Hälfte des XIX. Jahrhunderts, Kat. Deutsche Gesellschaft für Bildende Kunst (Kunstverein Berlin)/Akademie der Künste, Berlin 1968, S. 151.

4 Garnier (Paris 1847–1899) studierte zunächst an der Akademie in Toulouse und war anschließend in Paris Schüler Jean-Léon Gérômes. Er malte Szenen nach Rabelais sowie Genrebilder pikanten und tendenziös-anekdotischen Inhalts, die häufig polemische Diskussionen auslösten, aber wegen ihrer sauberen Ausführung gefielen.

5 Siehe dazu: Alain Corbin, Intimität und Vergnügungen im Wandel, in: Geschichte des privaten Lebens, hrsg. v. Philippe Ariès/Georges Duby, Bd. 4, Von der Revolution zum Großen Krieg, hrsg. v. Michelle Perrot, übers. v. Holger Fliessbach/Gabriele Krüger-Wirrer, Frankfurt/M. 1992, S. 515–576, hier besonders S. 568.

6 Siehe dazu: Jean-Paul Crespelle, Les maîtres de la belle époque, Paris 1966, S. 10.

7 Catherine Hall, Trautes Heim, in: Ariès/Duby (zit. Anm. 5), S. 51–93, hier S. 86. Hall zitiert Leonore Davidoff, The Best Circles. Society Etiquette and the Season, London 1973, S. 36; Mark Girouard, Das feine Leben auf dem Lande. Kultur und Geschichte der englischen Oberschicht, Frankfurt/M./New York 1989, S. 307.

8 Elisabeth Vigée-Lebrun, *Madame de Staël als Corinna,* 1808, Öl/Lwd., 140 × 118 cm, Genf, Musée d'Art et d'Histoire.

9 Albert Soergel, Dichtung und Dichter der Zeit. Eine Schilderung der deutschen Literatur der letzten Jahrzehnte, Leipzig 1911, S. 21 und S. 23.

10 John Everett Millais, *Mr. James Wyatt und seine Enkelin Mary,* 1849, Öl/Lwd., 35 × 65 cm, *Mrs. James Wyatt und ihre Tochter Sarah,* 1849, Öl/Lwd., 35 × 65 cm, Privatbesitz. James Wyatt war 1842–1843 Bürgermeister von Oxford. Er besaß eine Bilderrahmenwerkstatt, verbunden mit einer Graphikhandlung in seinem Haus in der High Street Nr. 15, mit einer großen Halle, in der er Ausstellungen veranstaltete.

11 Degas selbst stammte aus wohlhabendem Haus. Sein Vater, Pierre Auguste Hyacinthe de Gas leitete eine Filiale der Privatbank, die Edgars Großvater in Neapel gehörte. 1858 hatte seine Tante, Laura Bellelli, Degas in ihr Haus nach Neapel eingeladen. Ihr Ehemann, Gennaro Bellelli, war ein prominenter Rechtsanwalt. Sein Vater war von Murat geadelt worden. Er war ein aktiver Gegner der Bourbonen und unterstützte Cavour und die Einigungsbestrebungen Italiens. Er war Mitarbeiter der ›Nazionale‹ in Neapel. 1850 wurde er wegen seiner Beteiligung an der Verschwörung gegen die Bourbonen aus dem Königreich Neapel verbannt, reiste nach Paris und ließ sich vorübergehend im Palazzo Barnabo, Florenz, nieder. Er soll bei der Tageszeitung ›Il Risorgimento Italiano‹ mitgearbeitet haben. Mit dem Sturz der Bourbonen 1860 kehrte Bellelli nach Neapel zurück und wurde 1861 Senator des Königreichs Italien sowie Direktor des Post- und Telegraphenwesens. Dieses Amt behielt er bis zu seinem Tod 1864.

12 Der ›Eisenbahnkönig‹ Bethel Henry Strousberg (1823–1884) gilt als Prototyp des ›Gründers‹ ebenso wie als eines der prominentesten Opfer des ›Gründerkrachs‹ im Deutschen Reich um 1873. Mit seinem Prinzip des ›General-Enterprise‹ als Generalunternehmer für Eisenbahnbauten erzielte er immense Gewinne. 1871 setzte jedoch mit dem ins Stocken geratenen Bau der rumänischen Eisenbahnen der Konkurs ein, der zunächst noch durch Stützaktionen der deutschen Banken aufzuhalten versucht und bis 1875 hingehalten wurde. Im Jahr darauf aber wurde Strousberg, der sein gesamtes Vermögen eingebüßt hatte, wegen unerfüllter Zahlungen in Moskau inhaftiert und zur Deportation verurteilt. 1877 kam er wieder frei.

13 Theodor Fontane, Frau Jenny Treibel, Berlin 1893, Beginn des zweiten Kapitels: »Die Treibelsche Villa lag auf einem großen Grundstücke, das, in bedeutender Tiefe, von der Köpnicker

Straße bis an die Spree reichte. Früher hatten hier in unmittelbarer Nähe des Flusses nur Fabrikgebäude gestanden, in denen alljährlich ungezählte Zentner von Blutlaugensalz und später, als sich die Fabrik erweiterte, kaum geringere Quantitäten von Berlinerblau hergestellt worden waren. Als aber nach dem siebziger Kriege die Milliarden ins Land kamen und die Gründeranschauungen selbst die nüchternsten Köpfe zu beherrschen anfingen, da fand auch Kommerzienrat Treibel sein bis dahin in der Alten Jakobstraße gelegenes Wohnhaus, trotzdem es von Gontard, ja nach einigen sogar von Knobelsdorff herrühren sollte, nicht mehr zeit- und standesgemäß und baute sich auf seinem Fabrikgrundstück eine modische Villa mit kleinem Vorder- und parkartigem Hintergarten. Diese Villa war ein Hochparterrebau mit aufgesetztem ersten Stock, welcher letztere jedoch, um seiner niedrigen Fenster willen, eher den Eindruck eines Mezzanin als einer Beletage machte. Hier wohnte Treibel seit sechzehn Jahren und begriff nicht, daß er es, einem noch dazu bloß gemutmaßten friedricianischen Baumeister zuliebe, so lange Zeit hindurch in der unvornehmen und aller frischen Luft entbehrenden Alten Jakobstraße ausgehalten habe; Gefühle, die von seiner Frau Jenny mindestens geteilt wurden. Die Nähe der Fabrik, wenn der Wind ungünstig stand, hatte freilich auch allerlei Mißliches im Geleite; Nordwind aber, der den Qualm herantrieb, war notorisch selten, und man brauchte ja die Gesellschaften nicht gerade bei Nordwind zu geben. Außerdem ließ Treibel die Fabrikschornsteine mit jedem Jahre höher hinaufführen und beseitigte den anfänglichen Übelstand immer mehr.« Wie zu sehen, nimmt die Politik der hohen Schornsteine hier ihren Anfang.

14 Siehe dazu: Aubrey Noakes, William Frith. Extraordinary Victorian Painter, London 1978, S. 122–126.

15 Die Notiz lautet im Original: »August the 4th. Have just heard that B—— has been dead more than a fortnight, so his poor children have now lost both parents. I hear she was seen on Friday last near the Strand, evidently without a place to lay hear head.« In: John Hadfield, Every Picture Tells a Story: Images of Victorian Life, London 1985, S. 142.

16 Michelle Perrot, Der Triumph der Familie, in: Ariès/Duby (zit. Anm. 5), S. 99–111, hier S. 101. Perrot zitiert hier B. Edelman, Le maison de Kant, Paris 1984, S. 27, 31. Die Zerstörung des Familienbetriebs eines Handelshauses im Machtkampf zwischen dem auf einen Sohn versessenen, starrsinnigen Prinzipal und der hochmütig auf ihre Unabhängigkeit pochenden zweiten Ehefrau schildert Charles Dickens so eingehend wie drastisch in seinem Roman *Dombey & Son.*

17 Alain Corbin, Intimität und Vergnügungen im Wandel, in: Ariès/Duby (zit. Anm. 5), S. 515–577, hier S. 542. Corbin zitiert hier Bronislaw Baczko, Le Calendrier républicain, Décreter l'éternité, in: Pierre Nora (Hrsg.), Les Lieux de mémoire, Bd. I, La République, Paris 1984.

18 Nachdem Rossetti das Bild unvollendet hinterlassen hatte, färbte Burne-Jones den Himmel blau ein. Es wird angenommen, daß das Bildmotiv durch Walter Scott angeregt ist: »The story of W. B. Scott's poem *Rosabell* or *Mary Anne* is so close to that implied in *Found* that it is often suggested that Rossetti took his idea from the poem (...)«. In: Robin Ironside/John Gere, Pre-Raphaelite Painters, London 1948, S. 32.

19 Das Bild geht auf ein Gedicht der amerikanischen Dichterin Dora Greenwell zurück, die eine ausgestoßene junge Frau auf ihrer Wanderung durch die Green Mountains von Vermont bedichtet: »And in that prayer her fervent spirit pass'd,/The deep night fell, the keen and hurrying blast/Sang her wild dirge, the straining clasp grew cold,/Yet press'd the little one with rigid hold/Still to her heart: when morning came the child/Woke peaceful in its mother's arms and smil'd.« Das Gedicht geht wahrscheinlich auf einen aktuellen Zeitungsbericht zurück. Siehe dazu: Hadfield (zit. Anm. 15), S. 139.

20 Siehe dazu: Kat. Le Salon imaginaire (zit. Anm. 3), S. 171f.

VI. Eros und Versagung

VI.1 Die Dame

1821 wird François René Vicomte de Chateaubriand als französischer Gesandter nach Berlin beordert. Prinz August von Preußen, ein Neffe Friedrichs des Großen, den er von früher her kennt, lädt ihn zu einem Besuch in sein Palais in der Wilhelmstraße ein. Gemeinsam stehen der Franzose, gegenwärtiger Herzensfreund und Seelengeliebter der Madame Récamier, und der Preuße, ihr ehemaliger Beinaheverlobter, vor dem einzigen Wandschmuck auf der goldgelben Damasttapete im Empfangsraum, dem von François Gérard gemalten Konterfei Juliettes in ganzer Figur, und tauschen angesichts dieses Altarbilds zu Ehren ihrer gemeinsamen idealen Geliebten rührselige Erinnerungen aus. Im Krieg Preußens gegen Napoleon war Prinz August 1806 in französische Gefangenschaft geraten. Napoleon sorgte für eine bevorzugte Behandlung und gestattete dem Prinzen sogar eine Reise nach Italien. Mit seinem Adjutanten von Clausewitz machte er sich auf den Weg und kam durch Coppet, dem Schweizer Exil Germaine de Staëls. Dort blieb er, denn dort war auch Germaines Intimfreundin Juliette Récamier dauerhaft zu Gast. Alle in Germaines antibonapartistischer Hofhaltung versammelten Männer beteten sie an. So auch August, der sich dermaßen in Juliette verliebte, daß er ihr schwor, sie entweder zu heiraten oder unterzugehen. Der feurige Eid des Preußen verfehlte seine Wirkung nicht. Juliette war so beeindruckt, daß sie in einen ›Liebespakt‹ einwilligte, der einem Verlöbnis gleichkam. August versprach, alle Hindernisse aus dem Weg zu räumen; Juliette gelobte ihm, sich scheiden zu lassen. Damit war sie ziemlich weit gegangen. Monsieur Récamier, Juliettes Gatte, willigte in den Scheidungsplan nicht ein, und Juliette nahm, nachdem ihr Anbeter erst einmal abgereist war, ihren Liebesschwur zurück. Das hatte einen brieflichen Wutausbruch Augusts zur Folge. Doch mit der Zeit verrauchte sein Zorn, und wenige Jahre darauf war der Frieden wiederhergestellt. Zum Trost für die entgangene Heirat schenkte Juliette dem Prinzen ihr 1805 von Gérard vollendetes Bildnis, und dieser schenkte ihr im Gegenzug das Gemälde *Madame de Staël als Corinna am Kap Miseno,* das er 1819 zu Ehren Madame de Staëls beim gleichen Maler in Auftrag gegeben hatte. Mit diesem Austausch der Gemälde war die Versöhnung besiegelt. Nach dem Tod des Prinzen 1843 erhielt Juliette Récamier ihr Gemälde zurück. Es hängt heute im Musée Carnavalet, dem Pariser Stadtmuseum, Gérards *Corinna* hingegen ist in den Besitz des Musée des Beaux-Arts, Lyon, übergegangen,[1] eine Romanze in Bildern.

Franz Krügers um 1817 in Berlin gemaltes Bildnis des Prinzen August zeigt diesen mit stolz gewölbter Heldenbrust in der Uniform eines Generals der Artillerie inmitten seines Empfangssalons stehend. Seine Eitelkeit vermag er ebensowenig zu verbergen wie sein cholerisches Temperament. In der Hand hält er einen federgeschmückten Zweispitz; auf dem Tisch liegt ein

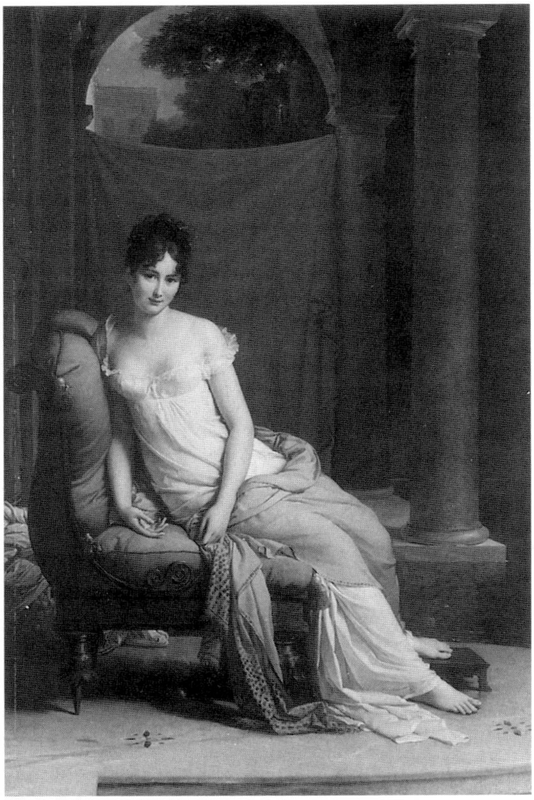

François Gérard,
Madame Récamier, 1805.
Öl/Lwd., 225 × 145 cm,
Paris, Musée Carnavalet

Festungsplan. Die klassizistische Innenausstattung ist von Schinkel entworfen. Gérards Gemälde von Juliette Récamier hängt an der goldgelben Rückwand. Die Gestalt des Prinzen ragt so in das Gemälde hinein, daß damit die einstige Verbindung in effigie verewigt ist – eine trotzige Prolongation der Liebeserklärung im nachhinein. Gérards liebenswürdiges Ganzporträt zeigt die Récamier inmitten einer reich ausgestatteten Architekturkulisse. In der Ecke einer Säulenhalle, deren zum Garten führender Ausgang unterhalb des Rundbogens mit einem großen roten Tuch verhängt ist, sitzt Juliette hingehaucht auf einem dick gepolsterten Empiresessel. Ihr hemdartig leichtes Musselinkleid mit dem verführerischen Dekolleté und dem über die linke Schulter gleitenden Träger ist von einem goldocker leuchtenden Kaschmirschal umwunden. Unter dem Saum des Kleides schauen kokett die nackten Füße hervor. Den Kopf hat sie leicht geneigt. Der Blick aus den dunklen Augen wirkt nachdenklich-freundlich. Die ganze Person erscheint als eine sanfte Verlockung; Entgegenkommen und Zurückhaltung halten sich auf einer genau austarierten Mitte die Waage, und ebendiese präzis bemessene Balance zwischen Verlockung und Zurückhaltung ist das Erfolgsgeheimnis Juliette Récamiers. Es ist überhaupt das Erfolgsgeheimnis der Dame, deren in all seiner Subtilität so nie wieder erreichtes Vorbild die Récamier gewesen ist. Um eine schöpferische Leistung handelt es sich dabei in der Tat.

Franz Krüger, *Prinz August von Preußen*, um 1817. Öl/Lwd., 63 × 47 cm, Staatliche Museen zu Berlin – Preußischer Kulturbesitz, Nationalgalerie

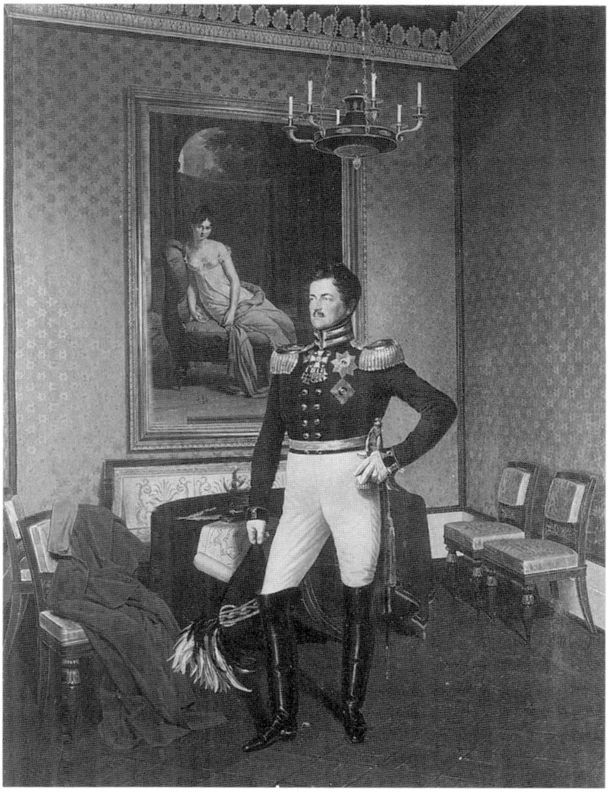

In seiner Rezension zur französischen Malerei in der Pariser Weltausstellung von 1878 bemerkt Zola über die Damenporträts des französischen Salonmalers Alexandre Cabanel: »Cabanel ist in der feinen Welt ein renommierter Porträtist. Er malt nur Herzoginnen und Marquisen. Sich von Cabanel porträtieren zu lassen, ist der Traum jeder reichgewordenen Bürgerin. Er läßt sich sehr teuer bezahlen, was die Achtung, die man ihm zollt, zum Teil erklärt. Doch es muß hinzugefügt werden, daß seine Malerei alles Nötige hat, um einen Salon geschmackvoll zu dekorieren. Zudem versteht es Cabanel, den Damen ›ein distinguiertes Aussehen‹ zu geben. Bei ihm können sie sich so tief dekolletieren, wie sie wollen, sie bleiben nichtsdestoweniger keusch, denn er verwandelt den Körper in einen Traum. Das sind keine Frauen mehr, es sind entsexualisierte, unerreichbare, unberührbare Wesen, gewissermaßen Schatten der Natur. Auf diese Weise wird verständlich, wieso Cabanel zum Maler der Aristokratie geworden ist.«[2] Damit hat Zola die Definition dessen, was eine Dame ist, in aller Kürze auf den Punkt gebracht. Sie kann sich so tief dekolletieren, wie sie will, sie bleibt nichtsdestoweniger keusch. Eine Dame ist ein auf ewige Unerfüllbarkeit hin angelegtes Versprechen. Die erotische Erfüllung ist ins Unendliche verschoben, denn sobald die Dame das Versprechen im Hier und Jetzt einlösen wollte, wäre sie keine Dame mehr. Mit anderen Worten, die Dame ist ein erotischer Anschein. Diesen Anschein ausgewogen zu verkörpern ist eine hohe Kunst. Danach, inwieweit sie diese Kunst beherrscht, kann man eine Dame beurteilen. Die Récamier hat sie zu höchster Perfektion gebracht; sie war ein Genie der Damenhaftigkeit.

Jeanne Françoise Julie Adélaïde Bernard kam am 4. Dezember 1777 zur Welt. Im Alter von nur 15 Jahren heiratete sie den Bankier Récamier, der, bereits 43 Jahre alt, ihr Vater hätte sein können, und von dem manche angenommen haben, daß er tatsächlich ihr Vater gewesen sei. Aber das sind unbewiesene Vermutungen. Jedenfalls bekam das Ehepaar keine Kinder, was dem erheblichen Altersunterschied zugeschrieben wurde. Eine intime Kennerin der Verhältnisse, Juliettes Nichte, schwor, Monsieur Récamier habe zu seiner Frau immer nur väterliche Beziehungen unterhalten, und ihre Tante sei »weder Mutter noch Gattin« gewesen. »Sie tanzt auf allen Bällen der nachrevolutionären Epoche in durchsichtigen Kleidern, die ihren makellosen Körper kaum verhüllen. Ihr Gatte ermutigt sie, ihre berühmten schönen Füße zu zeigen, was bei der herrschenden Mode, leichte Sandalen zu tragen, nicht allzuschwer ist. (...) Aber der Bankier Récamier hat niemals Grund, den gekränkten Ehemann zu spielen, denn seine Frau gibt niemals den kleinen Finger her. (...) Ihre Eleganz ist von besonderer Art, sie liebt es, in ihrem Aussehen ein wenig an die Vestalinnen zu erinnern, an jene Priesterinnen, deren Würde und Reinheit den Stolz Roms bildeten. Nie trägt sie Brillanten oder sonstige Schmuckstücke. Die einzige Zierde, die sie duldet, sind Perlen, die sie sparsam verwendet. Madame Lenormant schildert sie folgendermaßen: ›Eine geschmeidige und elegante Figur, Schultern und Hals von wunderbaren Proportionen, ein kleiner roter Mund mit Perlenzähnen, entzückende, wenn auch etwas zu schlanke Arme, kastanienbraunes Haar in natürlichen Locken, eine zarte und regelmäßige, aber sehr französische Nase, die Haut von einem Schimmer, der alles in den Schatten stellt, ein Gesichtsausdruck voll Unschuld und bisweilen voll Schelmerei, den der Ausdruck der Güte unwiderstehlich anziehend machte. Von ihr konnte man sagen, was Saint-Simon von der Herzogin von Burgund sagte, daß ihr Gang einer Göttin auf Wolken glich.«[3]

Die Récamier, dieses Muster weiblicher Anziehungskraft und erotischer Verlockung, der die Männer scharenweise zu Füßen lagen – den Dichter Benjamin Constant trieb seine Leidenschaft für sie in den Wahnsinn –, hat es, das ist so gut wie sicher, mit keinem Mann bis zum Letzten kommen lassen. Selbst beim Prinzen August, der, um sie für sich zu gewinnen, das Mittel der Ehe ansteuerte, ließ sie es zwar bis zum Schwur kommen, aber sie wählte dann die zivilrechtliche Schranke als Ausrede für die Nichteinlösung. Am entscheidenden Punkt verstand sie es auf das liebenswürdigste, eine Aura von Distanz zu entfalten, die, so leicht und durchsichtig sie schien, keinen weiteren Schritt zuließ. Stets bot sie intime Nähe und damit die Aussicht auf Intimität, nie aber die Intimität selbst. Manche haben sie darob ein frigides Luder gescholten, andere haben ihr einen körperlichen Defekt unterstellt. Dem Anwurf der Gefühlskälte widersprachen aber jene Eigenschaften, deren sie gerühmt wurde, ihre natürliche, unverstellte Anmut, ihre gütige Offenheit und ihre Fähigkeit, anderen zuhören zu können. Die Kunst der Koketterie beherrschte sie wie keine andere, da sie es verstand, die Spanne zwischen Versprechen und Verhaltung nie als Diskrepanz erscheinen zu lassen, sondern im stetigen Gleichgewicht zu halten. Hierzu paßt, daß Juliette Récamier, wenn zwar nicht die Erfinderin, so doch die Inauguratorin des Empire-Stils ist, jenes Stils der Draperien und der ihrer Bedeutung enthobenen antikisierenden Ornamente. Als junge Frau ließ sie sich ihr Schlafzimmer von dem Innenarchitekten Louis Martin Berthault nach ihren Vorstellungen einrichten. Was dabei herauskam, war eine Inkunabel dessen, was von nun an als guter Geschmack zu gelten hatte; Joséphine Beauharnais wurde unter anderem dadurch zur Einrichtung ihres Lustschlößchens Malmaison inspiriert. Der Stoffhimmel über dem Bett der Récamier war kunstvoll von einer echten Draperie mit doppeltem Fransensaum überspannt; die Wand, vor der das Bett stand, war mit Scheindraperien bemalt, die die Dekoration ins Illusionäre fortsetzten. Die aus echten und falschen Draperien kombinierte Einrichtung dieses intimen Schauambientes entsprach vollkommen ihrem eigenen Wesen – Madame Récamier, die Dame des Jahrhunderts, war selbst eine Draperie.

Jacques-Louis Davids Porträt von Juliette Récamier geht dem Gérards voraus (Ft. 7). Er hat es im Jahre 1800 gemalt, und es ist nicht ganz fertig geworden, was der Wirkung keinen Abbruch tut und was überdies angesichts von Davids damaligem Porträtstil kaum auffällt. Warum das Bild unvollendet blieb, ist nicht ganz geklärt. Berichtet wird, daß Juliette wegen der Langsamkeit des Meisters ungeduldig geworden sei. Das fünf Jahre später vollendete Bildnis von der Hand Gérards hat ihr sicherlich besser gefallen, weil es ihr mehr schmeichelte. Doch ist Davids Gemälde zweifellos das bedeutendere. Der Vergleich zeigt den Stilsprung von der aufgeräumten Klarheit der klassizistischen Geisteshaltung zu der dem Empire eigentümlichen kulissenhaften Verunklärung des Raums. Gérard hat die Porträtierte, von der Architektur über den zwischen hart und weich vermittelnden Vorhang bis zu den Stoffen der Polster, des Schals und des Kleides, in eine Fülle schmückenden Beiwerks gehüllt. Hier ist in der Tat alles Draperie, auf Gefälligkeit hin angelegt, und die schöne Person bietet sich wie das Juwel in einem Schmuckkästchen dar. In Davids Gemälde ist nichts von alledem enthalten. Das Ruhebett, auf dem die Schöne lagert, steht in einem fast leeren Raum. Lediglich ein antiker Leuchter, eine Öllampe auf dünn hochgezogenem Ständer, stützt den Bildraum am linken Rand.[4] Nirgendwo leuchtet juwelenhafte Farbigkeit auf, der Grundton ist Grau und fahles Ocker. Eine Maltechnik Davids, die der Monotonie Rhythmus verleiht, einem feinen, schnellen Tremolo gleich, ist der durchgetupfte Hintergrund, damals allen seinen Porträts zu eigen. Gerade indem der Künstler alles Unbedeutende wegläßt und sich allein auf die Gestalt der Porträtierten konzentriert, wird die Persönlichkeit in ihrer Eigenständigkeit herausgehoben. Aus der asketischen Strenge des Umfelds leuchtet die Lieblichkeit seiner Beherrscherin um so selbstbewußter hervor. Das Ruhebett, auf dem Juliette zu sehen ist, hat nach ihr in seiner charakteristischen Form den Namen ›Récamiere‹ erhalten. Es gab davon zwei gleiche Exemplare, eines in

Davids Atelier, das andere in der Wohnung der jungen Frau in der Chaussée d'Antin. Die Zeitgenossen spekulierten nicht ohne Anzüglichkeit darüber, welches der beiden Ruhebetten wohl das dargestellte sei, wobei darauf hinzuweisen ist, daß der Meister damals bereits 62 Jahre alt war. Doch das Publikum hat sich grundsätzlich nie daran hindern lassen, die besonderen Beziehungen zwischen Künstler und Modell in die spezifische Begrenztheit seiner Vorstellungswelt hineinzuholen, und wirklich entbehrt die Art und Weise, wie David das Motiv aufgefaßt hat, ja keineswegs der Pikanterie.

Die Dargestellte ruht, halb sitzend, halb liegend, in betont legerer Pose auf ihrem Lager. Den linken Arm hat sie auf zwei übereinandergeschichtete zylindrische Kissen gestützt. Mit einem unschuldigen Augenaufschlag schaut sie dem Betrachter direkt ins Gesicht. Die Stirn unter dem gekräuselten Haar ziert ein schwarz schimmerndes Samtband, kein weiterer Schmuck, alles ist so schlicht wie nur irgend möglich. Unter dem Saum des Kleides schauen zwei reizende nackte Füße hervor. Das dünne, geschmeidige weiße Kleid erscheint wie ein Negligé. Der Raum, in dem das Ruhebett steht, wird trotz seiner Kühle zum Boudoir, und die Attitüde Juliettes gewinnt, einschließlich der Haltung des locker auf dem Oberschenkel ruhenden rechten Arms, einen verschleierten Aufforderungscharakter, wobei beide Komponenten, die Aufforderung wie die Verschleierung, ausgleichend aufeinander einwirken. Zu behaupten, das Kleid zeige mehr als es verberge, wäre falsch. Die Falten schmiegen sich locker um den Körper. Der glockenförmig geschnittene Rock fällt seitlich über den Rand des Ruhebetts auf den Fußboden herab. Von dem, was darunter ist, läßt das Kleid mehr erahnen, als es herzeigt, und auf ebendieses Erahnen ist die Wirkung berechnet. Die gräzisierenden, leichten weißen und durchschimmernden Musselinkleider der Frauenmode um 1800, die mit dem Körper im Gegenlicht ihr eigenes Schattenspiel treiben, umwehen den Leib wie eine duftige Ätherhülle. Sie entfalten ihre volle Anmut erst in der Bewegung. Ein eurhythmischer Schwung ist ihnen zu eigen. Ähnlich der Frühlingsgöttin und ihrer Begleiterinnen in Botticellis *Primavera* verwandelt der Zauber, der von ihnen ausgeht, ihre Trägerinnen in Elfen, Feen und Naturgöttinnen. Das sind liebliche, aber nicht ganz geheure Elementarwesen. Sowohl das Ätherische wie auch das Elementare wird durch jene Kleider visualisiert. Hinzu kommt etwas Seelisches, denn in ihrer beweglichen Leichtigkeit sind sie auch Seelenhüllen. Alles kommt zusammen – das Ätherische, das Elementare, das Seelische: Undine, Sylphe, Anima, Psyche, das ist der Effekt. Mittels solch leicht beweglicher Hüllen, die sich wie ein zu weißem Dunst verdichteter zarter Windhauch, ein Zephyr, um den Körper schmiegen, werden die erotischen Reize so weit dematerialisiert, daß sie den Reiz gleich einer Aura schützen und ihn nichtsdestoweniger gewähren lassen. In ihrer Wirkungsambivalenz provozieren diese Kleider einerseits die Vorstellung von der darunter befindlichen biegsamen Nacktheit, die ja immerhin erahnt werden soll, andererseits erfüllen sie gerade zur Genüge die Anmutung der Verhülltheit. Sie sind nichts weiter als leichte Vorhänge und daher auch aus Vorhangstoff geschneidert. Juliette auf dem Ruhebett erscheint in solch einem Kleid weder an- noch ausgezogen; sie ist die nackte und die bekleidete Maja in einem.

Jacques-Louis David (?), *Weiblicher Akt* (Studie für *Madame Récamier?*), um 1800. Öl/Lwd., 65 × 80 cm, Boulogne-sur-Mer, Collection Château-Musée de Boulogne-sur-Mer

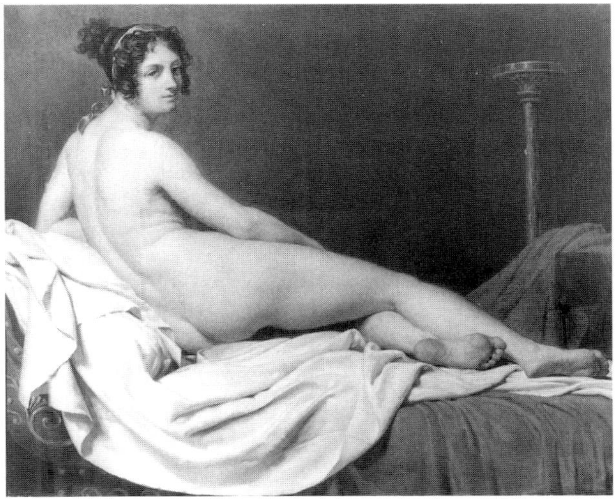

Das Motiv der leichtbekleideten, ruhenden jungen Frau zieht sich durch die Epoche. Goya hat es, etwa zeitgleich mit Davids Porträt der Récamier, in seinem berühmten Duo *Die bekleidete Maja* und *Die nackte Maja* intoniert.[5] David hat die beiden Bilder mit Sicherheit damals nicht gekannt. Der Hang zum Thema lag in der Zeit. Goya hatte seine beiden Gemälde im Auftrag Manuel de Godoys, des Herzogs von Alcudia, Gemahl der Gräfin Chinchón, für dessen Privatkabinett geschaffen. »Die beiden als ›obszön‹ abgestempelten Bilder veranlaßten 1815 die Inquisition, Goya vorzuladen, auf ›daß er sie anerkenne und erkläre, ob sie von seiner Hand stammen, bei welcher Gelegenheit er sie gemalt hat, für wen und in welcher Absicht.‹ Wie diese Sache ausgegangen ist, weiß man leider nicht.«[6]

Ein David zugeschriebener Akt ist als Vorstudie zu *Madame Récamier* gedeutet worden. Ob das zutrifft, ist mehr als fraglich. Immerhin ist auch hier im Bild der Ständer einer Öllampe zu sehen, doch in den Einzelheiten sieht er anders aus. Vorstellbar wäre, daß der Künstler zunächst einen Akt gemalt hat, um sich der Körperhaltung unter dem Kleid zu versichern. Jedoch widerspricht dem die Haltung des weiblichen Akts, der – mit dem uns zugewandten Rücken – von der Pose Juliettes merklich abweicht. Gerade diese Studie hat aber, wie aus Vorzeichnungen ersichtlich ist, Ingres als Vorbild für seine *Große Odaliske* von 1814 gedient (siehe S. 265).[7]

Hier baut sich eine Motivbrücke auf, an deren Anfang Goyas doppelte *Maja* steht, und die über Davids *Madame Récamier* ins 19. Jahrhundert hineinreicht. Zwei Skulpturen gehören dazu. Antonio Canovas *Paolina Borghese als Venus Victrix* von 1804–08 ist Davids *Madame Récamier* so bemerkenswert nahe, daß man annehmen muß, das Gemälde habe den Bildhauer oder – wohl eher noch – sein Modell inspiriert. Auch Pauline Borghese geb. Bonaparte lagert halb sitzend, halb liegend auf einem der Récamiere ähnlichen Ruhebett und stützt sich mit dem Arm auf zwei Kissen ab. Hier sind nun aber die Hüllen bis in den Schoß hinuntergerutscht – an die Stelle der kleid-

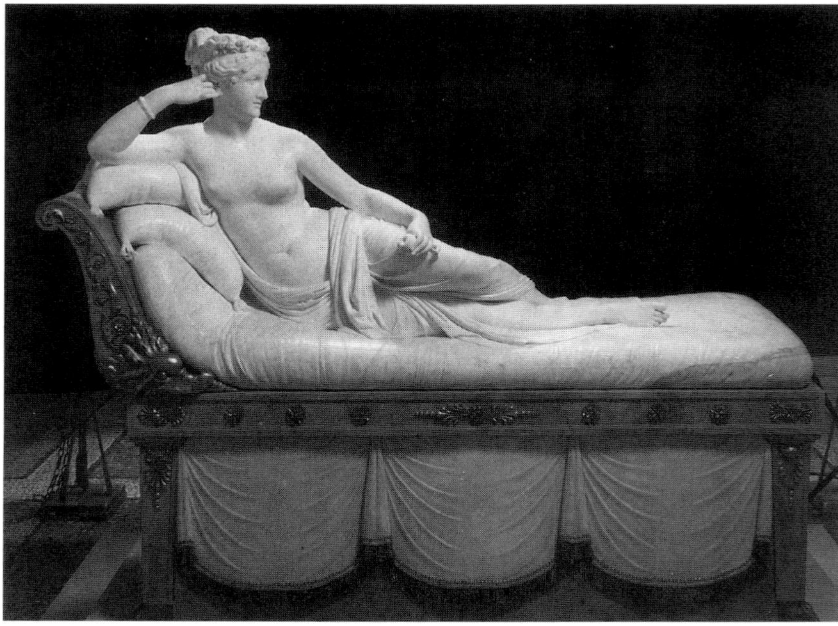

Antonio Canova, *Paolina Borghese als Venus Victrix,* 1804–08. Marmor, Länge 200 cm, Rom, Galleria Borghese

samen Ahnung ist die nackte Gewißheit getreten. So gesehen, ist das ein Fortschritt. Es ist erstaunlich, wie hier dem steifen Meister der klassizistischen Papstgrabmäler das frivole Flair der sich dem Betrachter anbietenden Koketterie geglückt ist. Ähnlich wie bei den Mutmaßungen über Davids Verhältnis zu einem reizvollen Modell erging sich auch in diesem Fall der Gesellschaftsklatsch in Vermutungen darüber, ob sich Pauline dem Schöpfer ihres venerischen Idealporträts nackt gezeigt habe oder nicht. Pauline begegnete dem mit dem Hinweis, Canovas Atelier sei gut beheizt, und setzte hinzu, daß sich vor ihm keine Frau zu fürchten brauche.[8]

Johann Heinrich Danneckers *Ariadne auf dem Panther* schließlich, 1814 vollendet, hat die Hüllen ganz fallenlassen. Zwischen ihr und dem Rücken des Tieres, auf dem sie reitet, befindet sich lediglich ein Tuch. Nicht Dionysos sitzt hier, wie es der Mythos vorgibt, auf dem Panther, sondern die Göttin, eine von Dannecker erfundene Umdeutung des Motivs. Seiner Absicht nach sollte damit die »Bezähmung der Wildheit durch die Schönheit« versinnbildlicht werden, doch ist ihm hier wohl eher eine unfreiwillige Entlarvung versteckter erotischer Wunschbilder gelungen.[9] Der Tonbozzetto von 1803[10] zeigt noch ein in ungezwungener Haltung sich an den Rücken des Panthers anschmiegendes graziles junges Mädchen. Die 1814 fertiggestellte lebensgroße Fassung weist demgegenüber einen unübersehbaren Stich ins Ordinäre auf. Wilhelm von Humboldt degoutierte, die Reiterin sei »zu dick und zu nackt.«[11] Ivan Nagel bemerkt dazu: »Die Spaltung zwischen Idealisierung des Programms und Desublimierung des Materials schlägt prompt aufs Pro-

Johann Heinrich Dannecker, *Ariadne auf dem Panther,* 1803–14. Marmor, Höhe der Figur 146 cm, Frankfurt/M., Liebieghaus

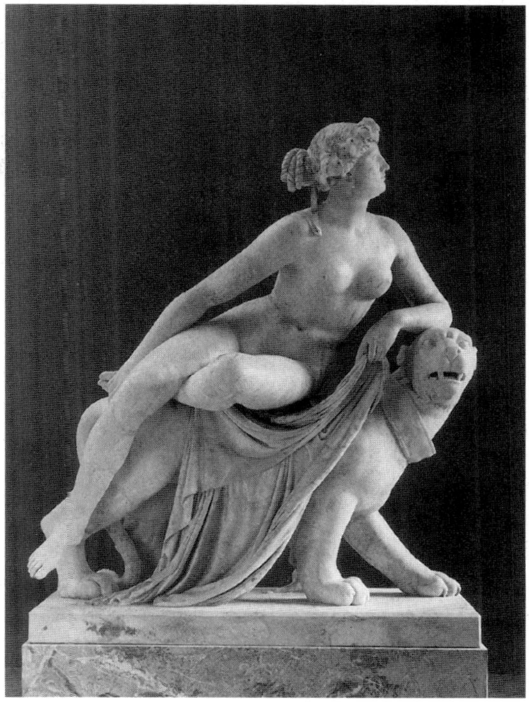

gramm selbst zurück: Da Ariadnes bedeutungsschwer gewordener Leib nicht mehr sehnend ihrem Blick nachstreben kann, ruft sie, lockt sie frech mit dem Blick herbei. Sie wendet sich ›mutwillig, schäkerhaft, üppig, zur Wollust einladend‹, zu einem unbekannten, also auswechselbaren Freier: Na komm, wenn du dich traust!«[12] Und: »Danneckers Ariadne besiegt (wie Canovas ›Siegreiche Venus‹) ihren Zuschauer, indem sie unverwandt einen anderen anschaut. Seine Gier nach ihr, ihre Gewalt über ihn wachsen mit seinem Neid auf den Rivalen.«[13] Es riecht ein bißchen nach Pantherschweiß. Während die schwäbische Ariadne dem Ziel ihres Ritts unverwandt entgegenstiert, bremst das Tier den Bewegungszug, indem es seinen Kopf fauchend dem Betrachter zukehrt. Das soll nicht weiter vertieft werden. Genau besehen, ist der Panther nichts weiter als eine zu kurz geratene Récamiere. Für Ingres' im gleichen Jahr wie Danneckers *Ariadne* vollendete *Große Odaliske* ist von dem Tier lediglich ein Stück Pantherfell übriggeblieben, das ihr auf dem Ruhelager, auf dem sie sich hinstreckt, als Unterlage dient, ein animalisches Pars pro toto. Nur das weiße Unterhemd, dessen sie sich entledigt hat, ist dazwischengeraten. Stoffliche Qualitäten spielen in diesem Zusammenhang, wo es nicht nur um optische, sondern auch um taktile Anreize geht, eine nicht hoch genug einzuschätzende Rolle, und das heißt in diesem Fall: das weiße Hemd, Gleichnis der ätherischen Ausstrahlung, und das Pantherfell, Gleichnis der animalischen Ausstrahlung, kommen miteinander in direkten Kontakt. Das ist eine der Pointen des merkwürdig ambivalenten Wärmehaushalts in diesem Bild, von dem zugleich Kühle und Schwüle ausgehen.

Das nächste Glied in dieser Kette ist Manets *Olympia* von 1863 (Ft. 9).[14] Selbstverständlich stellt das Bild in seiner Direktheit alle bisherigen in den Schatten. So legt es den Anteil bloß, auf den in all den voraufgehenden Gemälden mehr oder weniger diskret angespielt ist – den Hurenappeal. Doch allein mit der Entdeckung, daß Davids Bildnis der Madame Récamier durch eine fein dosierte Prise von diesem Gewürz überhaupt erst seinen Reiz erhalte, ist es nicht getan. Wie bereits erwähnt, liebte es die Récamier, »in ihrem Aussehen ein wenig an die Vestalinnen zu erinnern«. Das weiße Kleid, das ihr so reizend steht, wäre demnach nicht nur ein der weiblichen Verlockung übergezogener Vorhang, sondern ebenso auch ein Symbol der Keuschheit. Winckelmann hatte aus der Betrachtung der 1736 aus Herculaneum über Wien nach Dresden gelangten sogenannten Vestalinnenstatuen vor allem auch die Inspiration für seine erste Abhandlung *Gedancken über die Nachahmung der Griechischen Wercke in der Mahlerey und der Bildhauer-Kunst* (1755) gewonnen. Die Priesterinnen der Vesta, deren Aufgabe, das heilige Herdfeuer des römischen Staates zu hüten, mit einem absoluten Reinheitsgebot verbunden war, affizierten die Phantasie ganz ungemein, und die bei aller Erhabenheit doch leicht und hell erscheinende Gewandung jener Priesterinnen der römischen Antike mit ihrem über das Haupt gezogenen zarten Schleier bot einen aparten modischen Anreiz. Bereits 1767, noch zur Zeit des ausgehenden Barock, malte François-Hubert Drouais das Porträt einer Dame als Vestalische Jungfrau.[15] Die neckisch lächelnde junge Dame verleugnet

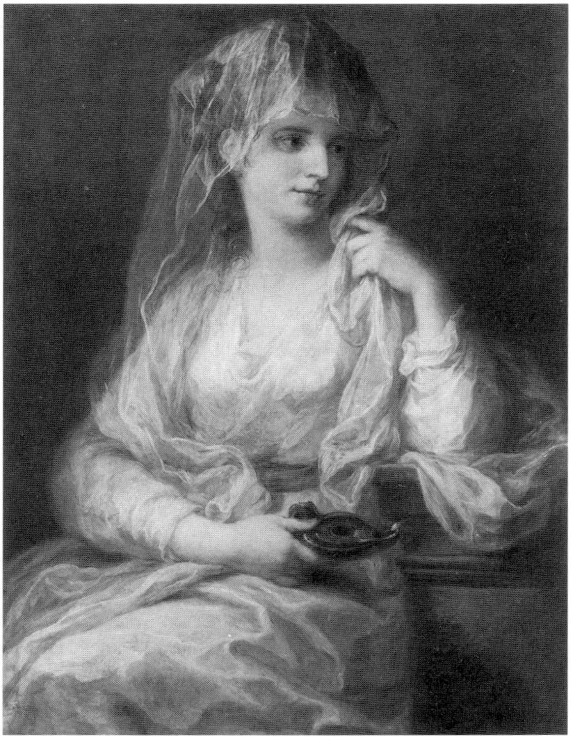

Angelica Kauffmann, *Bildnis einer Dame als Vestalin,* vor 1780. Öl/Lwd., 91,5 × 71,5 cm, Dresden, Staatliche Kunstsammmlungen, Gemäldegalerie Alte Meister

Anton Graff,
Julie Gräfin von Ingenheim,
1787. Öl/Lwd.,
70,5 × 55 cm, Berlin,
Stiftung Preußische
Schlösser und Gärten
Berlin-Brandenburg

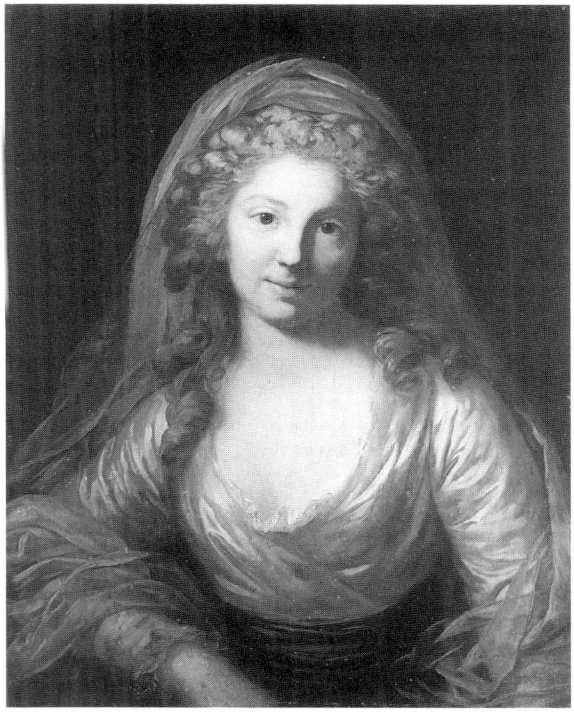

ihrem ganzen Gebaren nach nicht, daß es sich um einen Verkleidungsspaß handelt. Auch David hat eine Vestalin gemalt, die ihm mit ihrem von einem Rosengebinde umwundenen Schleier und dem frommen Augenaufschlag ziemlich sentimental geraten ist.[16] Das bekannteste Beispiel ist aber wohl Angelica Kauffmanns vor 1780 entstandenes *Bildnis einer Dame als Vestalin.* Die Dargestellte ist in ein locker fallendes weißes Gewand gekleidet, das ihre liebliche Gestalt wie ein silberhelles Lichtgewebe umflutet. Ein feiner weißer Schleier bedeckt ihr Haupt, in der über den Schoß gelegten Hand hält sie eine brennende Öllampe; das könnte als eine Anspielung auf die klugen Jungfrauen verstanden werden. Zwischen heidnischer und christlicher Keuschheit wäre somit eine Brücke geschlagen. Das Gemälde gilt als ein Selbstbildnis der Künstlerin. Es läge nahe, es als ein Bekenntnisbild zu werten, doch liebte es Angelica Kauffmann überhaupt, sich selbst in einer Vielzahl allegorischer Verkleidungen abzukonterfeien, so mit einem Turban auf dem Kopf als Malerin, aber auch als Sibylle oder, mit Weinlaub im Haar, als Bacchantin. Mithin ist das Bild keineswegs ohne weiteres ein Bekenntnis zum geschlechtlichen Verzicht. – Die Vestalinnenmode war also in der Malerei der Zeit ein unverbindliches Spiel mit dem Vestalischen Feuer. Auch die Gräfin von Ingenheim in Anton Graffs Bildnis von 1787 gibt sich, das Schleiertuch nicht über den Busen, sondern über die Frisur gezogen, in unauffällig-auffälligem Vestalinnen-Look, spielerische Pointe der Damenmode um 1800. Doch ist das darin enthaltene Keuschheits-Signalement nicht ohne weiteres als unerheblich abzutun. Bei aller Tändelei zeichnet sich darin

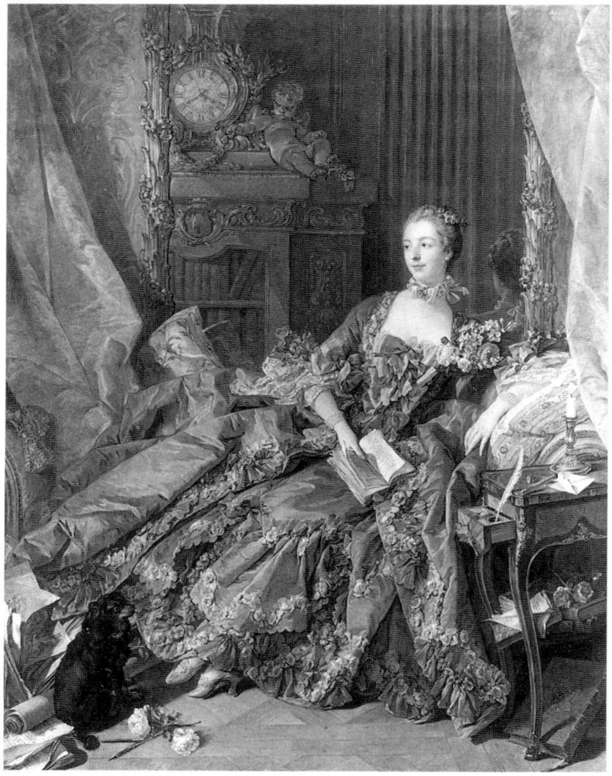

François Boucher, *Madame de Pompadour,* 1756. Öl/Lwd., 201 × 157 cm, München, Sammlung der Bayerischen Hypotheken- und Wechselbank in der Alten Pinakothek

eine Komponente ab, die ernstgenommen sein will, denn sie symbolisiert im gleichen Zug mit der Offenherzigkeit des erotischen Angebots die Gegentendenz zur Zurücknahme. Erst aus dieser Widersprüchlichkeit stellt sich das Bild der Dame her. Von den untergründigen Kräften her definiert, die diesen Bewegungswiderspruch regieren, ist die Dame demnach eine leibhaftige Contradictio in adjecto, eine profanisierte Coincidentia oppositorum: Die Dame ist eine keusche Hure. Solch eine Gegenläufigkeit der Grundwellen muß an der Oberfläche des Empfindens eine Flimmerstruktur hervorrufen. Damit ist der spezifische Reiz bezeichnet, der nicht nur von Madame Récamier ausgeht, sondern der den Auftritt der Dame im 19. Jahrhundert überhaupt gestaltet. Erotischer Anreiz und erotische Zurücknahme heben sich gegeneinander auf – eine brisante Form der strukturellen Spannungsaufladung. Die keusche Hure, das ist das uneingestandene Wunschbild des Mannes. Das Bild der Dame ist eine Projektion, die einverständlich darauf reagiert hat.

Die gräzisierende Damenmode um 1800 ist aus der Französischen Revolution hervorgegangen. Die Revolution hat sowohl das modische Erscheinungsbild des Herrn wie auch das der Dame radikal verändert. So wie die Herren, in Anpassung an den verwegenen Typ des Sansculotten, ihre Kniehosen ablegten und statt dessen die Pantalons anzogen und die von da an bis heute geltende Herrenmode der fußlang fallenden Röhrenhose gesellschafts-

Jacques-Louis David, *Porträt Henriette de Verninac*, 1799. Öl/Lwd., 145 × 112 cm, Paris, Musée du Louvre

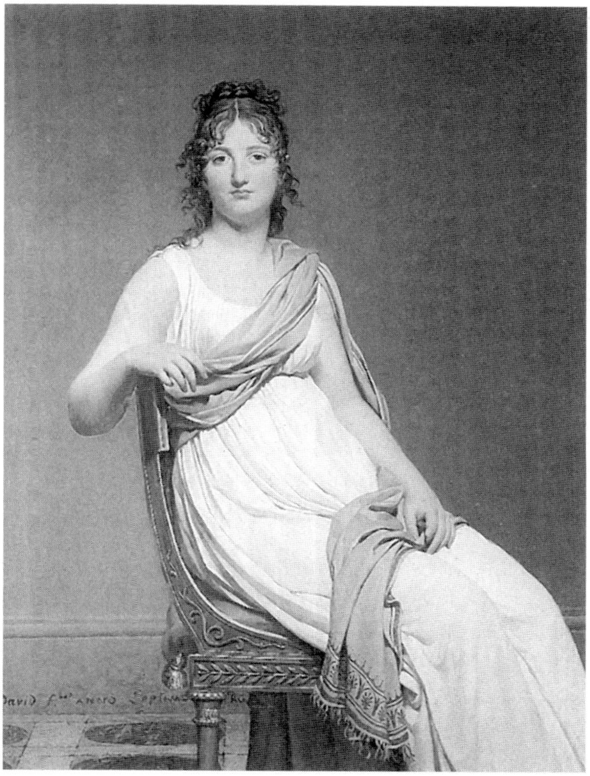

fähig machten, so richtete sich die revolutionäre Damenmode gegen den gebauschten Reifrock des Ancien régime. In seinem ganzen Ausmaß wird der Unterschied deutlich, wenn man etwa François Bouchers berühmtes Bildnis der Madame de Pompadour von 1756 mit Davids 1802 geschaffenem Porträt Henriette de Verninacs, der Schwester von Eugène Delacroix, vergleicht. Die Pompadour ist Inbegriff der aristokratischen Dame im 18. Jahrhundert. Die ausladende Pracht ihres Kleides umfaßt ihre Gestalt gleich einer kostbaren Aureole. Es geht nicht nur darum, ihre Schönheit herauszuheben, zwar auch das, aber die weitfallende Fülle des glänzenden Brokatstoffs, die Reichhaltigkeit der Verzierungen und des Putzes dienen ebenso wie die schwer sich herabsenkenden Vorhangstoffe rechts und links dazu, die Sphäre ihrer standesgemäßen Bedeutung zu versinnbildlichen, die sie unnahbar weit über das gewöhnliche Volk erhebt. Insofern folgt der Bildaufbau hier noch demselben Bedeutsamkeitsschema wie in Hyacinthe Rigauds 1701 entstandenem Bildnis Ludwigs XIV. im Krönungsornat (siehe Bd. I, S. 152). Die Stoffülle, die den Körper umkleidet, erweitert das aristokratische Erscheinungsbild, bringt es zum Glänzen, verklärt es ins Überpersönliche, entrückt es der Menge und umgibt es mit dem Air der Unantastbarkeit. Die Mittel, mit denen das bewerkstelligt wird, sind der glockig fallende Reifrock, der Schnürleib und das alabasterweiß hervortretende große Dekolleté. Sie formen gemeinsam die Figur.[17]

Im Vergleich dazu ist der modische Unterschied der Kleidung in Davids Porträt der Henriette de Verninac an Drastik kaum zu überbieten. Der Reifrock ist verschwunden, das einzwängende Korsett ebenso wie auch das weite Dekolleté. Statt dessen betont das einfach geschnittene Kleid in reinem Weiß die Naturgewachsenheit der Figur – bis dahin undenkbar –, indem es all ihre Bewegungen rhythmisch umspielt. Zwar ist nun der Busen weitgehend bedeckt, doch scheinen die Brüste unter dem dünnen Stoff hindurch. Wegen ihrer Leichtigkeit war dieser Mode zu eigen, den habituellen Typ der jeweiligen Dame ausdrücklich zu unterstreichen. Eine ganze Reihe von Gemälden gibt darüber Auskunft. Nicht nur nach dem Körperbau des Modells, sondern auch nach dem, was der Maler jeweils daraus gemacht hat, heben sich die Bilder voneinander ab. Im Unterschied zu der luftgeistartigen Zierlichkeit Juliette Récamiers eignet der statiösen Henriette de Verninac etwas von der Statuarik einer dorischen Säule. Von den beiden Damenbildnissen, die Gottlieb Schick 1802 gemalt hat, wirkt sein Bildnis Wilhelmine von Cottas – im Unterschied zu dem selbstbewußten Porträt der Heinrike Dannecker, der Frau seines Lehrers, die sich dem Betrachter in den Revolutionsfarben Blau-

Gottlieb Schick, *Bildnis Wilhelmine von Cotta,* 1802. Öl/Lwd., 133 × 140,5 cm, Stuttgart, Staatsgalerie

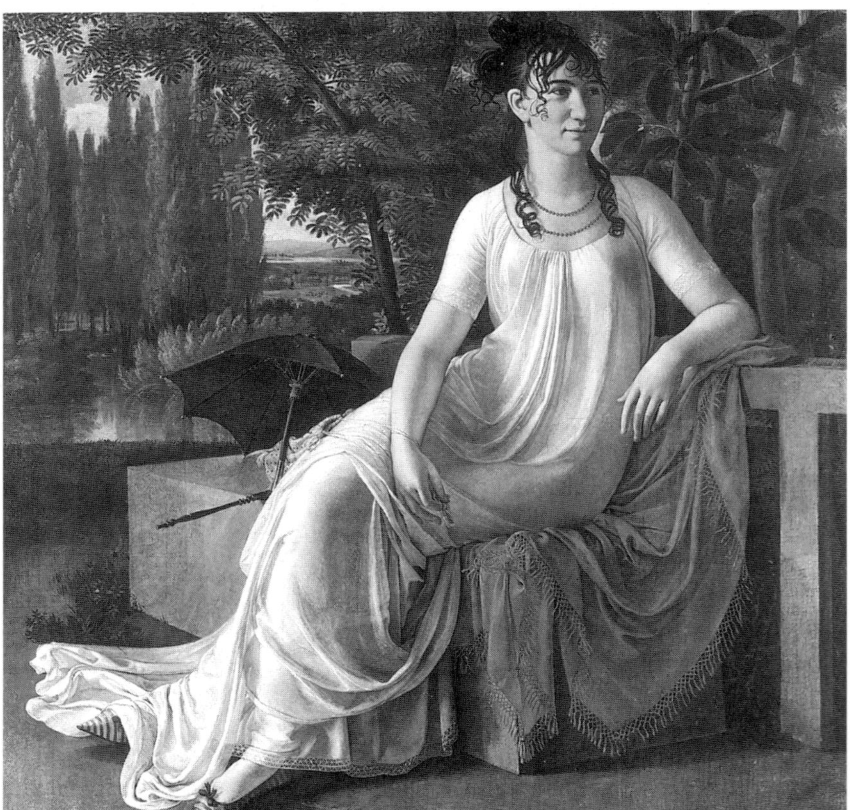

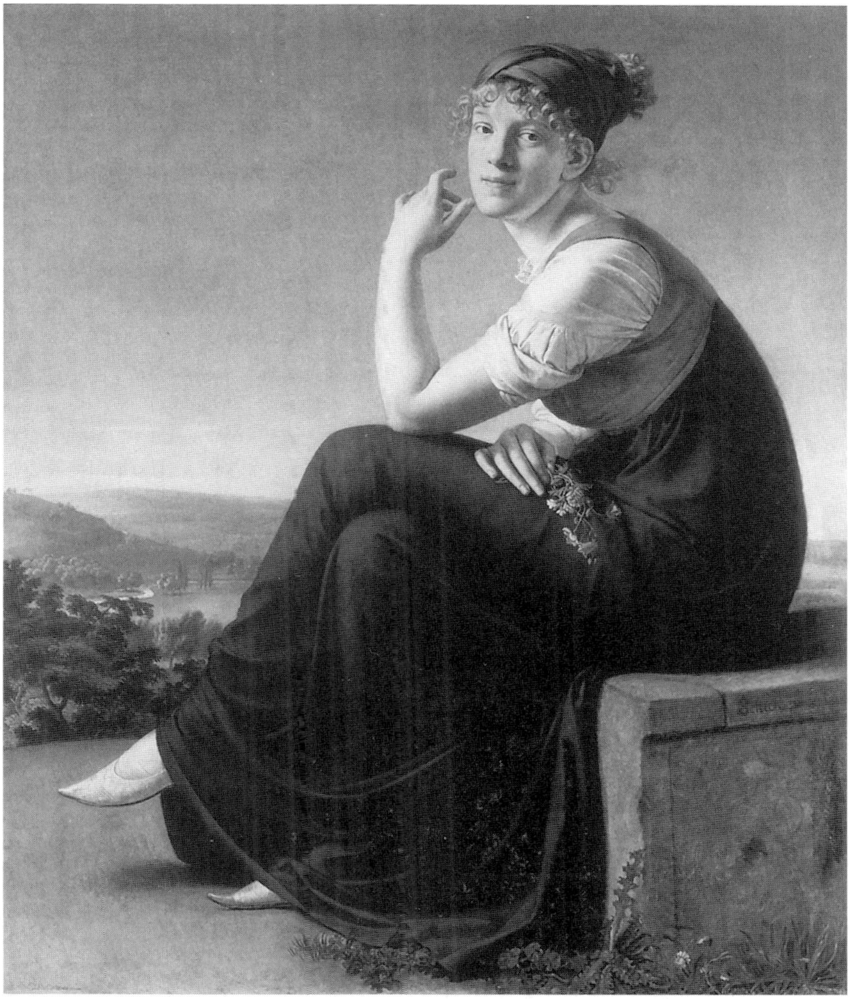

Gottlieb Schick, *Bildnis Heinrike Dannecker*, 1802. Öl/Lwd., 119 × 100 cm, Staatliche Museen zu Berlin – Preußischer Kulturbesitz, Nationalgalerie

Weiß-Rot vorstellt –, verhalten, fast ein bißchen schüchtern. Schaut Heinrike Dannecker uns keck ins Gesicht, so hat Frau von Cotta den Blick zur Seite gewendet; ganz scheint ihr die neue Luftigkeit nicht zu behagen. Der Maler hat sie dekorativ in den Faltenwurf ihres Kleides drapiert. Mittels der durchscheinenden Weiße des Stoffs wird hier eher der Eindruck einer feenhaften Entkörperlichung vermittelt.

Ingres, der Franzose, spielt in einem seiner frühesten Porträts, dem Bildnis der *Madame Rivière*, um 1805, seine ganze Meisterschaft aus.[18] Im Oval, das in seiner länglichen Rundung der Weichheit des weiblichen Wesens schmeichelt, verbreitet der Reiz der reifen Schönheit seine psychisch-animalische Ausstrahlung. Die innere Glut verdunstet nach außen als milde Wärme. Die Gestalt ist

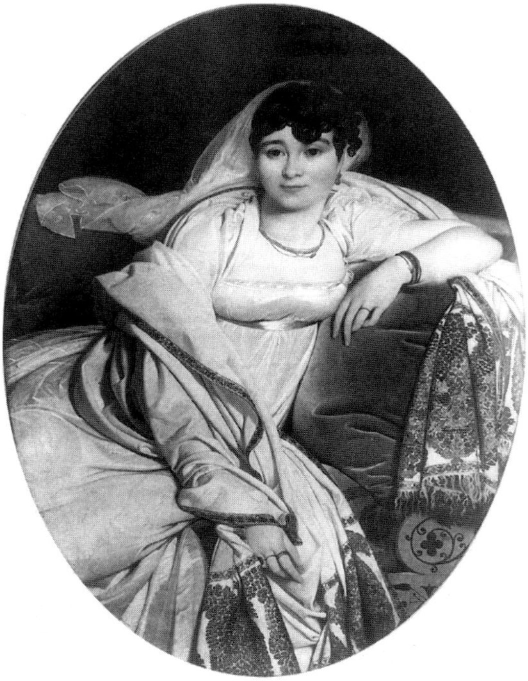

Jean Auguste Dominique Ingres, *Madame Rivière,* um 1805. Öl/Lwd., 116 × 90 cm, Paris, Musée du Louvre

rings von weichen Stoffen umgeben, die, von jener inneren Energie der Wärmebewegung ergriffen, wie von einem fächelnden Wind bewegt erscheinen. Der Künstler hat es in bewundernswerter Weise zustandegebracht, den sinnlichen Temperamentsgegensatz zwischen Mutter und Tochter herauszustellen. In seinem Bildnis der *Mademoiselle Caroline Rivière* führt er die pubertäre Scheu und Unberührtheit der Heranwachsenden vor Augen. Hier setzt kein aus dem Innern der Anima kommender Wärmewirbel die Umgebung in sanfte Bewegung, die Gestalt ist nicht in ein Geschmeide aus weichen Stoffen gehüllt; streng umgibt das gefältelte Kleid den schmalen Körper, ein kristallblauer Himmel umrahmt das Haupt der Stehenden. Noch nicht wissende, aber ahnungsvolle Unsicherheit liegt in den dunklen großen Augen. Die Arme sind wie aus Furcht, etwas Schmutziges berühren zu müssen, in weit über die Ellenbogen reichende Handschuhe gesteckt. Die aber sind aus Leder, einem tierischen Produkt, und die Boa, die locker die Hüften des Mädchens umspielt, verbindet die Form der Schlange mit dem Weiß der Unschuld. Die Künstler denken nicht mit dem abstrakten Verstand, sondern mit den Augen und den Händen, und das, was Ingres auf diese Weise an Porträtkunst gelang, ist unübertroffen. Über die Porträtaufträge, die ihm aufgenötigt wurden und die er annahm, um Geld zu verdienen, hat er zeitlebens geklagt, weil er meinte, sie raubten ihm die Kraft und die Zeit für die großen allegorischen Kompositionen. Doch während jene in ihrer Vielfigurigkeit auf uns heute meist langweilig akademisch und gestelzt wirken, hat er mit der genialen Übergenauigkeit seiner Bildnisse ein unübertreffliches Signum der Epoche gesetzt.

Jean Auguste Dominique Ingres, *Mademoiselle Caroline Rivière,* 1805. Öl/Lwd., 100 × 70 cm, Paris, Musée du Louvre

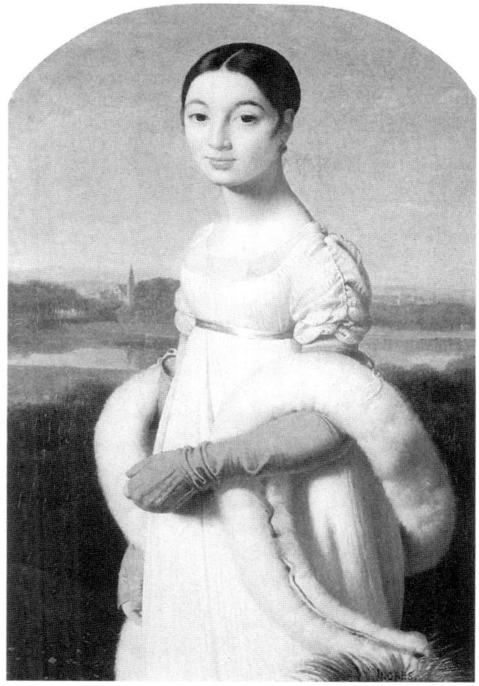

Zwar hatte die Französische Revolution der Mode der leichten weißen Kleider zum Durchbruch verholfen und ihr als republikanischer Antithese zum aristokratischen Reifrock des Ancien régime den entscheidenden Schub versetzt, doch ganz unvorbereitet ist diese Entwicklung ebensowenig über die Gesellschaft hereingebrochen wie die Revolution selbst. Die Gewohnheit, Paris die führende Rolle in der Modewelt zuzuschreiben, verführt dazu, zu übersehen, daß von England Anregungen ausgegangen sind, die mindestens so durchschlagend waren wie die französischen; sie werden nur deshalb weniger beachtet, weil sie nicht so spektakulär, sondern eher mit beiläufiger Selbstverständlichkeit ihren modischen Rang erobert haben. Dazu gehört die leichte weiße Kleidung, zu der sich die englischen Damen wegen der größeren Zwanglosigkeit und Bequemlichkeit bereits seit der zweiten Hälfte des 18. Jahrhunderts hingewendet hatten. Darin wandelten sie gleich Elfenköniginnen einher. Die Caprice, die sie sich dazu leisteten, waren die mit gewaltigen Schmuckbesätzen verzierten, breitkrempigen Hüte.[19] Hierfür ist schon das ganzfigurige Porträt der Lady Hallett in Thomas Gainsboroughs Gemälde *Der Morgenspaziergang* von 1785 ein schönes Beispiel. In der vorrevolutionären Zeit seit etwa Mitte der 1780er Jahre wurde das englische Vorbild von Paris aufgegriffen und verbreitete sich von hier aus über Europa. Beispiele sind Madame Lavoisier in Davids Bildnis des Ehepaars Lavoisier von 1788 (siehe Bd. I, S. 98), Davids Porträt der Madame de Sorcy-Thélusson von 1790, die schon ganz römisch aussieht[20], oder Heinrich Friedrich Fügers Bildnis seiner jungen Frau, einer Schauspielerin, um 1797. Die entscheiden-

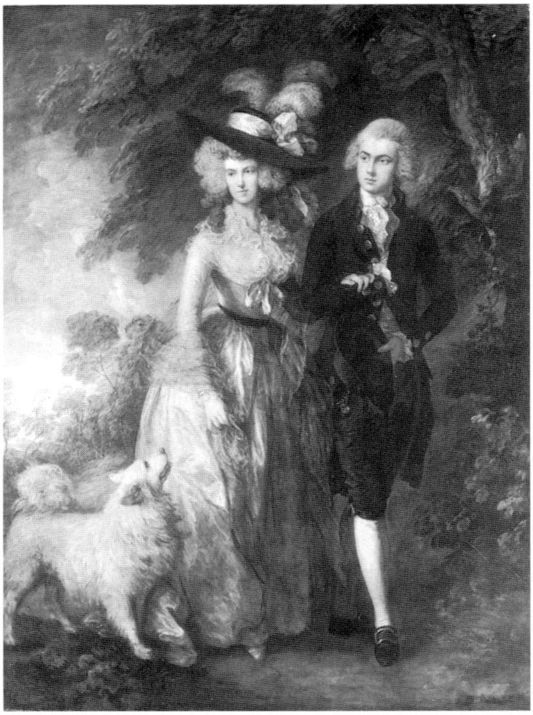

Thomas Gainsborough, *Ehepaar William Hallett. Der Morgenspaziergang,* 1785. Öl/Lwd., 236 × 179 cm, London, National Gallery

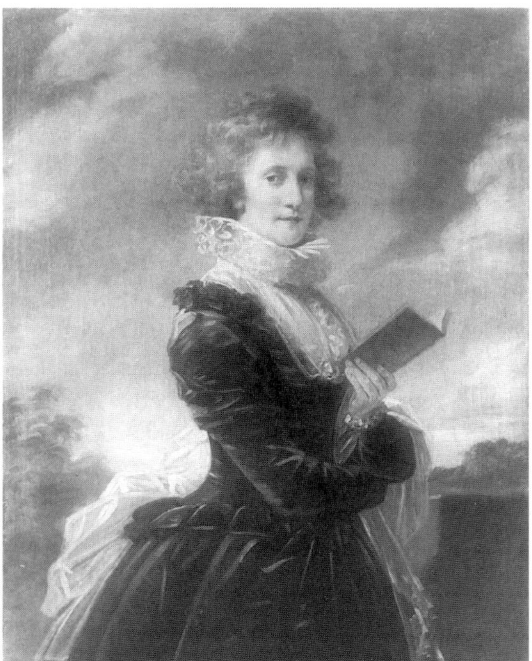

Heinrich Friedrich Füger, *Bildnis Hortensie Füger,* um 1797. Öl/Lwd., 114 × 89 cm, Wien, Österreichische Galerie Belvedere

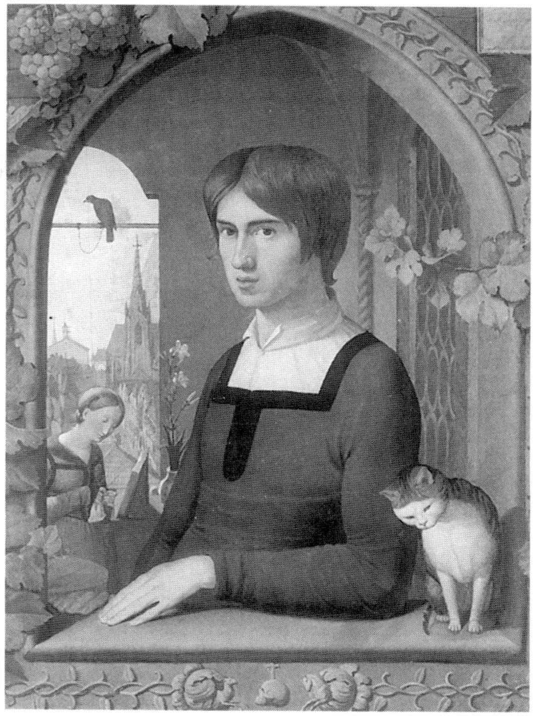

Johann Friedrich Overbeck, *Porträt des Malers Franz Pforr*, um 1810–65. Öl/Lwd., 62 × 47 cm, Staatliche Museen zu Berlin – Preußischer Kulturbesitz, Nationalgalerie

den weiteren Schritte von hier aus waren der endgültige Fall des Korsetts und die Hinwendung zu leichten Riemensandalen, so daß die eleganten Frauen nun endlich in Gestalt römischer Patrizierinnen und griechischer Göttinnen vor ihre Mitwelt schreiten konnten.

Um 1800 hatte die Damenmode somit eine Freizügigkeit erlangt, wie sie das gesamte übrige Jahrhundert hindurch nie wiederkehren sollte. Von nun an verlief die Entwicklung wieder rückwärts. Den Anfang der Heimholung der verlorenen Töchter aus dem modischen Laizismus machte die kleinbürgerliche Frömmelei der Spätromantik. Trefflich kommt das in dem Bildnis des Malers Franz Pforr in altdeutscher Tracht zur Geltung, an dem Johann Friedrich Overbeck immer wieder herumgepinselt hat.[21] Im Hintergrund links das Musterbild der Frau, die sich der Künstler als ideale Gattin vorstellt: »Man sieht in ein Fenster hinein, an dessen gegenüberliegender Seite im Hintergrunde an einem hohen Fenster ein junges Weib (etwa die Seinige) sitzt, mit Stricken beschäftigt und zugleich in einem geistlichen Buch lesend. Vor ihr, auf dem Tisch stehen Lilien in einem Gefäße und in dem Fenster auf einer Stange sitzt ein Falke (…).«[22] ›Dame‹ ist für dieses verhinderte Gretchen wohl nicht ganz die angemessene Bezeichnung. Die damenhafte Fassung hierzu findet sich etwa in Heinrich Maria von Hess' *Bildnis der Marchesa Florenzi* von 1824. Zwar trägt auch sie noch leichte Riemenschuhe und ein weißes Kleid, dessen Rock mit Volants besetzt ist, darüber aber einen roten Überrock mit Pelzbesatz. Sie blickt dem Betrachter nicht ins Gesicht, sondern mit einem frömmelnd-gedämpften Silberblick, der gerade noch unsere

Wange streift, an uns vorbei. Eine Rekatholisierung hat vom weißen Kleid Besitz ergriffen und fängt es ein. Eine kostbar gestaltete, elegante Variante hierzu ist Ingres' bereits 1814 geschaffenes Bildnis der *Madame Marie de Senonnes.* Das Dekolleté des Kleides aus schwerem rotem Samt, welcher der Dame, indem er sich ihrem Körper noch verhältnismäßig eng anschmiegt, fabelhaft gut steht, ist mit einem gazeartig-feinen Schleierstoff überzogen. Dieser mündet in einer feinen Spitzenkrause, die den Hals wie schwebend umschließt, als wüchse der Kopf aus einem silbernen Teller. Die Überfülle von Rüschen und Schmuck, mit dem sich die Dame behängt und besteckt hat, ist typisch für die damals aufkommende Mode.

Im Rückblick auch auf das Kapitel *Das Fenster* zeigt sich zwischen der Kleider- und der Vorhangmode eine direkte Korrespondenz. Ebenso wie der leichte Tüllvorhang, der bis dahin das Licht zart gefiltert in den Innenraum gelassen hatte, von nun an immer mehr durch farbige Übergardinen verhängt wird, ebenso setzen sich auch in der Kleidermode zunehmend schwer fallende, großgemusterte farbige Stoffe durch, die den weiblichen Körper umhüllen. Das Korsett und auch der Reifrock kehren zurück. In der farbenprächtigen Bemusterung von Unmengen kostbarer Stoffe entfalten die Entwerfer einen bewundernswerten Erfindungsreichtum. Mit dem Reifrock kehrte auch das große Dekolleté zurück, beide gehören zusammen, denn

Heinrich Maria von Hess, *Bildnis der Marchesa Florenzi,* 1824. Öl/Lwd., 192 × 139 cm, München, Bayerische Staatsgemäldesammlungen, Neue Pinakothek

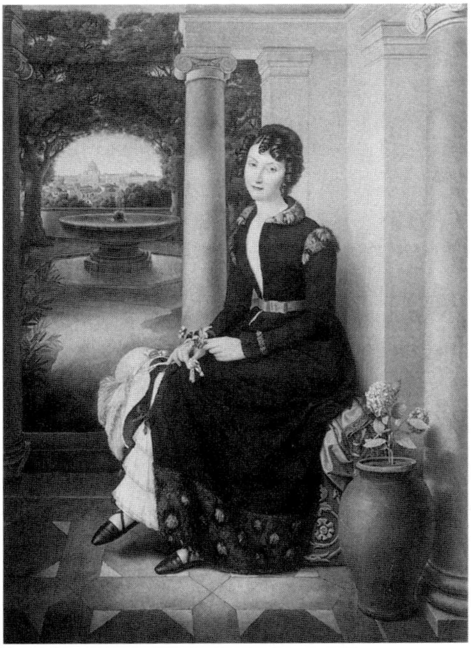

Jean Auguste Dominique Ingres, *Madame Marie de Senonnes,* 1814. Öl/Lwd., 106 × 84 cm, Nantes, Musée des Beaux-Arts de Nantes

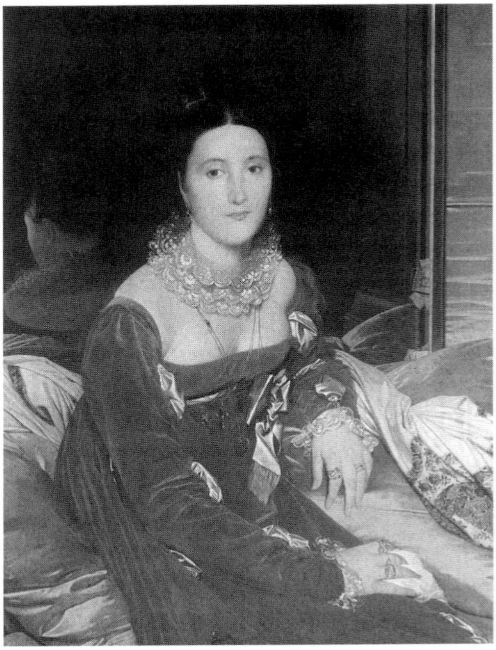

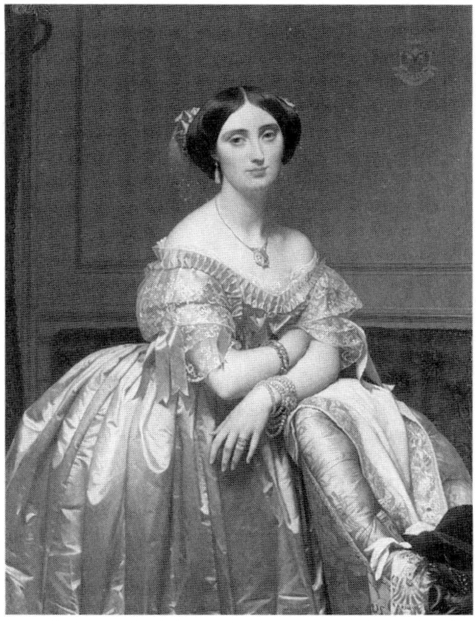

Jean Auguste Dominique Ingres, *Prinzessin de Broglie,* 1853. Öl/Lwd., 121,3 × 90,8 cm, New York, The Metropolitan Museum of Art, Robert Lehman Collection, 1975

nach dem ästhetischen Gesetz der Ökonomie der Mittel muß, in Analogie zum Gesetz von der Erhaltung der Energie, dort, wo viel hinzukommt, an anderer Stelle Entsprechendes weggenommen werden. Hier ist weder der Ort, eine Geschichte der großen Robe im 19. Jahrhundert in ihrer abenteuerlichen Wandlungsfähigkeit bei der Modellierung des weiblichen Körpers zu skizzieren – etwa vom kaffeewärmerartigen Reifrock des Biedermeier, wie er besonders schön in den Familienporträts von Ferdinand Waldmüller zur Geltung kommt, über den glockenartigen Fall der weiten Krinoline, mit der Kaiserin Eugénie in der Mode des Second Empire den Ton angab[23], bis zum Cul de Paris der Gründerzeit –, noch sind die unterschiedlichen Korsettformen zu erörtern, die das weibliche Fleisch als eine verhältnismäßig beliebig quetschbare Masse behandelten. Jedoch ist darauf hinzuweisen, daß vom Kleiderstoff auf seine Weise ebenso ein sinnlicher Reiz ausgeht wie von der Haut des weiblichen Körpers, beide reagieren aufeinander in ihrer Konsistenz. So gehörte, nach dem modischen Geschmack um die Mitte des Jahrhunderts, zu einer alabasterweißen Haut ein kostbarer, glänzender Stoff. Der Stoff umschmeichelt den Körper, er liefert ihm den Rahmen. Das Verhältnis zwischen Fleisch, Haut und Rahmen paßt sich dabei den modischen Wunschvorstellungen an, die sich je nachdem, wie es der Zeitgeschmack gerade erfordert, nach dem spezifischen Verhältnis zwischen Libido und Sitte richten. Die weibliche Ausstrahlung verliert durch die Einkleidung in eine weitfallende Fülle glänzender Stoffe nicht an Reiz, sondern wird damit einer Metamorphose unterworfen. Die glänzende Hülle, die wie eine Bonbonniere zwar manches vorweist, das meiste aber verbirgt, wußten die Damen der Epoche gezielt zu handhaben. Ingres' Damenporträts bezeugen das. Dazu gehören die Bildnisse *Baronin James de Rothschild* geb. Betty de Rothschild von 1848[24] und *Prinzessin de Broglie* geb. Joséphine-Eléonore-

Marie-Pauline de Galard de Brassac de Béarn von 1853. Erwähnt sei außerdem das Bildnis *Doña Amalie de Llano y Dotres, Condesa de Vilches* von der Hand des spanischen Malers Federico de Madrazo y Kuntz von 1853.[25]

Auf den ersten Anschein bestätigen die Rückkehr des Reifrocks, der Krinoline, des Korsetts und der farbenprächtigen großen Robe den Hang zu einer Rearistokratisierung, die Mode greift auf die Charakteristika des Ancien régime zurück. Tatsächlich befinden sich unter den Porträtierten viele Damen aus dem Adel, wobei aber sogleich zu bemerken ist, daß sie die vorgeführte Mode jetzt mit den Damen der Bourgeoisie teilen. Ingres' Bildnisse vereinen, nebeneinandergestellt, unterschiedslos Damen des alten Adels und Vertreterinnen der Nouvelle Richesse, Jüdinnen ebenso wie Christinnen. Nicht die Herkunft aus einer langen Geschlechterfolge ist entscheidend, sondern das Geld und das, was man sich dafür leisten kann. Dabei ist auf einen Gegensatz zum 18. Jahrhundert hinzuweisen, der nicht außer acht gelassen werden darf. Während die Damenmode auf die aristokratischen Musterbilder des Ancien régime zurückgriff, änderte sich die Herrenmode im 19. Jahrhundert grundlegend. Im 18. Jahrhundert war die Herrenmode der feinen Gesellschaft der Damenmode insofern artverwandt, als sie mit Kniehose, Seidenstrümpfen, Justaucorps, farbiger Weste und Zierdegen ebenso verspielt daherkam wie die Damenkleidung, womit ihre Träger zu erkennen gaben, daß sie nicht zur Arbeit gezwungen waren, Arbeit war unter ihrer Standeswürde. Hingegen ist die Herrenkleidung des 19. Jahrhunderts seit der Revolution aus der Arbeiterkleidung hervorgegangen. Nicht nur die Pantalons hatten die Arbeiterhosen des vierten Standes zum Vorbild, selbst der Zylinder, Repräsentationsstück des gutgekleideten Herrn, war ursprünglich ein Arbeiterhut. Zug um Zug können wir verfolgen, wie sich die erst breit, dann schmal fallenden langen Hosen und die immer feiner werdenden Zylinder zu gesellschaftsfähigen und schließlich festlichen Kleidungsstücken mausern. In den ersten Jahren wurden die bestickten Westen, die Jacken, Gehröcke und Fräcke von den jungen Stutzern noch in verschiedenfarbigen Abstufungen getragen, bis sich seit etwa der Mitte des Jahrhunderts die karierte, die helle und die graue Hose ebenso wie der schwarze Gehrock und der schwarze Frack zunehmend verbreiteten und endlich allein das Feld beherrschten. Die Herrenkleidung war unbunt. Grau und Schwarz wurden zum Farbklang der Eleganz. Auch das war eine Epiphanie, es war die gesellschaftliche Verklärung der Arbeits- und Geschäftskleidung. Damit demonstrierten die Herren, woher sie die Legitimation für ihren Auftritt bezogen, aus der Arbeit, dem Geschäft und dem dadurch erreichten Wohlstand. Diese aus dem wirtschaftlichen Erfolg gewonnene Moral hat das Bürgertum den Geburtsrechten des Adels selbstbewußt entgegengesetzt, und der Adel paßte sich dem an. Wenn die Herren dafür sorgten, daß ihre Damen elegant ausstaffiert waren, so stand dahinter die auftrumpfende Geste der Bürger, die dem Adel zeigten: wir können uns jetzt genauso feine Frauen leisten. Die dezidierte Schornsteineleganz der Herren stand nun aber zur zeitgleichen Damenmode in weit größerem Kontrast, als das bisher je der Fall gewesen war, und aus dem krassen Gegenüber von Damen- und Herrenmode erwuchs eine eigentümliche erotische Spannung. Die großen Roben des 19. Jahrhunderts mit den Reifröcken, Krinolinen und den Culs de Paris waren jetzt auf ihre Weise ebensolche Instrumente der Verklärung. Sie hoben die aus dem Wirtschaftsprozeß herausgenommene Dame des Hauses auf ein Piedestal und damit auf einen Anbetungsabstand, an dessen Epiphanie das Erotische seinen eigentümlichen substantiellen Anteil hat. Wie Ingres' Gemälde veranschaulichen, wurden die Damen dadurch zu Hausgöttinnen, denen man sich nur bis zu einem vorgegebenen Abstand nähern konnte; schon die Fülle des Stoffes war dazwischen. Die Kleider sind die ausladenden Metaphern der erotischen Übertragung vom Fleischlichen ins Stoffliche. Wenn die Beine einer Frau unter einer rauschenden Wolke von Stoff verborgen sind, dann entzündet der Blick auf einen Fußknöchel die erotische Phantasie um so stärker. Die modische Verpackungskunst des fortgeschrittenen 19. Jahrhunderts provozierte solchermaßen Qualen und Verzückungen, die sich heute kaum mehr nachvollziehen lassen.

Mit dem Bildnis der Madame Inès Moitessier, die Ingres mit ihrem Wunsch nach einem Porträt unentwegt bedrängte, hat sich der Künstler besonders schwergetan. Er hat sie zweimal gemalt, was sich über einen Zeitraum von zwölf Jahren hinzog, von 1844 bis 1856. Das erste Porträt, 1851 datiert, zeigt Madame Moitessier in einem festlichen schwarzen Kleid vor einer weinroten Tapete stehend.[26] Im zweiten, 1856 datiert, ist sie sichtlich um einige Jahre gealtert und außerdem fülliger geworden. Es ist schon ein ausgebufftes Kunststück, wie es der Maler geschafft hat, die großgeblümte,

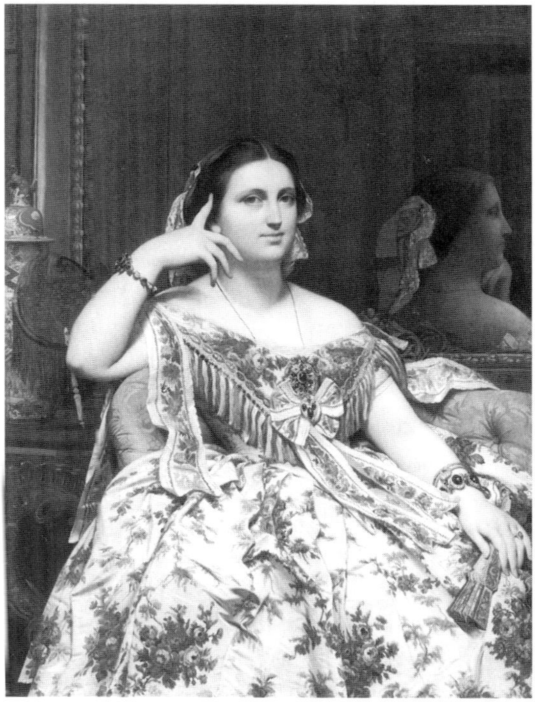

Jean Auguste Dominique Ingres, *Madame Inès Moitessier,* 1856. Öl/Lwd., 120 × 92 cm, London, National Gallery

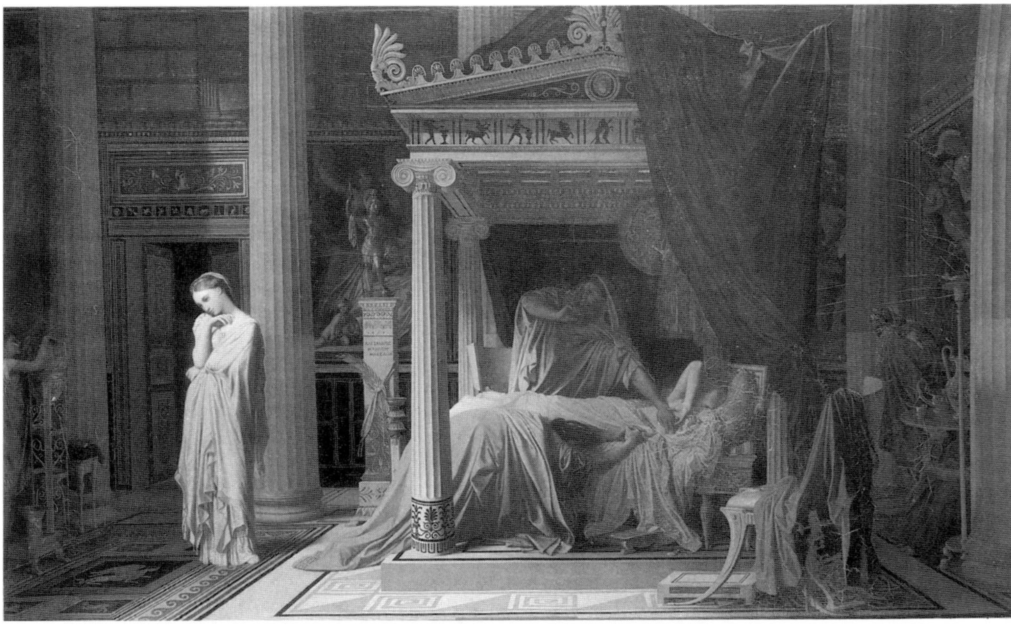

Jean Auguste Dominique Ingres, *Antiochos und Stratonike,* 1840. Öl/Lwd., 57 × 98 cm, Chantilly, Musée Condé

kleine, fette, pausbackige Matrone mit den wohlgepolsterten Knubbelfingern derart in Szene zu setzen, daß sie mit ihrem angedeuteten Lächeln die Mutter der Mona Lisa sein könnte. In der wahrhaft majestätischen Haltung abgeklärter Seelenruhe thront sie vor uns und hält hof.[27]

Die tief ausgeschnittenen Dekolletés geben sich offenherzig, aber die weit ausladenden Röcke halten die Männer auf Abstand; was dadurch bewirkt wird, ist eine Entrückung. Ingres hat diesen Zug in seinen Porträts konserviert. So nahe uns die Damen gegenübersitzen, so unnahbar erscheinen sie, als seien sie durch eine durchsichtige Wand von uns geschieden. Ingres' Gemälde *Antiochos und Stratonike* von 1840 liefert zu alldem einen Schlüssel. Es ist eine Allegorie auf das Wesen der Dame, die uns einen Blick *hinter* die Kulissen gewährt, indem sie uns einen Blick *in* die Kulissen bietet. Der Maler hat das Gemälde einem Thema gewidmet, von dem er sein Leben lang beeindruckt war. In seinen *Lebensbeschreibungen* erzählt Plutarch eine Geschichte, die mehrfach zum Stoff von Opern und Gemälden gemacht wurde. Antiochos, der junge Königssohn, ist in heimlicher Liebe zu seiner Stiefmutter Stratonike, der jungen Frau seines Vaters Seleukos, entbrannt. Der Vater läßt den Arzt Eristratos rufen, der die anscheinend unheilbare Krankheit des Jünglings richtig diagnostiziert und dessen heimliche Passion als Ursache seiner schwindenden Gesundheit erkennt. Um den Sohn vor dem Tod zu retten, verzichtet der Vater auf Stratonike und gibt sie seinem Sohn großmütig zur Frau. Der Maler hat das Geschehen in einen prunkvoll ausgestatteten Schlafraum in pompejanischem Stil verlegt, wie er damals in Mode war. Der unglückliche Jüngling wälzt sich ruhelos unter der roten Bettdecke. Der von vier schlanken ionischen Säulen getragene tempeldachartige Betthimmel, von dem rechts ein zur Seite gezogener schwerer grüner Vorhang herabfällt, verwandelt die Bettstatt in ein kleines Bühnenhäuschen, innerhalb dessen sich alle lebhafte Bewegung abspielt. Eristratos, der Arzt, fühlt dem Kranken den Puls, und indem er, sich in diagonaler Bewegung mit an den Mund gelegtem Finger zurückwendend, zu Stratonike blickt, erkennt er den psychischen Rapport zwischen den beiden. Im Kontrast zu der bewegten Szene innerhalb der Bettzone ist Stratonike die leibhaftige Statik. Hervorgehoben in ihrer Vereinzelung, steht sie statuengleich aufrecht links inmitten des Saals, einige Schritte von der halb offenen Tür entfernt, durch die sie, wie eine beinahe überirdische Erscheinung, hereingekommen ist, vor dem kannelierten Schaft einer hohen Säule, die irgendwo in Deckennähe unserem Blick entschwindet. Einer Kore, einem marmornen Standbild, gleich, erscheint das Motiv der Säule in ihrer Gestalt vermenschlicht. Das Weiß ihrer Gewandung hebt sich wirksam vom festlichen Gold-Rot-Grün der Farbstimmung ab, die das übrige Ambiente beherrscht. Stratonike gleicht einer Gottheit, unwirklich, als sei sie eine auf einer Séance herbeigerufene Chimäre. Die leidenschaftliche Ausstrahlung der Szene unter dem Betthimmel scheint sie nichts anzugehen. Den Kopf in die Rechte gestützt, steht sie da, still davon abgewandt, als nähme sie das Geschehen, ganz in sich gekehrt, gar nicht wahr. Ihr liebliches Aussehen erscheint in der strengen Haltung nach außen hin versiegelt. Unwiderstehlich verlockend in ihrem sinnlichen Fluidum und doch zugleich unerreichbar fern und allem Zugriff unzugänglich, ist sie, Versprechen und Verbot widersprüchlich in sich vereint, das Musterbild der Dame, die in ihrer lilienreinen Unschuld nichts für die Tragödien kann, die sie durch ihr unwiderstehliches Air auslöst.

Bemerkenswert ist, daß Ingres, um den Archetyp der Damenhaftigkeit zu beschwören, auf das antike Vorbild und damit auf das – für die Damenmode des 19. Jahrhunderts schon nicht mehr uneingeschränkt gültige – klassische weiße Gewand zurückgreift In dieser schlichten Form findet er intuitiv die beste Voraussetzung zur Demonstration dessen, was nach Auffassung der Zeit als vornehme Haltung bezeichnet werden kann. In der Pose der vornehmen Haltung veranschaulicht sich die Tugend der Zurücknahme, die sich über die erotische Verheißung wie der Lüster einer glänzenden und durchsichtigen, aber versiegelten Hülle zieht – wird sie zerstört, ist das Ansehen hin. Das sind die Spielregeln. Voraussetzung für die vornehme Haltung ist nicht die Herkunft, sondern, unabhängig davon, die majestätische Schönheit der Frau, wobei sich die Majestas mit der Anmut paart. Daher kommt es, daß als Vorbilder der vornehmen Haltung im 19. Jahrhundert nicht mehr nur die Damen des Adels, sondern auch die Schauspielerinnen an die Reihe kamen. In der Art, wie sie ihre Schönheit zu Felde zu führen wissen, spielen sie das Ideal der vornehmen Haltung zwar lediglich vor, doch tun sie das dermaßen gekonnt, daß die Geste für die zeitgenössische Gesellschaft verbindlich wird.[28]

Anselm Feuerbachs erstes epochemachendes Modell, Nanna Risi, die Ehefrau eines Schusters aus Trastevere, erfüllte das Ideal der vornehmen Haltung durch ihre majestätische Schönheit. Eben mit diesem Anteil an statuarischer Majestät in ihrer erotischen Ausstrahlung war die Garantie für jenen Abstand des visuellen Rühr-mich-nicht-an gegeben, der Entrückung signalisiert. Galatea, die von Pygmalion zum Leben erweckte Statue, erscheint beinahe in ihren ursprünglichen Zustand zurückversetzt, aber eben nur beinahe, das ist das Entscheidende, denn der schmale Zwischenraum, der dabei offenbleibt, sichert überhaupt erst die ständige Oszillation im erotischen Spannungsgefälle. 1861 hat Feuerbach zwei *Nanna*-Bildnisse geschaffen, in denen er das Hohelied auf das Ideal der Damenhaftigkeit auf Italienisch mit deutschem Akzent singt. Beide Bildnisse sind in der hieratischen Form der strengen Seitenansicht gehalten, was sich bei Nannas klassischem Profil mit dem beeindruckenden Nasenrücken besonders wirkungsvoll ausnimmt. In der zweiten Fassung ist die Stilisierung des Ideals gegenüber der ersten fortgeschritten. Zum ersten Bildnis bemerkt Annegret Hoberg: »Deutlich spürt man Feuerbachs zaghaften Versuch, ihrer Schönheit sich mit seinen Begriffen zu nähern, der ihrem Gesicht hier andererseits eine Natürlichkeit beläßt, die ihm in anderen Bildnissen fehlt. Gleichzeitig jedoch kündigt sich eine Gemeinsamkeit aller Nanna-Bildnisse an: Die Entrückung und Überhöhung der Figur durch prächtige, voluminöse Gewänder, durch die Präsentation im Profil oder mit niedergeschlagenen Augen, durch abschirmende Barrieren wie Armhaltung

Anselm Feuerbach, *Nanna I,* 1861. Öl/Lwd., 137,8 cm × 99,3 cm, München, Bayerische Staatsgemäldesammlungen, Neue Pinakothek

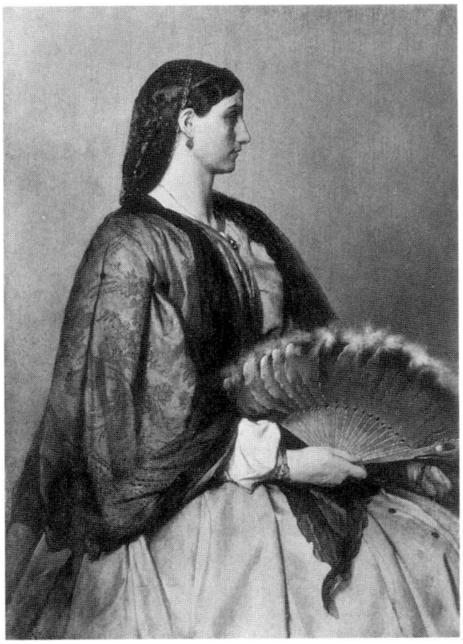

Anselm Feuerbach, *Nanna II,* 1861. Öl/Lwd., 119 × 97 cm, Stuttgart, Staatsgalerie

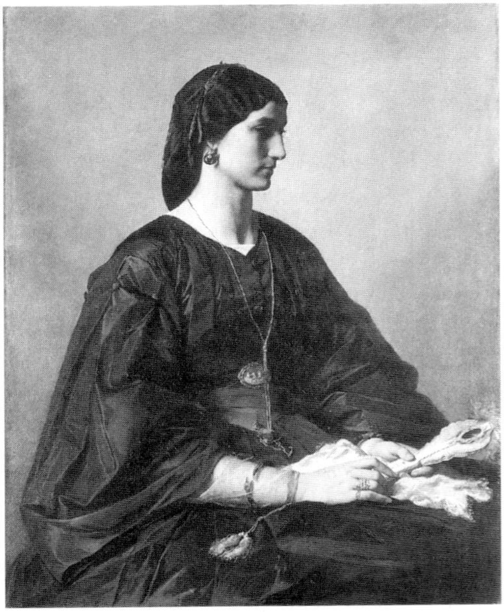

Anselm Feuerbach, *Iphigenie,* 1862. Öl/Lwd., 249 × 174 cm, Darmstadt, Hessisches Landesmuseum

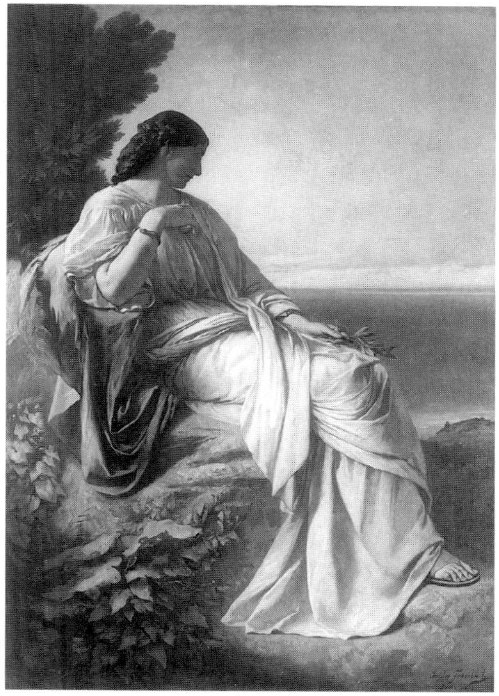

oder auf diesem Bild den mächtigen rötlich-weißen Fächer (...).«[29] Zum zweiten *Nanna*-Bildnis bemerkt Hoberg: »Diese Erfassung der Figur von unten nach oben, die Betonung des Gesichts trotz und durch die Veredelung mit kostbaren Materialien und Accessoires wird durch die raffinierte, kaum präzise ansetzbare Untersicht erreicht, mit der der Blick des Betrachters die schöne Frau trifft. Doch der prachtvolle Unterbau streicht nicht nur die königliche Schönheit ihres Antlitzes heraus, sondern entzieht sie zugleich wieder. Trotz aller breit lagernden Ruhe und Erhabenheit pendelt der Blick hin und her, blitzen irritierende Momente in ihrem Schmuck auf, lenken ab, so das giftige Rot der Armreifen (...). Entscheidend aber für das Abgleiten des Blicks ist der undurchdringliche Ausdruck ihres Gesichts mit den niedergeschlagenen Augen. Hier konzentriert sich die Abgeschlossenheit der Figur nach innen, der Eindruck von Unnahbarkeit, den beinahe alle Betrachter von Feuerbachs Nanna-Bildern notieren, wird übermächtig. Zugleich ist dabei eine fortschreitende Idealisierung und Abklärung des Gesichts zu beobachten, die mit dem Realismus im Detail in ein Wechselspiel tritt, die Figur wie ein Monument der Schönheit entrückt und durch die Widersprüche verrätselt.«[30]

Auch hier das Wort ›Entrückung‹, es drängt sich als charakteristisches Qualitätskennzeichen auf. Es hat eine innere Logik, daß sowohl Ingres als auch Feuerbach, beide Meister des Damenporträts im zeitgenössischen Kostüm, zur Heraushebung des Paradigmas schließlich wieder auf die klassische Antike zurückgreifen. Was Ingres die Stratonike, ist Feuerbach die Iphigenie. In der ersten Fassung, die er 1862 im Anschluß an die beiden *Nanna*-Porträts schuf, hat er das Ideal der Damenhaftigkeit ins griechische Kostüm übersetzt. Majestätische Schönheit und vornehme Haltung sind die Signaturen des Aristokratismus, »Odi profanum vulgus.« Die Folge daraus für den einzelnen ist der Rückzug in die Seelenlandschaft einer formidablen Einsamkeit, deren Attitüde von dem griechisch verkleideten Mannequin in Feuerbachs Gemälde pathetisch vorgespielt wird. Denn, was heißt das: die vornehme Haltung? Was bedeutet dieses Ideal für die bürgerliche Gesellschaft, deren Angehörige den Anspruch darauf nicht mehr aus einem verbindlichen Kastensystem, sondern allein aus der Autonomie des eigenen Selbstbewußtseins ableiten können?

Friedrich Nietzsche hat eine Begründung geliefert, die für die Selbstkonstitution des Edel-Bourgeois zum Ende des Jahrhunderts hin aufschlußreich ist: »Was ist vornehm? Was bedeutet uns heute noch das Wort ›vornehm‹? Woran verrät sich, woran erkennt man, unter diesem schweren verhängten Himmel der beginnenden Pöbelherrschaft, durch den alles undurchsichtig und bleiern wird, den vornehmen Menschen? – Es sind nicht die Handlungen, die ihn beweisen – Handlungen sind immer vieldeutig, immer unergründlich –; es sind auch die ›Werke‹ nicht. Man findet heute unter Künstlern und Gelehrten genug von solchen, welche durch ihre Werke verraten, wie eine tiefe Begierde nach dem Vornehmen sie treibt: Aber gerade dieses Bedürfnis *nach* dem Vornehmen ist von Grund aus verschieden von den Bedürfnissen der vornehmen Seele selbst, und geradezu das beredte und gefährliche Merkmal ihres Mangels. Es sind nicht die Werke, es ist der *Glaube,* der hier entscheidet, der hier die Rangordnung feststellt, um eine alte religiöse Formel in einem neuen und tieferen Verstande wieder aufzunehmen: irgendeine Grundgewißheit, welche eine vornehme Seele über sich selbst hat, etwas, das sich nicht suchen, nicht finden und vielleicht auch nicht verlieren läßt. – *Die vornehme Seele hat Ehrfurcht vor sich.*«[31] Das ist tragischer Snobismus. Eine Kühle umfächelt die Gestalt, die sich in der Einsamkeit niedergelassen hat, um die Majestät ihres inneren Alleinseins zu genießen, eine Kühle, die nicht allein von der weiten Fläche der See herkommt, sondern ebenso auch ein leicht dumpfer Geruch aus den kahlen Gängen der Akademien, nicht unbedingt eine klassische, aber eine klassizistische Kühle. Offiziell mag der Klassizismus als kunsthistorisch einwandfrei zu definierende Richtung spätestens mit dem Biedermeier sein Ende gefunden haben; unterschwellig durchzieht er das gesamte Jahrhundert, um in den 1870er Jahren wieder ans Licht zu treten. Feuerbach steht dafür nicht allein; seine Werke gliedern sich in eine europäische Zeitströmung ein. Herausragende Beispiele für die lyrisch-pathetische Idealmalerei eines gräzisierenden Historismus sind andernorts die Gemälde des in Deutschland und Italien aufgewachsenen Briten Frederick Leighton Lord of Stretton, der von 1878 bis zu seinem Tod 1896 Präsident der Royal Academy war,[32] sowie des in Holland geborenen, naturalisierten Engländers Sir Lawrence Alma-Tadema.[33]

Ebenso verhält es sich mit dem einfachen weißen Kleid. Während der farbigen Krinolinenzeit aus den feinen Modejournalen verschwunden, verdankt es seine Reanimation vor allem den Künstlern. Bereits 1862 ist James Abbott McNeill Whistlers Gemälde *Symphony in White, No. 1, The White Girl* entstan-

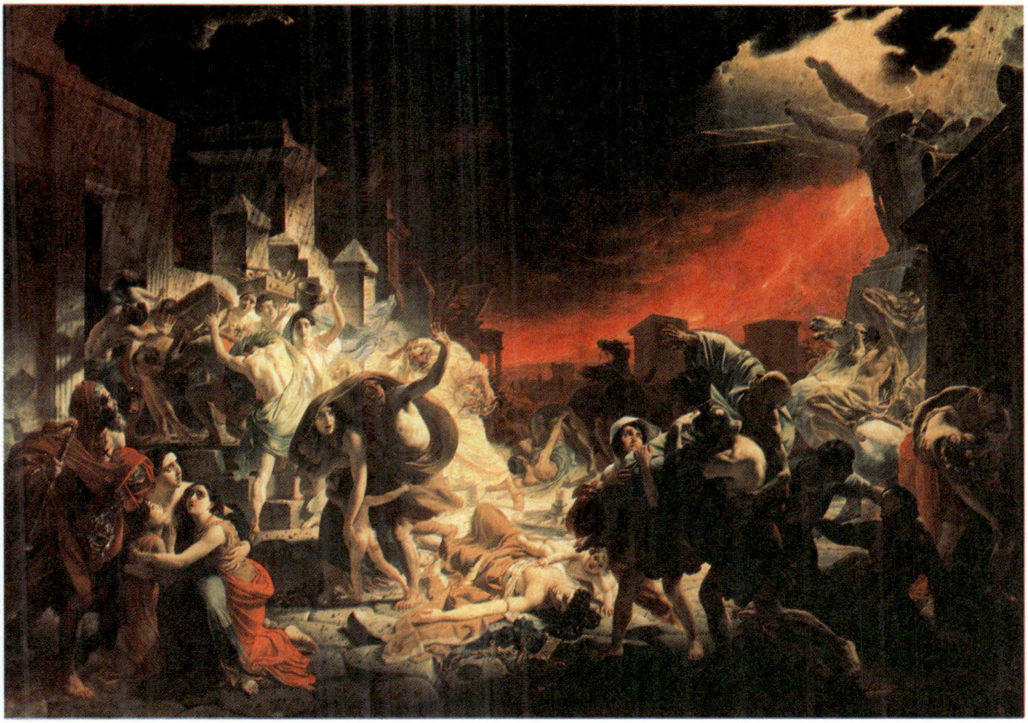

1 Karl Pawlowitsch Brüllow, *Der letzte Tag von Pompeji,* 1833. Öl/Lwd., 456,5 × 651 cm, St. Petersburg, Staatliches Russisches Museum

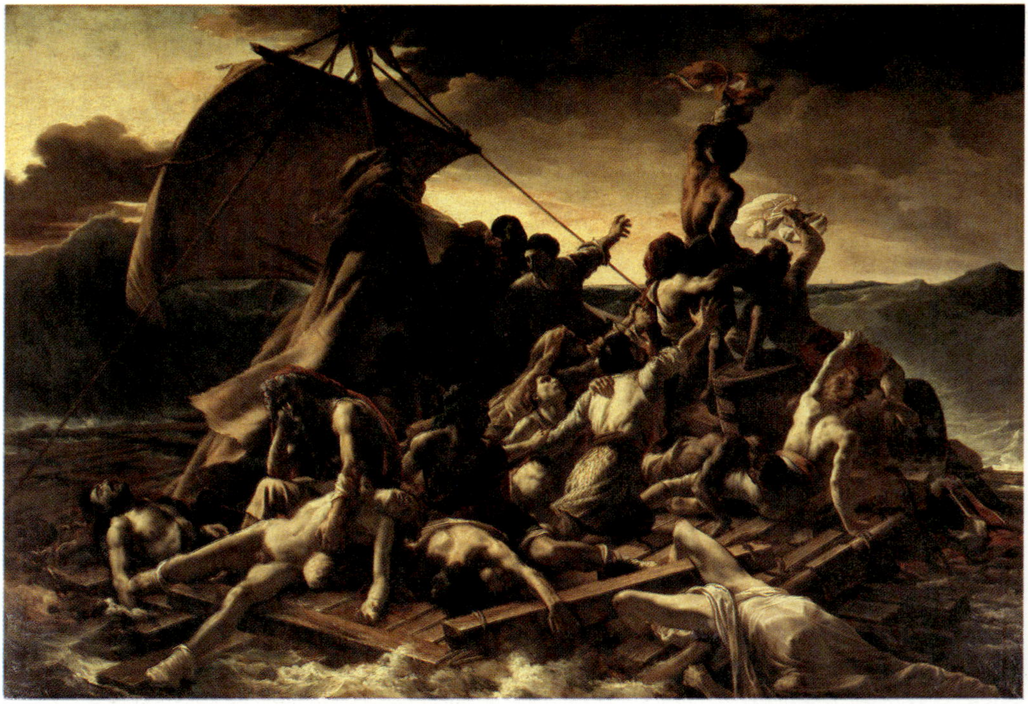

2 Théodore Géricault, *Das Floß der Medusa,* 1818/19. Öl/Lwd., 491 × 716 cm, Paris, Musée du Louvre

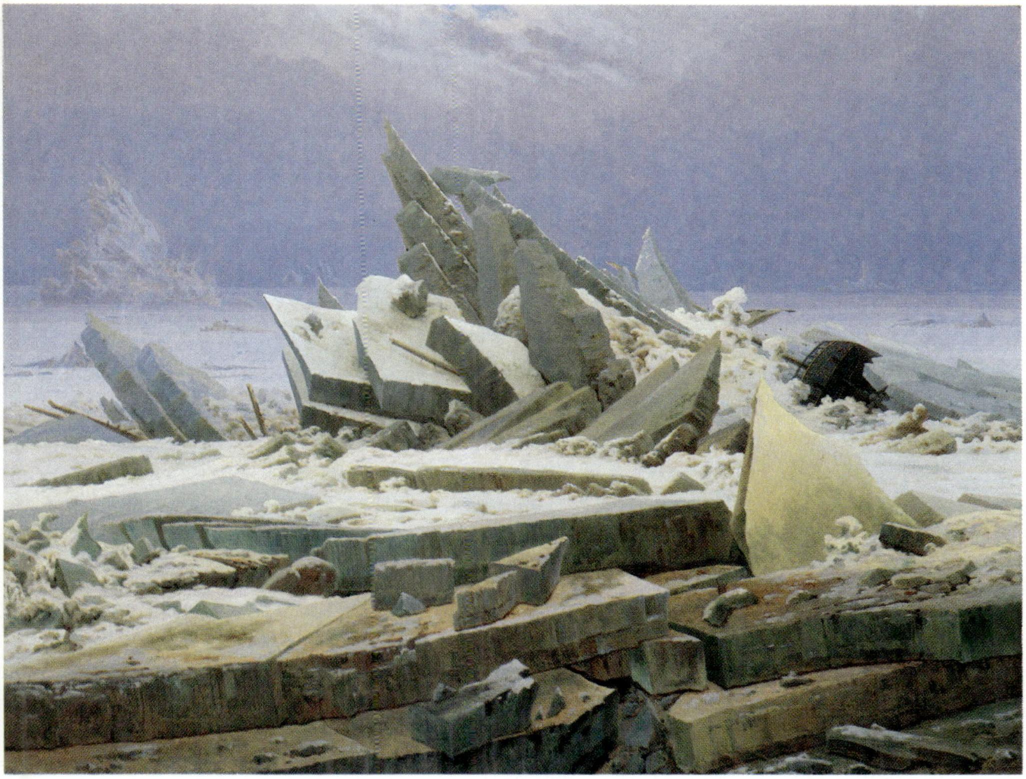

3 Caspar David Friedrich, *Das Eismeer (Die verunglückte Nordpolexpedition/Die verunglückte Hoffnung),* 1823/24. Öl/Lwd., 96,7 × 126,9 cm, Hamburger Kunsthalle

4 Julius Schnorr von Carolsfeld, *Der Kampf an der Stiege,* 1848. Fresko, 460 × 630 cm, ›Saal der Rache‹ (Nibelungensäle), Münchner Residenz

▷

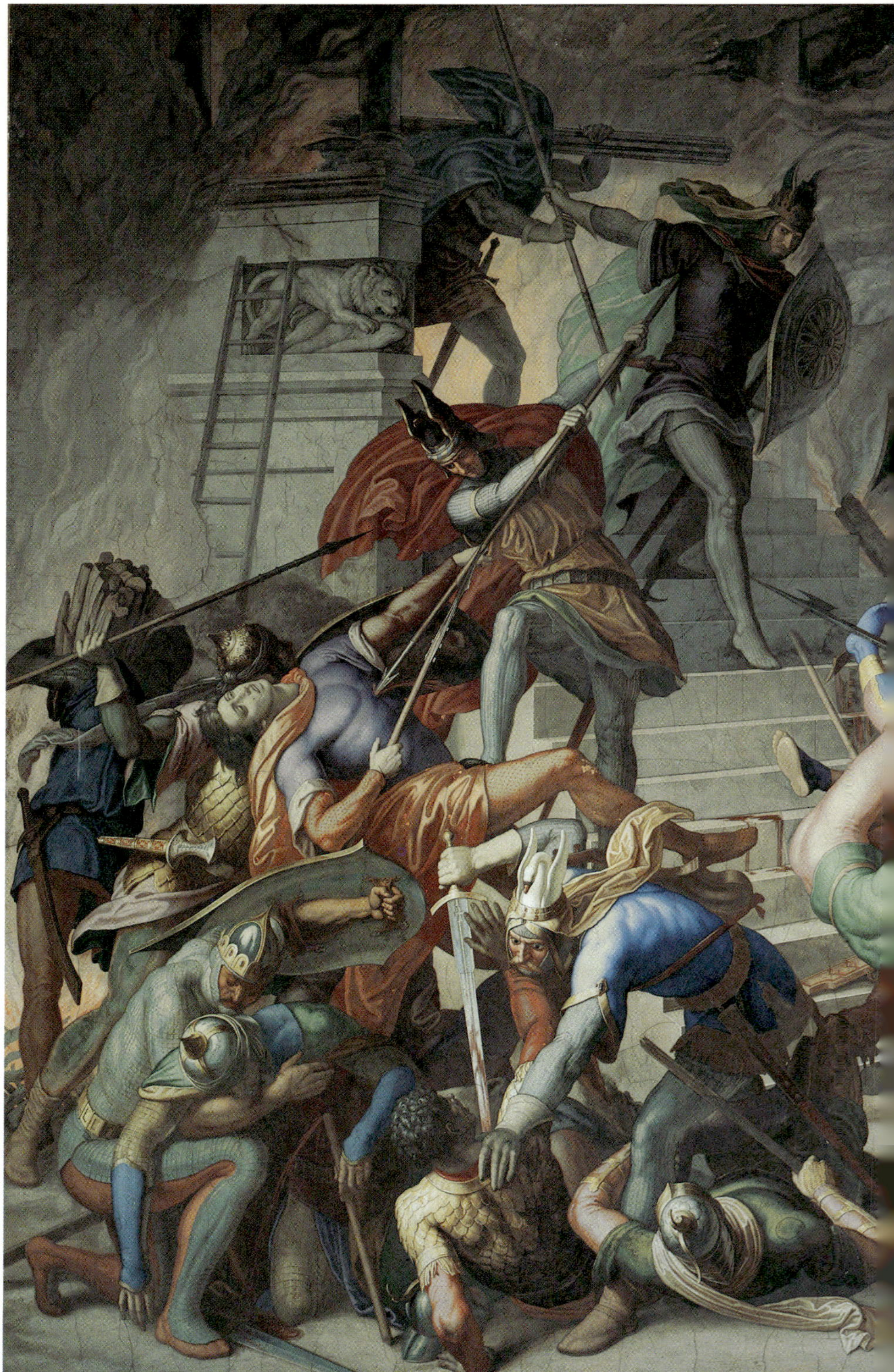

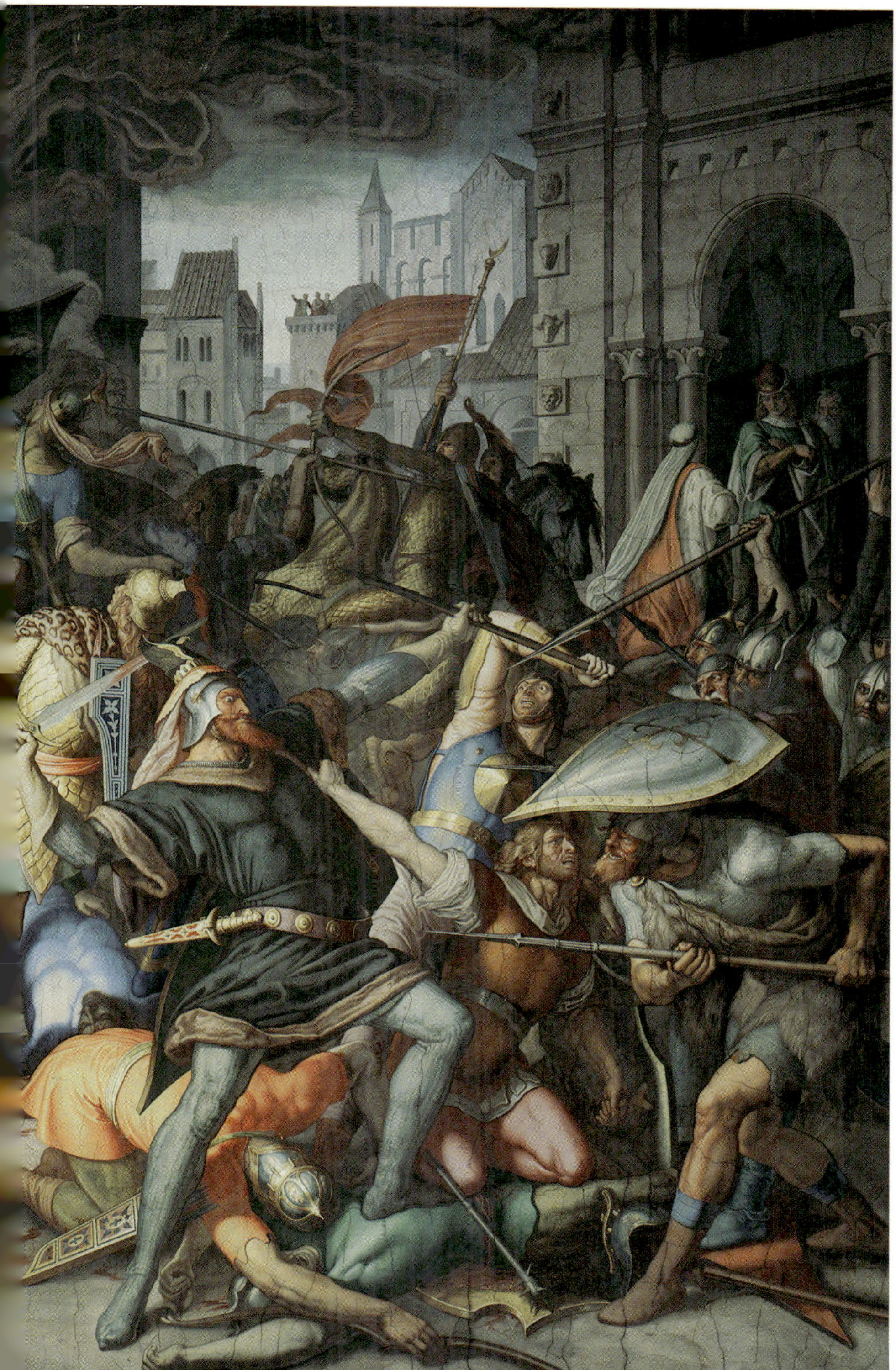

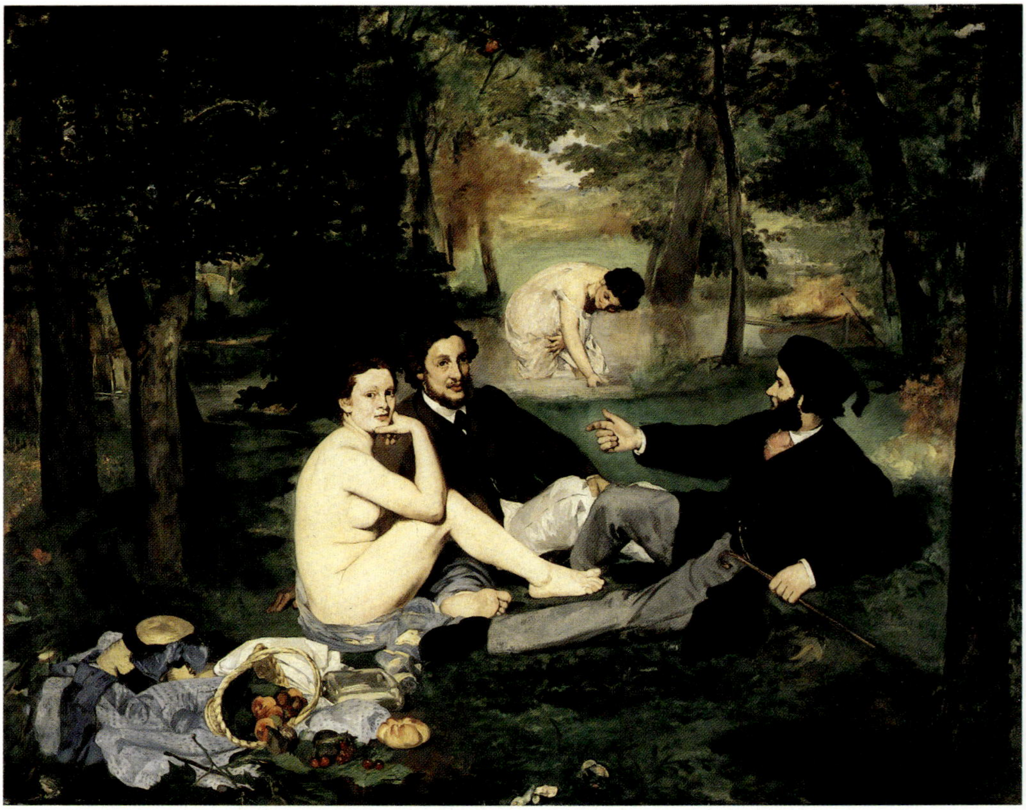

5 Edouard Manet, *Das Frühstück im Freien,* 1863. Öl/Lwd., 208 × 264 cm, Paris, Musée d'Orsay

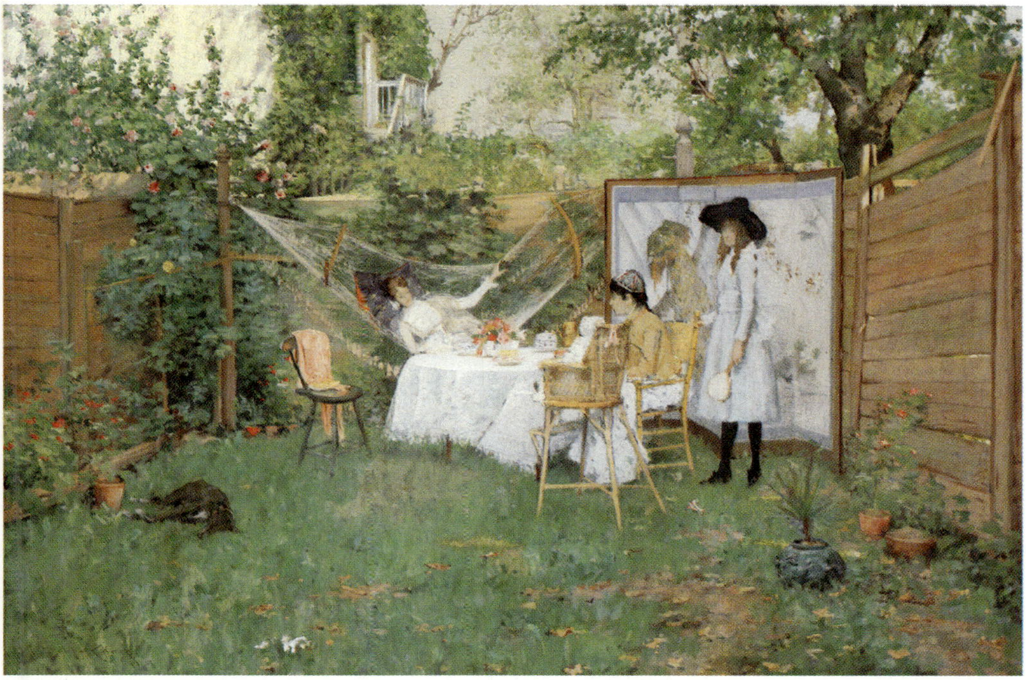

6 William Merritt Chase, *Frühstück im Freien,* um 1888. Öl/Lwd., 95,1 × 144,3 cm, Toledo (Ohio), The Toledo Museum of Art; Purchased with funds from the Florence Scott Libbey Bequest in Memory of her Father, Maurice A. Scott

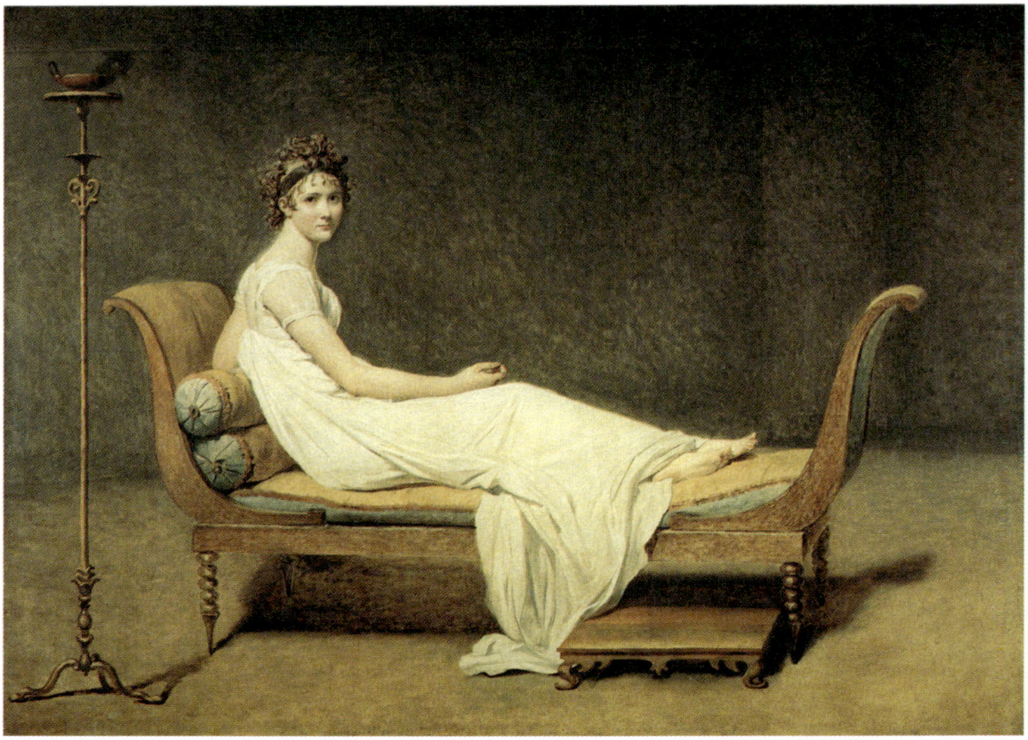

7 Jacques-Louis David, *Madame Récamier,* 1800. Öl/Lwd., 174 × 224 cm, Paris, Musée du Louvre

8 James Abbott McNeill Whistler, *Symphony in White, No. I, The White Girl,* 1862. Öl/Lwd., 214 × 108 cm, Washington (D.C.), National Gallery of Art, Harris Whittemore Collection, © 1998 Board of the Trustees ▷

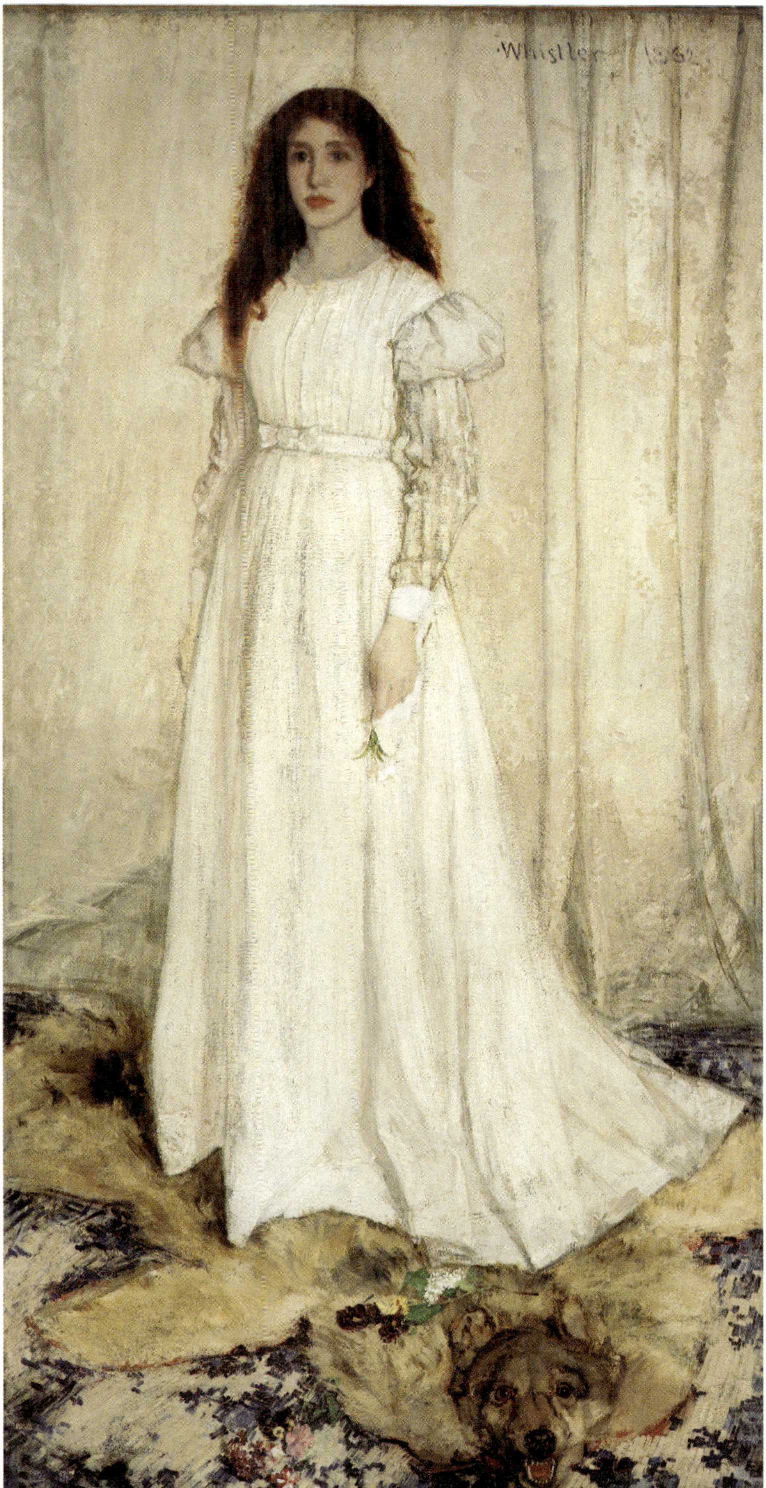
Whistler 1862

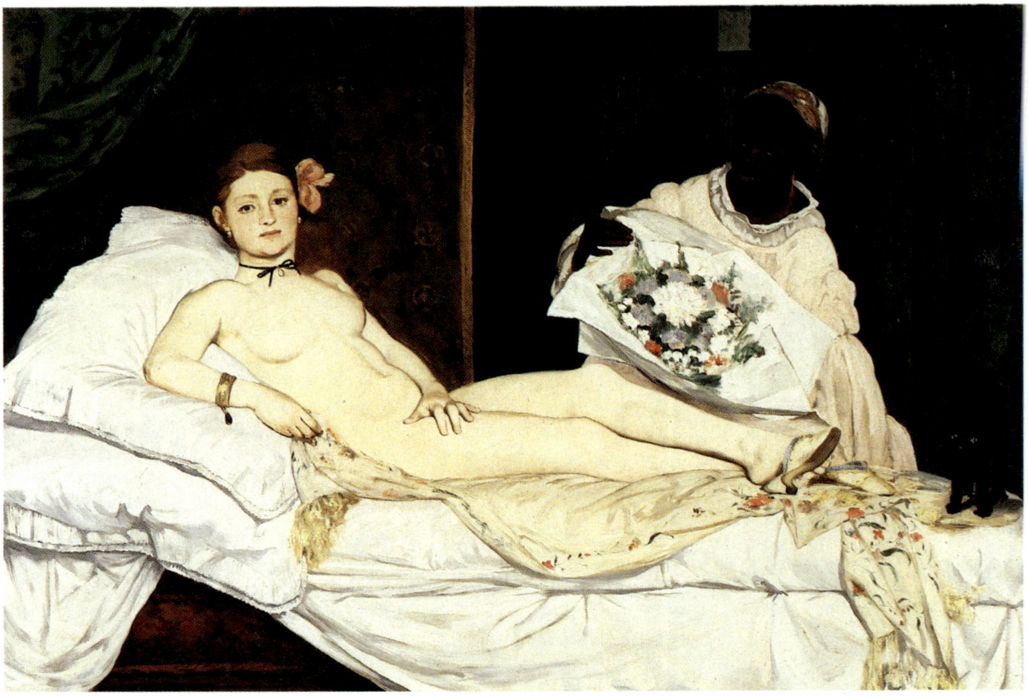

9 Edouard Manet, *Olympia,* 1863. Öl/Lwd., 130,5 × 190 cm, Paris, Musée d'Orsay

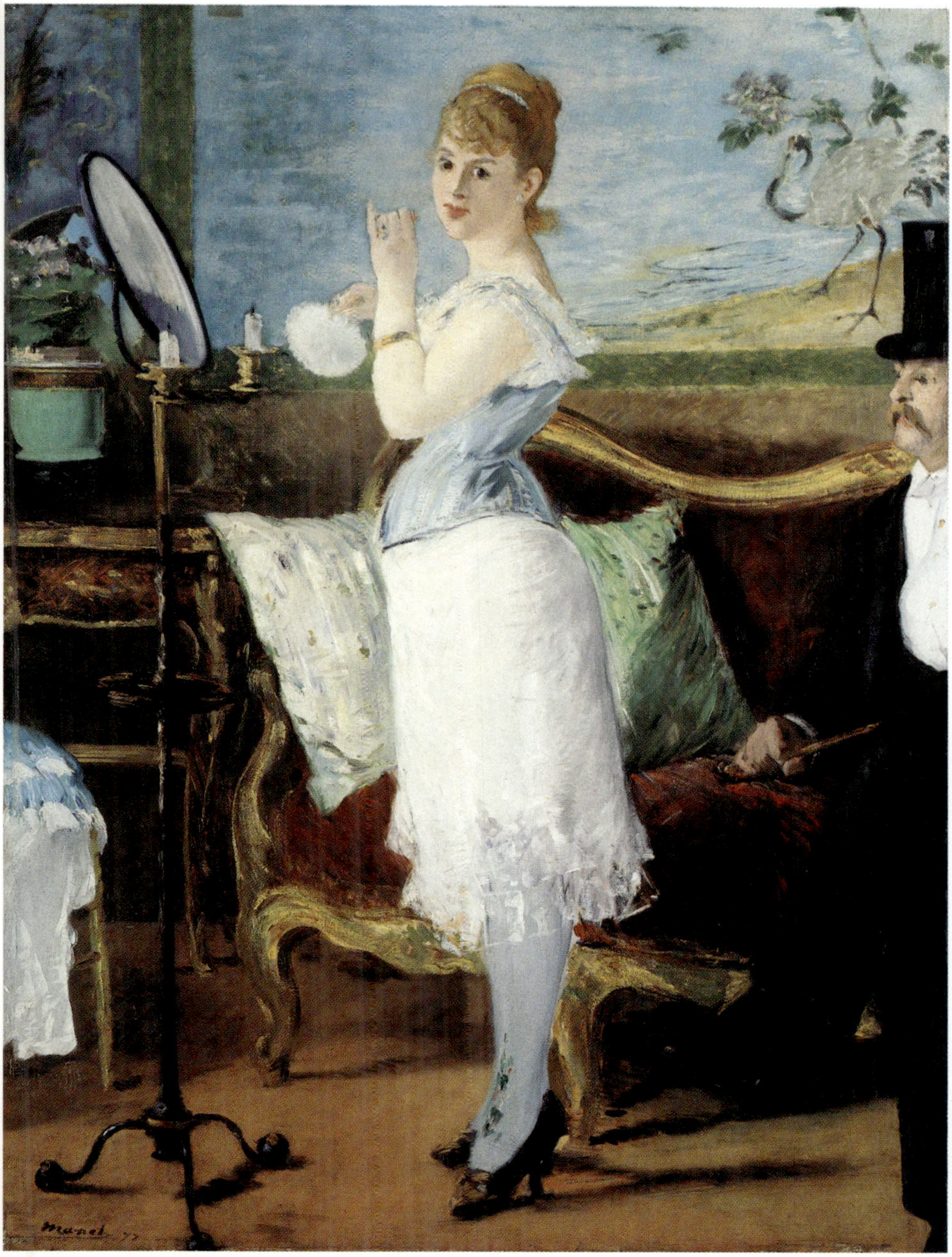

10 Edouard Manet, *Nana,* 1877. Öl/Lwd., 150 × 116 cm, Hamburger Kunsthalle

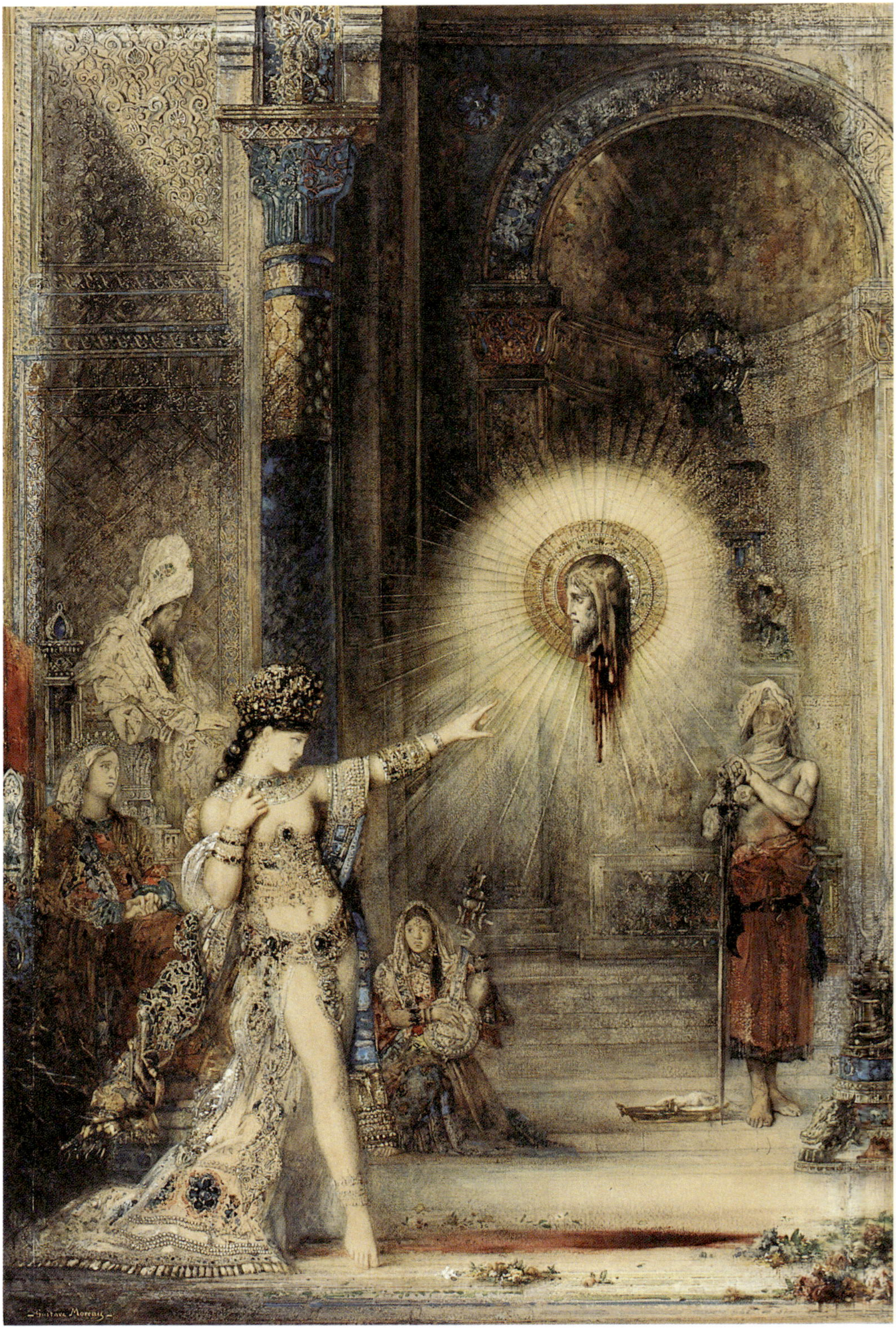
Gustave Moreau

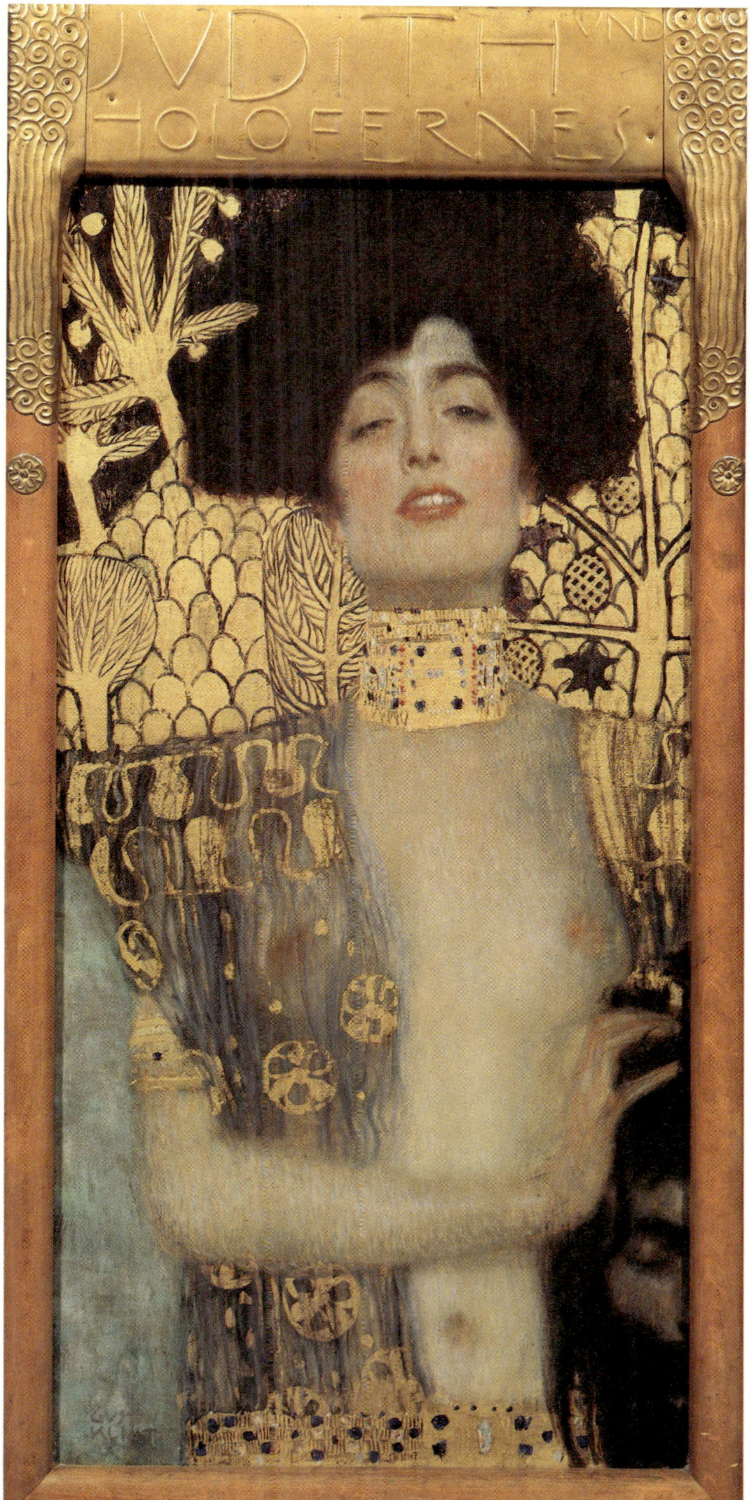
JVDITH UND
HOLOFERNES

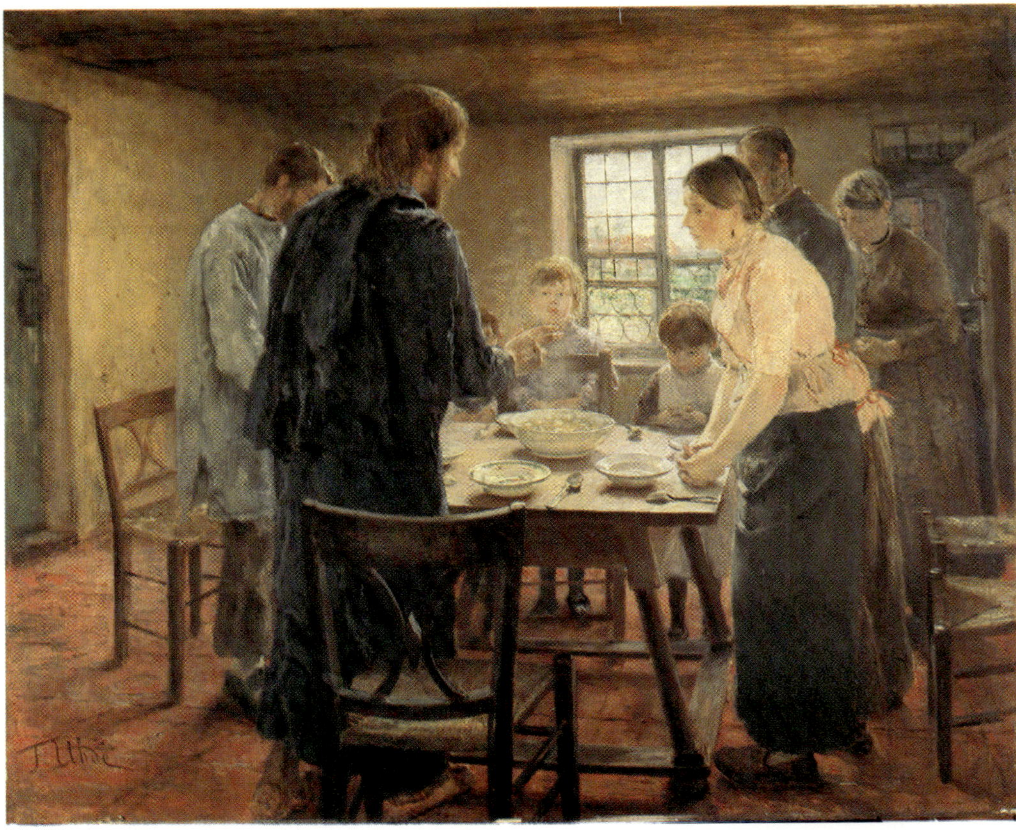

13 Fritz von Uhde, *Tischgebet,* 1885. Öl/Lwd., 50 × 62 cm, Paris, Musée d'Orsay

◁◁ 11 Gustave Moreau, *Die Erscheinung,* 1876. Aquarell, 106 × 72 cm, Paris, Musée du Louvre

12 Gustav Klimt, *Judith I (Judith mit dem Haupt des Holofernes),* 1901. Öl/Lwd., 84 × 42 cm,
◁ Wien, Österreichische Galerie Belvedere

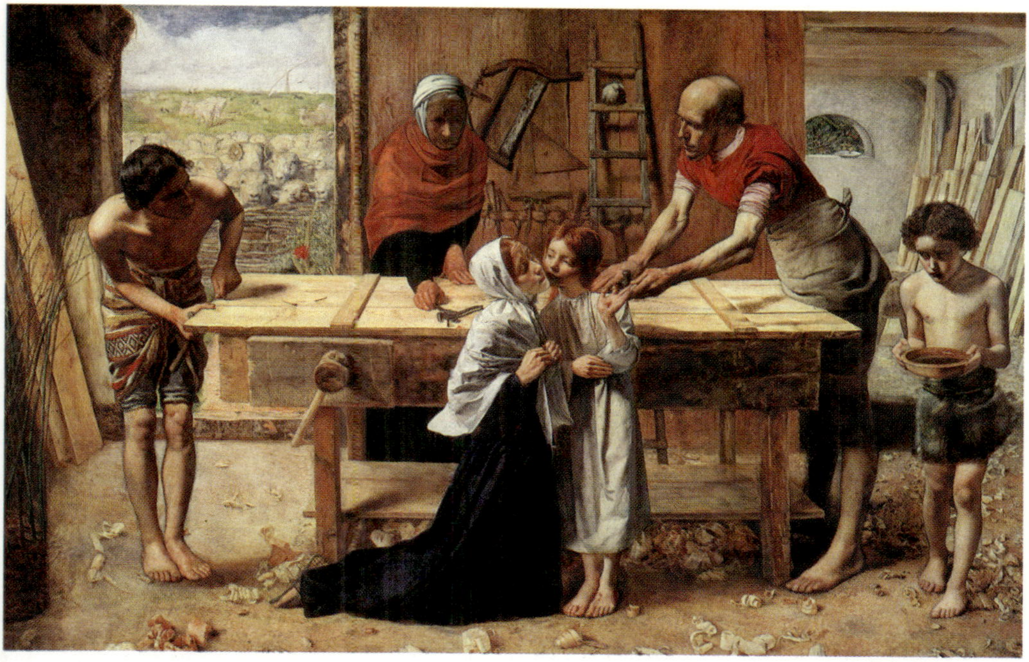

14 John Everett Millais, *Christus in Hause seiner Eltern,* 1849/50. Öl/Lwd., 86,4 × 139,7 cm, London, Tate Gallery

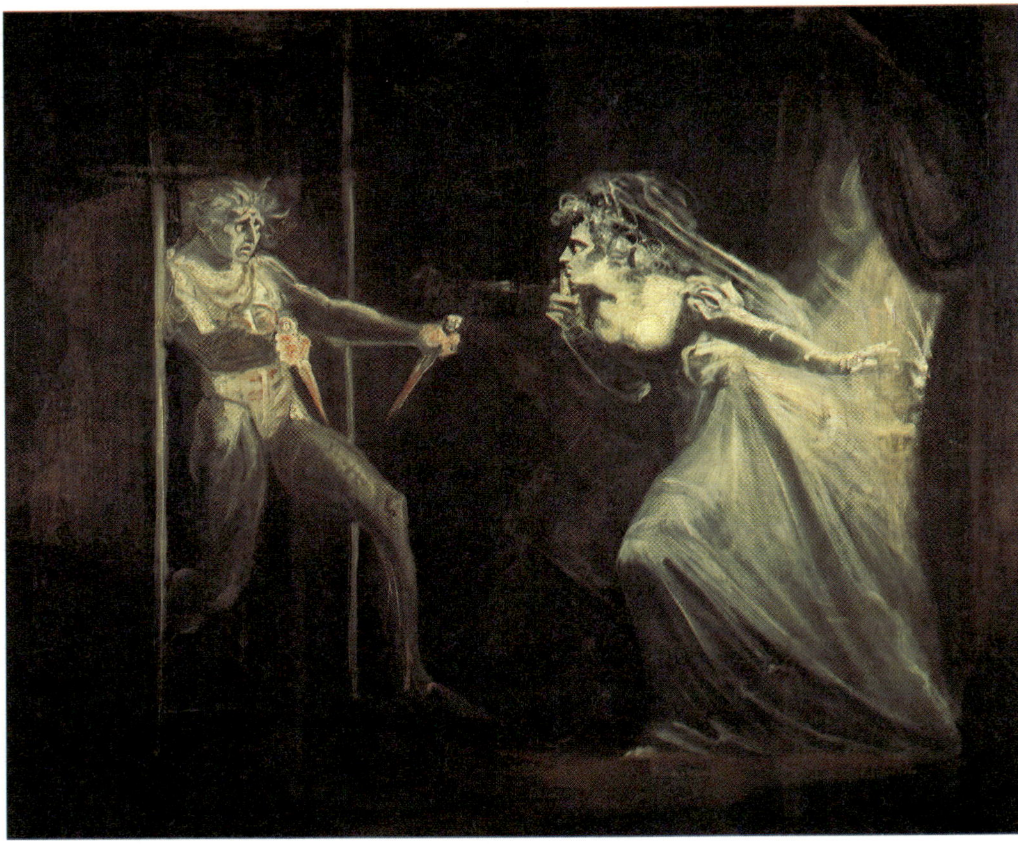

15 Johann Heinrich Füßli, *Garrick und Mrs. Pritchard als Macbeth und Lady Macbeth,* ausgestellt 1812. Öl/Lwd., 101,6 × 127 cm, London, Tate Gallery

den (Ft. 8). Die Eigenwilligkeit der tonig weiß in weiß gehaltenen Farbkomposition widersprach dermaßen den damaligen Sehgewohnheiten, daß Whistlers Kollegen und die Kritiker nicht geneigt waren, das Bild überhaupt zur Kenntnis zu nehmen. Whistler, der es zur Ausstellung der Royal Academy eingereicht hatte, erzählt: »Ich kam zur Vernissage, um zu sehen, wo sie sie hingetan hatten. Sie war nicht im ersten Raum, noch im zweiten, noch im dritten, und als ich in den letzten kam, merkte ich, daß sie ausgeschieden war. Dann ging ich nach unten und stöberte herum, bis ich sie an die Wand gelehnt fand (...) und ich wußte, daß sie prachtvoll war, und war getröstet.«[34] Gerade in der Schlichtheit des Kleides liegt seine Extravaganz. Whistlers *White Girl* ist ein zartes Geschöpf. In dem weiß in weiß gestreiften Oberteil mit den weißen Puffärmeln, dem in langen, weiten Falten fallenden und sich am Boden wie eine knospende Blüte ein wenig glockenförmig ausbreitenden Rock, die Taille von einem einfachen weißen Gürtel umschnürt, gleicht es den Jungfrauen aus den Bildern der Präraffaeliten – als zauberhafte Erscheinung soeben hinter dem weißen Vorhang hervor in die Wirklichkeit eines viktorianischen Salons getreten, scheint das Mädchen nicht faßbar, so, als könne es sich, kaum eben inkarniert, im nächsten Moment wieder in Luft auflösen. Weit stärker noch, als das bisher zu beobachten war, wirkt das pure Weiß hier als verdichteter Äther der elementaren Weiblichkeit; die Reinheit der Eva. In der Hand hält das Mädchen eine Lilie, weitere Blüten sind zu Boden gefallen. Dort wird der Blick auf den offenen Rachen am Kopf des Bärenfelles gelenkt, auf dem sie steht. Kein Panther diesmal, sondern ein Bär; das ist eine neue Variante.

Weitere Beispiele für das weiß in weiß gehaltene Damenbildnis in Whistlers Werk sind die Gemälde *Symphony in White, No. 2, The Little White Girl* von 1864[35], hier macht sich der Einschlag des Japonismus bemerkbar, *Symphony in White, No. 3* von 1865–67[36] und *Symphony in Flesh Color and Pink, Portrait of Mrs. Frances Leyland* von 1873[37].

Mithin läge es nahe, anzunehmen, daß die weiße Mode vom Anfang des Jahrhunderts, nachdem sie Reifrock und Krinoline unterlaufen hatte, gegen dessen Ende hin unbeeinträchtigt wieder zum Vorschein gekommen sei. Doch das ist allenfalls bedingt richtig. Die auf leisen Sohlen huschenden Frühlings- und Sommerfeen in Whistlers Gemälden sind anders beschaffen als die emanzipierten Frauen in den Gemälden um 1800. Nicht, daß sie nicht ebenfalls selbstsicher wären – man spürt das an der Gewandtheit ihrer Bewegungen –, aber sie treten weicher auf, und es scheint, als berührten sie den Boden kaum, ja, als seien sie gar nicht ganz da. Zurückhaltend im Gestus und mit einem Anflug träumerischer Schwermut in den Gesichtszügen, erscheinen sie auf sich selbst zurückgezogen und in sich gekehrt. Nach außen hin wie eine Melodie, bleibt ihr Wesen doch verschlossen, ein Rätsel, das nicht zuletzt auch das ihrer erotischen Ausstrahlung ist. Die beiden Frauen in Manets *Balkon*-Bild (siehe Bd. I, S. 339) mit der indifferenten Versonnenheit ihres Gesichtsausdrucks gehören ebenfalls hierher. Dahinter verbirgt sich ein halb-bewußter Narzißmus. Das schlichte Kleid wirkt, neu hervorgeholt, mit einem Mal weit aristokratischer als all die farbigen Roben mit ihren Reifröcken und den Culs

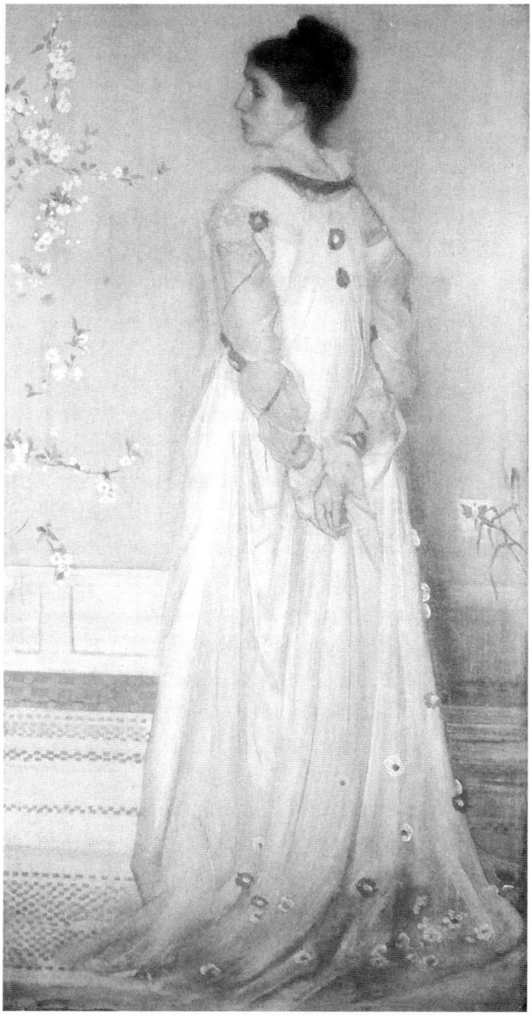

James Abbott McNeill Whistler, *Symphony in Flesh Color and Pink, Portrait of Mrs. Frances Leyland,* 1873. Öl/Lwd., 189,5 × 96 cm, New York, The Frick Collection.

de Paris. Darin kündigt sich der modische Ausdruck für das geistige Elitedenken der Moderne an. Eine neue Generation macht sich bemerkbar, die über die Jahrhundertwende hinweg ihre Kräfte voll entfalten wird.

Der Rückzug auf sich selbst, der sich physiognomisch als psychische Reserve gegenüber der Mitwelt zu erkennen gibt, zeigt sich eindrucksvoll in den Damenporträts Fernand Khnopffs aus den 1880er und 1890er Jahren, deren Heldinnen sich alle so darbieten, als hätten sie einen Ladestock verschluckt. Straff und federnd stehen sie im Bild. Innere Spannungen sind in der Haltung äußerer Ruhe diszipliniert aufgefangen. Die einfache Eleganz der Kostüme wirkt einerseits gouvernantenhaft, andererseits beinahe priesterlich. Die Indifferenz des Gesichtsausdrucks zeigt eine Beimischung von leicht unterdrückter Aggression, verletzlich und verletzend, angriffslustig und distanzhaltend zugleich. *I Lock my Door upon Myself;* der Titel von Khnopffs

Fernand Khnopff,
Porträt Madeleine Mabille, 1888.
Öl, mit Kreide weiß
gehöht/Tuch, 70,5 × 35 cm,
Privatbesitz

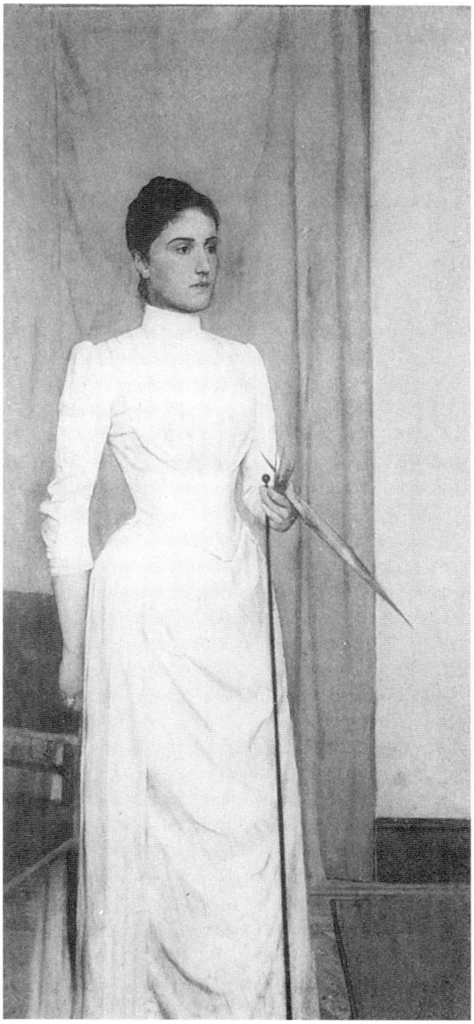

psychologischer Allegorie von 1891 könnte auf jene Damenstandbildnisse übertragen werden. Dazu gehören: *Porträt Madame Botte im Reiseplaid* von 1896[38], *Porträt Marguerite Khnopff im weißen Kostüm* von 1887[39] – zugeknöpft bis obenhin, sieht sie aus, als habe sie sich in das Kleid eingenäht – und das *Porträt Madeleine Mabille* von 1888, ebenfalls im strengen weißen Kostüm. In der Linken hält sie Malstock und Palette. Die Palette erscheint in der perspektivischen Verkürzung wie ein scharfes Messer, mit dem die Dargestellte jeden zu erdolchen droht, der ihr zu nahe kommen wollte, oder, zusammen mit dem Malstock, wie eine Sense. Damit ist sowohl gesagt, daß das der Mentalität der porträtierten Dame entsprochen haben mag, denn sonst hätte sie sich wohl geweigert, so dargestellt zu werden, als auch, daß der Maler sie sich so wünschte. Auch das ist eine Auskunft über das Verhältnis der Geschlechter zueinander.

Anmerkungen

1 François Gérard, *Madame de Staël als Corinna am Kap Miseno,* 1819, Öl/Lwd., 256 × 277 cm, Lyon, Musée des Beaux-Arts.

2 Emile Zola, Die französische Malerei in der Weltausstellung von 1878 (als Rezension erschienen in *Le Messager de l'Europe,* Juli 1878), zit. nach Emile Zola, Schriften zur Kunst. Die Salons von 1866–1896, mit einem Vorwort v. Till Neu, aus dem Französischen übertr. v. Uli Aumüller, Frankfurt/M. 1988, S. 195–224, hier S. 203f.

3 So charakterisiert Friedrich Sieburg Juliette Récamier.

4 David verwendet den Leuchter, ein Requisit aus seinem Atelier, zum ersten Mal als Versatzstück in seinem Gemälde *Der Tod des Sokrates,* 1787, Öl/Lwd., 130 × 196 cm, New York, The Metropolitan Museum of Art.

5 Francisco Goya, *Die nackte Maja,* Öl/Lwd., 97 × 190 cm; *Die bekleidete Maja,* Öl/Lwd., 95 × 190 cm, beide Madrid, Museo del Prado. Beide Gemälde sind undatiert. In der Literatur werden unterschiedliche Datierungen angegeben. Insgesamt wird die Entstehungszeit zwischen 1798 und 1805 geschätzt. Siehe dazu: Pierre Gassier / Juliet Wilson, Francisco Goya, Leben und Werk, Frankfurt/M./Berlin/Wien 1971, S. 152: »Vor allem jedoch sei erwähnt, daß die beiden berühmten *Majas* zweifellos zwischen 1800 und 1805 für Godoy gemalt wurden. Nichts weist darauf hin, daß sich die Bilder je im Besitz der Herzogin von Alba befanden – und noch weniger steht fest, daß sie darauf dargestellt ist –, aber im 1808 erstellten Verzeichnis der später beschlagnahmten Besitztümer Godoys sind sie angeführt. Übrigens war nur er mächtig genug, um so gewagte Gemälde, die ganz und gar seinem Geschmack entsprachen, in seinem Haus oder bei der Tudo aufhängen zu lassen. Baudelaire (...) wurde durch die provozierende Nacktheit und die raffinierte Sinnlichkeit sehr angesprochen und wie viele andere glaubte er, daß die Herzogin von Alba das Modell gewesen sei. ›Die Trivialität der Pose steigert den Reiz der Bilder... Ich würde sagen, die Herzogin ist eine *bizarre f(outerie)* mit boshafter Miene..., und die Brust, die die Achselhöhle verdeckt, schielt gleichzeitig nach oben und seitwärts...‹«.

6 Ebenda.

7 Jean Auguste Dominique Ingres, Studie zur *Großen Odaliske,* um 1814, Bleistift, 24,2 × 26,4 cm, Paris, Musée du Louvre.

8 Vgl. A. Spinosa, Pauline Borghèse, née Bonaparte, Paris 1986.

9 Siehe dazu die brillante Analyse der Dannecker-Skulptur von Ivan Nagel, Dannecker, die Schöne und das Tier. Zur Lage der Frau um 1800, in: Christian Beutler/Peter-Klaus Schuster/Martin Warnke (Hrsg.), Kunst um 1800 und die Folgen. Werner Hofmann zu Ehren, München 1988, S. 108–126.

10 Johann Heinrich Dannecker, *Ariadne auf dem Panther,* 1803, Tonbozzetto, Höhe 32 cm, Stuttgart, Staatsgalerie.

11 Wilhelm von Humboldt am 17.7.1816 an seine Frau nach einem Besuch in Frankfurt, in: Wilhelm und Caroline von Humboldt in ihren Briefen, Bd. 5, Berlin 1906–16, S. 288, hier zit. nach Nagel (zit. Anm. 9), S. 111.

12 Nagel (zit. Anm. 9), S. 111. Nagel bezieht sich hier auf den Artikel *Ariadne auf dem Panther* (Vom Hofbildhauer Dannecker), erschienen in: *Teutscher Merkur,* Januar 1805, S. 158.

13 Ebenda, S. 112.

14 Als Zwischenglied in diesem Zusammenhang ist auch zu erwähnen: Edouard Manet, *Liegende junge Frau im spanischen Kostüm,* 1862, Öl/Lwd., 94,5 × 113,5 cm, New Haven (Connecticut), Yale University Art Gallery.

15 François-Hubert Drouais, *Porträt einer Frau als Vestalische Jungfrau,* 1767, Öl/Lwd., 80 × 63,2 cm, New York, The Metropolitan Museum of Art. Siehe dazu: Peter Thurmann, zu Kat. Nr. 216, in: Werner Hofmann (Hrsg.), Europa 1789. Aufklärung, Verklärung, Verfall, Kat. Hamburger Kunsthalle, Köln 1989, S. 202f.: »Die besonders von Nicolas de Largillière (1656–1747) am Hof des Sonnenkönigs praktizierte Mischung aus Porträt und mythologischer Gestalt, von Jean-Marc Nattier (1685–1766) zu einer regelrechten Verkleidungs- (und Entblößungs-) Kunst erhoben, fand in Drouais ihren letzten bedeutenden Vertreter. Doch nicht mehr eine olympische Gottheit (Venus, Diana, Flora, Ceres etc.) nahm er sich für sein Bildnis zum Vorbild. Die in Szene gesetzte unbekannte Schöne mußte aber nicht dem Ideal der pflichtbewußten, wachsamen und jungfräulichen Vestalin entsprechen, um als solche dargestellt zu werden. Doch ist sowohl das Thema wie auch die verwendete Kleidung züchtiger und das Kolorit kühler als sonst üblich, die Reduzierung barocker Draperie läßt die Verkleidung kaum mehr als solche erscheinen. 1765 war der 17. Band

der ›Encyclopédie‹ erschienen, der dem Begriff ›Vestale‹ fast 13 Spalten widmete. Der Autor de Jaucourt weiß vom Begründer des Vesta-Kults, Numa Pomphilius, zu berichten, für ihn sei ›cet élément qui est stérile par sa nature‹, nämlich das Feuer, ›le symbole de la conservation de l'empire‹ gewesen, das er nur ›entre les mains de personnes extrèmement chastes [keusch]‹ habe aufbewahrt sehen wollen (...).«

16 Jacques-Louis David, *La Vestale (Die Vestalin)*, 1784/87, Öl/Lwd., 81 × 65 cm, Privatsammlung.

17 Max von Boehn, Die Mode. Eine Kulturgeschichte vom Barock bis zum Jugendstil, Bd. II, München 1987, S. 42f.: »Das weibliche Wesen war von seinem zartesten Alter an die meisten Tage und Nächte mit dem Schnürleib gepanzert, dessen Planchette aus einer Eisen- oder Bleischiene bestand, die 3/4 Ellen lang, etwa 1 Finger breit und 1/4 Zoll stark war; ein Marterinstrument, gegen dessen gesundheitsschädigende Wirkung sich Ärzte, wie der Breslauer Gottfried Ölsner, schon 1754 vergebens wandten. Gräfin Elise von Bernsdorff erzählt, daß viele Damen, die abends in Gesellschaft gingen, schon am frühen Morgen mit dem Schnüren begannen und damit von Viertelstunde zu Viertelstunde fortfuhren. Gräfin Franziska Krasinska berichtet, daß ihre Taille den Umfang einer halben Elle (30 cm?) nicht überschritt. Rousseau, Winslow, Buffon, Sömmerring und andere eiferten gegen den Schnürleib, mit dem gleichen Mangel an Erfolg; erst am Ende des Jahrhunderts gefiel es der Mode, dasselbe vorübergehend zu beseitigen.«

18 Ingres hat 1804/05 im Auftrag des Hofbeamten M. Philibert Rivière Vater, Mutter und Tochter in drei gesonderten Bildnissen gemalt. Alle drei befinden sich im Louvre.

19 Von Boehn (zit. Anm. 17), S. 48: »In England war neben der höfischen Mode immer mehr die Bürgerkleidung zum modischen Ansehen und zur allgemeinen Nachahmung gelangt. Die Engländer – sowohl Damen als auch Herren – zogen wohl durch ihre größere Naturverbundenheit und ihre Liebe zu Sport als erste eine bequeme Kleidung vor. Die Damen verzichteten auf künstliche Vergrößerungen des Rocks, so daß der Rock ringsum in losem und gefälligem Faltenwurf herabfiel. Sie verwendeten höchstens ein kleines Polster, in England pad genannt. Das Korsett, das allerdings noch getragen wurde, paßte sich den Formen des Körpers besser an und wurde nicht mehr so eng geschnürt. Die Kleider waren meist aus leichten weißen Baumwollstoffen. Die Dame entledigte sich auch der unbequemen Haarmode und ließ das Haar ungepudert in langen Locken auf den Rücken fallen. Man trug dazu einen Hut aus Filz oder Stroh mit großer runder Krempe.«

20 Jacques-Louis David, *Porträt Madame de Sorcy-Thélusson*, 1790, Öl/Lwd., 131 × 98 cm, München, Bayerische Staatsgemäldesammlungen, Neue Pinakothek.

21 Siehe dazu: Peter Krieger, Bildkommentar zu Overbecks *Porträt des Malers Franz Pforr*, in: Kat. Galerie der Romantik, Nationalgalerie Berlin, Staatliche Museen Preußischer Kulturbesitz, Berlin 1986, S. 98/99: »Ein Idealbildnis von Overbecks Malerfreund Franz Pforr und Hauptwerk der Nazarener-Kunst. Das Porträt entstand 1810 in Rom, wurde aber von Overbeck erst kurz vor seinem Tod 1865 vollendet und hing in seinem römischen Empfangszimmer.«

22 Ebenda.

23 Siehe dazu: von Boehn (zit. Anm. 17), S. 256: »Man las und hörte damals so oft, daß die Kaiserin Eugénie das Zepter der Mode führe, bis man es schließlich selber glaubte und sie für alles verantwortlich machte, was die Mode jener Jahre als Extravaganzen zutage förderte. Verfolgt man nun aufmerksam die Entwicklung der Mode jener Jahrzehnte, so wird man mit Überraschung gewahr, daß von dem erheblichen Einfluß der schönen Spanierin nichts oder nur wenig zu bemerken war – weder in bezug auf die Krinoline, noch auf das genre canaille. (...) Stilbestimmend für die Mode der 2. Hälfte des 19. Jahrhunderts wurde der in Paris tätige englische Couturier Frederick Worth. Er lancierte die Krinoline, das Prinzeßkleid ebenso wie die Turnüre. Er kleidete nicht nur Kaiserin Eugénie und Fürstin Metternich, sondern auch die berühmten Demimondänen Cora Pearl und Lilly Langtry ein.«

24 Jean Auguste Dominique Ingres, *Baronin James de Rothschild*, 1848, Öl/Lwd., 132,5 × 93,2 cm, Paris, Privatsammlung.

25 Federico de Madrazo y Kuntz, *Doña Amalie de Llano y Dotres, Condesa de Vilches*, 1853, Öl/Lwd., 126 × 89 cm, Madrid, Museo del Prado.

26 Jean Auguste Dominique Ingres, *Madame Inès Moitessier*, 1851, Öl/Lwd., 150,5 × 100 cm, Washington, D.C., National Gallery of Art, Samuel H. Kress Collection.

27 Ingres hat sich dabei von einem antiken Vorbild inspirieren lassen, der Darstellung der Naturgöttin Arcadia auf dem Wandgemälde *Herakles findet Telephos*, Neapel, Museo Nazionale.

28 Siehe dazu: von Boehn (zit. Anm. 17), S. 270: »Unter den Schönheiten dieser und anderer Feste (im zweiten Kaiserreich) standen die Bühnenschauspielerinnen obenan, sie zogen überhaupt

von der Art und Weise, wie die Mischung der neuen Gesellschaft vor sich ging, den größten Vorteil. Von der verachteten Position, die die Schauspieler und zumal die Schauspielerinnen noch am Ende des 18. Jahrhunderts eingenommen hatten, erreichten sie zu dieser Zeit eine Stellung, welche sie in der Gesellschaft nicht nur duldete, sondern sogar bevorzugte. Daß Bühnensterne in die vornehmsten Kreise heirateten, wurde etwas Alltägliches; Therese Elsler ehelichte 1850 den Prinzen Adalbert von Preußen, Sophie Löwe den Fürsten Friedrich Liechtenstein, Maria Taglioni den Prinzen Windischgrätz, Karoline Bauer den Grafen Brøel-Plater, Friederike Großmann den Grafen Prokesch-Ostmann usw.«

29 Annegret Hoberg, Bildbeschreibung zu Kat. Nr. 62 (*Nanna,* 1861, München, Bayerische Staatsgemäldesammlungen, Neue Pinakothek) in: Christoph Heilmann (Hrsg.), ›In uns selbst liegt Italien‹. Die Kunst der Deutsch-Römer, München 1987, S. 239. – Weiteres Vorbild für Feuerbachs Ideal der Dame war die italienische Renaissance. Beispiele hierfür sind seine Gemälde: *Dante und die edlen Frauen von Ravenna,* 1858, Öl/Lwd., 155 × 238 cm, Karlsruhe, Staatliche Kunsthalle, und *Der Garten des Ariost,* 1862, Öl/Lwd., 103,8 × 154 cm, München, Bayerische Staatsgemäldesammlungen, Schack-Galerie.

30 Hoberg (zit. Anm. 29), zu Kat. Nr. 63 (*Nanna,* 1861, Stuttgart, Staatsgalerie) S. 239/242.

31 Friedrich Nietzsche, Jenseits von Gut und Böse, 1886, 9. Hauptstück, Was ist vornehm?, 287, zit. nach Friedrich Nietzsche, Werke in drei Bänden, hrsg. v. Karl Schlechta, München/Wien 1977, Bd. 2, S. 750.

32 Siehe dazu: Christopher Newall, The Art of Lord Leighton, Oxford/New York 1990.

33 Siehe dazu: Russel Ash, Sir Lawrence Alma-Tadema, London 1989.

34 Das Originalzitat ist abgedruckt in: John Walker, James Abbott McNeill Whistler, New York 1977, S. 34: »Whistler sent ›The White Girl‹ to the Royal Academy. As he described it, ›I went on Varnishing Day, to see where they hat put her. She was not in the first room, nor the second, nor the third (…) and when I went downstairs and poked around until I found her leaning against the wall (…) and I knew she was beautiful and was consoled.‹ Whistler's absolute certainty about the value of his work kept him from giving in to critical and financial reverses.«

35 James Abbott McNeill Whistler, *Symphony in White, No. 2, The Little White Girl,* 1864, Öl/Lwd., 76 × 51 cm, London, Tate Gallery.

36 James Abbott McNeill Whistler, *Symphony in White, No. 3,* 1865–67, Öl/Lwd., 52 × 76,5 cm, Birmingham, The Barber Institute of Fine Arts, University of Birmingham.

37 Der Bildtitel darf nicht irreführen; die Komposition ist nichtsdestoweniger im ganzen weiß gehalten. Bei den Farbangaben handelt es sich um Anflüge.

38 Fernand Khnopff, *Porträt Madame Botte im Reiseplaid,* 1896, Öl/Lwd., 100 × 61 cm, Brüssel, Privatsammlung.

39 Fernand Khnopff, *Porträt Marguerite Khnopff im weißen Kostüm,* 1887, Öl/Lwd., auf Holz geleimt, 96 × 74,5 cm, Brüssel, Privatsammlung.

VI.2 Phryne und Olympia

Jean-Léon Gérômes *Phryne vor den Richtern,* ausgestellt im Salon von 1861, war der Presse- und Publikumserfolg der Saison.[1] Die Auffassung des Künstlers kam in jeder Hinsicht dem zeitgenössischen Geschmack entgegen, und Gérôme wurde als Meister der Moderne gefeiert. Vier Jahre später wurde Manets *Olympia* (Ft. 9) zum Eklat des Salons von 1865. Der Aufruhr, den das Bild verursachte, übertraf bei weitem noch das Getöse, das zwei Jahre zuvor Manets *Frühstück im Freien* (Ft. 5) hervorgerufen hatte. Es war der wohl größte Skandal des an Salonskandalen so reichlich gesegneten Jahrhunderts. Woran lag das? Wie kamen dermaßen entgegengesetzte Reaktionen der Öffentlichkeit zustande, die das eine der beiden Bilder feierte, das andere mit einem Entrüstungssturm überzog, wo doch beide ein und dasselbe Thema hatten, die käufliche Liebe?

Gérômes Gemälde gehört heute der Hamburger Kunsthalle, in die es durch eine private Stiftung gelangte. Jahrzehntelang war es im Depot verschwunden, bis es neuerdings wieder auf wissenschaftliches Interesse gestoßen ist. Die Kunsthistoriker behandeln es nunmehr wie die Entomologen einen Nashornkäfer; es taucht häufiger in der Fachliteratur auf.[2] Manets *Olympia* zählt heute zu den gefeierten Meisterwerken des Musée d'Orsay. Manet hatte das Gemälde bereits 1863 vollendet, mit dessen Ausstellung aber den Salon von 1865 abgewartet. Die *Olympia* reichte er gemeinsam mit der *Verspottung Christi*[3] ein, zwei Bilder, die thematisch nicht weiter auseinanderliegen könnten, so, als solle das eine das andere salvieren. Wunderbarerweise

Jean-Léon Gérôme, *Phryne vor den Richtern,* 1861. Öl/Lwd., 80 × 128 cm, Hamburger Kunsthalle

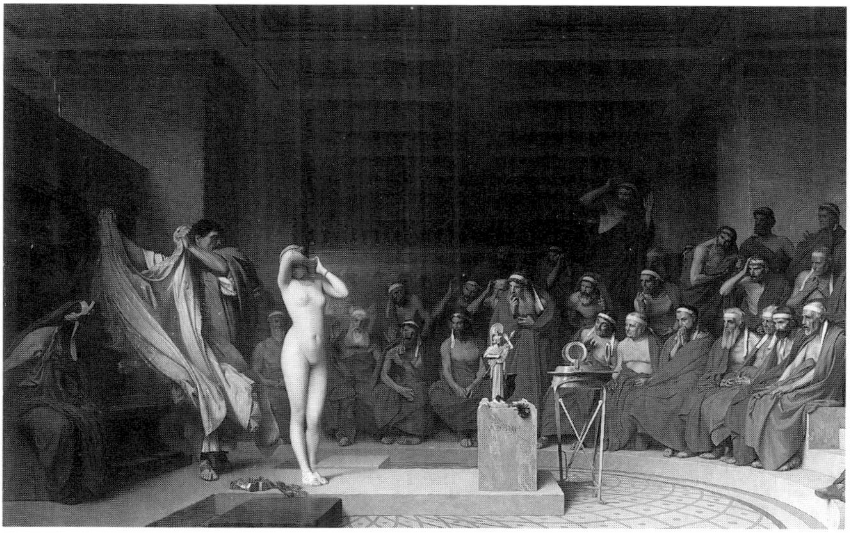

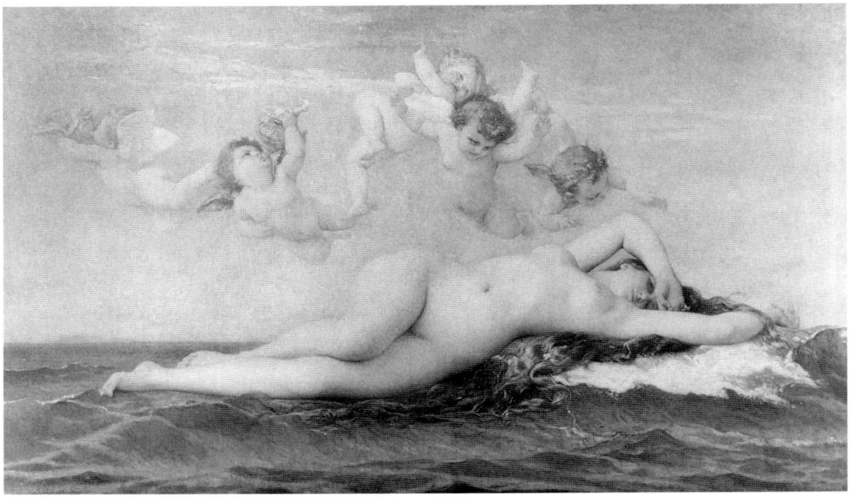

Alexandre Cabanel, *Geburt der Venus,* 1862. Öl/Lwd., 130 × 225 cm, Paris, Musée d'Orsay

passierten beide die Jury. Doch während die *Verspottung,* eine im nachklingenden Akademismus eher harmlose Komposition, kaum Beachtung fand, wurde die *Olympia* auf der Stelle zum negativ gepolten Publikumsmagneten. Der Andrang war so groß, daß sich die Ausstellungsleitung entschloß, das Bild aus dem Treppenhaus, wo es anfänglich zu besichtigen war, zu entfernen und es im letzten Raum in einer Höhe aufzuhängen, wo, wie Jules Claretie im *Figaro* schrieb, »bisher auch nicht die miesesten Schmierereien gehangen« hatten.[4] Von den 80 Rezensionen zum Salon ließen sich mehr als 60 über das Gemälde aus. Die meisten übergossen es mit Hohn und Spott. Das ist, in Anbetracht der 2243 Stücke, die im Salon zu sehen waren, ein Skandalerfolg, wie er weiß Gott nicht größer hätte sein können.[5] Der Kritiker Ravenel beschrieb den Effekt am Schluß einer Artikelserie in *L'Epoque:* »M. Manet – Olympia. Der Sündenbock des Salons, das Opfer der Pariser Lynch-Justiz. Jeder Vorüberkommende wirft einen Stein auf sie. Olympia ist ein sehr verrücktes Stück spanischen Irrsinns, das tausendmal besser als all die Platitüden und Langweilereien so vieler in der Ausstellung zu besichtigender Leinwände ist (...). Bewaffneter Aufstand im bürgerlichen Lager. Es ist ein Glas eisiges Wasser, das jeden Betrachter im Anblick der wunderschönen Kurtisane in voller Blüte mitten ins Gesicht trifft.«[6]

Manet hatte das Gemälde in wohlberechneter Reaktion auf den Salon von 1863 eingereicht. Dort waren gleich drei schaumgeborene weibliche Ganzakte zu sehen gewesen, Paul Baudrys *Die Perle und die Woge,* Eugène-Emmanuel Amaury-Duvals *Geburt der Venus* und Alexandre Cabanels *Geburt der Venus.*[7] Cabanels Venus sieht aus, als sei der Geist der Wollust in einen Sahnepudding gefahren. In träger Sinnlichkeit räkelt sie ihren üppigen weißen Leib auf sacht schäumendem Wogenkanapee. Ein Puttenreigen in der Luft darüber paraphrasiert den Verlauf ihrer Körperkonturen. Dem Betrachter drängt sie sich gewölbten Leibes mit über den Kopf erhobenen Armen, unter der über die Stirn gelegten Hand hervorblinzelnd, eine aus dem Feuchten hochgespülte, mannstolle Hure, unverschämt auf. Das Publikum war entzückt. Napoleon III. erwarb das Bild in der Ausstellung. Wieso aber wurde nicht dieses Bild als unsittlich empfunden, wieso nicht Gérômes *Phryne* als obszön, statt dessen aber Manets *Olympia?* – Zweifellos besteht, wie von den Interpreten hervorgehoben wird, der Hauptgrund für die moralästhetische Diskrepanz der Beurteilung von seiten des zeitgenössischen Publikums darin, daß die Nuditätenschau von Gérôme und Cabanel im mythischen Gewand dargeboten wurde, von Manet dagegen ohne das allegorische oder mythologische Alibi – er präsentierte einen zeitgenössischen Akt. Dem Sittenkodex des eingebürgerten Kunsturteils zufolge signalisiert die mythologisch-historisierende Einfassung des Motivs den bedingten Reflexen der Betrachtungsgewohnheit die Entsperrungszeichen »Erlaubt und moralisch erwünscht!«, die Darbietung in zeitgenössischer Fassung (soweit sich das bei einer Nackten überhaupt ausmachen läßt) hingegen »Achtung! Verboten! Augen und Finger weg!«. Doch ist damit weiter nichts als das Etikett eines komplexen Zusammenhangs vorgewiesen. Gerade am Beispiel der *Olympia* ist das ersichtlich, denn wie selten bei einem anderen Gemälde greifen hier die Vorbehalte gegen die Unsittlichkeit des Inhalts mit denen gegen die ›Schludrigkeit‹ der Malweise ineinander.

Über Gérôme hat sich Zola in *Mon Salon* ausgelassen: »Léon Gérôme arbeitet für jeden Geschmack. Er besitzt eine Prise Lustigkeit, die seine matten, trüben Gemälde ein wenig munter macht. Außerdem hat er sich, um seinen vollständigen Mangel an Phantasie zu vertuschen, auf antiken Plunder spezialisiert. Wie kein zweiter zeichnet er klassische Interieurs. Das verschafft ihm das Ansehen eines gelehrten, seriösen Mannes. Da er vielleicht begreift, daß er nie die Berufsbezeichnung Maler in Anspruch nehmen kann, versucht er, die Bezeichnung Archäologe zu verdienen. So betrachtet, wird die Malerei eine Art Kunsttischlerei. Ich stelle mir Léon Gérôme vor, wie er ein Bild herstellen will, zum Beispiel seine ›Phryne vor dem Areopag‹. Er beginnt damit, den Saal zu rekonstruieren, in dem über die Hetäre geurteilt wurde; das ist allerhand Arbeit; er muß sich bei den alten Römern Kenntnisse verschaffen und den Rat eines Architekten einholen. Ist der Saal gebaut, muß das Sujet angeordnet werden. Hier gilt es, das Publikum zu packen. Der Künstler wird den historischen Theatercoup wählen, den Augenblick, in dem der Advokat, um Phryne zu verteidigen, dieser die Kleider herunterreißt. Dieser nett dargestellte Frauenkörper wird sich mitten im Bild gut machen. Doch das genügt nicht, diese Nacktheit muß verstärkt werden, indem man der Hetäre eine schamhafte Bewegung verleiht, die Geste einer modernen kleinen Mätresse, die beim Wechseln des Hemdchens überrascht wird. Das genügt noch nicht; der Erfolg wird erst durchschlagend sein, wenn es dem Zeichner gelingt, den Gesichtern der einzelnen Richter einen Ausdruck von Bewunderung, Überraschung und Lüsternheit zu geben; diese Reihen von begehrlich entflammten alten Gesichtern werden der geschmackliche Höhepunkt sein, die Würze, die die verwöhntesten Gaumen kitzelt. Nun ist das Werk fertig angerichtet; es wird für fünfzig- oder sechzigtausend Francs verkauft werden, und die davon gemachten Reproduktionen werden Paris und die Provinz überschwemmen und dem Urheber und dem Verleger als Rente dienen. Wenn Léon Gérôme den letzten Pinselstrich auf einer Leinwand gemacht hat, sagt er sich wahrscheinlich: ›Ich habe ein Bild gemalt.‹«[8]

Zolas Kritik richtet sich gegen den Zeitgeist, denn sie ist ihm voraus. Gérômes Zurschaustellung des ersten durch Gerichtsentscheid geheiligten Striptease wurde bereits im Kapitel *Das Bild des Wissenschaftlers* des ersten Bandes gewürdigt. Die Pikanterie besteht darin, daß die Mitglieder des Areopags in das Dilemma versetzt sind, ein sittenrichterliches Urteil nach ästhetischen Kriterien fällen zu sollen (was bis heute eine Crux der Rechtsprechung ist), und daß sie sich zugunsten dessen entscheiden, was Kant »das Reizende« genannt hat. Technisch erreichte Gérôme die Wirkung seiner Malerei mit eben den Mitteln, über die Zola sich mokierte. Er malte seine Bilder ›zu‹, indem er seine Farben so zu vertreiben wußte, daß sich die wohlberechnet aufeinander abgestimmten Farbwerte in zunehmender Dichte zu einer geschlossenen Fläche zusammenzogen. Gérôme handhabte dies mit meisterlicher Routine und erzielte damit die leuchtenden Farbkontraste seines bilderbogenhaften Erzählstils, der sich der Bewunderung des zeitgenössischen Publikums erfreute. Zola charakterisierte die Methode: »Nur hat Gérôme ein seltsameres Rezept. Die Spuren seines Pinsels verschwinden. Die Besucher bewundern seine Bilder, wie sie einen Kutschenschlag bewundern würden. Wenn man die richtige Stelle aussucht, um ein Bild anzusehen, kann man sich darin betrachten wie in einem Spiegel. Es ist der Triumph des Lacks; alle Details sind minutiös gearbeitet und dann sozusagen mit Glas überzogen.«[9]

Gérôme war der Champion der malerischen Perfektion, Manet hingegen der Protagonist einer bis dahin unbekannten malerischen Offenheit. Das wurde ihm angekreidet. Vor allem erregten sich die Leute über das Vexierspiel der Nuancierung von Schwarz und Weiß. Das Gesicht der Negerin in der *Olympia,* schwarzbraun vor Schwarz, wurde als Zumutung für die Augen verstanden, und das buckelnde schwarze Kätzchen, das ganz rechts, zunächst kaum wahrnehmbar, wie ein soeben vom Maler erzeugtes Geschöpf aus dem schwarzen Grund hervortritt, diente geradezu als Blitzableiter des verbissenen Spotts.[10] Im Schwarz des Kätzchens, anzügliches Maskottchen der Dirne, fanden die zeitgenössischen Betrachter alle Unanständigkeit, die motivische wie die der Malweise, fetischhaft auf den Punkt gebracht. Gerade darin aber erweist sich das Genie Manets, wie es Zola beschrieben hat. »Auf weißen Leintüchern liegend, bildet Olympia einen großen blassen Fleck vor dem schwarzen Hintergrund. In diesem schwarzen Hintergrund versteckt sich der Kopf der Negerin, die einen Blumenstrauß bringt, und jene schwarze Katze, die das Publikum seinerzeit so erheitert hat. Auf den ersten Blick erkennt man auf dem Bild nur zwei Farbtöne (...). Details sind übrigens verschwunden. Sehen Sie sich das Gesicht des jungen Mädchens an: die Lippen sind zwei schmale rosa Linien, die Augen bestehen nur noch aus wenigen schwarzen Strichen. Nun sehen Sie sich den Blumenstrauß an, und zwar von nahem: gelbe Flecken, blaue Flecken, grüne Flecken. Alles ist vereinfacht, und wenn Sie die Realität wiederherstellen wollen, müssen Sie ein paar Schritte zurücktreten. Dann geschieht etwas Merkwürdiges: jeder Gegenstand rückt in seine Ebene, Olympias Kopf hebt sich mit eindrucksvoller Plastizität vom Hintergrund ab, der Blumenstrauß wird ein Wunder an strahlender Frische. Die Genauigkeit des Auges und die Schlichtheit des Pinselstrichs haben das Wunder bewirkt.«[11]

Zola attestiert der *Olympia* »elegante Sprödheit«.[12] Und ebendiese Sprödheit ist der Schlüssel für die zeitgenössische Ablehnung des Bildes. Manet konterkariert hier mit dialektischer Ironie das venerische Ideal der Hetäre, wie es die Zeitgenossen von der Salonkunst her gewohnt waren, indem er es seiner mythologischen Verbrämung entkleidet. Das wurde gerade von jenen Betrachtern, die sich dadurch besonders angesprochen fühlten, nicht ohne Grund als hinterhältig empfunden. Die dialektische Ironie ist mehrschichtig. Das beginnt damit, daß Manet der Dirne einen so pompösen Namen verpaßt hat, der zur Trivialität ihres Gewerbes in groteskem Mißverhältnis steht. Bekanntlich hat sich Manet mit seiner Komposition auf Tizians *Venus von Urbino* bezogen. 1856 fertigte er davon für sich eine kleine Kopie, die sich heute in Privatbesitz befindet. Nicht nur, daß er das malerische Genie des Venezianers als Vorbild zu schätzen wußte, er nahm das Gemälde als Anregung, um mittels einer Anzahl ineinander verschachtelter Zitate die Göttlichkeit der Venus im Gegenreflex der Exhibition einer modernen Großstadtprostituierten ironisch zu brechen. Die Venus von heute, sagt Manets Bild, ist die Dirne von nebenan. Die Zitate sind gezielt eingesetzt. Die beiden liegenden Akte stimmen in der Armhaltung mit der den Schoß bedeckenden linken Hand überein. Anstelle des Hündchens bei Tizian findet sich bei Manet die schwarze Katze, und anstelle der Haushälterin an der Truhe rechts im Hintergrund in Tizians Bild die schwarze Dienerin mit dem großen Blumenstrauß. Und so sahen die Mitglieder des Pariser Jockey-Clubs, Herren desselben Genres wie die, die in lockerer Zylinderparade auf Manets *Maskenball in der Oper* von 1873 mit den jungen Balletteusen herumturteln,[13] im Salon von

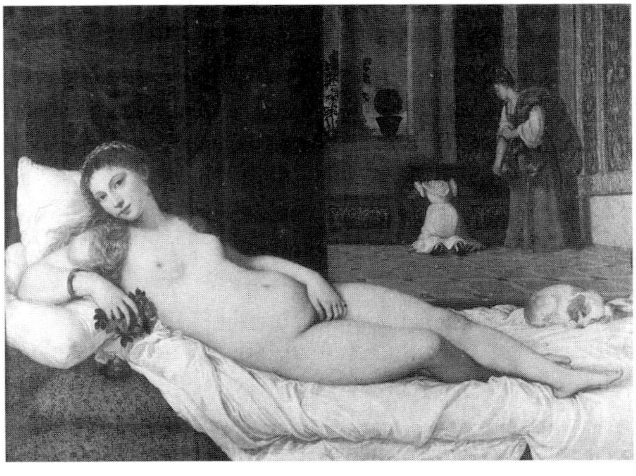

Tizian, *Venus von Urbino,* um 1538. Öl/Lwd., 119 × 165 cm, Florenz, Galleria degli Uffizi

1865 vor sich nicht mehr die gewohnte Venus, die, vor ihnen ausgebreitet, die mythologische Legitimation ihrer Eskapaden versinnbildlichte, sondern statt dessen eine kleine Dirne, die, nicht einmal besonders schön, keineswegs ohne angemessene Gegenleistung sich preiszugeben gewillt ist, sondern steif und fast ein bißchen hölzern auf dem Bett liegend, mit aufgerichtetem Haupt und leicht zusammengekniffenen Lippen dem Freier selbstbewußt, kühl und abschätzig entgegenblickt, weil sie ganz genau weiß, was sie ihm wert ist; der Preis ist geschäftliche Verhandlungssache, und fast wie zum Hohn wird dieser Wert durch den Riesenblumenstrauß herausgestrichen, den die schwarze Vertraute herbeibringt. Der Blumenstrauß ist solchermaßen das Tüpfelchen auf dem i; damit wird symbolisch die Rechnung beglichen.[14] Und dann will die ›Dame‹ auch noch Olympia genannt werden, ein Berufspseudonym, zu lächerlich, eine Frechheit! Der Freier aber, dem sie, bar aller Zuneigung, unverfroren ins Gesicht blickt, dieser Freier ist der Betrachter selbst. Kein Wunder, daß die Herren schockiert und, was sie nicht zugeben durften, insgeheim zutiefst beschämt waren. Noch Paul Valéry erregte sich: »Sie ist Skandal und Idol… Ihr Kopf ist leer: ein schwarzes Band am Hals trennt ihn vom Wesentlichen ihres Seins. (...) Die nackte und kalte Olympia, dieses Ungeheuer der banalen Liebe, von einer Negerin beglückwünscht… [ist] die Macht und öffentliche Zurschaustellung eines elenden Arkanums der verderbten Gesellschaft, sie ist das Unkeusche in Person, deren Stellung jeder Schamhaftigkeit Hohn spricht; bestialische, absoluter Nacktheit geweihte Vestalin, ist sie die Verkörperung alles dessen, was sich an primitiver Barbarei und ritueller Animalität im Gewerbe der Prostitution der großen Städte verbirgt.«[15]

Das war der Affront: nicht mehr die Schaustellung der Hingabe, sondern statt dessen des Mangels an Hingabe. Dadurch erst wird die Prostitution zum Gewerbe gestempelt. »Alles an dieser ›Olympia‹ läuft auf die Gleichgültigkeit der Schönheit zu«, bemerkt Bataille.[16] Da ist das Wort wieder, die Gleichgültigkeit, die wir als genial, intuitiv und bewußt eingesetztes Wirkungsprinzip der Malweise Manets schon wiederholt beobachten konnten; sie ist die Quintessenz seines Stils. Doch wäre es billig, sich heutzutage über den Aufruhr von damals lustig machen zu wollen. In Paris wurden die Kunstkämpfe stellvertretend für die ganze zivilisierte Welt ausgefochten. In London wäre die Ausstellung eines solchen Gemäldes undenkbar gewesen, in Deutschland wäre ein Maler gar nicht erst auf so eine Idee gekommen. Kann man es den Parisern verdenken, daß sie in Wallung gerieten, wenn im Jahre 1879 ein weltläufiger Amerikaner wie Mark Twain es fertigbrachte, sogar noch das Urbild, Tizians *Venus von Urbino* in den Uffizien, ›shocking‹ zu finden? Bei aller vorgegebenen sarkastischen Übertreibung kann er das Entsetzen des Puritaners nicht verheimlichen: »Man betritt die Galerie und kommt in die auf dieser Welt am meisten besuchte kleine Sammlung, die unter dem Namen Tribuna bekannt ist, und dort hängt an der Wand ein Bild ohne jeden verhüllenden Fetzen und ohne Blatt, der anrüchigste, gemeinste, obszönste Gemäldebesitz, an dem sich die Menschheit satt sehen kann, die Tizianische Venus. Es liegt nicht daran, daß sie nackt auf einem Bett ausgestreckt liegt, sondern an der Haltung des einen Armes und der einen Hand. Wenn ich es wagen wollte, die Stellung zu beschreiben, würde es ein hübsches Geschrei geben. Aber nichtsdestoweniger liegt die Venus so da, und wer Lust hat, kann sie anglotzen.«[17]

Tizians Venus bedeckt mit der linken Hand ihre Scham. Diese Handhaltung, über die sich Mark Twain so ausläßt, wird von Manet als Zitat aufgegriffen. Doch während die Hand der Venus von Urbino leicht, locker und wie absichtslos in ihrem Schoß ruht, hat Manets Olympia die ihre gleich einem Sperriegel darüber gedeckt, ein weiteres Zeichen des Vorbehalts und der Abwehr anstelle der Hingabe; Produktionsmittelsperre. Wenn Théophile Gautier den Hautton der Olympia als »schmutzig« empfindet, so liegt das sicherlich auch daran, daß sein Auge die minutiös durchmodellierten, alabasterweiß bis marzipanrosa abgestuften Hauttöne eines Cabanel oder Gérôme gewohnt war, selbst wenn er den Akademismus dieser Maler eigentlich nicht mochte. Aber nicht nur darin unterscheiden sich *Olympia* und *Phryne*. Während Olympia, die Schamlose, ihre Scham mit der Hand versiegelt, reißt Phryne, die Verschämte, beide Arme hoch, um in der Armbeuge des rechten ihr Gesicht zu verbergen – in der naiven Hoffnung, unsichtbar zu werden, wenn sie selber nichts sieht, und bietet gerade damit ungewollt ihre entblößte Vulva zur Schau. Oder ist das bei einer erfahrenen Hetäre nicht auch nur Koketterie?[18] Beide Male ist das bezeichnend, denn beide Maler haben es darauf angelegt.

Hier nun ist festzustellen, daß beide Maler, sowohl Manet als auch Gérôme, obwohl der eine sich auf ein Vorbild aus der Hochrenaissance bezieht, der andere eine Fabel aus der griechischen Antike in Szene setzt, jeder auf seine Weise unterderhand einem weiteren Einflußbereich modisch verpflichtet sind – dem Orientalismus. Die Orientmalerei ist von der Kunstgeschichte, die sich mit dem 19. Jahrhundert befaßt, bisher recht stiefmütterlich behandelt worden, denn obwohl der Prix de Rome das ganze Jahrhundert hindurch ausschließlich Gemälde mit Themen aus der biblischen Geschichte oder der klassischen Mythologie auszeichnete,[19] bildeten die Orientmaler jahrzehntelang, ja fast das ganze Jahrhundert hindurch, das Rückgrat des Salons. Von den ersten bis zu den letzten Jahrzehnten des Jahrhunderts bildeten sie eine machtvolle, einflußreiche und bewußtseinsprägende Bewegung, die aus einer Betrachtung, die es mit dem Jahrhundert ernst meint, nicht hinwegzudenken ist. Als 1893 die ›Société des Peintres Orientalistes‹ mit Gérôme als Ehrenpräsidenten gegründet wurde, war das schon der Abgesang. Eine Unzahl von Orientgemälden, mindestens ebenso viele wie Historienbilder, wenn nicht zeitweise noch mehr, überschwemmte Europa. Die Orientmalerei florierte in allen großen Ländern, in Großbritannien, in Italien und, wenn auch erst verhältnismäßig spät, in Deutschland. Die Aufzählung der Namen aller Orientmaler würde Seiten füllen. Das unbestrittene Zentrum aber war Frankreich, und die Hochburg der Pariser Salon.

Seit die Türken nach ihrer endgültigen Niederlage 1683 für Europa keine Gefahr mehr waren, entwickelten sich mehr und mehr diplomatische Beziehungen zu den Osmanen, und die ganz andersartige Kultur des Ostens

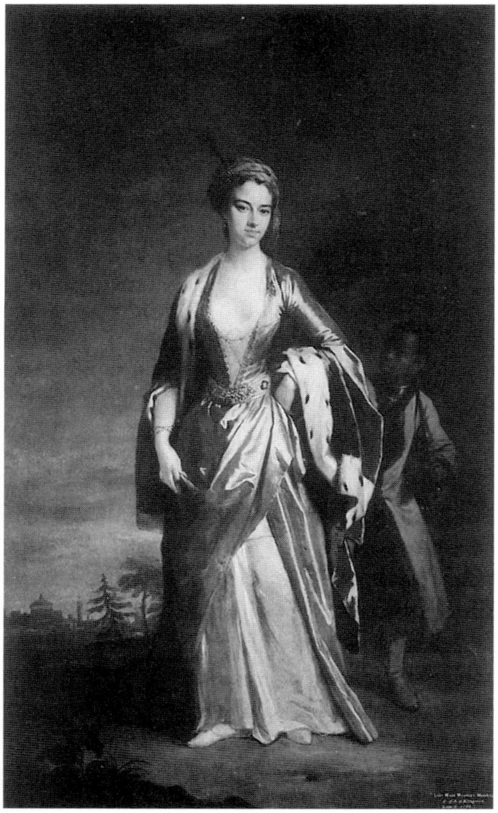

Jonathan Richardson,
Lady Mary Wortley Montagu,
1732 (?). Öl/Lwd., Stafford,
The Earl of Harrowby

wurde für den Westen Europas zum modischen Faszinosum. »Diese gegenseitigen Kontakte verstärkten sich im 18. Jahrhundert weiter, türkische Gesandtschaften kamen nach Frankreich (1721 und 1724), die ihrerseits großen unmittelbaren Einfluß auf die Vorstellungen von den Türken hatten und die eigentliche ›Türkenmode‹ erst auslösten. Mit diesem freundlichen Austausch setzte sich auch die Reisetätigkeit europäischer Künstler fort; berühmtestes Beispiel war Jean-Etienne Liotard (1702–1789), der lange in der Türkei blieb, sich türkisch kleidete und als *peintre turc* eine Berühmtheit wurde.«[20] Doch folgte die Turquerie in der bildenden Kunst damals eher der Phantasie als der eigenen Anschauung, denn: »Auch wenn im 18. Jahrhundert eine vermehrte Reisetätigkeit europäischer Künstler in die Türkei einsetzte, ist die Turquerie eine Domäne derer, die nie den Orient sahen, und ihm, der Zeit entsprechend, ein dekoratives, kein ethnographisches Interesse entgegenbrachten. So wurde der *türkische Orient* auch in den bildenden Künsten zu einer *Provinz des Rokoko* (...).«[21] Mit anderen Worten, ihrem Dekorationsdrang folgend, verleibte sich die Rokoko-Mode die Turquerie als eine feine exotische Gewürzprise ein, die nur deshalb angenehm aufregend roch, weil sie in angemessen erträglicher Verdünnung dargereicht wurde. Damen und Herren der guten Gesellschaft ließen sich in türkischer Tracht porträtieren[22]; die Marquise de Pompadour machte die Mode hoffähig, indem sie sich von Carle van Loo als Sultanin malen ließ.[23] In einem eleganten Ganzporträt von der Hand Jonathan Richardsons steht Lady Mary Wortley Montagu in großer Robe à la turque vor uns,[24] die Ehefrau des britischen Botschafters in der Türkei, eine Bahnbrecherin, die mit ihren *Turkish Embassy Letters* von 1717/18, den ersten authentischen Berichten vom Leben in den Sultanspalästen und Serails, das europäische Geistesleben von Pope über Voltaire bis zu Füßli ungemein anregte.[25] Nicht nur türkische Märsche wurden komponiert, die mit wirklicher türkischer Musik ungefähr soviel zu tun haben wie der Kubismus mit afrikanischen Kultmasken (die ausgezeichnetsten Zeugnisse der europäischen Kultur beruhen oft auf fruchtbaren Mißverständnissen), auch die Literatur bemächtigte sich des Themas. 1721 erschienen anonym in Amsterdam Montesquieus *Lettres Persanes* und 1747 die erste Fassung von Voltaires *Zadig, ou la destinée. Histoire orientale.* Die Literatur der Aufklärung zeichnete, von Kenntnissen der wahren Verhältnisse kaum getrübt, ein fiktives Orientbild, das als fernes Muster, ähnlich wie weiland Tacitus mit seiner *Germania,* der zeitgenössischen Gesellschaft ihren eigenen Sittenverfall in utopisch-legendärer Gegenspiegelung vor Augen halten wollte. William Beckforts Wüstlingsroman *Vathek* von 1786, in dem der Orient nicht mehr als Vorbild für alles Gute und Weise, wie etwa in Mozarts *Entführung aus dem Serail,* sondern für das abgrundtief Böse beschworen wird, ist bereits ein Werk der Schwarzen Romantik und nimmt mit seinem düster glühenden Prunk die Bildwelt Gustave Moreaus literarisch vorweg.

In der Entwicklung des europäischen Orientbilds folgen drei Hauptphasen aufeinander: die der Aufklärung (bis zum Ende des 18. Jahrhunderts), die der Romantik (von etwa 1780 bis 1830 mit Nachwirkungen bis in die Mitte des 19. Jahrhunderts hinein) und die des Kolonialismus (ab etwa 1830). Das Orientbild der europäischen Romantik ist von einem inneren Widerspruch getragen, der in Lord Byron seinen tragischen Protagonisten gefunden hat. Auf seinen Reisen nach Griechenland und Athen 1809/10 ließ er sich vom Zauber des Orients gefangennehmen, ließ sich von dem patriarchalischen Schurken Ali Pascha beeindrucken, mit dem er im höflichen Konversationston plauderte, kleidete sich in albanische Tracht und trug doch Hellas in seinem europäischen Herzen. Dieses innere Hin- und Hergerissensein hat sich in seinen Dichtungen unter einem Lüster opalen schimmernder Schwermut niedergeschlagen. Idol der europäischen Philhellenisten, brach er im Juli 1824 auf, um sich selbst in den griechischen Freiheitskampf gegen die Türken einzumischen.[26] Das begeisterte Eintreten der europäischen Intelligenz für die um ihre Befreiung aus der türkischen Knechtschaft kämpfenden Griechen kann, cum grano salis, auch als ein letztes Aufbäumen der klassizistischen Geisteshaltung gewertet werden, bevor sie sich auf die Mesalliance mit der Farbigkeit des Orients einließ. Eberhard Wächters *Trauernde Muse auf den Trümmern Athens* ist dafür das Epitaph. Eugène Delacroix' *Massaker von Chios,* nach der *Dante-Barke* sein zweites frühes Meisterwerk, 1824 unter dem frischen Eindruck der Ausrottung von 20000 Griechen durch die Türken entstanden, läßt – im malerischen Duktus wie im theatralischen Pathos ein Chef d'œuvre der französischen Romantik – unter der Oberfläche empörter

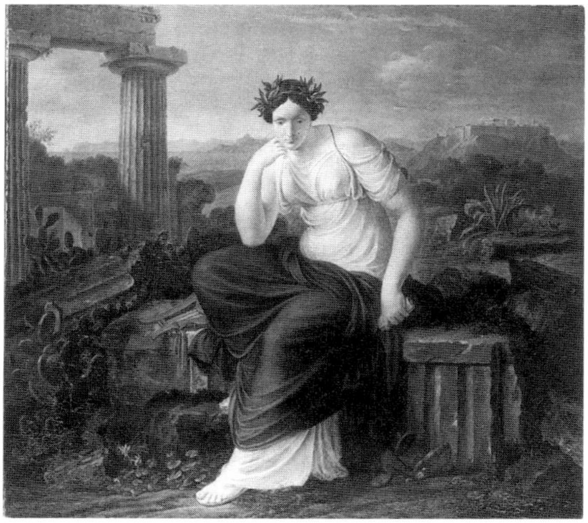

Eberhard Wächter, *Die trauernde Muse auf den Trümmern Athens,* 1830. Öl/Lwd., 73 × 83 cm, Stuttgart, Staatsgalerie

Solidarität mit den griechischen Opfern der Massenschlächterei nichtsdestoweniger die Anziehungskraft erkennen, die das Orientalische in seiner Fremdartigkeit zwischen Grausen und lüsternem Genießen auf den Künstler ausgeübt hat.

1832 nahm Delacroix, als erster französischer Maler in dieser Rolle Vorläufer von Gérôme, Théodore Chassériau, Eugène Fromentin und anderen, in offizieller Mission als Historienmaler an der außerordentlichen Gesandtschaft teil, die Louis Philippe nach der Eroberung Algeriens zum Sultan von Marokko auf den Weg gesetzt hatte. Für den Künstler wurde die Reise zum

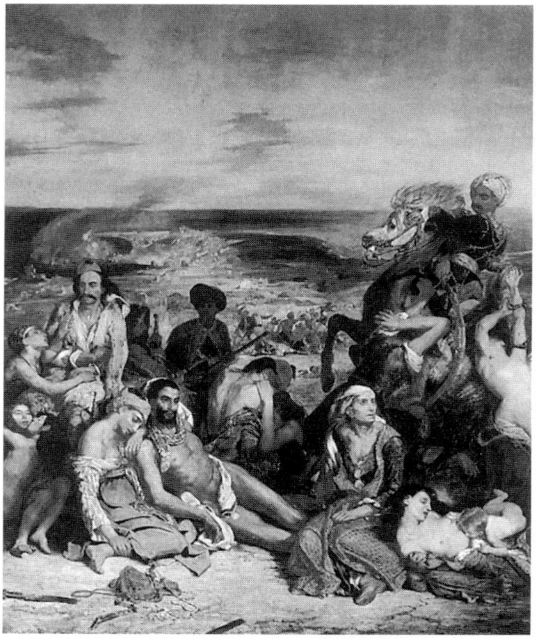

Eugène Delacroix, *Das Massaker von Chios,* 1824. Öl/Lwd., 419 × 354 cm, Paris, Musée du Louvre

bedeutendsten Ereignis seines Lebens; er wurde dadurch zum – in der von malerischer Intensität der Schilderung überhöhten Wahrhaftigkeit seiner Aussage – qualitativ unübertroffenen Vorreiter der französischen Orientmalerei.[27] Die Gesandtschaftsreise, an der Delacroix als für die künstlerische Berichterstattung zuständiger Abgeordneter teilnahm, bezeichnet in ihrem politischen Schwergewicht auf den Punkt genau den Übergang vom romantischen zum kolonialistischen Orientbild. Dies wurde nach der Eroberung Algeriens seit 1830 durch die Franzosen dominiert, sie sind von nun an bis zum Ende des Jahrhunderts die unbestrittenen Anführer in diesem Genre.[28] Zu den Matadoren gehören Charles Gleyre mit seinen schwermütig-statischen Szenen, Horace Vernet mit seinen pittoresken Schilderungen aus dem Nomadenleben, Théodore Chassériau mit seinen pathetischen Gruppenbildern, Eugène Fromentin, der Delacroix-Schüler, mit seinen von Reiterphantasien und Karawanenzügen dramatisch belebten Wüstenpanoramen, allen voran aber der Ober-Orientalist und raffinierte Geschichtenerzähler Jean-Léon Gérôme. Gemeinsam mit Eugène Fromentin nahm er auf Veranlassung Napoleons III. als offizieller Abgeordneter der französischen Künstlerschaft an der feierlichen Zeremonie zur Eröffnung des Suezkanals teil, bei der im damals neuerbauten Opernhaus von Kairo die Premiere von Verdis *Aida* pompös über die Bühne ging.

Die romantische und die kolonialistische Phase der Orientmalerei lösen einander nicht einfach ab, sie fließen ineinander. Die Orientmalerei des französischen (auch des britischen und italienischen) Kolonialismus ist intensiv von romantischen Stimmungen gefärbt, ja, der Orientalismus ist geradezu das Rückzugsgebiet für den romantischen Empfindungshaushalt des Westeuropäers; indes rücken die Schauplätze immer näher. Glich das Orientbild des 18. Jahrhunderts noch der didaktischen Legende von einer für den Normalsterblichen unerreichbaren Gegend, waren die Orientberichte und -phantasien der Romantik vorwiegend literarisch vermittelt worden, so waren die Bürger nun im kolonialistischen Zeitalter nicht nur vermittels der Zeitungsberichte derart in das Geschehen einbezogen, daß sie den Eindruck gewinnen konnten, selbst zu Hause so gut wie daran beteiligt zu sein, sondern in Verbindung damit gewann auch die Orientmalerei mehr und mehr den Anschein von Aktualität und Authentizität. Das, was früher für die Daheimgebliebenen in undenkbar weiter Ferne gelegen hatte, spielte sich jetzt mehr oder weniger vor der europäischen Haustür ab, und der Orientmalerei haftete das Air einer Expeditionsberichterstattung an. Auch die Schauplätze rückten aus dem fernen Osten immer näher auf den Westen zu. Vom weitab gelegenen Persien über die Türkei und Ägypten bis nach Algier; der Orient wurde afrikanischer. Die französische Orientmalerei ist ein sprechendes Zeugnis dafür, daß die Franzosen seit Napoleons bewußtseinsgeschichtlich so ungemein nachhaltigem Ägyptenfeldzug ihre ungestillte Sehnsucht nach der Aneignung des unter britischem Mandat stehenden Ägypten insgeheim nie aufgegeben hatten. In der Phantasie der Franzosen verschmolz das alte Ägypten mit dem gegenwärtigen zu einem begehrenswerten Gesamtbild. 1852 veröffentlichte Maxime Du Camp die von seiner gemeinsamen Reise

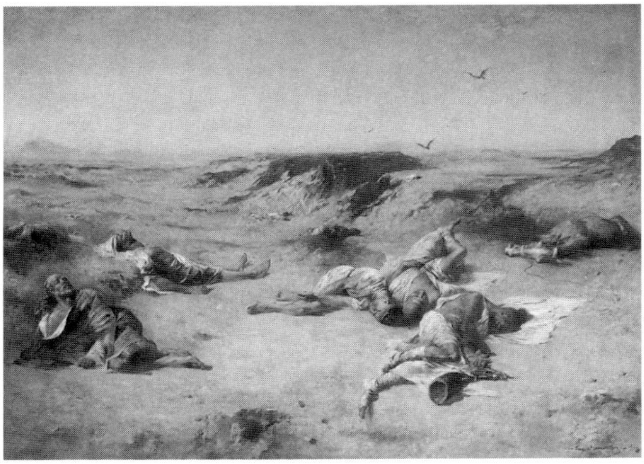

Eugène Fromentin, *Im Lande des Durstes,* 2. Fassung, 1869. Öl/Lwd., 103,5 × 144 cm, Brüssel, Musées Royaux des Beaux-Arts de Belgique

mit seinem Freund Flaubert mitgebrachten, gestochen scharfen Landschafts- und Architekturphotographien von den Tempeln des alten und den Moscheen des orientalischen Ägypten in einem zweibändigen, luxuriös ausgestatteten Album *Egypte, Nubie, Palestine et Syrie.*[29] Das war eine Sensation. Das weit Entfernte rückte zum ersten Mal auf Photographierdistanz und gewann damit ungemein an imaginärer Nähe. Das Zeitalter des Orient-Tourismus brach an. Das Orientbild verlor dadurch kein bißchen von seinem exotischen Zauber. Durch den Anschein von Lebenswirklichkeit, den die Orientgemälde mit ihren anekdotischen Szenen vorspiegelten, wurde die Faszination unterfüttert. Eugène Fromentins und Gérômes Gemälde erzählen von der Weite und der Einsamkeit der Wüste, von der Trägheit, Gefährlichkeit und der königlichen Pracht der Raubtiere, von Löwen und Tigern, von Reiterzügen, Fahnenträgern, Kamelkarawanen und Feluken, vom Nil und vom lebhaften Basar, von pittoresk gekleideten Kriegern mit unendlich langen Vorderladern, von blitzenden Krummsäbeln, silbertauschierten Pistolen und mächtigen Lanzen, von phlegmatischen Hirten und von martialisch behelmten Palastwachen, vor sich einen Haufen von Häuptern geköpfter Rebellen. Ein scharfer, animalischer Geruch geht von jenen Bildern aus, ein tierischer, aggressiver Geruch. Grausamkeit empfiehlt sich als sittlicher Inbegriff gesteigerter Männlichkeit, Grausamkeit der weiten, öden, trostlosen Wüste. Das Nonplusultra ist Fromentins Gemälde *Im Lande des Durstes* von 1869[30], Grausamkeit als Idealbild des Überlebensrigorismus, das bis in die Fremdenlegionärsmythen unserer Tage hineingewirkt hat. Den kriegerischen Physiognomien der hageren Beduinentypen steht der Zug zur Grausamkeit ins Gesicht geschrieben. Dieser Grausamkeit als Quintessenz aller Männlichkeit entspricht in der Spiegelverkehrtheit des Sittenkodexes die widerspruchslose Hingabe der Frau, ihre Unterwürfigkeit und ihre Abhängigkeit vom Mann.

Die wilden und kriegerischen Wüstenszenen sind die Folie der Orientmalerei, ihr eigentliches Motiv ist der Harem. Die Haremsschilderungen in den Salons sind Legion. In ihnen finden die europäischen Großstädter die erotische Projektion, die ihr voyeuristisches Bedürfnis entlastet, indem sie ihnen das Wunschbild vom Pascha in ein Ambiente aus Tausendundeiner Nacht zaubern, das sie, die Genießer, vor der eigenen Wirklichkeit salviert, weil es in seiner Fremdheit und Andersartigkeit von ihrer alltäglichen Umgebung weit entfernt scheint. Das Haremsbild der Orientmalerei ist ein typisches Rückzugsmotiv der europäischen Phantasie; es gehört ins Zentrum dessen, was Dolf Sternberger den »inneren Orient« genannt hat.[31] Der entfaltet sich in den von der industriellen Außenwelt mittels einer Orgie von Vorhängen sorgfältig abgeschotteten, ›orientalisch‹ eingerichteten Grotten der bürgerlichen Salons. Das Haremsbild ist ein von Männern für Männer geschaffener Entwurf. Seinen Betrachtern versucht es mittels einer ethnologischen Metapher die Suggestion zu vermitteln, Pascha sein zu dürfen. So sind die Haremsbilder, man gestatte mir diesen Anachronismus, die spezifischen Pin-ups des Zweiten Kaiserreiches und der Dritten Republik.

Auf diese Zuspitzung hin hat das Motiv einen langen Anlauf genommen. 1755 malte Carle van Loo *Die Sultanin*. Das Gemälde zeigt die klassische Konstellation des Sujets; eine hellhäutige Frau wird von einer dunkelhäutigen bedient. Die hellhäutige sitzt ruhig, entspannt mit gekreuzten Beinen auf einem niedrigen Diwan. Sie ist prachtvoll gewandet. Im Knoten des Tuches, das sie um ihr Haar gebunden hat, steckt eine Rose. In der linken Hand hält sie eine Opiumpfeife, in der ausgestreckten rechten eine Porzellantasse, in die

Carle van Loo, *Die Sultanin,* 1755. Öl/Lwd., 130 × 160 cm, Paris, Musée des Arts Décoratifs

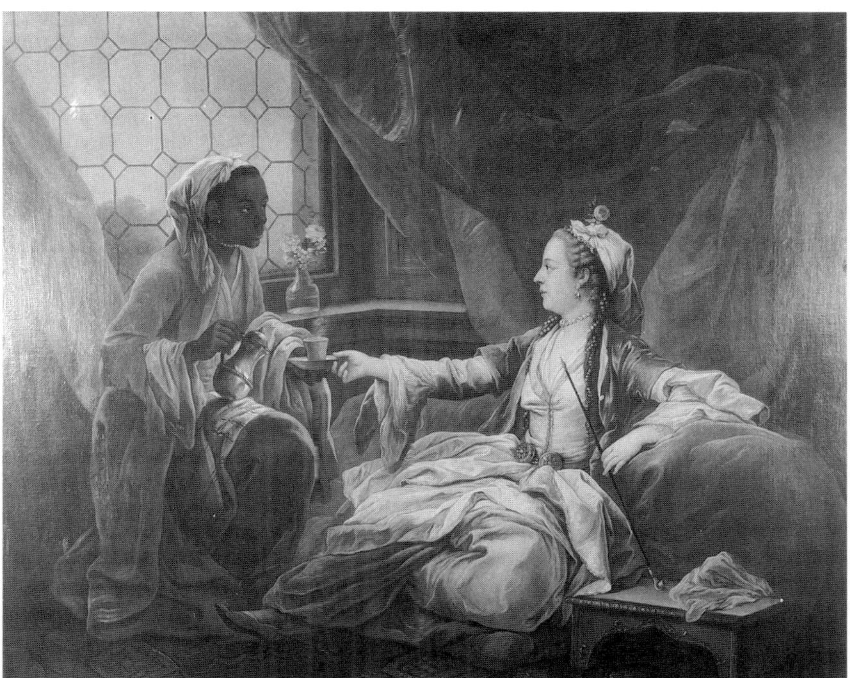

ihr die schwarze Dienerin Mokka einschenkt. Die Haltung der Dienerin ist so unterwürfig wie entgegenkommend und aufmerksam. Man spürt, daß zwischen Dienerin und Herrin ein intimes Vertrauensverhältnis besteht. Die Herrin ihrerseits ist nicht als favorisierte Haremssklavin, sondern in ihrer königlich-souveränen Repräsentation eindeutig als Herrin des Hauses gekennzeichnet. Der Vorhang, der sich im Hintergrund um ihr Haupt bauscht, betont dies, gleicht er doch den Vorhängen, die in den Herrscherbildnissen, von Rigauds *Ludwig XIV. im Krönungsornat* bis zu Winterhalters *Königin Victoria von England im Ornat des Hosenbandordens* (siehe Bd. I, S. 152 und S. 329) die Verherrlichung der Herrscherwürde symbolisieren. Die Souveränität der Frau ist bei van Loo nicht angetastet, die Sultanin ist, wie auch der Bildtitel besagt, in ihrer herrscherlichen Würde dem Sultan gleichgestellt. In seiner Auffassung huldigt das Gemälde dem verspielten Orientalismus in der Kleidermode der guten Gesellschaft jener Zeit.

Das klassische Vorbild, das Ideal der Frau im orientalischen Kostüm, ist Kleopatra. Für die Harems-Szenen in der Malerei des 19. Jahrhunderts liefert dieses Motiv das königliche Vorspiel. In der europäischen Malerei ist es nicht neu. Um 1660 hat Guido Cagnacci den *Tod der Kleopatra* gemalt, der die ägyptische Königin in Gestalt eines ganz unägyptisch aussehenden, weißhäutigen jungen Mädchens zeigt, das – mit nacktem Oberkörper gleich einer Patientin, der vom Arzt versehentlich ein vergifteter Schröpfkopf aufgesetzt worden ist –, das gekrönte Haupt schon zur Seite gesunken, mit elegisch brechendem Auge dahinscheidet, in einem Thronsessel plaziert, umgeben von sechs klagenden Dienerinnen.[32] Der Klassizismus nähert sich dem Motiv mit zuchtvollem Pathos. Anton Raphael Mengs' Gemälde *Augustus und Kleo-*

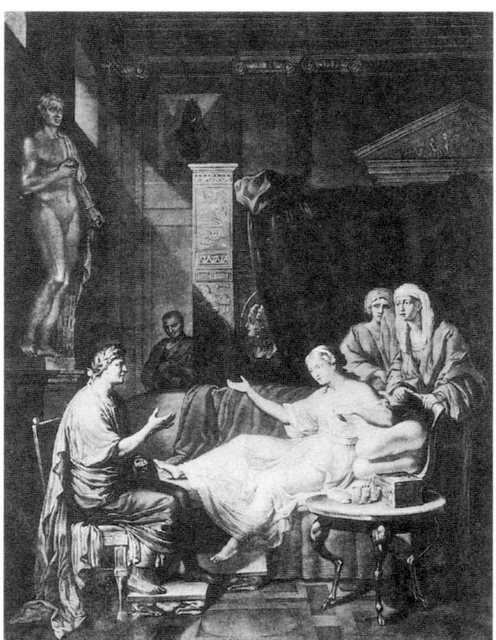

Stich nach Anton Raphael Mengs, *Augustus und Kleopatra,* um 1769. Original: Öl/Lwd., 135 × 98 cm, León, Privatsammlung

Johann Heinrich Tischbein d. Ä., *Augustus mit der sterbenden Kleopatra,* 1769. Öl/Lwd., 34,7 × 44,5 cm, Kassel, Staatliche Museen, Gemäldegalerie Alte Meister

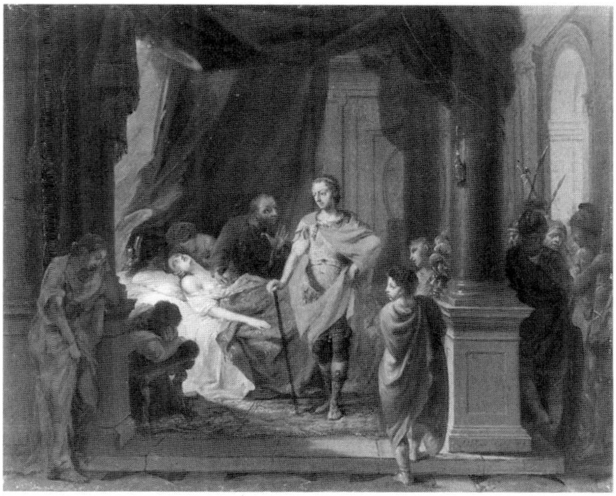

patra gleicht eher einer gelehrten Disputation im antiken Gewand, und in Johann Heinrich Tischbeins d. Ä. Gemälden *Antonius, tödlich verwundet, mit Kleopatra*[33] und *Augustus mit der sterbenden Kleopatra,* beide 1769 entstanden, vollzieht sich das jeweilige Drama bei allem Pathos unter Wahrung der gebotenen Anstandsregeln. Man hört förmlich, wie die Dahinscheidenden im Bewußtsein, daß das gebildete Publikum ihnen lauscht, wie auf der Lauchstädter Bühne ihre letzten Worte in Hexametern oder Jamben aushauchen. Schon um 1750 hat Sir Joshua Reynolds die Kurtisane Kitty Fisher als Kleopatra beim Auflösen der Perle porträtiert.[34] Damit ist zum ersten Mal ein Anflug von Demimonde in die Gestaltung des Motivs eingezogen. Gegen Ende des Jahrhunderts, 1796/97, lieferte Jean-Baptiste Regnault mit seinem *Tod der Kleopatra* eine romantische Fassung. Das Gemälde, das kompositorisch auf Davids *Tod des Marat* (siehe Bd. I, Ft. 3) anspielt, weicht in seinem Pathos deutlich von der akademischen Verhaltenheit des Klassizismus ab. Einen un-

Jean-Baptiste Regnault, *Der Tod der Kleopatra,* 1796/97. Öl/Lwd., 64 × 80 cm, Düsseldorf, Kunstmuseum Düsseldorf im Ehrenhof

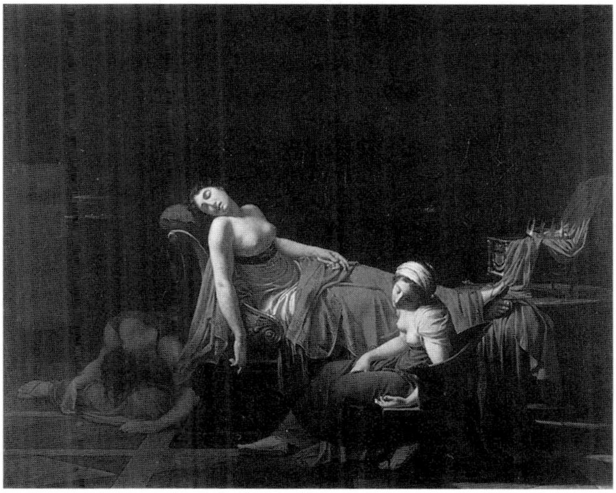

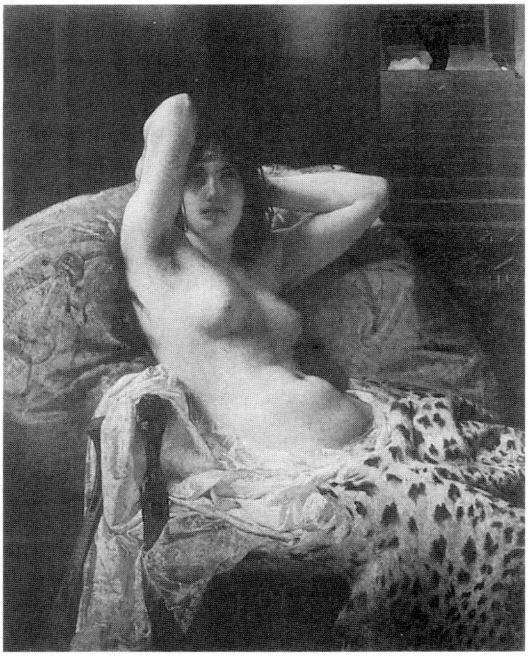

Mosè Biancchi,
Kleopatra, 1864/65.
Öl/Lwd., 137 × 112 cm,
Mailand, Civica Galleria
d'Arte Moderna di Milano

verhohlenen erotischen Appeal, der in seiner aufdringlichen Eindeutigkeit den Voyeur direkt anspricht, erhält das Motiv aber erst seit der Mitte des 19. Jahrhunderts, so in Mosè Biancchis *Kleopatra* von 1864/65 und in Hans Makarts *Tod der Kleopatra* von 1875/76[35], das von beiden Bildern zweifellos das weniger kitschige ist. Makarts emphatisch-theatralischer Wurf verbindet große Erotik mit großer Tragödie. Die Inspiration dazu ist auch ihm durch das Rollenspiel einer Schauspielerin gekommen. Das ist bezeichnend. Kleopatra, auf üppigem Pfühl lagernd, hat die Viper an ihren sehenswerten Busen gedrückt und inszeniert so vor unser aller Augen ihren letzten großen Auftritt. Der wehende Flammenschein eines Ölkandelabers hebt das weiße Fleisch der malerisch Hingestreckten effektvoll aus dem Dunkel der Umgebung, dem auch die Körper der beiden Dienerinnen angehören, der klagenden rechts und der im Tode bereits vorangegangenen links mit den tätowierten Armen und Brüsten. Finsternis gegen Licht, Dunkelhäutigkeit gegen Hellhäutigkeit; das alles ist mit hohem Raffinement wie ein morbides Diner arrangiert und kulinarisch serviert. Gegenüber den früheren Darstellungen hat sich der Habitus der Kleopatra sowohl bei Biancchi wie auch bei Makart drastisch geändert. Die Frauen sind, mit Verlaub gesagt, fetter geworden, wobei die schimmernde Weißhäutigkeit und die wogende Fleischesfülle miteinander harmonieren; sie vereinen sich zum Gesamteindruck von im Luxusgefängnis des Palastes dem direkten Sonnenlicht sorgsam entzogenen und mit raffiniertem Bedacht gemästeten Weibern. Dem wogenden Perlmuttschimmer in Ebbe und Flut des Atemrhythmus eignet eher etwas Mondlichthaftes. Das ist der Salammbô-Typ, wie ihn Gustave Flaubert in seiner Romanze vor unsere Phantasie hingetuscht hat.

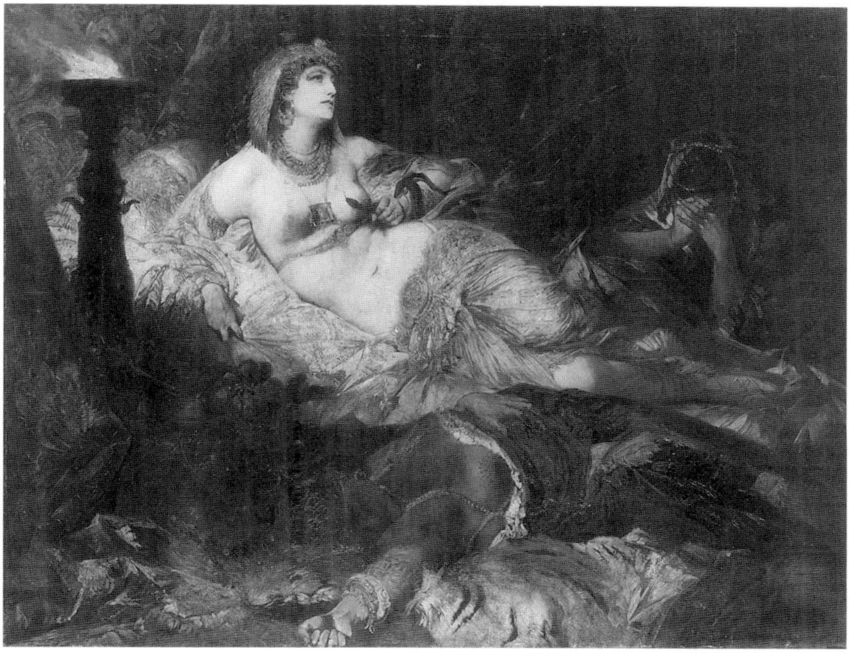

Hans Makart, *Der Tod der Kleopatra*, 1875/76. Öl/Lwd., 191 × 255 cm, Kassel, Staatliche Museen

Das Wogen des lang hingestreckten Leibes intoniert ein bestimmtes Profil, das in jenen Bildern durch das Jahrhundert schwappt, in denen, von der Nymphe über die ägyptische Königin bis hin zu den Favoritinnen der Serails, das Traumbild vom Weibe vorgeführt wird; es ist das der Gebirgszug des lagernden Weibes, der im An- und Abschwellen seiner Verlaufskurve von den Füßen über die Schenkel zur Mitte in den Hüften schließlich in den Brüsten seine Gipfelhöhen vorweist. In der Mitte des aus den Gewändern – bei Makart sind es kostbare Seidenstoffe, bei Biancchi ist es ein Leopardenfell – sich hervorwölbenden nackten Bauches prangt als erregender kleiner Trichter, erotischer Reizpunkt orientalischer Sinnlichkeit und trigonometrischer Punkt des Bauchtanzes, in der Mulde seidiger Hautglätte der Nabel. Es ist offensichtlich, woher die Maler diesen fülligen Frauentyp geholt haben, der so auffallend von den Kleopatra-Darstellungen der vorausgegangenen Epochen abweicht. Er gehorcht der Mode des Orientalismus, die von nun an das erotische Wunschbild vom Aussehen der Frau prägt. Die Kleopatra in Makarts Gemälde ist eine camouflierte Haremsdame, die in Biancchis Bild macht erst gar keinen Hehl daraus.

1835 begab sich Hermann Fürst von Pückler-Muskau auf eine ausgedehnte Griechenland- und Orientreise, die ihn unter anderem nach Algier und Tunis, nach Patras, zum Styx, nach Athen und anderen griechischen Orten, nach Alexandria, Kairo, Gizeh und nilaufwärts bis Khartum brachte. So wie seinerzeit Lord Byron mit Ali Pascha geplaudert hatte, so ließ sich

Pückler in Kairo von Mehmed Ali empfangen, der als orientalischer Despot seinem Vorgänger kaum nachstand, was dem Besucher von seiten europäischer Diplomatenkreise auch heftige Schelte einbrachte. Überhaupt gleicht Pücklers Orient-Unternehmen zwei Jahrzehnte nach Byrons Reise einer liebenswürdig-feuilletonistischen Karikatur von *Childe Harold's pilgrimage.* Darin zeigt sich der Unterschied zwischen der Ernsthaftigkeit der Frühromantik und der gemütlichen Verspieltheit der bereits biedermeierlich angehauchten Spätromantik. Aus Ägypten brachte Pückler die legendäre Machbuba mit, eine junge Orientalin, die er auf einem äthiopischen Sklavenmarkt erstanden hatte, und die, ein fremdes Pflänzchen, in dem rauhen deutschen Klima kläglich einging. Rousseausche Erziehungsideen mischten sich in aller Arglosigkeit mit halb väterlichen Paschagelüsten. Auch Pückler liebte es, sich orientalisch zu verkleiden. – Haremsdamen als Importware, das ist so ein Einfall.[36] Carl Blechen belebte damit in effigie unauffällig das Innere des Palmenhauses auf der Pfaueninsel, das er 1832/34 im Auftrag Friedrich Wilhelms III. von Preußen ausmalte. Die Kamarilla des Königs zeigte sich allerdings von dieser Staffage eher peinlich berührt.[37] Wohl das einzige Gemälde, das in der festlichen Bescheidenheit seiner bildnerischen Auffassung der Materie, nur durch die Souveränität der Malerei überhöht, wirklich gerecht wird, ist Eugène Delacroix' 1834 gemaltes *Die Frauen von Algier in ihrem Gemach.*[38]

Eugène Delacroix, *Die Frauen von Algier in ihrem Gemach,* 1834. Öl/Lwd., 180 × 229 cm, Paris, Musée du Louvre

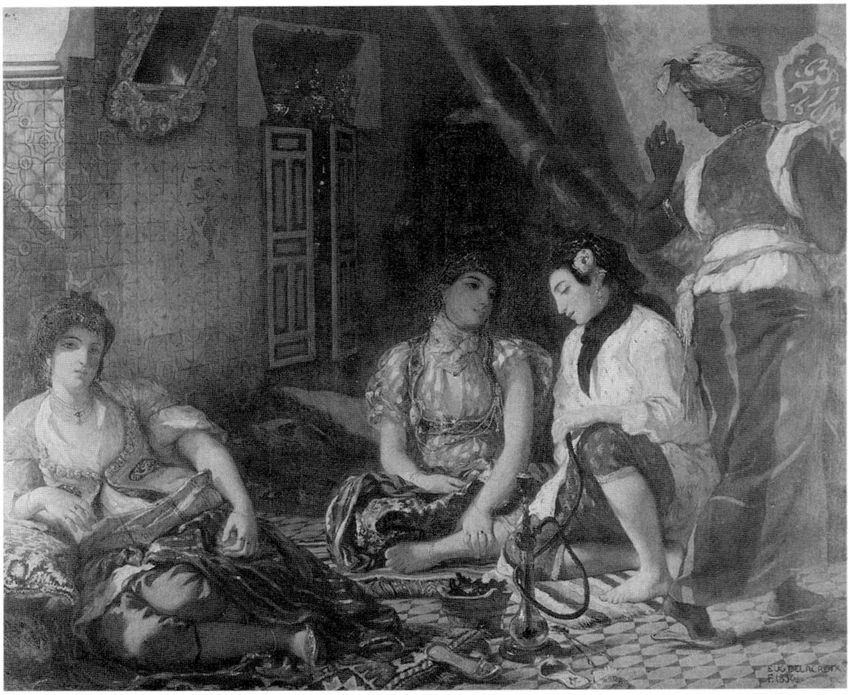

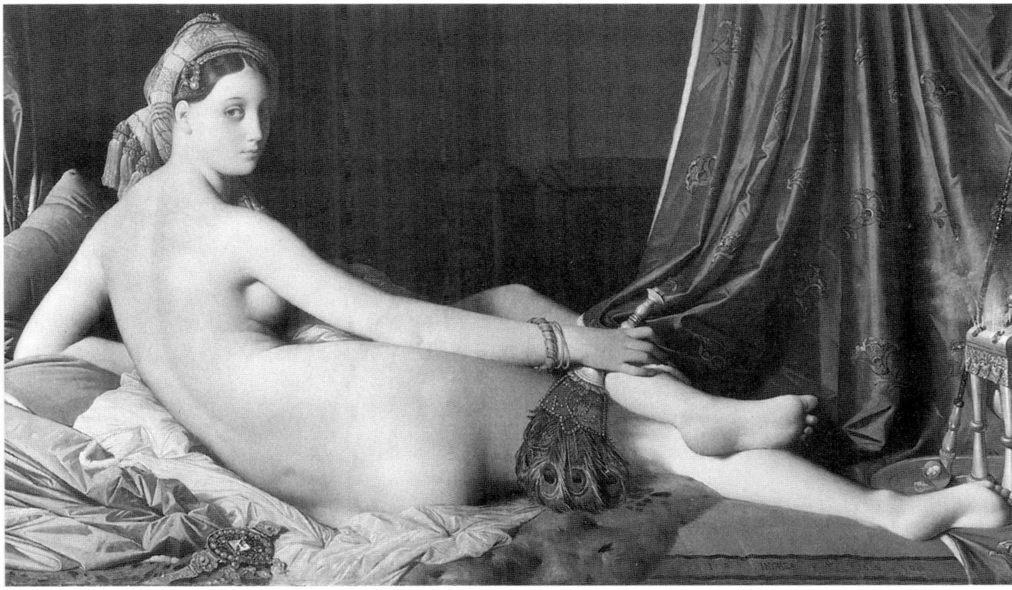

Jean Auguste Dominique Ingres, *Große Odaliske,* 1814. Öl/Lwd., 91 × 162 cm, Paris, Musée du Louvre

Bereits 1814 hatte Ingres seine *Große Odaliske* gemalt. Sie veranschaulicht als frühes Zeugnis den Gegenpol dazu, das europäische Wunschbild im Verlangen nach dem ›inneren Orient‹. Lang hingestreckt kehrt die Odaliske dem Betrachter den Rücken und zeigt ihm die kalte Schulter. Den Kopf über den Rücken gewendet, schaut sie mit einem abschätzigen Blick aus dem Bild. Das ist weniger eine Aufforderung als eine Abfuhr. Der Körper legt sich dem Betrachter als Hürde quer in den Weg. Blau, Goldgelb und Weiß, die Vermeerschen Farben der Stoffe, fassen das Inkarnat in ein kühles Passepartout. Kühle und Wärme in einem, die erotische Zweipoligkeit ist charakteristisch für Ingres' Gemälde. Der Firnisüberzug der meisterlich vom Pinsel geglätteten Oberfläche (Ingres ist darin das unerreichte Vorbild Gérômes) versiegelt das Bild überdies unter einer gläsernen Außenhaut, als präsentiere sich dies Objekt der Augenbegierde unerreichbar hinter der geschlossenen Scheibe eines Schaufensters – Lockware. Das Objekt der Begierde ist die Odaliske, die hellhäutige Haremsdame – nicht irgendeine Haremsdame, sondern sie, die Favoritin des Sultans, beflügelt die erotische Phantasie des Westens.[39] Die Odaliske ist das Inbild der weißen Europäerin, die irgendwie, freiwillig oder unfreiwillig, wohl meist das letztere, in die Fänge des Sultans geraten ist und nun, seiner Macht und Obhut unterworfen, als sein Juwel in der luxuriösen Abgeschiedenheit des Harems sowohl verwöhnt als auch gefangengehalten wird. Damit ist unter dem Vorwand orientalischer Sittenschilderung dem Publikum dargeboten, wie es die Männer zu Hause selbst gern hätten. Auch der kühl blitzende Blick von Ingres früher Odaliske erscheint unter dieser

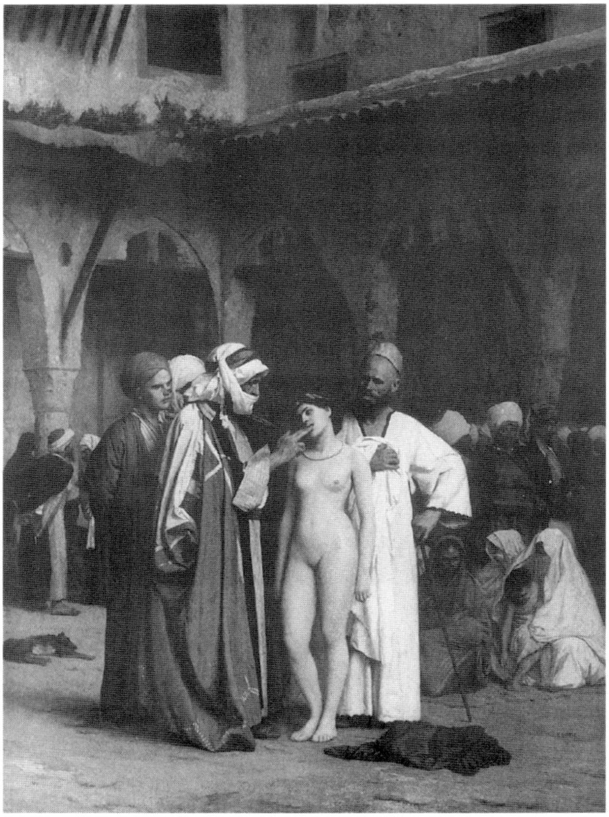

Jean-Léon Gérôme, *Sklavenmarkt,* 1866. Öl/Lwd., 84,8 × 63,5 cm. Williamstown (Massachusetts), Sterling and Francine Clarc Art Institute

Voraussetzung als nichts anderes als die Aufforderung zu der Widerspenstigen Zähmung.

Nun ist es am Platze, darauf hinzuweisen, wieso Gérômes Gemälde *Phryne vor den Richtern* in altgriechischer Kulisse einen orientalischen Einschlag vermittelt. 1857, einige Zeit vor der *Phryne,* entstand Gérômes *Sklavenmarkt,* ein Motiv, das der Künstler 1866 in einer weiteren Fassung variierte.[40] Die dort dargestellte junge Frau ist vom gleichen Typ und von gleicher Statur wie die *Phryne,* lediglich das mehr gelblich getönte Inkarnat kennzeichnet sie als Orientalin. Der Händler, der sie als Sklavin feilbietet, hat ihr – nicht emphatisch wie der Anwalt der Phryne, sondern händlerisch-sachlich – das weiße Hülltuch abgenommen. Nackt steht sie vor dem Kaufinteressenten. Der steckt ihr, wie beim Pferdehandel dem Gaul, zwei Finger zwischen die Zähne, um die Vitalität ihres Zubisses zu testen. Die der Szene innewohnende unterschwellige Aggressivität tritt in der zweiten Fassung des Bildes noch deutlicher hervor als in der ersten. Der dem – im Gegensatz zu ihr bis über die Ohren verhüllt auftretenden – Käufer, womöglich ihrem baldigen Gebieter, ausgelieferten nackten Schönen ist anzusehen, wie sie dem Drang, dem hochmütigen Scheich die Fingerspitzen abzubeißen, nur mühsam widerstehen kann. Doch es bleibt ihr nichts anderes übrig, als sich zu beherrschen; auch dies der Widerspenstigen Zähmung, ein Grundmotiv im erotischen

Delikatessenladen des Orientalismus. Beide, Phryne wie die orientalische Sklavin, werden, jede auf ihre Weise, den Männern vorgeführt und angeboten. Beide weisen eine körperliche Übereinstimmung auf, die in diesem Zusammenhang besonderer Erwähnung wert ist, die Nacktheit der Vulva. Zwar ist das in der europäischen Malerei nichts Neues, bei Gérôme wird sie aber betont hervorgekehrt, im Fall der Phryne noch verstärkt durch die kontrapostische Geste der schamvoll zum Gesicht erhobenen Arme. Gérôme war dem Pygmalion-Komplex verfallen. Das ging so weit, daß er sich im Alter selbst als bildhauernder Pygmalion ins Bild gesetzt hat.[41] Auch in seiner Malerei legte er es darauf an, seinen Modellen statuarisches Leben einzuhauchen. So sieht eben auch die Phryne wie eine weißrosa bemalte Gipsfigur aus, und es wäre anzunehmen, daß der Künstler damit auf seine Weise der klassizistischen Tradition gefolgt sei – indem er gegen Winckelmanns Reinheitsgebot verstieß und den in die Malerei übertragenen Gips dergestalt einfärbte.[42] So ließe sich unterstellen, daß Gérôme damit in aller Unschuld einer langen europäischen Überlieferung folge, die aus der Präferenz des Statuarischen begründet sei, doch sticht die Penetranz ins Auge, mit der er sich diesem Detail widmet.[43] Die unbehaarte Scham ist Haremssitte; die Enthaarung der Schamteile war für die Haremsfrauen obligatorisch.[44] Wie insbesondere Gérômes Gemälde belegen, aber nicht nur seine, wird das damit verbundene erotische Wunschbild subversiv, mittels des Orientalismus, in die europäische Vorstellungswelt transplantiert. Was aber vermittelt dieser in effigie vorgetragene Enthaarungsfetischismus à l'orientale? Der Körper der Frau, der sich so völlig unbehaart dem Anblick bietet, wird, nicht allein unter Beibehaltung, sondern meist unter ausdrücklicher Betonung aller sonstigen spezifisch weiblichen Geschlechtsmerkmale, seinem Aussehen nach in die vorpubertäre Zeit zurückmanipuliert, er wird infantilisiert und ist folglich das Erkennungszeichen für die Entmündigung der Frau. Damit wird sie, die Frau, ihrer erotischen Selbstbestimmung beraubt. Die Schamenthaarung ist das Signum ihrer Unterwerfung. Die erotische Anziehung bleibt für den Mann erhalten, doch zeigt sie sich symbolisch des Schreckens beraubt, die Erotik der Frau könne sich verselbständigen und sich der Verfügung durch den Mann entziehen. Damit ist das erotische Wunschbild des Orientalismus auf seine visuelle Pointe gebracht.

25 Jahre nach der *Großen Odaliske* vollendete Ingres seine *Odaliske mit Sklavin*. Gegenüber der konzisen Klarheit des Gemäldes von 1814 hat das 1840 entstandene Gemälde an jener Strenge verloren, die gerade den kühlen Charme des ersten ausmacht. An die Stelle der Strenge ist jetzt Üppigkeit getreten. In einem reich und kostbar ausgestatteten Interieur liegt im Vordergrund, dicht vor unseren Augen, lässig und träge ausgestreckt die Odaliske; sie bietet mit der Kurvatur ihres Körpers ebenjenes schwellende Gebirgsprofil der Weiblichkeit zur Besichtigung dar, wie es schon bei Makarts *Kleopatra* auffiel. Alles ist hingegossen, als könne es, aus der Erstarrung aufgetaut, im nächsten Augenblick wie eine aus der Kälte geholte Süßspeise zerschmelzen und davonfließen – das zur Seite wallende blonde Haar ebenso wie das anscheinend knochenlose rosableiche Fleisch, das sich aus der dünnen weißen

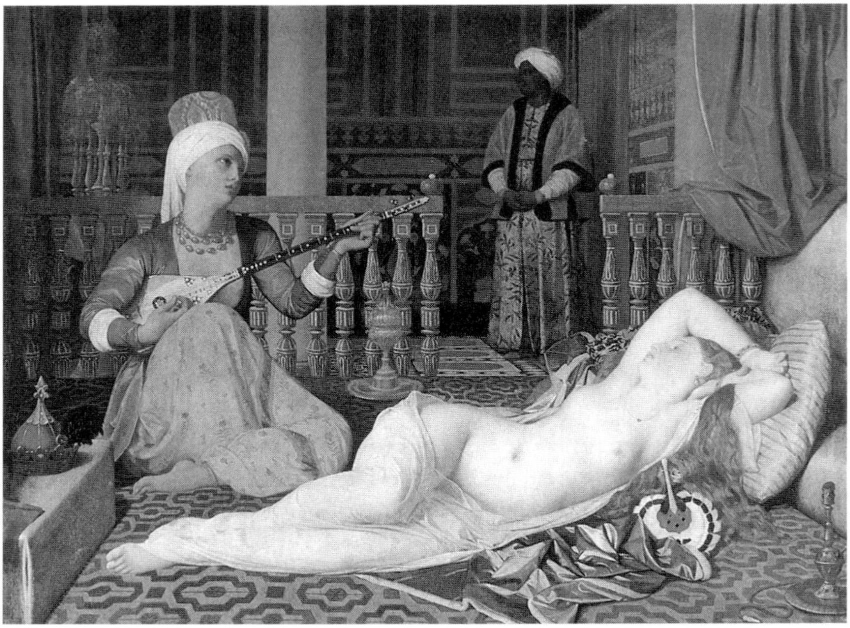

Jean Auguste Dominique Ingres, *Odaliske mit Sklavin,* 1840. Öl/Holz, 72 × 100 cm, Cambridge (Massachusetts), Fogg Art Museum, Grenville L. Winthorp Bequest

Decke um die Schenkel wie aus einer aufgeplatzten Fruchthaut herausschält. Die Odaliske ist in ihrer Dominanz das einzige Nackte im Raum. Wände und Boden sind über und über mit Teppichen und Gobelins geschmückt. Die Umgebung ist erotisch schalldicht. Links kauert mit überkreuzten Beinen eine schöne Sklavin zu Füßen ihrer Herrin und spielt auf einer langhalsigen orientalischen Laute. Rechts hinter der Öffnung der gedrechselten Holzbarriere, die das Zimmer teilt, steht mit resigniert vor dem Gemächt gefalteten Händen im langfallenden Kaftan ein dunkelhäutiger Eunuch. Das ist die Standardbesetzung – Sahne, Milchkaffee und Schokolade. Der Eunuch ist eine Bombe ohne Zünder, ein Blindgänger. Der Genuß des Betrachters steigert sich beim Anblick des entschärften Rivalen, der ihm nunmehr zu Diensten ist. 1840, das Entstehungsjahr des Bildes, ist ungefähr der Zeitpunkt, der die explosivartige Verbreitung des Motivs markiert. Von nun an brachte die europäische Malerei Heerscharen von Haremsbildern hervor, die, bis auf die rühmliche Ausnahme der Werke von John Frederick Lewis, so gut wie alle stracks in die Gefilde des Kitschs abwandern.[45] Vor solchem Hintergrund hebt sich die Provokation, die sich Manet leistete, um so deutlicher ab. Seine *Olympia* (Ft. 9) ist, gerade auch verglichen mit Ingres' *Odaliske* von 1840, in der überlegenen Gebärde ihres scheinbar lässigen Vortrags die unangreifbare und gegen alle Verunglimpfungen immune Persiflage auf das Wunschbild der Odaliske mit allen hier geschilderten Hintergründen. Verständlich, daß die davon in ihrem Inneren Getroffenen das als Heimtücke empfanden.

1863, im gleichen Jahr, in dem Manet seine *Olympia* schuf, vollendete der 82jährige Ingres sein berühmtes Alterswerk *Das türkische Bad*. Die beiden unbeeinflußt voneinander entstandenen Gemälde – es ist wohl mit ziemlicher Sicherheit davon auszugehen, daß keiner ihrer jeweiligen Schöpfer davon Kenntnis hatte, was der andere gerade auf der Staffelei stehen hatte – offenbaren, nebeneinander betrachtet, das ganze Ausmaß des motivischen Spannungsgefälles. Merkwürdig, daß alternde Orientalisten dazu neigen, die Szene dort, wo sie früher mit nur einer oder einigen wenigen Gestalten ausgekommen sind, mit immer dichteren Ansammlungen von nackten Frauen zu bevölkern. Mit Gérômes späten Badehaus-Bildern verhält es sich genauso, wobei er außerdem den Kontrast zwischen weißer und schwarzer Haut effektheischend auszureizen suchte.[26] Anscheinend gingen beide Künstler, das mag mit ihrer nachlassenden Virilität zu tun haben, von der Vorstellung aus, das Quantum steigere die Qualität des erotischen Reizes. Das Gegenteil ist der Fall. Ingres' *Türkisches Bad* ist ein Tondo. Schon indem der Künstler dem Rahmen die Ecken nimmt, unterstützt er die Tendenz zum Fließenden,

Jean Auguste Dominique Ingres, *Das türkische Bad,* 1863. Öl/Lwd., Durchmesser 108 cm, Paris, Musée d'Orsay

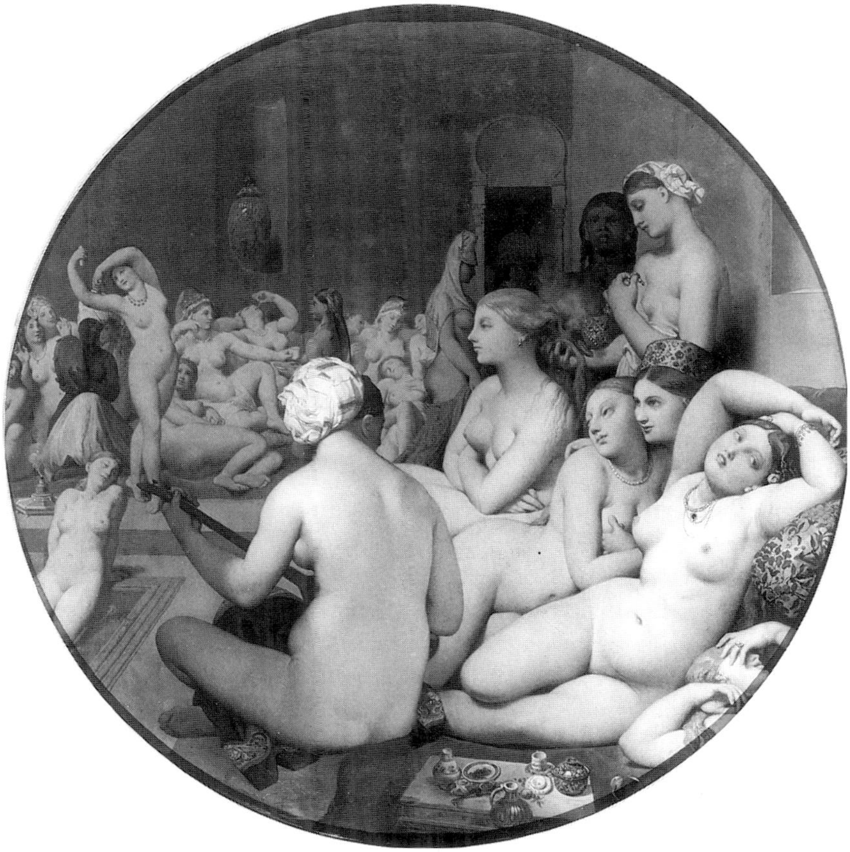

Weichen. Das Rundbild enthält – wenn ich richtig gezählt habe, was gar nicht so einfach ist – insgesamt 24 stehende, sitzende, hockende, kauernde und liegende nackte Frauen. Der Rückenakt im Vordergrund ist, hier als Repoussoirfigur eingesetzt, ein Zitat von Ingres' frühem Rückenakt der *Badenden von Valpinçon* von 1808[47], ein sentimentaler Rückgriff des Alten auf sein Jugendwerk. Jedoch scheint nicht nur diese Lautenspielerin mit ihrer Sitzfläche ein paar Millimeter über dem Boden zu schweben, auch manche der übrigen Gestalten erwecken den Eindruck, als habe der Künstler Mühe gehabt, sie alle richtig im Raum zu addieren. Die auf dem Teppich Liegende links etwa ist im Verhältnis zur Gesamtkomposition zweifellos perspektivisch verzeichnet. In den Innenraum einer von parfümierter Warmluft durchtränkten gläsernen Kugel gesperrt, wirken die ineinander verknoteten weichen Leiber eigentümlich spannungslos.

Ingres ist zu diesem Gemälde durch ein Buch der Lady Montagu angeregt worden, in dem die Verfasserin die Szene in einem Badehaus schildert, zu dem ihr der Zutritt gewährt worden war. (Allerdings behielt sie dabei ihr Kostüm an; der Aufforderung, sich ebenfalls zu entkleiden, hat sie beharrlich widerstanden, denn das wäre einer Distanzaufgabe zwischen Beobachterin und Beobachtungsobjekt gleichgekommen; schließlich wollte sie sich ja nicht mit den Haremsfrauen gemein machen): »Die ersten Diwane waren mit Kissen und kostbaren Teppichen bedeckt, und auf ihnen saßen die Damen, während ihre Sklavinnen auf den dahinter befindlichen Diwanen ruhten, ohne sich in der Art ihrer Bekleidung irgendwie von ihnen abzuheben, denn sie alle waren so, wie der Herr sie geschaffen hatte, oder, um es einfach und unmißverständlich auszudrücken, splitternackt. Schönheit wie auch Makel waren den Blicken der anderen preisgegeben, doch ich beobachtete nicht das kleinste grausame Lächeln und nicht die kleinste zudringliche Geste. Sie gingen und bewegten sich mit derselben majestätischen Anmut, die Milton unserer aller Mutter zuschreibt. Viele von ihnen hatten ebenso vollkommene Proportionen wie die schönsten Göttinnen Guido Renis oder Tizians – und der Teint der meisten war vom reinsten Weiß, umrahmt von prachtvollem Haar, das in vielen mit Perlenschnüren oder Schleifen durchzogenen Zöpfen auf ihre Schultern fiel und sie vollends zu Abbildern der Grazien machte... Welch ein Anblick, so viele schöne nackte Frauen in den verschiedensten Posen, manche in ein Gespräch vertieft, andere bei der Arbeit, wieder andere mit einer Kaffeetasse oder einem Sorbetglas in der Hand und viele auf weichen Kissen ruhend, während ihre Sklavinnen (gewöhnlich hübsche Mädchen von siebzehn oder achtzehn Jahren) damit beschäftigt sind, ihre Haare zu phantasievollen Frisuren zu arrangieren! Es ist kurz gesagt das Kaffeehaus der Frauen, wo alle Neuigkeiten der Stadt ausgetauscht, Skandale in die Welt gesetzt werden und so fort.«[48] Das ist der Bericht, durch den sich Ingres inspirieren ließ. Vermutlich hat er auch den Kupferstich Daniel Chodowieckis gekannt, der als Frontispiz der 1781 erschienenen deutschen Ausgabe von Lady Montagus Briefen die zitierte Stelle illustriert.[49]

Ingres' Gemälde lullt den Betrachter ein. Der fällt angesichts der gummiartig mollusken Skelettlosigkeit des Ganzen nach einer Weile in milde Trance,

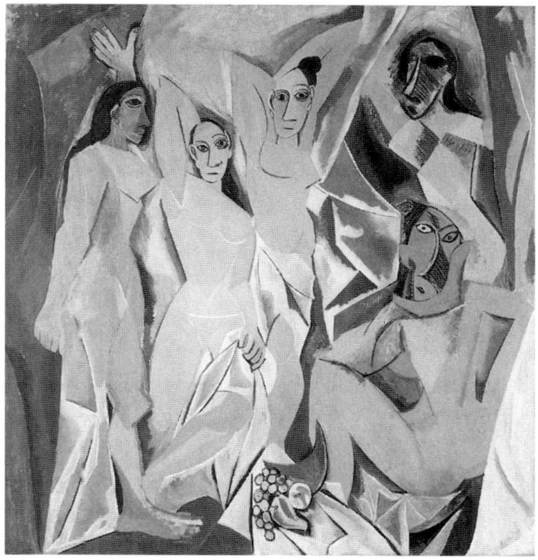

Pablo Picasso, *Les Demoiselles d'Avignon,* 1907. Öl/Lwd., 243,9 × 233,7 cm, New York, The Museum of Modern Art, acquired through the Lillie P. Bliss Bequest

als habe er lauwarmen Wasserdampf mit Patschuli und Opium eingeatmet. Als der junge Pablo Picasso das Gemälde auf einer Ingres-Retrospektive sah, wurde er durch den elegant in sich selbst zurückkehrenden weichen Bewegungsfluß, der auf keinerlei Widerstand stößt, so aufgebracht, daß er beschloß, dem etwas entgegenzusetzen. Das war der erste Impuls zu seinem Gemälde *Les Demoiselles d'Avignon* von 1907, ein Schlüsselbild für den Beginn des 20. Jahrhunderts, wenn nicht sogar überhaupt das Bewußtseinsbild unserer Epoche. Die Odalisken sind Medusen geworden. Gegenüber Ingres' *Türkischem Bad* wirkt Picassos Gemälde, als habe er die gläserne Kugel mit einem Hammerwurf zertrümmert. Die Splitter fliegen, die Scherben klirren, die Illusion zerbricht, der Vorhang zerreißt – Offenbarung, Apokalypse. Der Schrecken zeigt sich, noch nicht aber das Geheimnis seines Inneren, die Aussicht auf eine Erlösung. Der Bruch, der Riß, der Schnitt, das ist die Antwort unseres Jahrhunderts.

Nicht zu vergessen ist aber, daß die von uns geschaffenen Bilder immer Bewußtseinsmetaphern sind. Das, was uns aus ihnen entgegenkommt, das, was uns ergreift und fesselt, sind, in der Vielfalt der Gestaltungen wie in unseren Träumen, immer wir selbst.

Anmerkungen

1 Siehe dazu: Gerald M. Ackerman, The Life of Jean-Léon Gérôme, London 1986, Werkkat. Nr. 132. – Ackerman ebenda (S. 210): »The subject may have been inspired by a work in progress of Gérôme's second master, Gleyre, who stopped work on his version when Gérômes work appeared in the Salon.«

2 Vgl. Joachim Heusinger von Waldegg, Jean-Léon Gérômes ›Phryne vor ihren Richtern‹, in: Jahrbuch der Hamburger Kunstsammlungen, Bd. 17, 1972, S. 122–142; Le Salon imaginaire. Bilder aus den großen Kunstsammlungen der zweiten Hälfte des XIX. Jahrhunderts, Kat. Deutsche Gesell-

schaft für Bildende Kunst (Kunstverein Berlin)/Akademie der Künste, Berlin 1968, Kat. Nr. 55, S. 150.

3 Edouard Manet, *Verspottung Christi,* 1865, Öl/Lwd., 195 × 150 cm, Chicago, The Art Institute of Chicago.

4 Kathleen Adler, Manet, Oxford 1986, S. 64.

5 Vgl. ebenda, S. 63.

6 Adler (zit. Anm. 4), S. 64.

7 Paul Baudry, *Die Perle und die Woge,* ausgestellt im Salon, Paris 1863, Öl/Lwd., Madrid, Museo del Prado; Eugène-Emmanuel Amaury-Duval, *Geburt der Venus,* ausgestellt im Salon, Paris 1863, Öl/Lwd., Lille, Musée des Beaux-Arts.

8 Emile Zola, Unsere Maler auf dem Champs de Mars (Die Weltausstellung von 1867) (Erstveröffentlichung in *La Situation,* 1. 7. 1867), zit. nach Emile Zola, Schriften zur Kunst. Die Salons von 1866–1896, mit einem Vorwort v. Till Neu, aus dem Französischen übertr. v. Uli Aumüller, Frankfurt/M. 1988, S. 76–90, hier S. 86f.

9 Emile Zola, Die französische Malerei in der Weltausstellung von 1878 (Erstveröffentlichung in *Le Messager de l'Europe,* Juli 1878), zit. nach Emile Zola, Schriften zur Kunst (zit. Anm. 8), S. 194-224, hier S. 204.

10 Théophile Gautier, einer der frühesten Ruhmredner Manets, zeigte sich vor der *Olympia* fassungslos: »In den Augen vieler wäre es genug, vorbeizugehen und zu lachen; das ist ein Irrtum. Herr Manet ist kein unbedeutender Mann; er hat eine Schule und Bewunderer, sogar fanatische, und sein Einfluß ist größer, als man glaubt. Herr Manet hat die Ehre, gefährlich zu sein. Diese Gefahr ist nun freilich vorbei. Seine ›Olympia‹ ist auf keine Weise erklärlich, selbst wenn man sie als das ansieht, was sie ist, nämlich ein armseliges Modell auf einem Bett. Der Ton ihres Fleisches ist schmutzig, und die Modellierung gleich Null. Die Schatten sind mehr oder weniger breite Streifen von Stiefelwichse. Was soll man erst von der Negerin sagen, die einen Blumenstrauß in einem Papier hält, oder von der schwarzen Katze, die die Spur ihrer schmutzigen Pfoten auf dem Bett hinterläßt? Die Häßlichkeit wäre noch zu entschuldigen, wenn sie wahr, studiert und farbig effektvoll wäre; davon ist aber nichts zu sehen, außer, wir bedauern, es sagen zu müssen, dem Willen, um jeden Preis aufzufallen.« Zit. nach Georges Bataille, Manet, Genf 1988, S. 57.

11 Emile Zola, Eine neue Malweise: Edouard Manet (Erstveröffentlichung in *Revue du XIXe Siècle,* 1. 1. 1867), zit. nach Emile Zola, Schriften zur Kunst (zit. Anm. 8), S. 47–75, hier S. 67.

12 Ebenda.

13 Edouard Manet, *Maskenball in der Oper,* 1873, Öl/Lwd., 59 × 72,5 cm, Washington, D.C., National Gallery of Art, Schenkung Mrs. O. Havemeyer.

14 Das Modell für die *Olympia* ist Victorine Meurent, die auch schon für den sitzenden Akt in Manets *Frühstück im Freien* Modell gesessen hatte. Victorine war die Geliebte des Malers Alfred Stevens, der sie in eleganter Robe in seinem im Salon von 1863 ausgestellten Gemälde *Palmsonntag* wiedergegeben hat. Es wird angenommen, daß Manet unausgesprochen provokatorisch darauf Bezug nahm, indem er dieselbe Frau, die Stevens als Modell für die ›femme honnête‹ diente, in seinem Bild als ›fille publique‹ bloßstellte.

15 Bataille (zit. Anm. 10), S. 60/61f.

16 Ebenda, S. 69.

17 Mark Twain, A Tramp Abroad, 1879. Deutsche Ausgabe: Ein Bummel durch Europa, übers. v. Ulrich Steindorf Carrington, Frankfurt/M./Berlin/Wien 1971, S. 163.

18 Die gleiche Schamgeste wie die *Phryne* zeigt das halbwüchsige nackte Mädchen in Gleyres Gemälde *La pudeur égyptienne,* 1838/39 (Öl/Lwd., 77,5 × 63,5 cm, Lausanne, Musée Cantonal des Beaux-Arts). Da Gleyre Gérômes Lehrer war, kann es sein, daß dieser durch das Motiv inspiriert worden ist. Eine Übersetzung ins Lasziv-Kokette findet sich in Albert von Kellers *Akt mit Maske* von 1877 (Öl/Holz, 49,9 × 21,8 cm, München, Bayerische Staatsgemäldesammlungen).

19 Vgl. James Harding, Artistes Pompiers. French Academic Art in the 19th Century, London 1979, S. 91ff., tabellarische Chronologie: Prix de Rome.

20 Maria Elisabeth Pape, Turquerie im 18. Jahrhundert und der ›Recueil Ferriol‹, in: Europa und der Orient: 800–1900, Kat. hrsg. v. Gereon Sievernich/Hendrik Budde, Gütersloh/München 1989, S. 305ff., hier S. 306.

21 Ebenda, S. 307.

22 Beispiele sind: Jens Juel, *Bildnis der Herzogin Louisa von Schleswig Holstein-Sonderburg-Augustenburg in türkischer Tracht,* um 1780/90, Öl/Lwd., 44,5 × 33,5 cm, Schleswig, Schleswig-Holsteini-

sches Landesmuseum, Schloß Gottorf; Jean-Etienne Liotard, *Richard Pococke,* 1738/39, Öl/Lwd., Genf, Musée d'Art et d'Histoire.

23 Vgl. Pape (zit. Anm. 20), S. 314.

24 Weiterhin: Charles Jervas, *Lady Mary Wortley Montagu,* nach 1716, Öl/Lwd., 215,5 × 125,5 cm, Dublin, The National Gallery of Ireland; Jean-Baptiste van Mour (zugeschrieben), *Lady Mary Wortley Montagu mit ihrem Sohn,* um 1717, Öl/Lwd., 60 × 90 cm, London, National Portrait Gallery.

25 Siehe dazu: Peter Tomory Heinrich Füßli. Leben und Werk, ins Deutsche übertr. v. Peter Hahlbrock, Berlin 1974, S. 11: »(...) so konnte er [Füßli] Bodmer am 23. November 1763 in einem Brief aus Berlin berichten, daß er sieben Louisdor für eine Übersetzung von Lady Mary Wortley Montagus ›Letters‹ erhalten hatte. Es war dies übrigens ein frühes Beispiel eines in mehreren Sprachen zugleich erscheinenden Buches, wie man sie heute so häufig sieht, denn die Übersetzung wurde fast gleichzeitig mit der Originalausgabe veröffentlicht. Der deutsche Titel läßt deutlich erkennen, daß das Buch die Gesamtheit der Briefe, nicht allein diejenigen aus Konstantinopel, enthielt, so daß es nicht hauptsächlich der exotische Gegenstand dieses Teils der Briefe gewesen sein kann, der Füßli an dem Buch Interesse nehmen ließ: Da war zum Beispiel auch Lady Marys Korrespondenz mit Pope. Ihr Name war in ganz Europa bekannt, seitdem Voltaire sie in seinen ›Lettres philosophiques‹ 1734 als Initiatorin der vorbeugenden Pockenimpfung in England gerühmt hatte. In dem betreffenden philosophischen Brief hatte Voltaire auch erläutert, daß diese Impfung bei den Cirkassiern schon seit langem mit so gutem Erfolg praktiziert wurde, daß deren Frauen, ihrer makellosen Haut wegen, in allen Harems Kleinasiens berühmt waren. Später hat er dann diese esoterische Information zu einer berühmten Episode seines Romans ›Candide‹ verarbeitet.«

26 Siehe dazu: Norbert Miller, Europäischer Philhellenismus zwischen Winckelmann und Byron, in: Propyläen Geschichte der Literatur, Bd. IV, Aufklärung und Romantik 1700–1830, Frankfurt/M./Berlin 1988, S. 315ff., hier S. 360: »In den (...) Verserzählungen, später in den griechischen Gesängen seines ›Don Juan‹ (1819–1824) hat Byron dann seine lyrische Innenwelt erzählerisch in Szene gesetzt: in ›The giaour‹ (Der Giaur; 1813) und in den Verserzählungen ›The corsair‹ (Der Korsar) und ›Lara‹ (beide 1814) beschwor er die dürre, sinistre Landschaft einer orientalischen Welt, in der wie Gespenster die Schatten einer fernen Vorzeit weiterleben und sich in geheimnisvollen Verbrechen Luft machen. In diesem Zyklus von Verserzählungen, bei dem er mit ›The siege of Corinth‹ (Die Belagerung von Korinth; 1816) auf die Geschichte der türkischen Okkupation zurückgriff, ließ er in grellbuntem Kontrast die Spielarten des Verfalls, christlich und muselmanisch, zu barbarischen Fehden aufeinandertreffen. Die Unmöglichkeit, das Griechische aus den Überformungen der Jahrhunderte herauszufiltern, zeigt sich immer neu in dem ratlos suchenden Beschwören des Außerordentlichen im Fremden. Das Exotische wird zu eigenem Reiz: das Exotische und eine Verherrlichung der Gewalt, in der auch die namenlose Untat als Tat die stumpfe Gegenwart durchbricht (...). Im Angesicht von Moscheen und Minaretts, von Janitscharen-Aufmärschen und Basar-Treiben wiederholen alle Reisenden den gleichen Grundgedanken einer paradoxen Anziehung durch das vom klassischen Vorurteil Abgewehrte. Zu den glänzendsten Blättern in Edward Dodwells malerischen Ansichten von Griechenland (gezeichnet zwischen 1801 und 1805, veröffentlicht erst 1819 in ›A classical and topographical tour through Greece‹) gehören die Darstellungen des Derwisch-Tanzes im Turm der Winde zu Athen, und von James Stuart bis zu Byron war es für den Engländer von Stand selbstverständliche Attitüde, sich im orientalischen Habit zu zeigen. Bei Byron aber wird die Verquickung von weltschmerzlicher Griechenland-Faszination und orientalischem Märchentraum zu einem beherrschenden Doppelthema, aus dem sich die englische und französische Romantik nach ihm nicht wieder befreit hat: Victor Hugos Gedichtzyklus über das befreite Hellas heißt ›Les orientales‹ (Aus dem Morgenland; 1829).«

27 Vgl. Odile Quirot, Eugène et le Sultan. Le voyage du peintre Delacroix au Maroc, Paris 1990.

28 Neben den Franzosen sind vor allem die Engländer zu erwähnen, die sich durch eine noble Sachlichkeit der künstlerischen Berichterstattung auszeichnen; hier ist vor allem der Aquarellist John Frederick Lewis (1805–1876) zu nennen, der sich jahrelang in Marokko und in Kairo aufgehalten hat; weiterhin die Italiener, die durch theatralisches Pathos und kriegerische, kolonialistische Eroberungsszenen glänzen. Die Deutschen – Leopold Karl Müller, Eugen Bracht und Ismael Gentz – steigen erst verhältnismäßig spät in die Orientmalerei ein. Ihre Sujets sind frei von jeglicher Erotik und folgen, mit verhältnismäßiger Trockenheit der Wiedergabe, in erster Linie einem ethnologisch, geologisch und topographisch orientierten Positivismus, teilweise unter Zuhilfenahme der Photographie. Vgl. dazu vor allem: Lynne Thornton, Les Orientalistes, Peintres Voyageurs, 1828–1908, Paris 1987; Caroline Juler, Les Orientalistes de l'Ecole Italienne, Paris 1987;

James Harding, Artistes Pompiers (zit. Anm. 19), S. 69ff.; Lynne Thornton, Frauenbilder: Zur Malerei der ›Orientalisten‹, in: Kat. Europa und der Orient (zit. Anm. 20), S. 342ff.; Kap. 15 ›Cherchez la femme d'Orient‹, Frauenbilder in der Malerei der Orientalisten des 19. Jahrhunderts, ebenda, S. 859ff.

29 Gustave Flaubert, Reise in den Orient: Ägypten. Nubien. Palästina. Syrien. Libanon, aus dem Französischen v. Reinhold Werner/André Stoll. Mit Photographien v. Maxime Du Camp, hrsg. v. André Stoll, Frankfurt/M. 1985.

30 Von dem Gemälde existieren zwei voneinander abweichende Fassungen, in deren jeder der Künstler den Effekt bis aufs äußerste auszureizen versucht hat. Die hier nicht abgebildete Fassung befindet sich heute im Musée d'Orsay in Paris (undatiert [um 1868/69], Öl/Lwd., 103 × 143,2 cm). Siehe auch: James Thompson/Barbara Wright, La vie et l'œuvre d'Eugène Fromentin, Paris 1987, S. 240/241.

31 Dolf Sternberger, Panorama oder Ansichten vom 19. Jahrhundert, Hamburg 1938, S. 173ff.

32 Guido Cagnacci, *Tod der Kleopatra,* um 1660, Öl/Lwd., 140 × 160 cm, Wien, Kunsthistorisches Museum.

33 Johann Heinrich Tischbein d. Ä., *Antonius, tödlich verwundet, mit Kleopatra,* 1769, Öl/Lwd., 33 × 44 cm, Kassel, Staatliche Kunstsammlungen.

34 Sir Joshua Reynolds, *Die Kurtisane Kitty Fisher als Kleopatra beim Auflösen der Perle,* um 1759, Öl/Lwd., London, Greater London Council, Iveagh Bequest.

35 Siehe dazu: Hans Makart. Triumph einer schönen Epoche, Kat. Staatliche Kunsthalle Baden-Baden, Stuttgart 1972, Kat. Nr. 35, S. 68: »Das Bild wurde von einem bedeutenden Sammler der Wiener Ringstraßenzeit (...), dem Großindustriellen Baron Friedrich Leitenberger, für sein Palais am Parkring angekauft, verblieb dort bis zum Jahr 1933 und wurde schließlich für den hohen Preis von 65000 RM für das Führermuseum in Linz erworben. (...) Zu Beginn des Jahres 1875 sah ein Kunstkritiker den ›Tod der Kleopatra‹ im Zustand der Untermalung im Atelier Makarts. Das Werk entstand somit nicht während Makarts Ägyptenaufenthalt im Winter 1875/76, wie dies in der Makartliteratur meist angegeben wird.« Modell für die Kleopatra war Charlotte Wolter. Ebenda, S. 67: »Charlotte Wolter (1834–1897) war zu ihrer Zeit eine der berühmtesten Schauspielerinnen des Wiener Hofburgtheaters und Makarts Modell für alle seine Kleopatra-Bilder aus der Mitte der siebziger Jahre. Sie gehörte darüber hinaus zu den bewunderten Repräsentantinnen der Makartzeit und ihrer Gesellschaft. Aus Köln stammend, hatte sie zeitlebens Mühe mit ihrem rheinländischen Akzent. Ihr Entdecker, der damalige Direktor des Wiener Hoftheaters, Heinrich Laube, holte sie vom Hamburger Thaliatheater nach Wien, wo sie 1862 debutierte. Im Laufe einer Generation verkörperte sie alle großen Heroinen des Theaters. Sie war seit 1874 mit dem Grafen O'Sullivan verheiratet. Im gleichen Jahr kreierte sie die Messalina aus dem Stück ›Arria und Messalina‹, das Adolf Wilbrandt eigens für sie geschrieben hatte. Wilbrandt wurde später ebenfalls Direktor des Burgtheaters und war ein enger Freund Makarts. Makart hat die ihm befreundete Charlotte Wolter 1876 als Messalina gemalt (Historisches Museum der Stadt Wien), das Porträt allerdings durch eine Wette an sie verloren. Als sie 1878 die ›Kleopatra‹ spielte, war auch die Ausstattung wie bei vielen Theaterinszenierungen der siebziger und achtziger Jahre von Makarts üppigem Dekorationsstil beeinflußt. Er selbst entwarf für die Rolle der Künstlerin Roben, deren hohe Herstellungskosten Anlaß zu öffentlicher Kritik wurden. Eines dieser Kostüme trug sie als Adelheid im ›Götz von Berlichingen‹. Die Wiener Damenwelt ließ sich von allem, was Charlotte Wolter auf der Bühne und im Alltag trug, modisch inspirieren.« Zwar war Charlotte eine durchaus statiöse Person, jedoch nicht ohne einen Rest von Zierlichkeit. Wer Photos von ihr mit Makarts *Tod der Kleopatra* vergleicht, wird feststellen, daß Makart seine Heroine im Gemälde noch um ein beträchtliches verfettet hat. Eine kleinere Variante, in der Makart der ägyptischen Königin erneut die Züge Charlotte Wolters verliehen hat, ist: *Die sterbende Kleopatra,* 1875/76, Öl/Holz, 122,5 × 83 cm, siehe Kat. Nr. 36, ebenda.

36 Vgl. Heinz Ohff, Der grüne Fürst, München 1991.

37 Carl Blechen, *Das Innere des Palmenhauses,* 1832/34; es handelt sich um insgesamt vier Palmenhausbilder: um 1833, Öl, Papier/Lwd., 64 × 56 cm, Staatliche Museen zu Berlin – Preußischer Kulturbesitz, Nationalgalerie; um 1833, Öl, Papier/Lwd., 64 × 56 cm, Hamburger Kunsthalle; 1832–34, Öl/Lwd., 78 × 54 cm, Potsdam, Staatliche Schlösser und Gärten – Potsdam-Sanssouci; 1832–34, Öl/Lwd., 74 × 65 cm, Potsdam, Staatliche Schlösser und Gärten – Potsdam-Sanssouci. Siehe dazu: Carl Blechen. Zwischen Romantik und Realismus, Kat. Nationalgalerie Berlin, hrsg. v. Peter-Klaus Schuster, München 1990, Kat. Nrn. 64–67, S. 123/124. Helmut Börsch-Supan erläu-

tert in seinem Bildkommentar, ebenda, S. 124: »Schließlich nahm man offenbar an den entblößten Brüsten zweier Inderinnen Anstoß. In den Potsdamer Bildern sind sie bedeckt. Die Staffage ist höchst bemerkenswert. Im allgemeinen geben die Berliner Architekturdarstellungen die gegenwärtige Realität wieder, ohne auf die Assoziationen der Architekten zu achten, und unterstreichen das durch die Staffage. (...) In den Palmenhausbildern wird nun, inspiriert durch die Teile der indischen Pagode, in Übereinstimmung mit der Architektur und der Vegetation durch die Staffage die Illusion eines orientalischen Milieus mit einer erotisch aufgeladenen Atmosphäre erzeugt, wie sie den allgemeinen Vorstellungen von dieser Gegend entsprach. Da die exotische Welt der Pfaueninsel auch durch einen Sandwich-Insulaner bereichert war, entsprach diese Denkweise sogar dem Genius loci, sie spiegelte dem Betrachter allerdings vor, man könne im Palmenhaus tatsächlich solche sich lässig lagernden Inderinnen sehen.«

38 Delacroix hat nie einen Harem betreten. Doch hat er behauptet, ein Aufseher habe ihm einen kurzen Einblick durch die Tür gewährt.

39 Alev Lytle Croutier, Harem. Die Welt hinter dem Schleier, München 1989, S. 30–32: »Das Wort Odaliske ist eine Ableitung von ›oda‹ (Zimmer) und bedeutet wörtlich ›Frau des Zimmers‹, beinhaltet also einen Dienstbotenstatus. Ungewöhnlich schöne und begabte Odalisken wurden zu Konkubinen ausgebildet, indem man ihnen Tanzen, das Rezitieren von Gedichten, das Spielen von Musikinstrumenten sowie erotische Fertigkeiten beibrachte. Zwölf der attraktivsten und talentiertesten Odalisken wurden zu ›gedikli‹ (Zofen) des Sultans bestimmt und hatten als solche die Aufgabe, ihn anzukleiden und zu baden und ihm das Essen und den Kaffee zu servieren.« Das ist zweifellos die korrekte Definition. In der europäischen Vorstellungsweise spukt jedoch die Überlieferung, das Wort ›Odaliske‹ stamme von der Odalsrune, damit sei also die weißhäutige, blonde Frau nordischer Abstammung gemeint, die als favorisierte Exotin zu den eingeborenen Orientalinnen des Serails den erotischen Kontrast bildet. Die Künstler des Orientalismus haben sich selbstverständlich in stillschweigender Übereinkunft mit ihrem Publikum für dieses Kontrastbild entschieden.

40 Jean-Léon Gérôme, *Sklavenmarkt,* 1857, Öl/Holz, 40,6 × 28,5 cm, Phoenix (Arizona), Mr. and Mrs. Byron Butler (Ackerman [zit. Anm. 1], Werkkat. Nr. 79).

41 Gérôme hat dazu 1890 drei Fassungen geschaffen, die sämtlich verschollen sind. Siehe: Ackerman (zit. Anm. 1), Nrn. 366–368. Hinzu kommt eine skulpturale Fassung: *Pygmalion und Galatea,* 1882, Marmor, Höhe 198 cm, San Simeon (Kalifornien), Hearst Foundation; außerdem: Jean-Léon Gérôme, *Der Künstler mit seinem Modell,* 1895, Öl/Lwd., 50,5 × 36,8 cm, Stockton (Kalifornien), The Haggin Museum.

42 Johann Joachim Winckelmann, Von der Kunst unter den Griechen, zit. nach Winckelmanns Werke in einem Band, ausgew. und eingel. v. Helmut Holtzhauer, Berlin/Weimar 1982, S. 193 f.: »Die Farbe trägt zur Schönheit bei, aber sie ist nicht die Schönheit selbst, sondern sie erhebt dieselbe überhaupt und ihre Formen. Da nun die weiße Farbe diejenige ist, welche die meisten Lichtstrahlen zurückschickt, folglich sich empfindlicher macht, so wird auch ein schöner Körper desto schöner sein, je weißer er ist, ja er wird nackend dadurch größer, als er in der Tat ist, erscheinen, so wie wir sehen, daß alle neu in Gips geformten Figuren größer als die Statuen, von welchen jene genommen sind, sich vorstellen. Ein Mohr könnte schön heißen, wenn seine Gesichtsbildung schön ist, und ein Reisender versichert, daß der tägliche Umgang mit Mohren das Widrige der Farben benimmt und was schön an ihnen ist, offenbart, so wie die Farbe des Metalls und des schwarzen oder grünlichen Basalts der Schönheit alter Köpfe nicht nachteilig ist.«

43 Diese Penetranz fällt gleich im ersten Gemälde auf, mit dem Gérôme seine Karriere begann, dem *Hahnenkampf* von 1846, Öl/Lwd., 143 × 204 cm, Paris, Musée d'Orsay. Ein halbwüchsiger Jüngling, fast ein Knabe noch, führt den Kampf der beiden geflügelten Rivalen einer Provinzschönheit vor, die in kokett überdrehtem Kontrapost ihren nackten Unterkörper vorgeblich unbewußt und daher um so aufdringlicher dem Geschehen entgegen- und somit dem Betrachter ins Blickfeld schiebt.

44 Croutier (zit. Anm. 39), S. 85: »Da es als Sünde galt, Haare in der Schamgegend zu haben, eilten die Haremsfrauen beim ersten Anzeichen von Flaum ins Badehaus. Sie entfernten nicht nur die Schamhaare, sondern enthaarten auch ihre Arme und Beine und alle Körperöffnungen, selbst Ohren und Nasenlöcher. Zu diesem Zwecke rieben sie sich mit einer Paste ein, die höllisch brannte und, wenn sie getrocknet war, mit scharfrandigen Muschelschalen abgeschabt wurde. Laut Jean Thevenots ›Travels in the Levant‹ (1656) bestand die Paste »aus *rusma,* einem Mineral, das pulverisiert und mit ungelöschtem Kalk und Wasser zu einer Salbe verrührt wurde, die sie dann auf die Körperteile auftragen, welche sie von Haaren befreien wollen. In weniger als einer halben

Stunde fallen die Haare zusammen mit der Salbe ab, wenn sie heißes Wasser darauf gießen. Sie wissen, wann es Zeit ist, die bestrichenen Körperteile zu begießen, damit die Haare sich lösen, und zögern nicht, es zu tun, denn falls sie die Salbe zu lange haften ließen, würde sie, nachdem sie die Haare abgelöst hat, die Haut zerfressen.‹ ›Rusma‹ enthielt Arsen und konnte, wenn es nicht mit größter Sorgfalt aufgetragen wurde, die Haut verfärben.«

45 Eine kleine Auswahl: Léon Benouville, *Odaliske,* 1844, Öl/Lwd., Pau, Musée des Beaux-Arts; Stefano Ussi, *Die Rückkehr des Scheichs,* 1856, Öl/Lwd., London, Chaucer Fine Arts; Mariano Fortuny, *Odaliske,* 1861, Öl/Pappe, 54 × 79 cm, Barcelona, Museu d'Art Modern de Barcelona; Luigi Mussini, *Odaliske,* 1862, Öl/Lwd., 171 × 122 cm, Mailand, Galleria d'Arte Moderna; Jean-Léon Gérôme, *Der Tanz der Almeh (Bauchtänzerin),* 1863, 50 × 81,3 cm, Dayton (Ohio), Dayton Art Institute (Ackerman [zit. Anm. 1], Nr. 144); John Frederick Lewis, *Der Empfang,* 1873, Öl/Holz, 64 × 76 cm, New Haven (Connecticut), Yale Center for British Art, Paul Mellon Collection; Giacomo Mantegazza, *Une Soirée oisive au serail,* 1876, Öl/Lwd., 97 × 149 cm, Privatsammlung; Frederick Goodall, *Ein neues Licht im Harem,* ausgestellt in der Royal Academy, London 1884, Liverpool, Walker Art Gallery; Jean Jules Antoine Lecomte de Noüy, *Die weiße Sklavin,* 1888, Öl/Lwd., 146 × 118 cm, Nantes, Musée des Beaux-Arts.

46 Jean-Léon Gérôme, *Das große Bad in Bursa,* 1885, Öl/Lwd., 70 × 96,5 cm, Indiana (Indianapolis), Privatsammlung (Ackerman [zit. Anm. 1], Nr. 334); *Die Terrasse des Serails,* 1886, Öl/Lwd., 82 × 122 cm, Privatbesitz (Ackerman [zit. Anm. 1], Nr. 339); das waren natürlich auch Auftragsarbeiten. Solche Bilder erfreuten sich einer großen Nachfrage.

47 Jean Auguste Dominique Ingres, *Die Badende von Valpinçon,* 1808, Öl/Lwd., 146 × 198 cm, Paris, Musée du Louvre.

48 Zit. nach Croutier (zit. Anm. 39), S. 89–91.

49 Siehe dazu: Robert Rosenblum, Jean-Auguste-Dominique Ingres, London 1985, S. 170.

VI.3 Nana – Die Waffen der Frau

Im Oktober 1876, 13 Jahre nach der *Olympia,* begann Manet die Arbeit an seinem zweiten großen Kurtisanenbild, der *Nana* (Ft. 10). Sie vertritt einen ganz anderen Frauentyp als die *Olympia,* keine halbwüchsige Dirne, sondern eine vollerblühte Frau von rundlichen Proportionen, nicht sehr groß, mit ovalem Gesicht, Kulleraugen und Herzmund, hell schimmerndem, rosigem Teint, fülligen Oberarmen zierlichen Händen, mit Grübchen zwischen den Fingeransätzen, weich anzufassen, aber doch von straffer Figur auf hohen Stöckelschuhen wippend – sie verkörpert das erotische Frauenideal der französischen Männerwelt jener Zeit. Im eleganten Unterkleid, das ihre Zugehörigkeit zur Pariser Halbwelt zu erkennen gibt,[1] steht sie im strammen Profil aufrecht in der Mittelsenkrechte des Bildes. Den Bauch leicht nach vorn gereckt, das Gesäß, als wolle es seinen zu engen Rahmen sprengen, aus der unteren Korsetteinfassung nach hinten durchgedrückt, ist sie sich ihrer erotischen Ausstrahlung durch und durch bewußt und spielt sie gekonnt aus. Sie ist mit ihrer Toilette beschäftigt; ihr Galan darf ihr dabei zusehen. Steif und bolzengerade sitzt er, den Zylinder lotrecht auf dem Kopf, vom rechten Bildrand überschnitten, eine innerlich wie äußerlich erstarrte Halbfigur, auf dem äußeren Rand des Kanapees, als sei er dort festgefroren – eine Randgestalt. Er ist der Genasführte, denn Nana, den runden Spiegel auf hohem Ständer vor sich, die weiße Puderquaste in der Rechten, die Linke lockend vor das Gesicht gehoben, den kleinen Finger preziös abgespreizt, blickt, den Kopf zur Seite gedreht, aus dem Bild und flirtet mit dem Betrachter. Der befindet sich, somit zum Komplizen und imaginären Nebenbuhler geworden, selbstverständlich in einer Dimension, die dem Herrn auf dem Sofa füglich unzugänglich ist – wie sich denn Nanas erotisches Wesen überhaupt in einer Sphäre bewegt, die sich ihrem in Steifheit vergehenden Besucher auf fast metaphysische Weise entzieht.

Der weiß schimmernde Seidenunterrock, die hellvioletten Strümpfe, das hellblau blitzende Korsett und die weiße Puderquaste erzeugen gemeinsam mit dem hellen Inkarnat einen leuchtend-diffusen Akkord, dessen fließender Lichtschein eine Aura um die Gestalt schafft.[2] Verstärkt wird die Emanation durch das blauweiße Leuchten der auf einem Stuhl abgelegten Unterwäsche, die, vom linken Bildrand überschnitten, ein luftiges Aperçu als Gegengewicht zu dem gravitätischen Liebhaber im Wartestand rechts bildet, weiterhin durch die beiden Sofakissen, die, weiß und grün schimmernd, zwischen Nana und ihrem Herrn eine Art schützender Pufferzone herstellen, und schließlich durch das helle Blau der Tapisserie über dem Sofa an der Hinterwand, das den im diffusen Licht wäßrig verschwimmenden Eindruck des Ganzen abrundet. Nanas Wesen wird dadurch, ohne seine reale Präsenz im Bild aufzugeben, in eine imaginative Eigensphäre entführt. Dort hat sie, gleich einer von feuchtem Licht durchdrungenen Nixe, ihr eigentliches Zuhause, das sich dem Begriffsvermögen ihres Gastes gänzlich entzieht. Gleichwohl hat sie, die Nixe, ihn fest am Bendel. Der wogengleich geschwungene goldene Rahmen der Sofalehne, der die beiden Gestalten optisch miteinander verbindet, sieht aus wie die Leine, an der sie ihn führt, eine psychographische Kurve seiner Abhängigkeit von ihrer Anima. Für Nana hat Henriette Hauser, genannt ›Le Citron‹, die Geliebte des Prinzen von Oranien, Modell gestanden. Manet hat das Bild nicht etwa spontan in einem Zug heruntergemalt, sondern das Arrangement hierfür sorgfältig vorbereitet. Im Mai 1877 reichte er es dem Salon ein. Selbstverständlich – wie wäre es auch anders zu erwarten gewesen? – wurde es von der Jury zurückgewiesen. Daraufhin stellte der Maler es in das Schaufenster eines bekannten Galanteriewaren-Geschäfts am Boulevard des Capucines und prostituierte somit sein eigenes Gemälde. Der Erfolg war schlagend.[3]

Seit Emile Zolas vehementer Befürwortung der Kunst Manets[4] waren die beiden, der Maler und der Literat, miteinander befreundet. Manet widmete Zola das 1867/68 geschaffene Porträt, auf dem der Schriftsteller im Profil sitzend dargestellt ist. Rechts über ihm an der Wand hängt in einem Rahmen neben einem chinesischen Holzschnitt Manets Radierung nach der *Olympia,* die Zola mit seiner temperamentvollen Sprachkunst gewürdigt und verteidigt hat. Dort schielt sie, im Unterschied zum Original, aus dem Bild heraus auf ihren Apologeten herunter – ein kleines Vexierspiel. Nana ist nun die zweite Dirnengestalt, die die beiden imaginativ miteinander verbindet. Daß Zola und Manet sich gegenseitig beeinflußt haben, daß also Manets *Nana* durch Zola angeregt worden sei und dessen *Nana* wiederum durch Manets Gemälde, gilt als sicher. Da aber die Entstehung des Bildes und die Verdichtung von Zolas Romangestalt zeitlich in gewisser Weise nebeneinander herlaufen, ist darüber spekuliert worden, wie die gegenseitige Beeinflussung im einzelnen wohl vonstatten gegangen sein mag. In seiner ausführlichen Studie zu Manets Gemälde kommt Werner Hofmann zu dem Ergebnis, als erster sei Manet durch den frühesten Auftritt Nanas, der halbwüchsigen Tochter der Wäscherin Gervaise Macquart und des Trinkers Coupeau, einerseits noch Kind, andererseits aber schon ganz Frau, in Zolas Roman *L'assommoir (Die Schnapsbude)* inspiriert worden. Die Frauengestalt in Manets Gemälde habe dann ihrerseits Zola bei der Abfassung seines *Nana*-Romans vor Augen gestanden.[5]

Es ist angenommen worden, daß Manets Gemälde sich auf jene Szene im fünften Kapitel von Zolas Roman bezieht, wo Graf Muffat Nana zum ersten Mal in der Theatergarderobe aufsucht und ihr bei der Toilette zusieht. Von Stund an ist er ihr als ihr prominentestes Opfer unrettbar verfallen. Die Deutung leuchtet ein, die Assoziation bietet sich von selbst an. Hofmann hält dem entgegen: »Wir schlagen im Roman nach und stellen einen wichtigen Unterschied fest. Manet malt ein tête-à-tête ohne Handlung und Dialog. Zola zeigt Nana in Gesellschaft mehrerer Bewunderer, darunter eine Königliche Hoheit.«[6] Dem ist nicht zu widersprechen. Indes ist der diskursive Verlauf einer schriftlichen Erzählung etwas anderes als der auf einen einzigen Augenblick konzentrierte Offenbarungscharakter eines Bildes. Der Maler dürfte sich die Freiheit genommen haben, die Begegnung zur ›allégorie réelle‹ der erotischen Spannungsaufladung zwischen zwei Personen zu verdichten, und umgekehrt könnte Zola durch Manets Gemälde dazu angeregt worden sein, die Zweierszene im Ausspinnen des Erzählfadens in ein erweitertes gesellschaftliches Umfeld einzubetten.

Die Dirne ist eines der großen Motive der französischen Kunst im 19. Jahrhundert, nicht allein der bildenden Kunst von Manet bis Toulouse-Lautrec, sondern vor allem auch der Romanliteratur. Von Alexandre Dumas' fils *Kameliendame* über die Rosanette in Flauberts *Lehrjahren des Gefühls* bis zu Zolas *Nana* folgen die in die Weltliteratur eingegangenen Dirnengestalten dicht aufeinander, wobei sich ihr Charakterbild seit Dumas' romantischer Apotheose in der detaillierten Beschreibung der Wesenszüge mit dem zunehmenden literarischen Realismus allmählich in sein Gegenteil verkehrt. 1899, zwanzig Jahre nach Erscheinen der *Nana,* resümierte Zola: »Ich hatte den zweifellos zu großen Ehrgeiz, eine Dirne hinzustellen, die erstbeste, wie es ihrer ein paar tausend in Paris gibt, und damit wollte ich gegen die vielen Marion Delormes, gegen die Kameliendamen, die Marcos und die Musetten protestieren, gegen dieses ornamentale Geschlinge des Lasters, von dem ich glaube, daß es für die Sitten gefährlich ist und einen unheilvollen Einfluß auf die Vorstellungswelt unserer Mädchen ausübt.«[7] Zola als moralischer Erzieher, so hat er sich in der Tat selbst verstanden. »Für Marx ist die Prostitution nur ein besonderer Ausdruck der allgemeinen Prostitution des Arbeiters, für die bürgerlichen Kritiker ist sie nicht das Stigma einer Klasse, sondern *aller* menschlichen Tätigkeiten, Verhaltensweisen und Wunschbilder. Baudelaire hat das als erster ausgesprochen: die Liebe ist Prostitution, die Kunst ebenfalls, Gott ist das am meisten prostituierte Wesen«, stellt Hofmann fest.[8]

Nun ist die Prostitution nicht erst ein Phänomen des 19. Jahrhunderts, und es wäre fatal, die Betrachtung der Problematik darauf einzuengen. Sie ist so alt wie die Menschheit. Entscheidend ist der Wechsel der Einstellungen dazu im Laufe der Epochen. Ob die Prostitution in erster Linie als Kunst (mit einer dementsprechend ›akademischen‹ Ausbildung) oder in erster Linie als Ware gewertet wird, ist unter anderem auch ein stilistisches Problem. Daß im Zeitalter des Kapitalismus seit Beginn des 19. Jahrhunderts der Warencharakter sowohl der Prostitution wie der Kunst ins Zentrum rückt, ist eben eine Folge der Bewußtseinsbeschaffenheit der Gesellschaft, zu deren Bewertungsgrundlage für buchstäblich alles der Ausdruck in Geldwert geworden ist. Das Geld ist die anonymisierende, alle Qualitäten verdinglichende und nivellierende Macht; sie macht zum Beispiel den Nominalwert für einen gekauften Liebesakt mit dem Nominalwert der Ausgaben für den Erwerb eines Kunstwerks miteinander komparabel, und darin allein offenbart sich schon die ganze Fragwürdigkeit. Neben der weiblichen Prostitution spielt die männliche in der Weltgeschichte eine verhältnismäßig kümmerliche Rolle. Das liegt wohl daran, daß nach den festgelegten Regeln des Rollenspiels die Frau die Lockende, der Mann der Begehrende ist. Die Frau, die sich verkauft, ist demnach ein Opfer der männlichen Begierde, der Mann ist aber keineswegs der Sieger, sondern ebenfalls Opfer seiner Begierde. Darüber geniert er sich insgeheim. Sein Verhalten wird ihm von der Gesellschaft mehr oder weniger stillschweigend zugestanden, doch wird ihm abverlangt, daß er sich dafür mehr oder weniger stillschweigend schämt. Eine im Grunde absurde Situation, das ist das Dilemma, wie es gerade in der französischen Kunst des 19. Jahrhunderts zum Ausdruck kommt. Die Frage der Käuflichkeit und Verkäuflichkeit ist mithin nicht das allein bestimmende Moment, das wäre entschieden zu oberflächlich geurteilt. Hinzu kommen tiefgreifende psychophysische Konstituenzien, dazu gehören nicht zuletzt die Einflüsse der Erziehung.

In der erwähnten Schilderung der ersten Begegnung in Nanas Theatergarderobe beschreibt Zola die Charakterherkunft des Grafen Muffat: »Graf Muffat hatte noch immer nicht den Mund aufgetan. Unabweislich drängte sich ihm die Erinnerung an seine Jugend auf. Seine Kinderstube war ganz kalt gewesen. Wenn er später, mit sechzehn Jahren, seine Mutter küßte, nahm er ihren eisigen Kuß mit in den Schlaf hinüber. Eines Tages hatte er im Vorbeigehen durch eine halbgeöffnete Tür ein Dienstmädchen gesehen, das sich gerade wusch. Das war die einzige Erinnerung, die ihn von der Pubertät bis zur Ehe beunruhigt hatte. Dann fand er bei seiner Frau einen strikten Gehorsam gegen die ehelichen Pflichten, er selbst empfand davor eine fromme Scheu. Er war herangewachsen und älter geworden in völliger Unkenntnis der Sinnenlust, und unter eine strenge religiöse Zucht gebeugt, hatte er sein Leben nach Vorschriften und Gesetzen geregelt. Und nun war er plötzlich in diese Schauspielerinnengarderobe neben eine halbnackte Dirne verschlagen. Er, der niemals die Gräfin Muffat auch nur ihre Strumpfbänder hatte anlegen sehen, wohnte jetzt allen intimen Einzelheiten einer Frauentoilette bei, mitten in dieser Unordnung von Schminktöpfen und Waschbecken, und atmete diesen durchdringenden und doch so lieblichen Geruch. Sein ganzes Wesen empörte sich; die langsame Besitzergreifung, mit der ihn Nana seit einiger Zeit in ihren Bann zog, erschreckte ihn und erinnerte ihn an seine fromme Lektüre, an die Bilder teuflischer Besessenheiten, die seine Kindheit geängstigt hatten. Er glaubte an den Satan. Und diesen Satan sah er verworren in Nana mit ihrem Lachen, ihren Brüsten und Hüften, vom Laster gebläht. Aber er nahm sich vor, stark zu bleiben.«[9]

Das ist die brillante Analyse einer erziehungsbedingten erotischen Verklemmtheit. Graf Muffat bleibt nicht stark. Indem er seiner Vernunft und seinem Gewissen zuwider seinem Drang nachgibt, befreit er sich zwar aus dem Gefängnis der ihm anerzogenen Mentalität, um sich aber, seinen Trieben gehorchend, um so engere, neue Fesseln anlegen zu lassen. Er kennt sich selbst nicht mehr; er ist sich selbst ein Rätsel. Eben deshalb ist ihm aber auch die Frau ein Rätsel, das ihm letztlich verschlossen bleibt. Weil das so ist, weil Muffat unfähig ist, sich zu öffnen, kann er sich ihr, auch um sein Gewissen, das heißt das, was er dafür hält, zu beruhigen, gar nicht anders nähern, als daß er ihre Sinnlichkeit mit Geld erwirbt. Davon hat er schließlich genug. Das ist der kapitalistische Aspekt. Kurz gesagt: Wenn es den Grafen Muffat nicht gäbe, wäre Nana nicht nötig. Die grandes cocottes, darunter Schauspielerinnen und Tänzerinnen von Rang, die Königinnen der Demimonde, nachmals in die Geschichte der Sitten und der Moden eingegangene Schönheiten, wurden, von reichen Lebemännern, oft mit stillschweigendem Einverständnis

Anne-Louis Girodet-Trioson, *Mademoiselle Lange als Danae,* ausgestellt im Salon 1799. Öl/Lwd., oval, 64,5 × 63 cm, Minneapolis, Institute of Arts, The William Hodd Dunwoody Fund

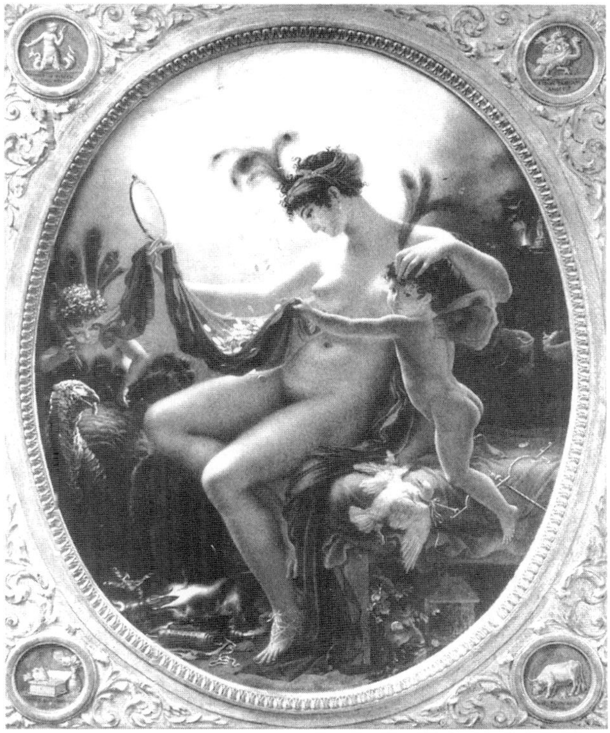

der Gattinnen, ausgehalten die Nachfolgerinnen der großen Kurtisanen der Aristokratie, nun unter den Bedingungen der kapitalistischen Gesellschaft, der Bourgeoisie im Zweiten Kaiserreich und in der Dritten Republik. Sie wurden von ihren Galanen ins Theater, auf die Bälle und auf die Rennplätze mitgenommen und spielten in der Gesellschaft eine offiziöse Rolle, für die sich die Bezeichnung ›Halbwelt‹ einbürgerte. Nana, die ihre Karriere auf dem Weg über das Theater macht, ist eine von ihnen. Unter diesen Voraussetzungen stellt sich eine durchaus mystische Beziehung her, der symbolische Geschlechtsakt zwischen Fleisch und Geld. Das ist das Mysterium der Verkäuflichkeit. Ihm entspringt der Mythos von der großen Hure. Das Mysterium der Vereinigung von Fleisch und Geld hat sein Urbild in der Sage von Jupiter und Danae, die davon berichtet, wie der Gott die Erwählte in Gestalt eines Goldregens heimsucht. Das ist ein klassisches Motiv der europäischen Kunst. Tizians und Rembrandts Gemälde gehören zu den berühmtesten Beispielen.[10] Den Goldregen deuteten sie in seiner Göttlichkeit als verdichtetes Licht. 1799 leistete sich Anne-Louis Girodet-Trioson die Unverschämtheit, sein Gemälde *Mademoiselle Lange als Danae* im Salon auszustellen, was prompt einen Skandal auslöste. Die Schauspielerin, eine Vorläuferin der Nana ebenso wie der feschen Lola aus dem ›Blauen Engel‹, wie denn auch Heinrich Manns Professor Unrat der kleinbürgerliche Nachfahr des Grafen Muffat ist, zeigte sich verständlicherweise pikiert, und das Bild mußte entfernt werden. Auf einer gepolsterten Bank sitzt eine wohlgewachsene, nackte junge Frau mit eleganter Frisur. In der Rechten hält sie einen ovalen Handspiegel, mit der Linken stützt sie sich auf das Haupt eines geflügelten Puttos. Der hilft ihr dabei, ein Tuch zu halten, in das von oben der Goldregen in Form klingender Münzen hineinregnet. Ringsum sind allerlei beziehungsreiche Accessoires zu sehen, unter anderem eine abgestürzte weiße Taube mit einem Band um den Hals, ein Satyrkopf, der unter der Bank hervorlugt, und ein riesiger Truthahn, Symbol der Lüsternheit. Mademoiselle Lange, eine Aktrice der Comedié Française, hatte das Porträt, das Girodet zuvor in ernsthafter künstlerischer Absicht von ihr gefertigt hatte, heftig kritisiert. Die Danae-Satire war des Künstlers Rache. Das ist das erste Gemälde, das das Motiv in seiner Degoutanz entsprechend der kapitalistischen Wertung des 19. Jahrhunderts wiedergibt.

Zolas *Nana* ist, so realistisch sich der Roman in seiner Freude an der detaillierten Ausmalung gebärdet, nichts weniger als die krönende Zusammenfassung des Mythos von der großen Hure. Der heißblütige Gesellschaftskritiker Emile Zola, der in seinem Roman *Germinal* eindringlich die Ausbeutung der Bergarbeiter schilderte, der in der Dreyfus-Affäre mit seinem Aufruf *J'accuse* mutig den Antisemitismus der französischen Behörden offenlegte, und der Edouard Manet zum Freund gewann, indem er sich im Alleingang für die neue und ungewohnte künstlerische Sicht einsetzte, war mitnichten ein Frauenrechtler. Das anzunehmen wäre ein großer Irrtum. Im Gegenteil, die Frau wurde von ihm als integraler Teil der korrupten französischen Gesellschaft, so wie er sie sah, geradewegs zur Galionsfigur der Korruption stilisiert, eine negative Verkörperung der Marianne, nicht die der Barrikaden, sondern die der Boudoirs und Bordelle. Nana agiert auf der Bühne, die ihr der Romancier schuf, als die darwinistisch und milieutheoretisch unterfütterte Version der Femme fatale. So lebhaft und farbenfreudig es dem Dichter gelungen ist, die Figur der Nana vor uns hinzustellen, so sehr spürt der Leser die Angst des Autors vor der Frau. Sie bleibt ihm fremdartig und unheimlich. Zola, der Moralist, statuiert an Nana ein moralisches Exempel.

In aller Deutlichkeit zeigt sich das in der Gegenüberstellung zweier Porträtskizzen Nanas – derjenigen, mit der Zola ihre Person in die Handlung einführt, und der, wo er sie am Ende wieder hinausbefördert. Die erste lautet wie folgt: »Kaum war Diana allein, als Venus auftrat. Ein Schauer durchrieselte den Saal. Nana war nackt, nackt mit einer gelassenen Frechheit, der Allgewalt ihres Fleisches sicher. Nichts als ein Gazeschleier umhüllte sie; ihre vollen Schultern, ihr Amazonenbusen, dessen rosige Spitzen aufgerichtet und steif wie Lanzen standen, ihre breiten Hüften, die sich wollüstig hin und her wiegten, ihre strammen blonden Schenkel, kurz ihr ganzer Leib zeichnete sich ab und schimmerte durch das dünne Gewebe wie weißer Schaum. Das war Venus, die aus den Wogen steigt und keine andere Hülle trägt als ihr Haar. Und als Nana die Arme hob, sah man im Rampenlicht die goldenen Haare in ihren Achselhöhlen flimmern. Niemand klatschte. Niemand lachte mehr. Die Gesichter der Männer spannten sich; schmalnasig, mit zuckendem, ausgetrocknetem Mund starrten sie auf die Bühne. Es war, als striche ein

Hauch vorbei, ein leiser Wind, der eine dumpfe Drohung mit sich führt. Da erwachte auf einmal im unschuldigen Kinde aufwühlend die Frau. Nanas Geschlecht schlug die Männer mit Wahnsinn und riß unbekannte Abgründe der Gier vor ihnen auf. Sie lächelte immerzu, jetzt aber mit dem geilen Lächeln des männerfressenden Weibes.«[11] Die zweite hingegen: »Nana blieb allein, das Gesicht nach oben gekehrt im hellen Schein der Kerze. Es war nur noch ein schmählicher Überrest, eine feuchte, blutige Masse, ein Haufen verfaulendes Fleisch, das dort hingeworfen auf dem Kissen lag. Die Blattern hatten das ganze Gesicht überzogen, eine Eiterbeule saß dicht neben der andern; vertrocknet und eingesickert wirkten sie schon, wie wenn Schimmel über die Erde wächst auf diesem formlosen Brei, der keine Gesichtszüge mehr erkennen ließ. Ein Auge, das linke, war völlig zerfressen vom herausquellenden Eiter; über dem andern war das Lid halb offen, das Auge selbst war eingesunken und wirkte wie ein schwarzes, faules Loch. Aus der Nase floß noch eitriger Schleim. Eine rötliche Kruste lief über die eine Wange bis in den Mund, den sie zu einem scheußlichen Lachen verzog. Und über diese grauenhafte, groteske Maske des Nichts flutete das Haar, ihr herrliches Haar, und schimmerte noch immer in seinem Sonnenglanz wie ein Geriesel von Gold. Venus löste sich auf. Es schien, als wäre das Gift, das sie vom Aas aus der Gosse mitgebracht, dieser Gärstoff, mit dem sie ein Volk verseucht hatte, ihr jetzt ins Gesicht gestiegen und hätte es in Fäulnis zersetzt.«[12]

Das ist Zolas Rache an der Frau, die Rache an ihrem Körper, es ist die Rache des heiligen Antonius an den Visionen seiner Versuchung; es ist die Rache des Naturalisten an den Torturen der geschlechtlichen Zuchtwahl, eine Exekution. Beide Porträts, das am Anfang wie das am Ende des Romans, sind mit genießerischer Lust geschrieben. *Nana* ist Zolas Abrechnung mit dem Zweiten Kaiserreich. Die Stunde, in der Nanas Leiche beginnt, das Zimmer zu verpesten, fällt auf den Abend der Mobilmachung gegen Preußen und den Deutschen Bund 1870. Nana, das erotische Ungeheuer, ist das Gleichnis der großen Hure Paris. Das Weib auf dem Tier, das schreckliche Prinzip alles abgründig Weiblichen, ist die Besessenheit der Männerwelt. Die Gier nach der Frau und die Angst vor ihr bilden miteinander eine unauflösliche Einheit. Das ist der Fond aller damals zur Schau getragenen Libertinage.

In einer Tagebucheintragung vom 5. Mai 1876 erzählt Edmond de Goncourt: »Unsere *Gesellschaft der Fünf* hatte den Einfall, in einer Taverne hinter der *Opéra-Comique* eine Bouillabaisse zu essen. Man ist heute abend in Plauderstimmung, voller Verve und Offenherzigkeit.«[13] Flaubert, Turgenjew, Zola, Daudet und Goncourt geben mit ihren tatsächlichen oder erfundenen erotischen Abenteuern gewaltig voreinander an. Goncourt gibt die Zoten, in die sie sich hineinsteigern, getreulich bis in alle Einzelheiten zum besten und resümiert: »Fassen wir zusammen: Turgenjew ist ein Schwein, dessen Schweinerei sentimental gefärbt ist. Zola ist ein rohes und grobes Schwein, dessen Schweinerei sich jetzt gänzlich in der Nachahmung verausgabt. Daudet ist ein angekränkeltes Schwein, mit den launischen Ausfällen eines Gehirns, bei dem wohl eines Tages der Wahnsinn einziehen könnte. Flaubert ist ein vorgebliches Schwein, das sich selbst als solches ausgibt und so tut, als wäre es eines, um mit den wirklichen, aufrichtigen Schweinen mithalten zu können, welche seine Freunde sind. Und ich, ich bin ein zeitweiliges Schwein, mit Anfällen von Sauereien, denen die Gereiztheit des vom Spermentierchen gebissenen Fleisches anhaftet.«[14] Hier zeigt sich die ganze Melancholie der Angst vor Potenzverlust und erotischer Vereinsamung. Flauberts Beitrag ist der letzte, den Goncourt vor seiner Zusammenfassung referiert: »›In Ober-Ägypten‹, das ist Flauberts Stimme, ›wird man durch die stockfinstere Nacht – vorbei an niedrigen Häusern, mitten durch das Gekläff der Hunde, die einen zerreißen wollen – zu einer Hütte geführt, die nicht höher ist als ein siebzehnjähriger Jüngling. Darinnen findet man ganz hinten eine Frau in einem Hemd, die auf der Erde liegt und deren Körper sieben bis acht mal von einer großen Goldkette umwunden ist, eine Frau mit einem Hintern kalt wie Eis und dem Leibesinneren wie eine Glutpfanne. Also, mit dieser Frau, die in der Lust reglos bleibt, sehen Sie, da empfindet man unendliche Wollust, eine Wollust... ‹«.[15] Damit sind wir wieder im Orient angekommen.

Flaubert, Sohn eines Advokaten, der an dem ihm zugemuteten bürgerlichen Beruf scheitert, Flaubert, der vor der Fortsetzung eines mit einer verheirateten Frau begonnenen Liebesabenteuers panisch ausweicht, Flaubert ist ein Musterexemplar des erotischen Autisten. Sein literarisches Genie ist die Gegengabe für seine sowohl berufliche als auch geschlechtliche, hypochondrische Bindungsangst. Die Orientalin Almeh, Bauchtänzerin und professionelle Prostituierte, die im Unterschied zu ihren europäischen Kolleginnen das Prestige eines legitimen Berufes von hoher Kunstfertigkeit genießt, bietet deshalb für ihn die einzige Möglichkeit sexueller Erfüllung. Das Abenteuer, das er in der von Goncourt beschriebenen Runde zum besten gibt, hat er im Tagebuch seiner Orientreise ausführlich festgehalten, seinen Besuch im Haus der Almeh Rouchouk-Hanem in Esneh am 6. März 1850. Flaubert beschreibt, wie sie ihm, frisch dem Bad entstiegen, den Bienentanz und andere Tänze vorführt, und kommt endlich zur Sache: »Es paßte ihr nicht besonders, daß wir bei ihr übernachten wollten, aus Angst vor Dieben, die immer dann kommen, wenn sie wissen, daß Fremde da sind. Wächter oder Zuhälter (bei denen sie nicht mit Schlägen sparte) schliefen unten im Nebenzimmer mit Joseph und der Negerin, einer abessinischen Sklavin, die an jedem Arm eine runde Narbe (wie eine Verbrennung) von einer Pestbeule hatte. Wir gingen schlafen, sie wollte für sich den Rand des Bettes. – Lampe: der Docht ruhte in einem ovalen Näpfchen mit Schnabel. – Nach einer außerordentlich stürmischen Fickerei schläft sie ein, ihre Hand ist in meiner verschlungen, sie schnarcht; das schwache Licht der Lampe drang bis zu uns herüber und zeichnete auf ihre schöne Stirn so etwas wie ein Dreieck aus fahlem Metall, der Rest des Gesichts im Dunkeln. Ihr kleiner Hund schlief auf meiner Seidenjoppe auf dem Diwan. Da sie über Husten klagte, hatte ich meinen Gehpelz über ihre Decke gelegt. Ich hörte Joseph und die Wächter mit leiser Stimme plaudern; dort lieferte ich meine Sinne den heftigsten Empfindungen voll tiefer Erinnerungen aus. – Ich spürte ihren Bauch auf meinen Hoden, ihr Möschen, wärmer als ihr Bauch, wärmte mich wie ein heißes Eisen. – Ein andermal bin ich mit dem Finger in ihrer Kette eingeschlummert, so als wollte ich sie zurückhalten, wenn sie erwachte. Ich mußte an Judith und Holofernes denken, wie sie beieinander lagen. Um Viertel vor drei Erwachen voller Zärtlichkeit. Wir haben uns vieles mitgeteilt, indem wir uns drückten, noch im Schlaf drückte sie mich mechanisch mit ihren Händen und Schenkeln, so wie bei unwillkürlichen Schauern. Ich rauche einen Schischeh, sie steht auf, um mit Joseph zu plaudern, kommt mit einem Tiegel brennender Kohle zurück, wärmt sich auf und legt sich wieder hin. ›Basta!‹ Welch süße Nahrung erhielte der Stolz, könnte man beim Abschied sicher sein, daß man ein Andenken hinterläßt, daß sie an einen mehr denkt als an andere, daß man in ihrem Herzen bliebe. Am Morgen haben wir uns ganz ruhig Lebewohl gesagt.«[16]

Das war's! Das, was Flaubert im Herzen der Orientalin zurückzulassen sich wünscht, wäre eine Momentaufnahme seiner virilen Qualitäten. André Stoll, Herausgeber der deutschen Übersetzung von Flauberts Reiseaufzeichnungen, kommentiert: »Bezeichnenderweise kann nur eine Kurtisane die Rollenerwartungen erfüllen, die der jugendliche Sensualist an sein Weiblichkeits-Ideal stellt. Weder eine Mutterfiguration – welche nur die eigene Mutter verdoppeln würde – noch (...) eine Sklavin könnte sich ihm als Idol erweisen, d. h. ihm mit den ikonographischen Merkmalen eines solchen ausgestattet erscheinen, sondern nur eine Prostituierte, da sie allein die Kehrseite der verhaßten bürgerlichen Prüderie verkörpert und dennoch zugleich im Medium des Geldes, der erkauften Ersatzbefriedigungen, aufs tiefste in die Ökonomie dieses selben Bürgertums eingebunden ist. Es vollzieht sich also hier die Epiphanie eines eminent einheimischen Idols, das letztlich nicht fremder ist als ein orientalisch verkleidetes Pariser Freudenmädchen; entscheidend ist allein die Herkunft dieses Bildes aus dem ambivalenten System der europäischen Bedürfnisbefriedigung.«[17] Ein bißchen fremder ist es allerdings schon am Zielort des individuellen Experimentaltourismus ins Morgenländische. Stoll wundert sich darüber, wieso Flaubert bei diesem Beischlaf auf dem westöstlichen Diwan ausgerechnet das Bild von Judith und Holofernes in den Sinn gekommen sei: »So paradox es erscheinen mag, daß er überhaupt diese biblische Heroin, die männermordende Retterin ihres Volkes, entgegen der gesamten exegetischen Tradition zu einer Figur der ›Intimität‹, der Zärtlichkeit und des Sinnenrausches, umwidmen kann, um sich selbst in der Rolle des ›Barbaren‹ Holofernes zu sehen, so selbstverständlich ist es andererseits für ihn, daß gerade eine Prostituierte die symbolische Repräsentanz des privaten Glücks übernimmt.«[18] Umwertung der Ersatzwerte? Wenn Flaubert, der sich im Halbschlaf mit dem Finger in der Kette der Almeh verhakt, mit dem sie ihn an sich zu fesseln droht, die Gestalt der Judith mit dem Schwert imaginiert, so ist das schon die Frage wert, woher das wohl kommt.

Die Waffe der Frau ist, jedenfalls nach Auffassung der Malerei im 19. Jahrhundert, die Klinge. Die Zeitung *Le Petit Parisien* brachte auf der Titelseite ihrer Beilage *Supplément littéraire illustré* der Nr. 83 vom 7. September 1890 eine ganzseitige lithographische Illustration mit der Schilderung eines grausigen Dramas. Im Vorgarten eines soignierten Einfamilienhauses stürzt eine bürgerliche Megäre ausgehfertig kostümiert, den Dolch in der erhobenen Faust, wutentbrannt hinter einem Manne her, um ihm ein Messer in den Rücken zu rammen. Offensichtlich ist das schon der zweite Stich, denn der Mann ist im Begriff, blutüberströmt zusammenzubrechen. Eine Dogge steht unbeteiligt dabei, aus einem der oberen Fenster schaut entsetzt das Hausmädchen, hinten lugt von der Straße aus ein Passant über den Gartenzaun. Michelle Perrot bemerkt dazu: »›Die Tragödie von Ville-d'Avray‹, *Le Petit Parisien* vom 7. September 1890. Eine wohlsituierte Bürgersfrau, die ihren Mann umbrachte, war selten; zumindest griff sie eher zum Gift als zum Dolch, der eine Männerwaffe war.«[19] Wenigstens was die Malerei des Jahrhunderts anbetrifft, irrt sich Perrot da. Die dezidierte Wahl eines solch ausgesprochenen Penetrationsinstruments macht stutzig, doch daß die Palette in der Hand von Madeleine Mabille in Fernand Khnopffs Porträt von 1888 (S. 243) in der perspektivischen Verkürzung wie ein Stilett aussieht, kommt nicht von ungefähr.

Johann Heinrich Füßli, Grenzgänger zwischen zwei Epochen, griff wieder einmal als einer der ersten ein Motiv auf, das in der Luft lag. Gleich zu Anfang des Jahrhunderts malte er Lady Macbeth, wie sie den Dolch entgegennimmt – das Bild zeigt die Schauspieler Garrick und Mrs. Pritchard in der Rolle von Macbeth und Lady Macbeth – ein gespenstisches Bild (Ft. 15). Die Figuren sind geisterhaft weißlich durchscheinend, hell wie eine Grisaille auf den gründunklen Grund aufgetragen. Nur das vom Messer tropfende Blut glänzt rot. In einer flüchtigen Zeichnung von 1816/17 hat Füßli ein Mädchen mit einem Stilett festgehalten.[20] Das historische Original der messerstechenden Frau ist die Heroin der Französischen Revolution, Charlotte Corday; mit dem Stigma ihres Messerstichs in der Brust des sterbenden Marat in Davids Gemälde beginnt die Kunst des bürgerlichen Heldenlebens. Die Waffen des Mannes in der Malerei der Epoche hingegen sind die Pistole und das Gewehr. Die von den Männern Gerichteten werden nicht erstochen, sondern erschossen. Die beiden berühmtesten Zeugnisse hierfür sind Goyas *Erschießung der Aufständischen am 3. Mai 1808 in Madrid* von 1814 und Manets *Erschießung des Kaisers Maximilian* von 1868. Das wäre ein Kapitel für sich, doch ist hier nicht weiter darauf einzugehen.[21] Charlotte Corday trifft ihr Opfer mit der Messerklinge in die Brust. Das ist eine in ihrer Gegenläufigkeit zur Revolution betont individualistische Tötungsmethode; sie ist gewissermaßen wider die Absprache, denn die von der Revolution sanktionierte Tötungsart ist das Köpfen. Das Köpfen beginnt mit dem Bastillesturm. Auch die Guillotine, das Fallbeil mit der scharf geschliffenen Schneide, ist ein großes Messer, ein Messer, das von oben heruntersaust und das Haupt am Hals vom Rumpfe trennt. Die Tötungsmaschine, die dem Scharfrichter die Arbeit abnahm, hatte sofort ihren Namen weg. Dem Volksempfinden nach war sie ein weibliches Wesen. Füßli, der um 1780, als an die Guillotine noch nicht zu denken war, einen muskulösen Scharfrichter zeichnete, der, in der Rechten das Schwert, mit der Linken den Kopf des Gerichteten hochhält[22], nimmt 1782 die Erfindung der Tötungsmaschine in der Federzeichnung *Vier Mänaden, die einen Mann guillotinieren* vorweg. Werner Hofmann hat diese Zeich-

Johann Heinrich Füßli, *Vier Mänaden guillotinieren einen alten Mann,* 1782. Feder und Sepia über Bleistift, 30 × 30,5 cm, Kunsthaus Zürich

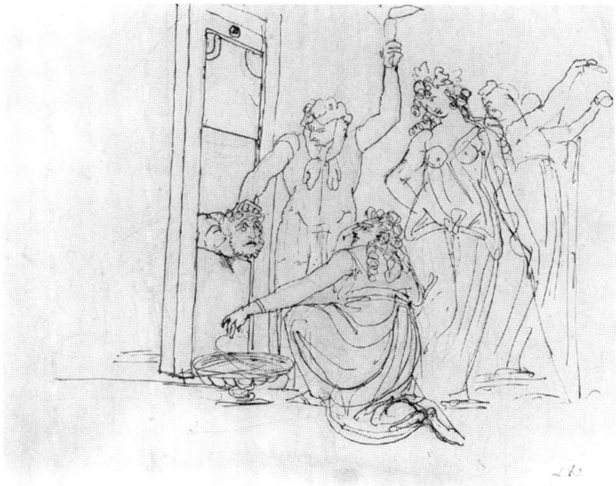

nung im Katalog seiner Ausstellung ›Europa 1789‹ bezeichnenderweise dem Kapitel *Das Erwachen aus der Unmündigkeit* zugeordnet.[23]

Hier nähern wir uns der Sache. Die Assoziation zu Judith und Holofernes, die Flaubert überkommt, nachdem er soeben noch von seinen Hoden schwadronierte, entspringt, wie es Füßlis Alptraum von der Guillotinierung des Mannes vor Augen führt, einer abgründigen Furcht vor der Entmannung. Der von Freud geprägte Begriff der »Kastrationsangst« ist dabei zu eng.[24] ›Entmannung‹ umfaßt weit mehr. Es geht ja nicht nur darum, daß die Augen als Ersatzmetaphern für die Testikel in Anspruch genommen werden, weil die Patienten Freuds und deren Zeitgenossen den die eigentlich gemeinten Körperteile betreffenden Ursachenzusammenhang gefühlsmäßig verdrängt haben, sondern die Übereinstimmung besteht darin, daß es sich in beiden Fällen um schöpferische Zonen handelt. So wie die Funktion der Geschlechtsteile die leibliche Fruchtbarkeit garantiert, so das Haupt als Sitz der Gedanken, der Vorstellungen und der Phantasie die Fruchtbarkeit des Geistes. In der Geistestätigkeit erscheint die Zeugung sublimiert und verinnerlicht. Beide Vitalzonen, die untere wie die obere, sind durch das Rückenmark nervlich-energetisch miteinander verbunden (daher beeinflußt die Phantasie den Geschlechtstrieb und umgekehrt). Im weiteren Verlauf des Jahrhunderts überlassen die Maler den Dolch vor allem der Medea. Sie richtet ihn nur indirekt gegen den Mann, direkt gegen die eigenen Kinder; sie beraubt den Mann damit seiner Söhne. Die Beispiele hierfür reichen von Delacroix bis Feuerbach.[25] Im übrigen aber wird geköpft. Es ist wohl nicht von der Hand zu weisen, daß das Revolutionstrauma in den alptraumhaften Köpfungsvisionen der Maler seinen langdauernden Nachhall hinterlassen hat. Die Frauen halten die Köpfe hoch, nicht nur ihre eigenen, sondern auch die ihrer Opfer. Entweder lassen sie köpfen, wie Salome, oder sie köpfen selbst, wie Judith. Nochmals ist Füßli hervorzuheben. Seine großartige Zeichnung *Kriemhild zeigt Hagen das Haupt Gunthers* von 1805 prägt den Prototyp. Die rasenden Mänaden, die Orpheus zerfleischt und sein Haupt in das Wasser der

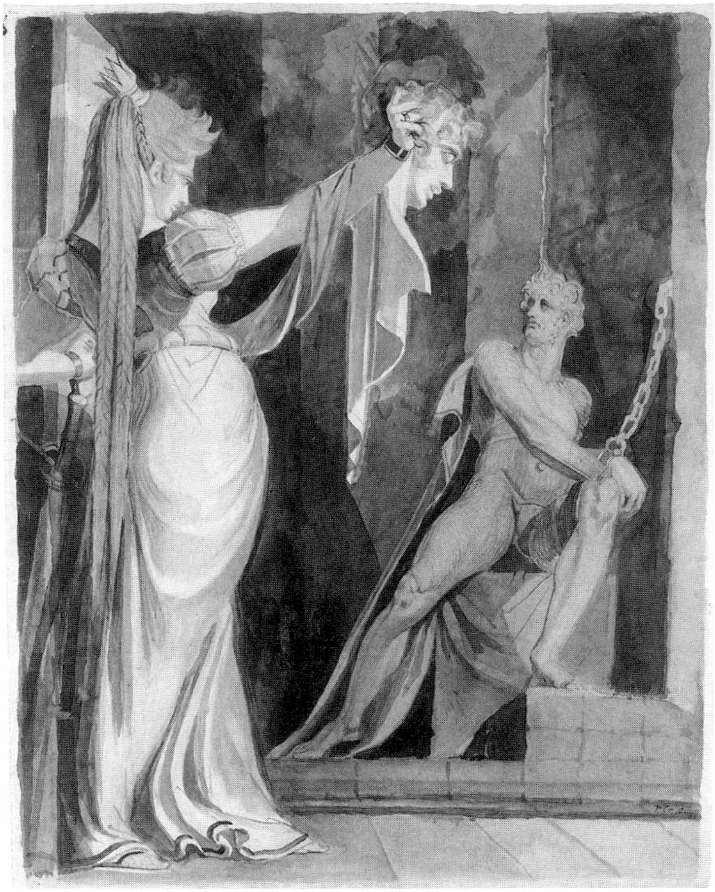

Johann Heinrich Füßli, *Kriemhild zeigt Hagen das Haupt Gunthers,* 1805. Bleistift, grau getönt, 48,8 × 38,7 cm, Kunsthaus Zürich, Leihgabe der Gottfried Keller-Stiftung

dunklen Fluten geworfen haben, betreten merkwürdigerweise nicht selbst die Bühne – sie verbleiben im Hinterhalt der Phantasie –, statt dessen aber ihre sanften Gegenspielerinnen. In Moreaus 1866 entstandenem Gemälde *Junge Thrakerin mit dem Kopf des Orpheus* birgt die trauernde junge Frau den vom Wasser herangetragenen Kopf auf der Leier, als sei diese ihr singender Schoß.[26] In William Waterhouse' Gemälde von 1900 finden zwei Nymphen das Haupt des toten Sängers, das ihnen zwischen Seerosenblättern bleich aus dem Wasser entgegenschaut. Nach der großen Raserei die große Beruhigung; am jenseitigen Ufer, das zum diesseitigen wird, kehrt die Frau die andere Seite ihres tiefgründigen Wesens hervor – das Erbarmen in der behutsamen Entgegennahme des von der Strömung herangetragenen Hauptes und die liebevolle Versenkung des Blicks in das Antlitz des Verstummten.

Judith hingegen ist eine stolze Erscheinung. Selbstbewußt präsentiert sie uns ihre Trophäe. Im Unterschied zu den Mänaden, die die verborgenen

William Waterhouse,
Zwei Nymphen finden das Haupt des Orpheus, 1900.
Öl/Lwd., 149 × 99 cm,
Privatbesitz

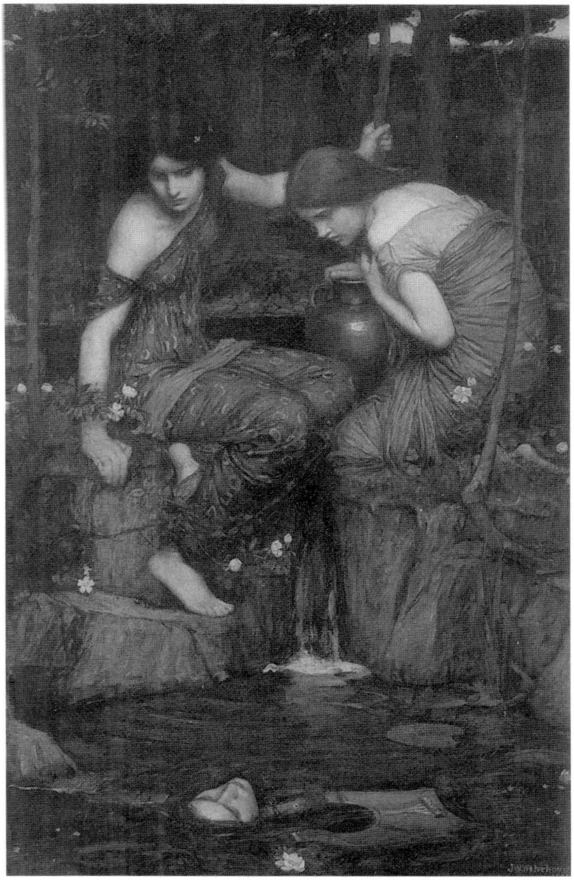

Kräfte eines noch nicht zu sich gekommenen Bewußtseins vertreten, verkörpert sie das sieghaft seiner selbst bewußt gewordene Ich der Frau. Und damit ist sie die Heroin der Entmannung schlechthin. Die Gestalt der Judith ist ein klassisches Motiv der europäischen Kunst. Die Apokryphen des Alten Testaments erzählen, wie es der patriotischen jungen Frau gelang, während der Belagerung der Stadt Bethulia die Gunst des feindlichen Generals Holofernes zu erwerben und dem nach dem Beilager Eingeschlafenen mit dem Schwert den Kopf abzuschlagen. In den Gemälden Caravaggios und der Caravaggisten, in denen es überhaupt von abgeschlagenen Köpfen nur so wimmelt, wird die Szene in einer bis dahin nicht dagewesenen naturalistischen Drastik vorgeführt, die einer Revolution des Motivs gleichkommt. Das vor allem dürften die Vorbilder gewesen sein, die auf die Phantasie des 19. Jahrhunderts zurückgewirkt haben. Ein Meisterwerk dieses Genres ist Caravaggios um 1599 entstandene Fassung. Judith, ein kräftig gebautes, doch bei alledem zierlich erscheinendes junges Mädchen in weißem Gewand, zieht den Kopf des Holofernes an den dichten Haupthaaren mit einem Griff der Linken an sich heran. Mit dem Schwert in der Rechten säbelt sie resolut drauflos; das Blut spritzt, der Kopf sinkt hintenüber; mit brechendem

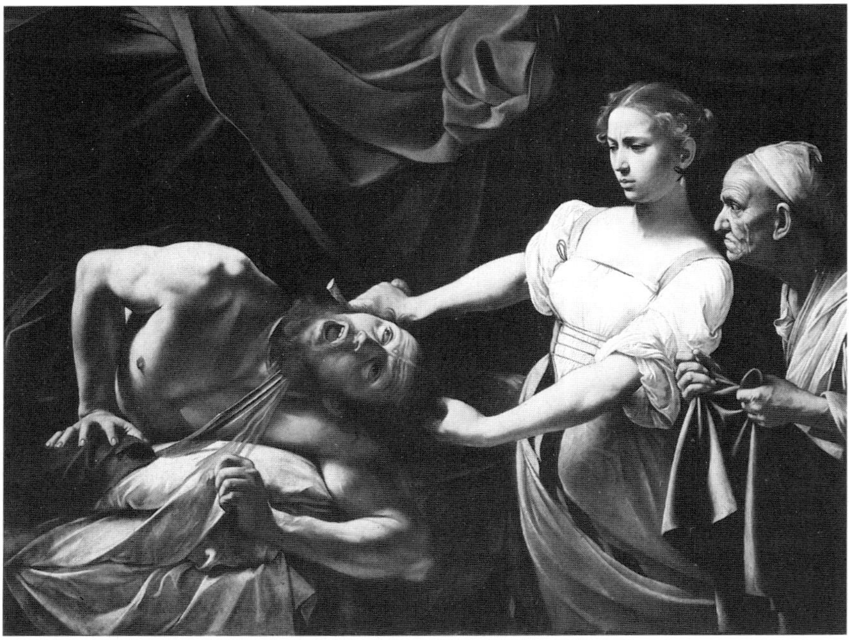

Michelangelo da Caravaggio, *Enthauptung des Holofernes,* um 1599. Öl/Lwd., 144 × 195 cm, Rom, Galleria Nazionale d'Arte Antica, Palazzo Barberini

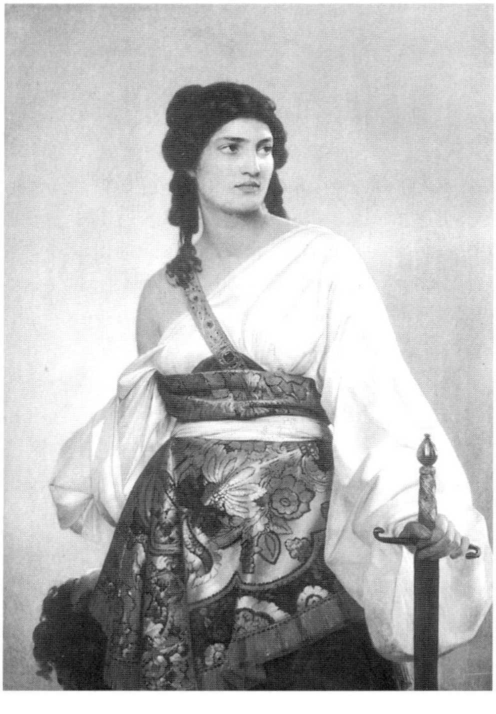

August Riedel, *Judith,* 1840. Öl/Lwd., 131 × 96 cm, München, Bayerische Staatsgemäldesammlungen, Neue Pinakothek

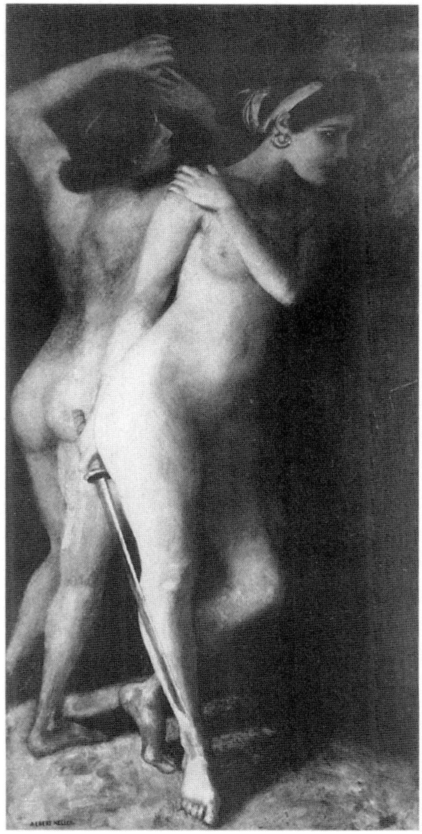

Albert von Keller, *Weibliche Akte.* Studie zu *Judith und Holofernes,* um 1895. Öl/Lwd., 162 × 82 cm, Zürich, Nachlaß Keller

Blick erkennt der Feldherr als letzten Eindruck vor seinem Hinscheiden seine Mörderin. Diese vollstreckt die Tat mit einer ungemein sprechenden Gebärde des Widerwillens mit zurückgebogenem Oberkörper und einem Gesichtsausdruck voll unaussprechlichen Ekels. Die Widersprüchlichkeit der beiden einander entgegenwirkenden Impulse, dem der Tat und dem der eigenen Abscheu davor, ist hier erstmals psychologisch treffend erfaßt, und eben damit nimmt Caravaggio einen Grundzug des 19. Jahrhunderts vorweg, den der psychologisierenden Interpretation. Durch den in Faszination erstarrten Blick im Gesichtsprofil der alten Dienerin rechts wird der Effekt noch erheblich verstärkt.

Die Judith-Darstellungen in der Malerei des 19. Jahrhunderts verraten deutlich die heimliche Hochachtung der Männer vor dem Selbstbewußtsein der Frau wie zugleich auch ihre uneingestandene Furcht vor der Entmannerin. Im Laufe des Jahrhunderts gestaltet sich das Motiv zunehmend mondäner. August Riedels *Judith* von 1840 ist in der statuarischen Pracht ihrer stolzen Weiblichkeit eine jüdische Kriemhild, Albert von Kellers *Judith* eine laszive Halbweltdame, die, ihre Kleider ausgezogen, mit dem Schwert in der Hand und mit Mordlust im Blick, auf Beute aus ist. Am Beginn des 20. Jahrhunderts ist Klimts *Judith* von 1901 (F. 12) schließlich ein Vamp, der, eben zur Tür her-

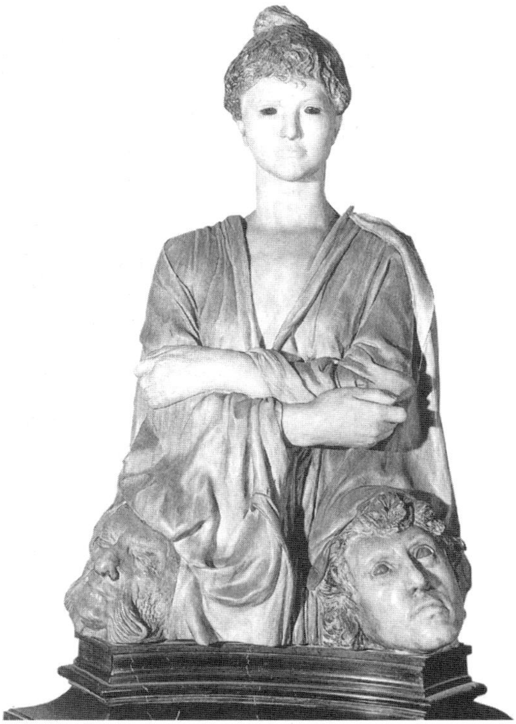

Max Klinger, *Die neue Salome,* vollendet 1893. Verschiedener Marmor, Höhe der Figur 88 cm, Gesamthöhe 104 cm, Leipzig, Museum der bildenden Künste

eingetreten, das Haupt des Holofernes wie eine Feinkost von allerneuester Raffinesse auf einer Cocktailparty serviert, geschmückt und geschminkt, aufgeputzt mit modisch gestylter Haarmähne; Judith heute, die Lust der Gefahr.

Ihren Höhepunkt erreicht die Gestaltung in der sieghaften Grausamkeit der farbig gefaßten Mädchenstatue aufrecht über zwei abgeschlagenen Männerköpfen, der Max Klinger, ihr Schöpfer, den Namen *Die neue Salome* gegeben hat[27], eine Herausforderung insgeheim masochistischer Wonneschauer. Judith köpft selbst, Salome gibt das in Auftrag. Ist Judiths Antrieb der unbändige Haß, so Salomes die zurückgewiesene Leidenschaft; das ist der Unterschied. Beides ist Rache. Meist wird Salome mit einer Schale dargestellt, auf der das Haupt des Täufers zur Liebkosung parat liegt. Gustave Moreau hat das Motiv von diesem opernhaften Tafelaufsatz befreit, er hat es erlöst (Ft. 11). Salomes Tanz ist eine Beschwörung. Das Haupt des Johannes erscheint vor ihr als eine Transfiguration aus dem Jenseits ins Diesseits, beide sind einander ganz nah, eine Séance. Das ist die Verklärung des Enthauptungs-Motivs.[28]

In Joris-Karl Huysmans' Roman *Tief unten* räsoniert der Held der Erzählung über seine Geliebte Hyacinthe: »(...) sie ist ebenso ganz einzig, und je mehr ich sie sehe, desto weniger begreife ich sie. Es gibt in ihr drei unterschiedliche Wesen. Zuerst die sitzende oder stehende Frau, die ich in ihrem Salon kennengelernt habe, zurückgehalten, fast hochmütig, die in der Intimität ein gutes, zärtliches, fast gefühlvolles Mädchen geworden war. Dann die Frau im Bett, vollständig ausgewechselt im Gebaren und in der Stimme, ein Mädchen, das mit Schmutz um sich warf und alles Schamgefühl verlor.

Edvard Munch, *Vampir,* um 1893. Öl/Lwd., 77 × 98 cm, Oslo, Munch Museum

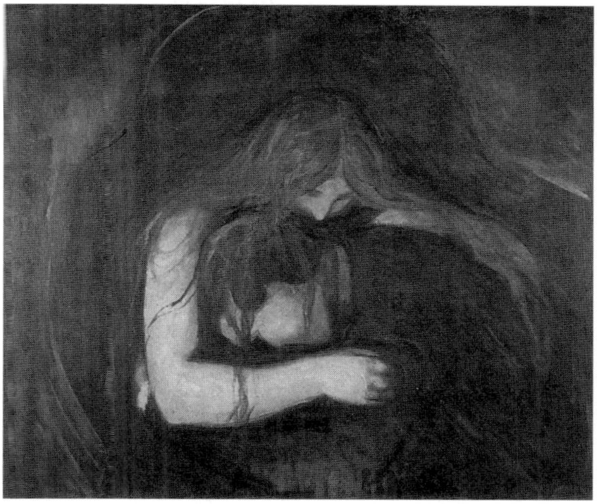

Schließlich die dritte, die ich gestern bemerkt habe, eine schonungslose Fleischerhündin, eine wahrhaft satanische, wahrhaft schmutzige Frau.«[29] Daraus spricht, wie auch aus Moreaus Salome, die Dekadenz des sich ankündigenden Fin de siècle.

Um 1893 malte Edvard Munch seinen *Vampir,* ein rothaariges Mädchen, das einem über seinen Schoß gebeugten Mann das Blut aus dem Nacken saugt. Der Vampir ist eine Variante des Salome-Motivs. Edvard Munchs Werk kreist um das Motiv der Frau, in deren Geheimnis die himmlische und die irdische Liebe vereint erscheinen. Die Frau in seinen Bildern ist nicht nur

Edvard Munch, *Die Frau in drei Lebensaltern,* 1895. Öl/Lwd., 164 × 250 cm, Bergen, Sammlung Rasmus Meyers

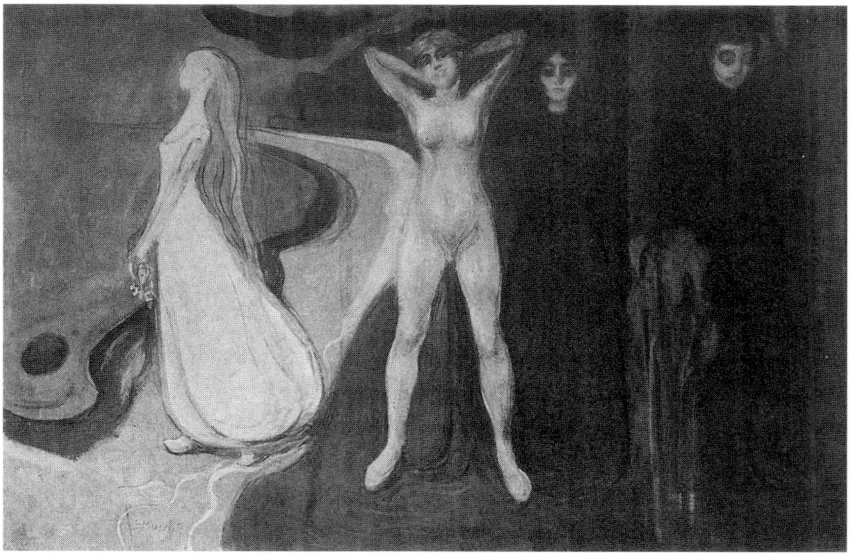

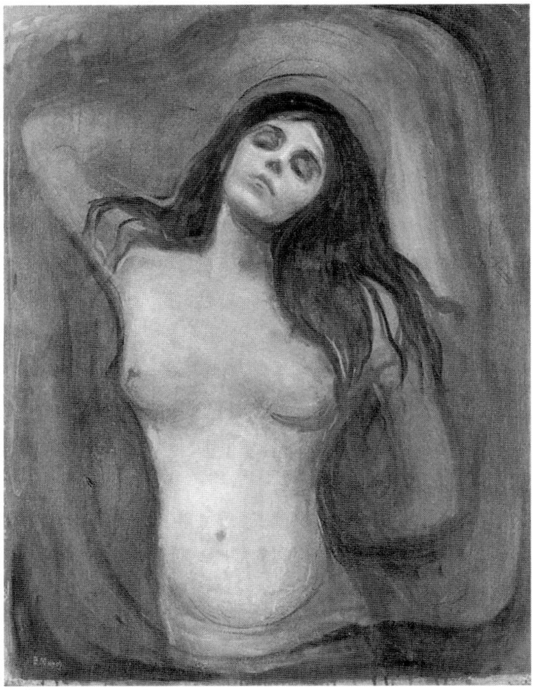

Edvard Munch,
Madonna oder ›Liebende Frau‹,
1894/95. Öl/Lwd.,
90,5 × 70,5 cm,
Oslo, Nasjonalgalleriet

Täterin und nicht nur Opfer, Frau und Mann sind Partner einer unauflöslichen Verstrickung. Das ist die Empfindungssituation um 1900, wie sie vor allem vom Beitrag der Skandinavier vermittelt wird. Neben Munch ist hier Strindberg zu nennen. Mehrfach hat Munch die Frau in drei Lebensaltern dargestellt – das junge Mädchen, vom inneren Leuchten seiner Unschuld hell durchdrungen, die reife Frau, breitbeinig nackt uns zugekehrt im Selbstbewußtsein ihres sinnlichen Feuers, und schließlich die alternde Frau, die Mutter und Witwe, eine entsagungsvolle schwarze Gestalt mit bleicher Leidensmiene, Engel, Luzifer und Parze – Licht, Feuer und Asche, das ist die heilige Dreifaltigkeit des Matriarchats. Abseits davon, durch einen Baumstamm von den Frauen getrennt, als sei eine Wand dazwischen, steht der Mann.

Madonna oder ›Liebende Frau‹ nannte Munch einen Frauenakt von 1894/95, dessen nackter Leib sich dem Betrachter hingebungsvoll entgegenbiegt. Er ist von wogenden Farbströmen sinnlich-seelischer Emanation wie von einer Mandorla umflossen, Ätherleib, Astralleib – Anima, Psyche. In den Strähnen der dunklen Haarmähne, die das blasse Antlitz einfaßt, glänzen die Reflexe eines blutroten Heiligenscheins, Mysterium der Menstruation. In einer Lithographie hat Munch das Motiv rekapituliert.[30] Dort hat er das Bild in einen Rahmen gefaßt, der, kapriziöse Spezialisierung eines Jugendstilornaments, von Spermienformationen durchzogen wird. Links unten in der Ecke kauert abgrundtief traurig ein Embryo. Ewige Determiniertheit des Geschlechts; die Tragik ist, wie sie sich hier darbietet, nicht ohne ein Quentchen ungewollter Komik. Nana-Maria, die heilige Hure? Die Projektion der Madonna ist nichts anderes als die Verkehrung des Weibes auf dem Tier, der babylonischen Hure. Ein ambivalentes Rollenbild, das der Frau da zugespielt wird; man hat fast den Eindruck, als wünsche sich jedermann, Frucht einer Jungfrau zu sein, da er seiner Mutter nicht zuzubilligen vermag, was er seiner Geliebten zumutet. Das Geheimnis der Frau, ihre erotische Persönlichkeitsspaltung, ist der Mythos des Mannes. Was ist normal? Der Mythos setzt die Norm. Ob er der Wirklichkeit sonst entspricht, ist unerheblich. Er produziert seine eigene Wirklichkeit.

Anmerkungen

1 Vgl. Werner Hofmann, Nana. Mythos und Wirklichkeit, Köln (1973) 1987, S. 19: »Wer Zweifel an der gesellschaftlichen Stellung der Dame hatte, konnte aus Unterrock und Strümpfen eindeutige Schlüsse ziehen. In seinem Aufsatz ›La Nana de Manet‹, der am 13. Mai 1877 in der Brüsseler Zeitschrift ›L'Artiste‹ erschien, informierte J.-K. Huysmans mit Kennerblick (er hatte im Oktober 1876 seinen Dirnenroman ›Marthe‹ veröffentlicht): ›Die Aristokratie des Lasters erkennt man heute an der Wäsche.‹ Weiter erfahren wir von ihm, daß diese Strümpfe, mögen sie auch manchen überraschen, absolut echt sind, und als Fachmann verrät er uns, daß sie in London hergestellt werden.«

2 Siehe dazu: Hofmann (zit. Anm. 1), S. 17: »Das Weiß des Unterrocks ist kaum mehr an greifbare Materie gebunden. Der Maler entfaltet es gerade dort am freiesten, wo die Frau ihren Besucher (und den Bildbetrachter) am stärksten herausfordert: in der ausladenden Körpermitte, die solcherart in strahlende Helligkeit entrückt und entmaterialisiert wird.«

3 Siehe dazu: ebenda, S. 19: »Monsieur Giroux witterte die Sensation, und er sollte Recht behalten. Die Flaneure erlebten sich als Voyeure, die Menge drängte sich, es kam zu Protesten und heftigen Diskussionen, so daß man sogar das Einschreiten der Polizei befürchtete.« Manet liefert damit das Vorbild für ähnliche Zurschaustellungen vom Salon abgewiesener Bilder in den Schauräumen und Schaufenstern eleganter Geschäfte, wie z. B. die Ausstellung von Henri Gervex' *Rolla* (vgl. das Kapitel *Heruntergekommen*)

4 Emile Zola, Mein Salon (Der Salon von 1866), Edouard Manet (Erstveröffentlichung in *L'Evénement,* 7. 5. 1866), zit. nach Emile Zola, Schriften zur Kunst. Die Salons von 1866–1896, mit einem Vorwort v. Till Neu, aus dem Französischen übertr. v. Uli Aumüller, Frankfurt/M. 1988, S. 23ff.; Emile Zola, Eine neue Malweise: Edouard Manet (Erstveröffentlichung in *Revue du XIXe Siècle,* 1. 1. 1867), ebenda, S. 47ff.

5 Vgl. Hofmann (zit. Anm. 1) S. 21f.

6 Ebenda, S. 22.

7 Zit. nach Hofmann (zit. Anm. 1), S. 28

8 Ebenda, S. 91.

9 Emile Zola, Nana (Erstveröffentlichung als 10. Roman des Zyklus *Les Rougon-Macquart* in *Le Voltaire,* Paris 1879/80). Hier zit. nach der deutschen Übersetzung: Emile Zola, Nana, aus dem Französischen übertr. und mit einem Nachwort vers. v. Erich Marx, Frankfurt/M. 1979, S. 162f.

10 Tizian, *Danae,* 1546/53, Öl/Lwd., 120 × 187 cm, St. Petersburg, Staatliche Eremitage; Rembrandt Harmensz. van Rijn, *Danae,* 1636 Öl/Lwd., 185 × 203 cm, St. Petersburg, Staatliche Eremitage.

11 Zola, Nana (zit. Anm. 9), S 38f.

12 Ebenda, S. 513.

13 Edmond und Jules de Goncourt, Blitzlichter. Porträts aus dem 19. Jahrhundert, ausgew., übers. und mit einem Nachwort vers. v. Anita Albus, Frankfurt/M. 1990, S. 289.

14 Ebenda, S. 293.

15 Goncourt (zit. Anm. 13), S. 292.

16 Gustave Flaubert, Reise in den Orient: Ägypten. Nubien. Palästina. Syrien. Libanon, aus dem Französischen v. Reinhold Werner/André Stoll. Mit Photographien v. Maxime Du Camp, hrsg. v. André Stoll, Frankfurt/M. 1985, S. 101f.; siehe auch: ebenda, S. 327: »Hinweis der Übersetzer. Flaubert schrieb die Reiseaufzeichnungen, die er während seiner Reise in Ägypten, Palästina, Griechenland und Italien gemacht hatte, nach seiner Rückkehr 1851 in Croisset noch einmal

neu. Die erste Fassung der Aufzeichnungen wird in Form kleiner Notizbücher, wie sie seinerzeit üblich waren, als ›Carnets de voyage‹ in der ›Bibliothèque Historique de la Ville de Paris‹ aufbewahrt. Das Original der Ab- bzw. Neuschrift geriet nach Flauberts Tod in den Besitz seiner Nichte Mme Franklin Grout, der rechtmäßigen Erbin, und wurde im Jahre 1931 versteigert. Alle existierenden französischen Editionen der Reiseaufzeichnungen geben diese zweite Version wieder, die erste Veröffentlichung stammt aus dem Jahr 1910 (›Notes de Voyages‹ in: ›Œuvres Complètes de G. Flaubert‹, Louis Canard, Libraire-Editeur, Paris MDCCCCX). Höchstwahrscheinlich wurde das Manuskript vor seiner Veröffentlichung von Mme Grout überarbeitet.«

17 Stoll in: Flaubert (zit. Anm. 16), S. 409.

18 Ebenda, S. 409f.

19 Michelle Perrot, Konflikte und Tragödien, in: Geschichte des privaten Lebens, hrsg. v. Philippe Ariès/Georges Duby, Bd. 4, Von der Revolution zum Großen Krieg, hrsg. v. Michelle Perrot, übers. v. Holger Fliessbach/Gabriele Krüger-Wirrer, Frankfurt/M. 1992, S. 267–291, hier S. 281.

20 Johann Heinrich Füßli, *Frau mit einem Stilett,* um 1816/17, Bleistift, schwarze Kreide, 20,1 × 14,5 cm, Oxford, Ashmolean Museum of Art and Archaeology.

21 Francisco Goya, *Die Erschießung der Aufständischen am 3. Mai 1808 in Madrid,* 1814, Öl/Lwd., 266 × 345 cm, Madrid, Museo del Prado; Edouard Manet, *Die Erschießung des Kaisers Maximilian,* 1868, Öl/Lwd., 252 × 305 cm, Mannheim, Städtische Kunsthalle. – Die beiden Erschießungsszenen unterscheiden sich beträchtlich voneinander. Goyas Bild wirkt emphatisch, Manets unterkühlt. Vor einiger Zeit zeigte mir Bernhard Heisig in seinem Atelier Gemälde aus seinem *Pariser Kommune*-Zyklus. Dabei schleppte er aus einem Winkel ein französisches Gewehr aus der Zeit um 1870 herbei mit der Bemerkung, ohne sich mit den Gegenständen selbst auseinandergesetzt zu haben, könne er so etwas nicht auf die Leinwand bringen. Das Gewehr war ein riesenlanges, ungefüges Ding von erheblichem Gewicht. Ich fragte Heisig, ob man damit überhaupt hätte schießen können, und er antwortete, das wohl, aber im Vergleich zu heute sei das sehr umständlich und beschwerlich gewesen. Als Experten bat ich ihn um eine Stellungnahme zu den Gemälden von Goya und Manet und fragte ihn, welche der wiedergegebenen Schießhaltungen denn nun die richtigere sei. Er antwortete, keine, denn so, wie auf den Bildern dargestellt, könne schon wegen des Rückstoßes kein Mensch schießen; das sei künstlerische Freiheit. Die Männer des Pelotons in Goyas Gemälde stehen breitbeinig und mit nach vorn gebeugten Oberkörpern da, die Soldaten in Manets Bild hingegen gerade aufgerichtet mit leicht zurückgenommenen Schultern und durchgedrückten Knien. Die Beine haben sie aneinandergepreßt, die Füße in den weißen Gamaschen merkwürdig weit auseinandergespreizt. Goyas Bild ist beherrscht vom Pathos der Leidenschaft, Manets dagegen vom Pathos der Gleichgültigkeit. Genau das ist es, was ihm von den Zeitgenossen vorgehalten wurde. Vgl. dazu Manfred Fath/Stefan Germer (Hg.), Edouard Manet. Augenblicke der Geschichte, München 1992. – Übrigens war die erste Frau, die standrechtlich erschossen wurde, Mata Hari, die angebliche Top-Spionin. Wie einige Jahrzehnte vorher im Prozeß gegen den Artilleriehauptmann Dreyfus (der später revidiert wurde) war das Urteil, das am 15. Oktober 1917 im Park des Schlosses von Vincennes vollstreckt wurde, Ausfluß einer kollektiven Psychose. Die Irrationalitäten der Gesellschaftsprozesse, die unter Umständen um so stärker zum Ausbruch kommen, je länger sie von der Vernunft gefangengehalten worden waren, suchen sich ihre Sündenböcke, das war im Falle Dreyfus der Jude, im Falle Mata Hari die Frau.

22 Johann Heinrich Füßli, *Ein Scharfrichter,* um 1780, Tusche, 22,7 × 18,5 cm, Weimar, Staatliche Kunstsammlungen. Vorlage für die Studie ist der Scharfrichter in einem Fresko von Andrea del Sarto, *Die Enthauptung Johannes' des Täufers,* Florenz, Chiostro dello Scalzo.

23 Vgl. Europa 1789. Aufklärung, Verklärung, Verfall, Kat. Hamburger Kunsthalle, hrsg. v. Werner Hofmann, Köln 1989, Kat. Nr. 99, S. 137. Siehe auch den Bildkommentar von Peter Thurmann, ebenda: »Daß Füssli zur Enthauptung ein Fallbeil konstruiert, verfremdet die Szene. Erst etwa zehn Jahre später sollte es in Frankreich das Hinrichtungsinstrument par excellence werden. Vorformen der Guillotine gab es aber bereits seit dem Mittelalter (…).«

24 Vgl. Sigmund Freud, Das Unheimliche (Erstveröffentlichung in *Imago,* Bd. 5 [5–6] 1919), in: Sigmund Freud, Studienausgabe, Bd. IV, Frankfurt/M. 1982, S. 214.

25 Eugène Delacroix, *Medea,* 1838, Öl/Lwd., 260 × 165 cm, Lille, Musée des Beaux-Arts; Anselm Feuerbach, *Medea mit dem Dolche* (auch: *Medea nach der Tat),* 1871, Öl/Lwd., 192 × 127 cm, Mannheim, Städtische Kunsthalle.

26 Gustave Moreau, *Junge Thrakerin mit dem Kopf des Orpheus,* 1866, Öl/Lwd., 154 × 99,5 cm, Paris, Musée du Louvre.

27 Vorstudie für den Kopf der *Neuen Salome* ist eine Zeichnung Klingers mit dem Porträt einer jungen Pariserin, die einen feschen modischen Hut trägt. Klinger gab ihr den Titel: *Das Urbild der neuen Salome,* 1885, Bleistift/blaugraues Papier, 48,1 × 32,2 cm, Leipzig, Museum der bildenden Künste. Siehe dazu: Alexander Dückers, Max Klinger, Berlin 1976, S. 118/119: »Zu Klingers Skulptur schreibt Julius Vogel: ›(…) den Typus jener Weiber sucht Klinger zu schildern, die Zola in ›Nana‹ uns so verblüffend echt dargestellt hat. Einen jener modernen Vampire, in denen Lüsternheit und Grausamkeit, kühle Berechnung und die wildeste, perverseste Sinnlichkeit wunderlich gemischt sind.‹ (Zit. nach Max Schmid, Max Klinger, 5. Aufl., bearb. v. Julius Vogel, Bielefeld/Leipzig 1926, S. 126f.) (…) Die Unbewegtheit des Gesichtes der Salome, das Unbeteiligtsein an der Leidenschaft, die sie erzeugt, gibt Klinger mit reiner Frontalität und der Starrheit des Blicks wieder und überträgt diesen das Opfer bannenden Ausdruck auf die ganze Gestalt, die nicht tanzend das Unheil herbeilockt, sondern sich nach vollbrachter Tat in der Pose der Siegerin über die Häupter ihrer Opfer, vielleicht die Häupter des Johannes und, in Abwandlung der Historie, aber inhaltlich folgerichtig, auch des Herodes, erhebt.«

28 In der Gemäldefassung *Tanz der Salome vor Herodes,* 1876, Öl/Lwd., 143,5 × 104,2 cm, Los Angeles, The Armand Hammer Foundation, hat Moreau auf die Wiedergabe der Erscheinung des Hauptes verzichtet.

29 Joris-Karl Huysmans, Là-bas (Erstveröffentlichung Paris 1891). Hier zit. nach der deutschen Übersetzung: Tief unten, aus dem Französischen übertr. v. Gustav Gugitz und mit einem Nachwort vers. v. Manfred Ach, Zürich 1987, S. 231.

30 Edvard Munch, *Madonna,* 1895/1902, Farblithographie, Schwarz, Rot, dunkles Blau, helles Grün, 60,5 × 44,4 cm, Oslo kommunes kunstsamlinger. Eine weitere Fassung: Blau, Rot, Braun, 55 × 35 cm, ebenda.

VI.4 Stelldichein

Eines der apartesten und rätselhaftesten Gemälde des 19. Jahrhunderts ist William Lindsay Windus' *Zu spät* von 1857–59. Das penibel gemalte und farbig fein abgestimmte Bild bezaubert durch seine malven- und levkojenfarbene Stimmungshaftigkeit. Vor dem hochgelegenen Horizont einer weit in die Tiefe sich erstreckenden Landschaft mit gelblichem Gras, blaßgrünen Sträuchern und zartbraunen Steinhügeln stehen vorn im Bild, innerhalb einer durch eine Hecke eingefriedeten Gartenecke, vier Personen: zwei Frauen, ein Kind und ein Mann, als seien sie in diesem von der ungebundenen Natur abgegrenzten magischen Quadrat miteinander gefangen. Die Frau am linken Rand der Gartenecke, in eine blaß gelblichgrüne, lymphatisch opalisierende Robe gekleidet, die wie ein Seelengewand an ihrer kränklichen Gestalt herabfließt, hat sich aus einem Stuhl erhoben, von dem nur die hölzerne Armstütze zu sehen ist, an der sie sich festhält. Ihre Freundin, in einem ebenso langen, bis über die Füße zum Boden herabwallenden, violett changierenden Kleid, hat sie umarmt und schmiegt ihr Angesicht tröstend-trauernd an Schulter und Wange ihrer Gefährtin. Beider Seelenadel erglänzt nach außen durch den Schimmer der sorgfältig gepflegten Haarfrisuren, die die Gesichter mahagonifarben und kastanienbraun einrahmen. Die Dame, die

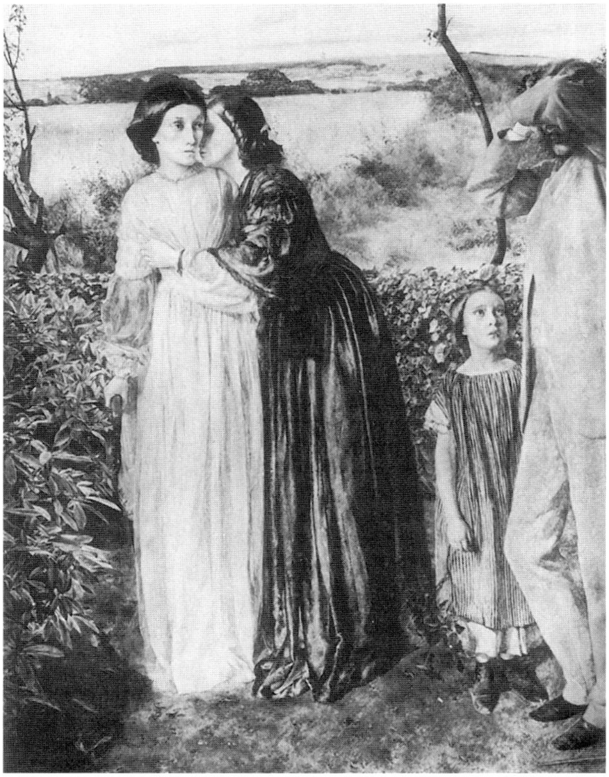

William Lindsay Windus, *Zu spät,* 1857–59. Öl/Lwd., 76,2 × 96,5 cm, London, Tate Gallery

sich aus dem Stuhl erhoben hat, blickt aus einem Antlitz von abgezehrter Schönheit mit einem glimmenden Blick aus weit geöffneten Augen auf den Mann am rechten Bildrand, der einen leichten Sommeranzug von ungebügeltem Aussehen trägt. Er hat beide Arme vors Haupt gehoben, um sein Gesicht darin zu verbergen: Trauer, Scham und Reue. Zu seinen Füßen im Gras liegt ein geheimnisvolles Stöckchen. Neben ihm, zwischen ihm und den beiden Frauen vermittelnd, steht ein kleines Mädchen von vielleicht sieben Jahren in einer grün-gelb gestreiften Kittelschürze und blickt mit vorwurfsvoll-verständnislosem Augenaufschlag zu ihm hoch; Unordnung und frühes Leid. In der Hand hält es einen abgebrochenen Zweig mit grünen Blättern.

Die Engländer sind ein poetisches Volk. Sind die französischen Maler der Epoche vor allem ihren Romanciers verpflichtet, so die Engländer vielmehr ihren Lyrikern. Um die Gestimmtheit ihrer Bilder, ihren Sound, poetisch zu unterfüttern, gaben sie ihren Gemälden gerne eine Gedichtstrophe als Motto bei. Windus widmete seinem Bild folgende Zeilen Tennysons: »(...) if it were thy error or thy crime/I care no longer being all unblest;/Wed whom thou wills, for I am sick of time:/And I desire to rest.« – Sinngemäß: Heirate, wen du willst, aber ich habe es satt und will meine Ruhe haben. Das ist zwar eine eindeutige Abfuhr, aber der Ursachenzusammenhang ist damit nicht gelüftet. An Windus' Bild ist viel herumgedeutelt worden. Windus' Malerkollege Ford Madox Brown nannte es dreißig Jahre später »ausgesprochen mitleiderregend« und erklärte: »Es stellt ein bedauernswertes Mädchen im letzten Stadium der Schwindsucht vor, dessen Liebhaber es verlassen hat und der schließlich, von einem kleinen Mädchen geleitet, zurückkehrt, nachdem es ›zu spät‹ ist. Der Ausdruck auf dem sterbenden Antlitz ist sehr leidend – keine weitere Erklärung ist vonnöten.«[1] John Hadfield bemerkt dazu: »Es gibt einige, die denken, ein bißchen mehr Erklärung *sei* nötig. Sitzengelassene Mädchen hatten sich auch in viktorianischer Zeit nicht ausschließlich an Tuberkulose infiziert. Wie bekümmert der zurückgekehrte Liebhaber aber auch immer sein mag, seine dramatischen Gesten signalisieren Schuld und Reue dermaßen, daß dies schwerlich allein durch einen einfachen Bruch des Heiratsversprechens hervorgerufen sein kann. Warum ist die Schwester (oder die ›beste Freundin‹) so gefühlsbetont einbezogen? Und was für ein Verhältnis besteht zwischen dem rührenden kleinen Mädchen und den beiden Personen, mit denen es Schwierigkeiten hat, sie wieder zusammenzubringen? Der Mann verbirgt einfach sein Gesicht, aber die Gesichtszüge des kleinen Mädchens und die der Kranken sind einander nicht unähnlich. Sind sie Mutter und Tochter? Ein unwürdiger Gedanke vielleicht, aber ich wäre überrascht, wenn er nicht manchem viktorianischen Betrachter in den Sinn gekommen wäre.«[2]

Als Windus das Gemälde 1859 in der Royal Academy ausstellte, wurde es von John Ruskin, dem viktorianischen Kunstpapst und kritischen Promoter der Präraffaeliten, heftig attackiert: »Irgendwas stimmt hier nicht; entweder der Maler war krank, oder sein Bild ist der Akademie übereilt eingesandt worden, oder er ist gemütskrank geworden und sein Blick durch die Lektüre melancholischer Balladen getrübt (...). Ein kräftiger Arm, ein ruhiges Gemüt, ein fröhliches Herz und ein klares Auge sind wesentlich für einen großen Maler (...). Pflege die Gesellschaft von aufrichtigen und edelmütigen Personen, übe alle Sportarten und alle feinen Künste – besonders Musik; quäle deinen Geist weder mit hoher Philosophie noch mit unduldsamer Philanthropie – sei gerecht und freundlich zu jedermann; stehe morgens mit der Lerche auf und singe abends mit der Amsel; und mit der Zeit magst du ein Maler werden. Nicht anders.«[3] Windus, ein skrupulöses Naturell von hypochondrischer Empfindlichkeit, hatte sich lange mit dem Bild abgemüht. Ruskins fulminanter Verriß kränkte ihn zutiefst und verstörte ihn dermaßen, daß er fortan nie mehr öffentlich ausstellte, sondern nur noch für sich malte und alles, was er zustande brachte, sogleich nachdem es fertig war, wieder vernichtete. So etwas konnte auch nur einem Engländer passieren – ein Franzose hätte, wie das Beispiel Manet beweist, den Verriß zur Reklame genutzt. Was immer sich hinter Windus' enigmatischem Bild noch verbergen mag, in jedem Fall vermittelt uns das Pathos der Szene eine ganz bestimmte Gefühlsmischung: Schuld, Reue, Enttäuschung und schlechtes Gewissen, mit einem modischen Ausdruck zusammengefaßt – Frust. Damit ist ein Gefühlshintergrund offengelegt, der bei vielen Gemälden, wenn auch nur von ferne verwandten Motivs, im viktorianischen England unterschwellig mitschwingt. Es ist die mehr oder weniger verdünnte dunkle Beimischung, die das Poetische würzt.

Windus' *Zu spät* erzählt die Geschichte eines verunglückten Stelldicheins. Damit ist das erotische Lieblingsmotiv der viktorianischen Malerei Englands auf seinen äußersten dramaturgischen Punkt gebracht. Hartgesottene Gemüter mögen sich fragen, wieso das Stelldichein bereits ein erotisches Motiv sein soll. Aber im motivischen Vergleich der europäischen Gemälde der Epoche erweist sich der entscheidende Unterschied zwischen der französischen und der englischen Malerei: dort, wo die Franzosen das erotische Sich-Anbieten dem Publikum in der Deutlichkeit eines auf den Punkt gebrachten Sittenromans vorführen, begnügen sich die Engländer mit dem Anflug einer Andeutung. Ein Kuß ist das äußerste. Meist wird noch nicht einmal geküßt, sondern allenfalls der Moment davor scheu und schüchtern ins Blickfeld gerückt. Gerade aber aus ihrer Beschränkung auf die flüchtige Andeutung gewinnen jene Gemälde ihren unwiderstehlichen Charme, ihren Liebreiz und ihre Poesie. Zugleich setzen sie mit der Geringfügigkeit und Verhaltenheit der Geste die Phantasie des Betrachters um so mächtiger in Bewegung. Der Keuschheitspunkt wird auf der Pinselspitze ausbalanciert. Das Stelldichein, englisch ›the tryst‹, ist ein Grundmotiv, das sich durch die englische Malerei der Epoche zieht. Vor allem die Präraffaeliten zeichnen sich darin aus. Ein Kleinmeister des Metiers ist Arthur Hughes. Einige Beispiele seien hier in rascher Folge genannt.

Ein Besucherliebling in der Tate Gallery ist Hughes' *April-Liebe* von 1855/56, eine Liebe, wetterwendisch wie der Monat, der sie bezeichnet. Das kleinformatige Bild ist in kühlen Farben, vorwiegend Blau- und Grüntöne, gehalten. Das Mädchen, das, neben einem efeuumrankten Baumstamm, auf die Blätter der zerfallenen Rosenblüte zu ihren Füßen blickt, entspricht mit

Arthur Hughes,
April-Liebe, 1855/56.
Öl/Lwd., 89 × 50 cm,
London, Tate Gallery

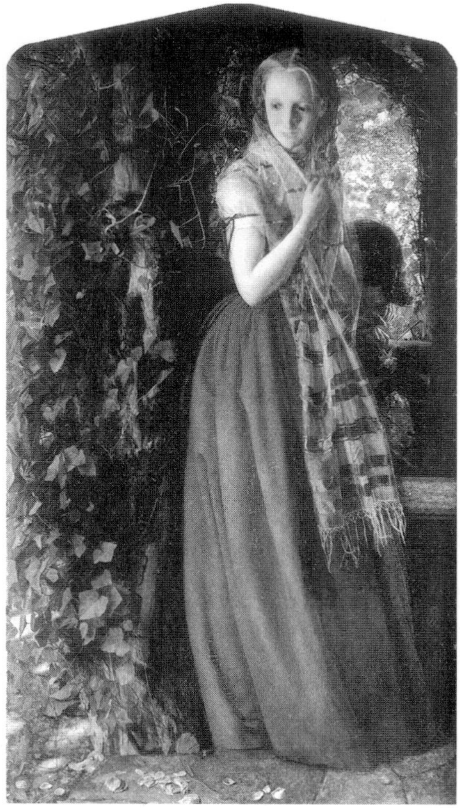

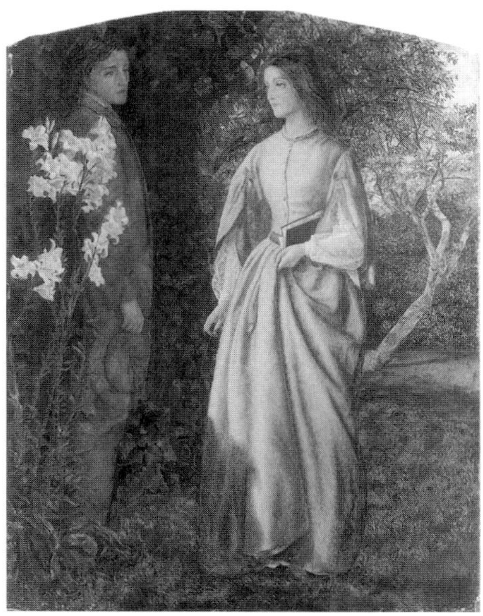

Arthur Hughes, *Das Stelldichein (Romney wird durch Aurora Leigh abgewiesen),* undatiert, um 1854/55 (?). Öl/Lwd., 38,6 × 27,9 cm, London, Tate Gallery

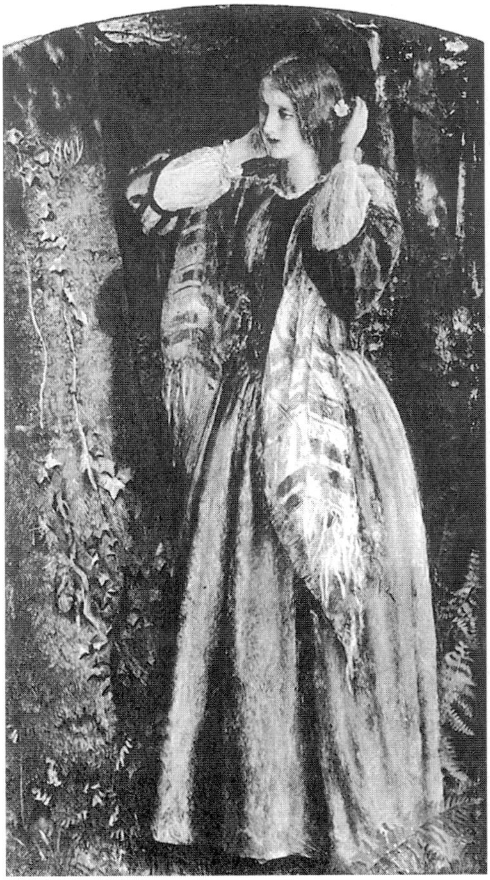

Arthur Hughes, *Amy,* undatiert, um 1854/55 (?). Öl/Holz, 32 × 18,4 cm, Birmingham Museum and Art Gallery

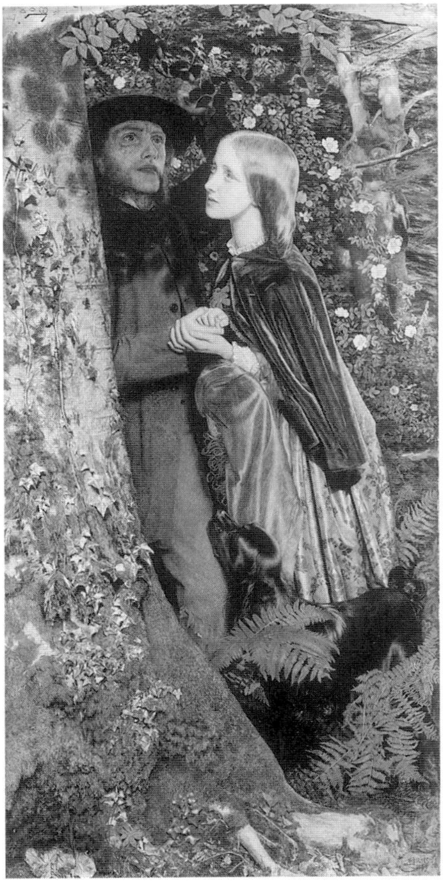

Arthur Hughes, *Die lange Verlobung,* 1853–59. Öl/Lwd., 104,5 × 56,5 cm, Birmingham Museum and Art Gallery

seinem elegischen Charme dem Schönheitsideal der Briten. Sein kupferrotes Haar harmoniert mit dem Blau und dem Grün. Kupfer, Blau und Grün sind Venus-Farben. Ebenfalls von Hughes stammt das vermutlich um 1854/55 entstandene *Stelldichein.* Der junge Mann am linken Bildrand ist möglicherweise ein Selbstbildnis. Neben ihm hat eine hochaufgeschossene Lilie, Symbol der Reinheit, ihre Blüten entfaltet. Das Mädchen, das ihm entgegentritt, hält ein Buch in der Rechten und in der Linken einen langen Grashalm. Er blickt an ihr vorbei zur Seite, sie schaut schwermütig ins Nirgendwo. Man hat nicht den Eindruck, daß aus der Angelegenheit jemals noch etwas wird. Ein weiteres Gemälde von Hughes, *Amy,* dürfte wohl um die gleiche Zeit entstanden sein. Auch hier wieder der Efeu, der sich am Baumstamm heraufrankt. Amy steht neben dem Baum und betrachtet, indem sie sich mit beiden Händen ordnend in die Haare faßt, nachdenklich und mit gelinder Skepsis ihren von ihrem Liebhaber vor einiger Zeit in die Rinde eingekerb-

Frederick Smallfield,
Junges Liebespaar, 1858.
Öl/Lwd., 76,4 × 46,1 cm,
Manchester, City Art Galleries

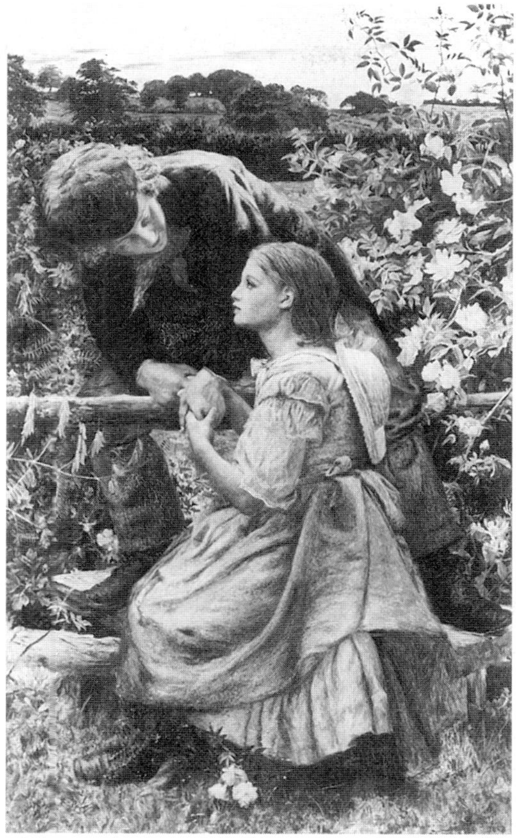

ten Namenszug. Ein anderes Bild von Hughes verrät schon durch seinen Titel genug. Das Bild, an dem der Künstler mit Unterbrechung sechs Jahre lang, von 1853 bis 1859, gearbeitet hat, heißt *Die lange Verlobung*[4]. Hier ist der Name ›Rosalind‹ in den Baumstamm geschnitzt. Die beiden, die darangelehnt stehen, sehen so aus, als könne es noch ein weiteres Weilchen dauern, bis sie endlich dahinterkommen, was sie eigentlich voneinander wollen. Poesie ist das, was den Zwischenraum ausfüllt. Ein harmloses, frisches Bildchen ist demgegenüber Frederick Smallfields *Junges Liebespaar* von 1858. Frank Stone schiebt in seinem Gemälde *Das Stelldichein,* um 1860, zwischen die Angebetete, die ihren Liebreiz entfaltet, indem sie sich züchtig-kokett abwendet, und ihren Verehrer vorsorglich einen hohen hölzernen Lattenzaun, über den hinweg sich die beiden mit den Händen berühren. Diesen schüchternen Annäherungen stehen ziemlich herzzerbrechende Bilder gegenüber, die sich des von seinem Liebhaber sitzengelassenen Mädchens annehmen. Ein frühes Beispiel, Francis Danbys *Enttäuschte Liebe* von 1821[5], zeigt die Arme zusammengesunken an einem düsteren Waldteich hockend, auf dem ein paar Seerosen blühen. Abermals ist das dunkle Wasser in bedrohliche Nähe gerückt. Man erinnere sich an August Leopold Eggs *Vergangenheit und Gegenwart* und an Gabriel von Max' *Kindesmörderin.*

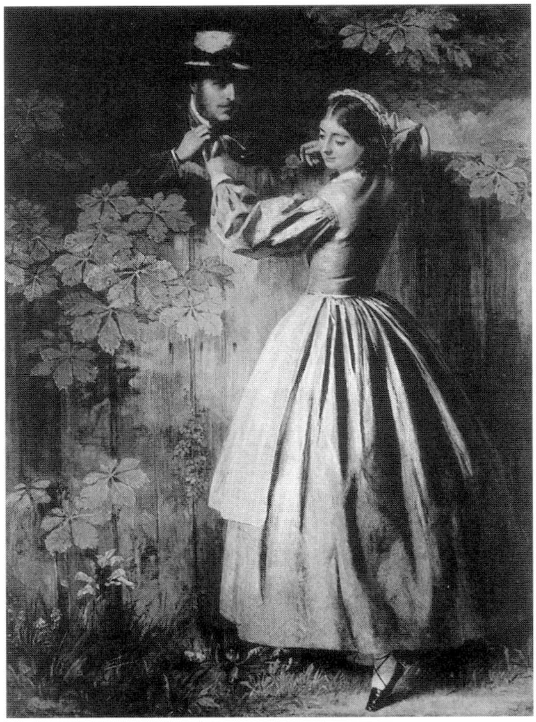

Frank Stone,
Das Stelldichein, um 1860.
Öl/Lwd., 76,2 × 61,1 cm,
Privatbesitz

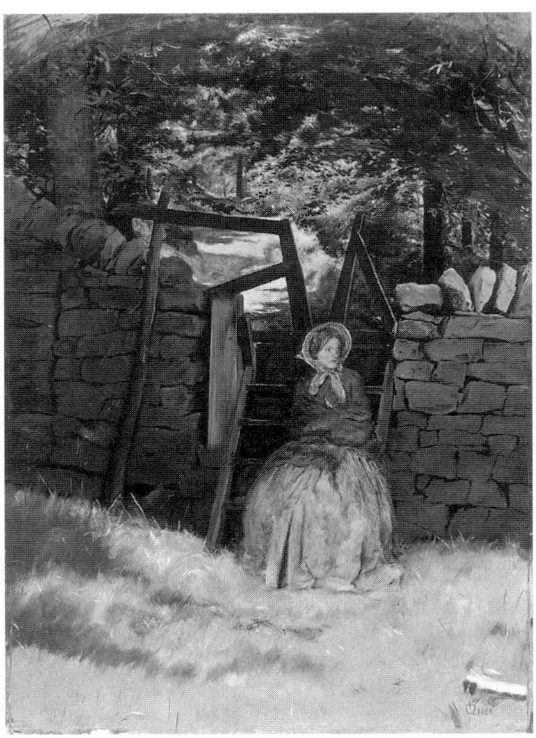

John Everett Millais,
Warten, 1854. Öl/Lwd.,
30,5 × 23 cm, Birmingham
Museum and Art Gallery

Ford Madox Brown, *Stufen der Grausamkeit,* 1856–90. Öl/Lwd., 71,4 × 58,5 cm, Manchester, City Art Galleries

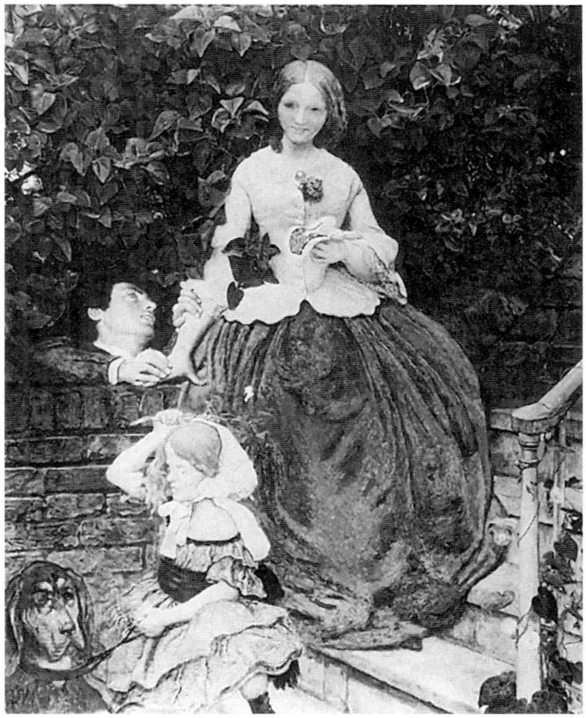

Aus der Zeit um die Jahrhundertmitte stammen Sir John Everett Millais' *Warten* von 1854, eine kleine, fast impressionistisch angelegte Studie, die uns mitteilt, wie das auf der Treppensprosse eines Wegübergangs an einer Waldlichtung hockende Mädchen mit der leicht geröteten Nasenspitze dort schon seit einer Weile fröstelnd ausharrt, sowie Philip Hermogenes Calderons *Gebrochene Schwingen* von 1856.[6] Wieder der Efeu; an eine efeubewachsene Mauer gelehnt, faßt sich das arme Mädchen, einer Ohnmacht nahe, ans Herz. Ungewollt ist es Zeugin geworden, wie ihr Geliebter jenseits der hölzernen Gartentür mit einer anderen schäkert, indem er eine Blume hochhält, nach der sie greift.

Vom Ende des Jahrhunderts stammt William Quiller Orchardsons *Das gescheiterte Stelldichein,*[7] eine modern gefaßte Variante von *Warten.* Hinterfangen werden jene mehr oder weniger hinhaltenden Liebesidyllen von den großen moralischen Warn-Allegorien, in denen die Präraffaeliten Meister sind, allen voran das schon öfters erwähnte *Erwachende Gewissen* von William Holman Hunt (Bd. I, S. 333). Weiterhin gehört Hunts *Der Mietschäfer* von 1851 dazu[8]. Der Schäfer tändelt mit dem auf der Wiese sitzenden Mädchen, das ihn mit wollüstig träger Miene gewähren läßt; währenddessen laufen ihm die Schafe davon. Ein anderes Paradebild aus diesem Motivkreis ist schließlich Ford Madox Browns *Stufen der Grausamkeit* von 1856/90, dessen Titel vermutlich von Hogarth' berühmter Radierfolge inspiriert ist.[9] John Callcott Horsleys *Die Vorgezogene* von 1860 liefert zum Stelldichein-Komplex eine weitere anekdotische Fassung. Ein junger Mann zwischen zwei Frauen beim Spazier-

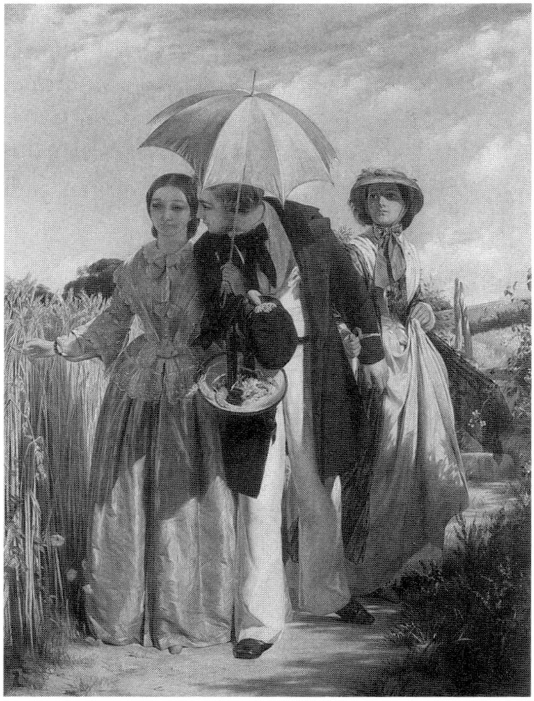

John Callcott Horsley, *Die Vorgezogene,* 1860. Öl/Lwd., Privatsammlung

gang auf dem Land; die zu seiner Rechten, der er sich eifrig unter dem schattenspendenden Sonnenschirm zuwendet, pflückt die reifen Ähren vom Kornfeld in ihren Korb, einige davon bleiben geknickt an den Halmen hängen. Sie bringt ihren Weizen ohne Rücksicht auf Verluste ein. Die andere Frau wird von dem jungen Mann auf dem staubigen Feldweg widerwillig hinterhergezogen. Als Direktor der Royal Academy erhielt ebendieser Horsley den Spitznamen ›Kleider-Horsley‹, weil er die Arbeit mit nackten Modellen im Kunststudium verbot, Mitte des 19. Jahrhunderts an der berühmten königlichen Kunsthochschule in London; man denke! Die viktorianische Prüderie ist uns bereits bei Tennyson aufgefallen, der die Liebesgeschichten der Artus-Sage moralisierend umdeutete. Unter solchen gesellschaftsatmosphärischen Umständen wird auch Ruskins kritische Überreaktion auf Windus' Gemälde *Zu spät* begreiflich, denn die Desperation des Bildes, der er seine forsche Frisch-Fromm-Fröhlich-Frei-Devise entgegenschmetterte, betraf ihn wohl zutiefst innerlich selbst.

John Ruskin, Praeceptor artibus Britanniae der viktorianischen Ära, heiratete 1848 seine Kusine Euphemia Grey, genannt Effi. Er kannte sie seit ihrem sechsten Lebensjahr. Die Ehe wurde praktisch nicht vollzogen. Irgendwie hatte sich Ruskin die Sache anders vorgestellt. Effi, eine hübsche, kluge und temperamentvolle junge Frau, resümierte 1854 in einem Brief: »Er schützte [für seine geschlechtliche Enthaltsamkeit] verschiedene Gründe vor, Abneigung gegen Kinder, religiöse Motive, den Wunsch, meine Schönheit zu bewahren, und schließlich nannte er mir letztes Jahr den wahren Grund (und das ist für mich genauso niederträchtig wie alles andere), daß er angenommen habe, Frauen seien ganz anders, als, wie er es gesehen habe, ich sei, und daß er mich deshalb nicht zu seiner Frau machen könne, weil er von meiner Person seit dem ersten Abend angeekelt sei.«[10] Sieben Jahre schleppte sich diese Travestie einer Ehe dahin. Im Herbst 1854 verbrachten die Ruskins einige Wochen gemeinsam mit John Everett Millais in den Highlands. Effi und der junge Maler verliebten sich ineinander, und Effi wurde Frau Millais.

Ruskins Eltern waren einfache, enorm bigotte Leute. Quentin Bell, Ruskins Biograph, nennt sie »Beuteltiere«: »Sie bewahrten ihn sicher in einer Tasche, geschützt vor Schaden, geschützt vor Abenteuern oder Freundschaften oder gefährlichen Spekulationen. Die Tasche war, alles in allem, nicht sehr bequem, denn in ihr war nicht nur das Kind Ruskin untergebracht, sondern außerdem der harte, schwere Brocken von Familienbibel. Sobald aber das Kind seinen Hals mehr als einen Zoll über den Taschenrand hinaus streckte, wurde es unbarmherzig wieder zurückgestopft.«[11] Als der lebensunerfahrene Jüngling zum Studium nach Oxford ging, begleitete ihn die Mutter und besorgte ihm ein Zimmer. Anläßlich zweier Besuche bei M. Domecq, einem Geschäftspartner des Vaters, verliebte sich der Jüngling ebenso leidenschaftlich wie aussichtslos in eines der ersten weiblichen Wesen, dem er gesellschaftlich in die Nähe kam, in eine der Töchter Domeqs, Adele. Als sie heiratete, brach ihm das Herz. Er wurde ernstlich krank. Seine Eltern schickten ihn auf eine Erholungsreise nach Südfrankreich, Italien und in die Schweiz. Der Enthusiasmus, den in ihm die Entdeckung von Landschaft und Kunst der besuchten Regionen auslöste, führte ihn zur Kunstschriftstellerei. Ruskin war beileibe kein unsinnlicher Mensch. Den Reizen der Schönheit gegenüber war er hochempfindlich. Die schwärmerisch-kritische Verarbeitung seiner Kunsterlebnisse, der er seinen Ruhm verdankt, ist das Ergebnis des Transports seiner Sinnlichkeit auf eine höhere Ebene. Sie ist die Sublimation, die Entkörperlichung seines erotischen Empfindens.

Ruskins Problem war, daß er sich immer nur unsterblich, nie aber sterblich verliebte. 1858 verliebte er sich, nun schon vierzig Jahre alt, heftiger denn je – in Rose La Touche, ein zehnjähriges Mädchen. »Rose war dauernd in meinem Herzen, und alles, was ich tat, geschah um ihretwillen.«[12]

Die Liebe eines erwachsenen Mannes zu einer Zehnjährigen, das ist das Lewis-Carroll-Syndrom. Alice, die altklug-kindliche Heldin aus Carrolls *Alice im Wunderland,* dem bezaubernden Kultbuch der Briten, ist nicht älter. Hier zeigt sich nun auf eine ganz andere Weise, als das bei den Orientalisten der Fall ist, ein Zug zur Infantilisierung des Wunschbilds von der Frau. Diesmal geht es aber nicht um Entblößung, sondern um Bedeckung – um Bedeckung nämlich mit einem Seelenkleid. Alice ist nicht Lolita, sondern sie verkörpert, im Gegenteil, die Verewigung des Zustands kindlich-harmloser Unschuld, ohne deshalb eines knospenhaften Anflugs von künftiger, aufgrund der Verewigung indes in die Utopie verwiesener weiblicher Geschlechtlichkeit zu entbehren. Die Versuchung, in die sie den Mann, der sie liebt, führt, bleibt im Schwebezustand des Atmosphärischen. Dieser Schwebezustand ist es, den er aufs höchste genießt. Ruskin war schönen Frauen gegenüber nicht abgeneigt, doch wenn er ins Schwärmen geriet, dann pries er ihre wohlgerundeten Schultern, ihren geschwungenen Nacken und ihr volles, glänzendes Haar. Das sind aber auch die Grundmerkmale des präraffaelitischen Schönheitsideals. Die schlanken, ranken, hell gewandeten, feen- und engelgleichen Mädchen, etwa in den Gemälden von Edward Burne-Jones, gewinnen ihren geheimnisvollen Reiz – anrührend, anziehend, anmutig, aber nicht zum Anfassen gemacht – alle aus dem Umstand, daß sie erwachsen gewordene Zehnjährige sind. Das Haar, der Hals, der Nacken, die Schultern, dann noch die huschenden Füße, unter den hellen Gewändern verliert sich die Körperlichkeit. Die Substanz, die die feinen, leichten Hüllstoffe der Gewänder von innen her musikalisch aufbläht, ist Pneuma. Jene ewigen Mädchenblüten, dazu geschaffen, daß man sich unsterblich in sie verliebe, haben alle einen androgynen Touch. Doch sind sie keine Mannweiber; weder sind sie doppelgeschlechtlich noch ungeschlechtlich, sie sind übergeschlechtlich. Die Sinnlichkeit verfliegt ins Übersinnliche. Darauf läuft die Sache hinaus.

Das Stelldichein, the tryst, die Schilderung einer erotischen Annäherung, die es bei den allerersten zarten Andeutungen beläßt, dieses bei den englischen Malern des Jahrhunderts so beliebte Motiv, spielt sich vor einem Bewußtseinshintergrund ab, der selbstverständlich mythisch hinterfangen ist. In Betrachtung jener Vorgaben, so wie sie von der Malerei aufgegriffen werden, stellt sich heraus, daß es sich dort immer auch um verbotene Liebe handelt. Das sind die Warnsignale der Bilder aus dem Unterbewußten und Halbbewußten, die von der Malerei hervorgeholt werden. Die Engländer haben dafür genügend eigenen Balladenstoff. In diesen Kontext gehört beispielsweise Burne-Jones' Gouache *Clerk Sanders* von 1861[13] nach einer Erzählung des mit dem Maler befreundeten Algernon Charles Swinburne. Die Gouache zeigt, wie sich das Mädchen Margaret der stürmischen Zudringlichkeit von Clerk Sanders nur schwach erwehren kann.

Ein anderer thematischer Vorwurf, der die englischen Maler beschäftigte, ist John Keats' von einer Erzählung aus Boccaccios *Decamerone* angeregtes Gedicht *Isabella and the pot of Basil.* »Isabella verliebt sich in Lorenzo, der bei ihren Brüdern, wohlhabenden florentinischen Kaufleuten, als armer Ladengehilfe arbeitet. Die Brüder widersetzen sich der Liebesbeziehung, die sie als weit unter dem Rang ihrer Schwester empfinden, ermorden Lorenzo und begraben ihn heimlich. Isabella findet den Leichnam, gräbt ihn aus, schneidet den Kopf vom Körper und setzt ihn in einen Topf mit Basilikum, den sie mit ihren Tränen tränkt. Die Brüder nehmen ihr den Topf, und Isabella stirbt an gebrochenem Herzen.«[14] 1879 hat John Melhuish Strudwick in einem stilistisch Botticelli verpflichteten, manieriert-eklektischen Werk aus der ästhetisch überzüchteten Spätphase der Präraffaeliten den Augenblick geschildert, wo der marmorblassen Isabella, hochaufgerichtet im blütenroten Kleid, das Herz bricht. Durch ein Fenster ist zu sehen, wie die Brüder Isabellas den Basilikumtopf wegtragen. John Everett Millais' 30 Jahre früher entstandenes Meisterwerk *Lorenzo und Isabella* aus der Blütezeit des Präraffaelitentums[15] schildert nicht das Ende, sondern den Anfang der Beziehung. An einer in perspektivischer Verkürzung wiedergegebenen, mit einem weißen Damast-

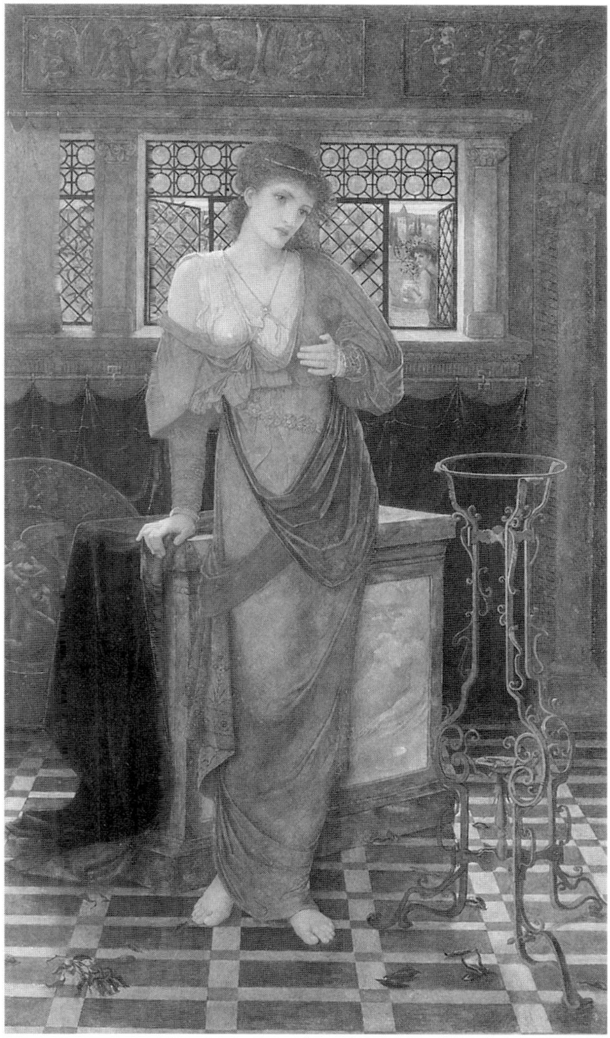

John Melhuish Strudwick, *Isabella,* 1879. Tempera mit Goldfarbe/Lwd., 99 × 58,5 cm, Trustees of the De Morgan Foundation

tuch bedeckten langen Tafel sitzen die Familienmitglieder, im Profil hintereinander aufgereiht, beim Mahle einander gegenüber. Die Persönlichkeit jedes einzelnen der Dargestellten ist in der Art, wie er sich bei Tische benimmt, psychologisch delikat erfaßt. Isabella sitzt züchtig rechts außen, den Kopf ihres Windspiels im Schoß, und nimmt von ihrem heimlich Geliebten, der sie durchdringend anblickt, eine halbe Orange von dem ihr dargereichten Teller entgegen. Ihr gegenüber sitzt einer ihrer Brüder. Auf dem Stuhl wippend, knackt er Nüsse. Sein waagerecht in die Luft gestrecktes, weiß behostes Bein verkörpert eine deutlich sichtbare Klassenschranke. Die Familie soll unter sich bleiben, das ist durch die verhalten-aggressive Attitüde angedeutet. Allein schon aus der farbig aufs feinste abgestimmten Komposition der hintereinandergestaffelten Profile vor einer ornamental gestalteten, abschließenden Fläche gewinnt das Gemälde seine aparte ästhetische Wirkung.

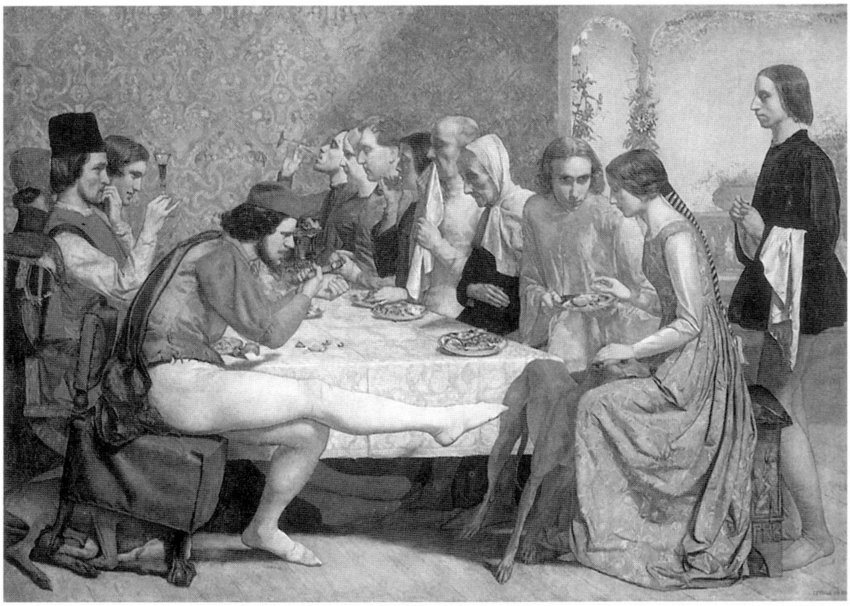

John Everett Millais, *Lorenzo und Isabella,* 1849. Öl/Lwd., 103 × 143 cm, Liverpool, Walker Art Gallery, Board of Trustees of the National Museums and Galleries on Merseyside

Zurückhaltender kann der Beginn einer unterdrückten Liebe kaum geschildert werden. Der Effekt liegt in der Diskretion.

All das sind, flüchtig gesehen, typisch englische Spezialitäten im Verhältnis zur gleichzeitigen Entwicklung auf dem Kontinent. Doch stimmt das nicht ganz. Ein Paradebeispiel, das das Motiv über die Grenzen der englischen Besonderheit hinaus als europäische Obsession ausweist, ist das Stelldichein von Paolo und Francesca, wie es im fünften Gesang von Dantes *Göttlicher Komödie* in den Versen 127–138 geschildert wird. Im zweiten Höllenkreis begegnet Dante, von Vergil geführt, dem ewigen Wirbel, in dem die von ihren Sinnes-lüsten gequälten Menschen herumgepeitscht werden. Inmitten des Getriebes erkennt er das unglückliche Liebespaar Paolo und Francesca, und Francesca erzählt ihm, wie es zu dem Verhängnis gekommen ist. Im Hause ihres Gatten, des alten und häßlichen Edelmanns Giancotto Malatesta, lebte auch dessen schöner und junger Bruder Paolo. Beide, Francesca und Paolo, fühlten sich zueinander hingezogen. Paolo las Francesca aus dem *Lanzelot* vor, und an der Stelle, wo geschildert wird, wie Lanzelot seine Angebetete, Guinevere, die Gemahlin von König Artus, auf den Mund küßt, können die beiden, von der Lektüre angesteckt, der Verführung nicht widerstehen, das Beispiel nachzuahmen. In der Übersetzung von Hermann Gmelin lautet die Passage: »Wir lasen eines Tages zum Vergnügen/Von Lancelot, wie ihn die Liebe drängte;/ Alleine waren wir und unverdächtig./Mehrmals liess unser Auge schon verwirren/Dies Buch und unser Angesicht erblassen,/Doch diese Stelle hat uns überwältigt./Als wir gelesen, dass in seiner Liebe/Er das ersehnte Antlitz küssen musste,/Hat dieser, der mich niemals wird verlassen,/Mich auf den Mund geküsst mit tiefem Beben,/Verführer war das Buch, und der's geschrieben./An jenem Tage lasen wir nicht weiter.«[16] – Giancotto, der das Liebespaar hinter einem Wandschirm beobachtet hat, springt, von wilder Eifersucht getrieben, hervor und ersticht die beiden mit dem Degen.

Die Malerei des 19. Jahrhunderts hat aus dieser Episode zwei Szenen mit Vorliebe herausgegriffen, zum einen das durch die Lektüre zum Kuß verführte Paar, zum anderen den Wirbel der Liebenden. Der Liebeswirbel im zweiten Höllenkreis versinnbildlicht noch eine verhältnismäßig milde Form der göttlichen Strafe. Der Wirbel ist das Bild für die Gefangenschaft in einer Passion. Die Unmöglichkeit, sich daraus aus eigenen Kräften lösen zu können, ist bereits der Widerschein der ewigen Verdammnis. Die Passion ist gefühlsambivalent, unbezwingliche Lust und unsägliches Leid bedingen sich gegenseitig. William Blake, der dem Wirbel der Liebenden in einem Blatt von 1827 eine der frühesten und schönsten Illustrationen gewidmet hat, bemerkte dazu: »Dante hat dort Teufel gesehen, wo ich keinen einzigen sah; ich sah allein das Gute.«[17]

William Blake, *Der Kreis der Sinnlichkeit: Paolo und Francesca (»Der Wirbel der Liebenden«)*, 1827. Illustration zu Dantes *Göttlicher Komödie,* Kupferstich, etwa 24 × 34 cm, London, British Museum, Department of Prints and Drawings

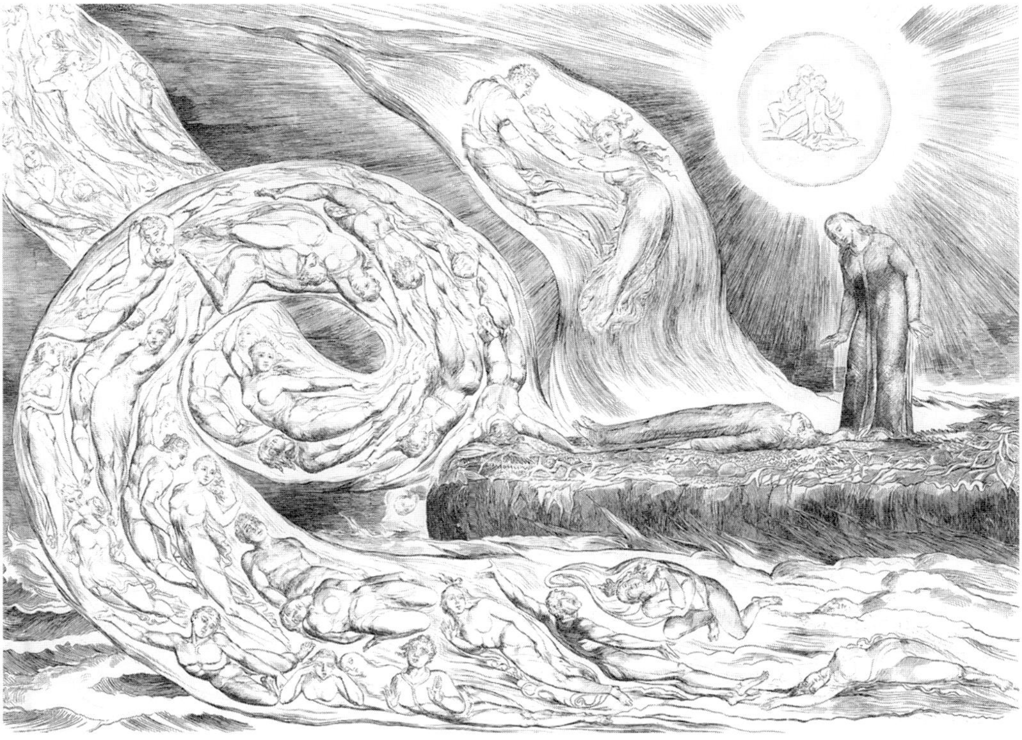

Blakes Darstellung ist denn auch nicht von Angst vor Strafe, sondern von inniger Anteilnahme erfüllt. Zwar ist das Liebeswirbel-Motiv von der europäischen Malerei schon bald nach dem Erscheinen der *Göttlichen Komödie* behandelt worden, doch erst das 19. Jahrhundert deutete das Gleichnis nicht allein moraltheologisch, sondern psychologisch. Wolfgang Hartmann bemerkt dazu: »Dantes Begegnung mit dem Liebespaar Paolo und Francesca im zweiten Kreis der Hölle, in dem die Wollüstigen büßen, gehört seit dem 14. Jahrhundert zu den bevorzugt illustrierten Szenen der Divina Commedia. Die irdische Vorgeschichte, die Lese- bzw. Liebesszene und ihr tragischer Ausgang, ist dagegen vor dem Ende des 18. Jahrhunderts nicht dargestellt worden. Der Grund liegt darin, daß für Dante und die Folgezeit die moralische Identität von Schuld und Sühne, d. h. der strenge Bezug auf die Rechtsmetaphysik innerhalb der Divina Commedia gewahrt blieb. Erst als mit dem Ende des 18. Jahrhunderts diese (christliche) Rechtsmetaphysik ihre absolute und allgemeine Gültigkeit verlor, als man begann, Begriffe wie ›Mitleid‹ oder ›Verzweiflung‹ absolut zu setzen und in der Moral – ganz im Gegensatz etwa zu Dante – ein individuelles Problem sah, gewannen der Vorgang der Schuld oder die menschliche Verstrickung an Interesse und wurde zugleich die Nachsicht gegenüber oder gar die Bewunderung von menschlichen Verfehlungen möglich. Waren seit dem 14. Jahrhundert Paolo und Francesca ein exemplarisches Beispiel für Schuld und Sünde durch verbotene Liebe, wobei das Motiv des Mitleids nur im Hintergrund anklingt, so richteten Illustration und Interpretation der neueren Zeit ihr Augenmerk nicht mehr vorrangig auf den unerbittlichen Richter Dante, sondern mehr auf den Schilderer des einzigen Schicksals – wie, bei Paolo und Francesca, auf tragische Liebe und tragischen Tod. Diese neue Blickrichtung wählte sich zugleich eigene, bisher nicht dargestellte Bildthemen aus der Divina Commedia.«[18]

Derjenige, der sich, wieder einmal, als erster des Motivs annahm, war der auf dem Grenzübergang zwischen den Jahrhunderten irrlichternde Füßli. Sein Gemälde *Paolo und Francesca* von 1786 zeigt, letzter Abglanz des Rokoko, Paolo und Francesca beim Kuß als eine etwas anrüchige Schäferszene. Die Finger seiner rechten und ihrer linken Hand sind ineinander verschlungen. Mit ihrer Rechten umfaßt Francesca Paolos Kopf, um ihn näher an sich zu ziehen. Seine Linke befingert ihre Brust. Ein gewittriges Zwielicht beleuchtet das Paar fast gespenstisch. Von hinten naht der eifersüchtige Giancotto und zieht den Degen. »Nicht mehr der ›Reiz des Unerlaubten‹ ist das entscheidende Element der galanten Darstellungen, sondern das drohende Verhängnis wird nun zum Hauptmotiv des Bildes.«[19] In der rechten unteren Bildecke liegt das zu Boden gefallene Buch. Das Buch als Anstifter verdient mehr als einen Seitenblick, denn es ist Ausdruck einer sprunghaft zunehmenden Lesekultur in den gebildeten Bürgerkreisen seit Ende des 18. Jahrhunderts, und aus psychologischer Sicht gestaltet es sich hier als eine Parabel über die Folgen des zu eifrigen Romanlesens. Das entspricht einer sentimentalen Haltung, und es ist die Ursache für eine Umdeutung der mitgeteilten Ereignisse im Sinne einer neuen Gefühls- und Gefühligkeitskultur.

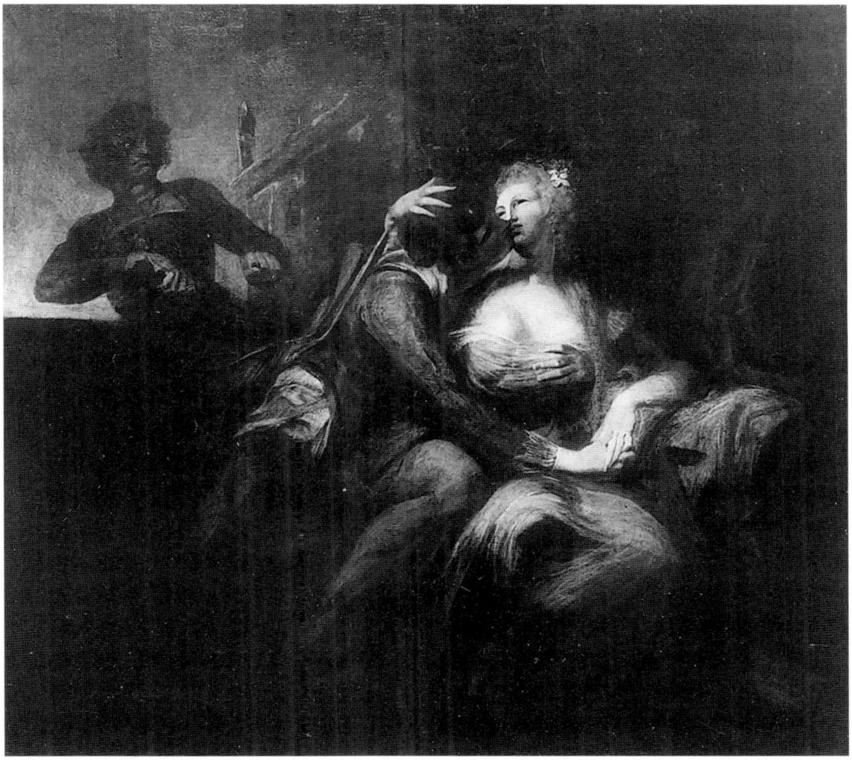

Johann Heinrich Füßli, *Paolo und Francesca,* 1786. Öl/Lwd., 121 × 132 cm, Aarau, Aargauer Kunsthaus

Eine sentimentale Passage über die Folgen des Romanlesens findet sich in Goethes *Werther.* Werther liest Lotte aus dem *Ossian* vor. Goethe zitiert seitenweise aus den von ihm selbst übersetzten Passagen des *Ossian,* bis Werther endlich an die trübselige Stelle gelangt: »›Wenn die Stürme des Berges kommen, wenn der Nord die Wellen hochhebt, sitze ich am schallenden Ufer, schaue nach dem schrecklichen Felsen. Oft im sinkenden Monde sehe ich die Geister meiner Kinder, halb dämmernd wandeln sie zusammen in trauriger Eintracht.‹« »Ein Strom von Tränen«, fährt Goethe fort, »der aus Lottens Augen brach und ihrem gepreßten Herzen Luft machte, hemmte Werthers Gesang. Er warf das Papier hin, faßte ihre Hand und weinte die bittersten Tränen. (...) Die Bewegung beider war fürchterlich. Sie fühlten ihr eigenes Elend in dem Schicksale der Edlen, fühlten es zusammen, und ihre Tränen vereinigten sie. Die Lippen und Augen Werthers glühten an Lottens Arme; ein Schauer überfiel sie; sie wollte sich entfernen, und Schmerz und Anteil lagen betäubend wie Blei auf ihr. Sie atmete, sich zu erholen, und bat ihn schluchzend, fortzufahren, bat mit der ganzen Stimme des Himmels! Werther zitterte, sein Herz wollte bersten, er hob das Blatt auf und las halb gebrochen. ›Warum weckst du mich, Frühlingsluft? Du buhlst und sprichst: Ich betaue mit Tropfen des Himmels! Aber die Zeit meines Welkens ist nahe, nahe der

Sturm, der meine Blätter herabstört! Morgen wird der Wanderer kommen, kommen der mich sah in meiner Schönheit; ringsum wird sein Auge im Felde mich suchen und wird mich nicht finden. –‹ Die ganze Gewalt dieser Worte fiel über den Unglücklichen. Er warf sich vor Lotten nieder in der vollen Verzweiflung, faßte ihre Hände, drückte sie in seine Augen, wider seine Stirn, und ihr schien eine Ahnung seines schrecklichen Vorhabens durch die Seele zu fliegen. Ihre Sinne verwirrten sich, sie drückte seine Hände, drückte sie wider ihre Brust, neigte sich mit einer wehmütigen Bewegung zu ihm, und ihre glühenden Wangen berührten sich. Die Welt verging ihnen. Er schlang seine Arme um sie her, preßte sie an seine Brust und deckte ihre zitternden, stammelnden Lippen mit wütenden Küssen. – Werther! rief sie mit erstickter Stimme, sich abwendend, Werther! – und drückte mit schwacher Hand seine Brust von der ihrigen; – Werther! rief sie mit dem gefaßten Tone des edelsten Gefühles. – Er widerstand nicht, ließ sie aus seinen Armen und warf sich unsinnig vor sie hin. Sie riß sich auf, und in ängstlicher Verwirrung, bebend zwischen Liebe und Zorn, sagte sie: Das ist das letztemal! Werther! Sie sehn mich nicht wieder. – Und mit dem vollsten Blick der Liebe auf den Elenden eilte sie ins Nebenzimmer und schloß hinter sich zu.«[20] Darüber weinten nun wieder die jungen Damen und Herren, die sich das gegenseitig vorlasen. Im Vergleich zu Paolo und Francesca ist hier allerdings das Ergebnis so anders als die literarische Vorgabe. Im Unterschied zu Werther, der zwischen Ossian und Homer pendelt, kommt die Szene des

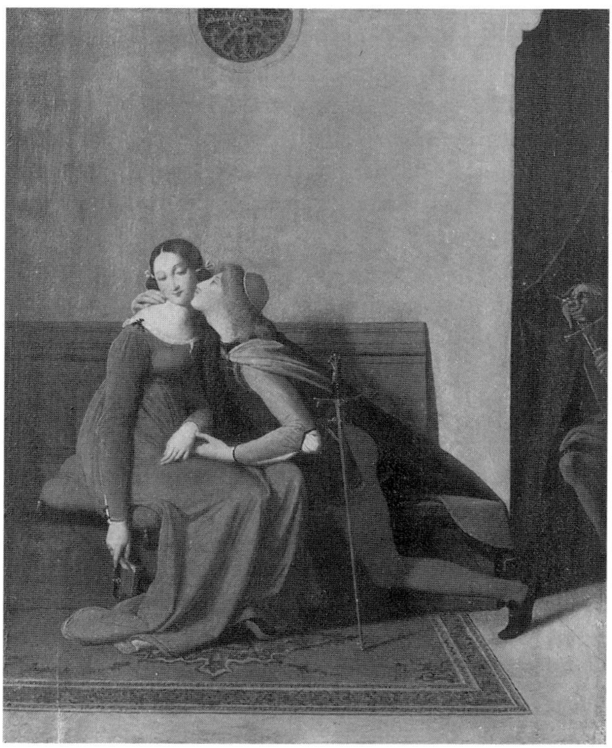

Jean Auguste Dominique Ingres, *Paolo und Francesca,* um 1814. Öl/Holz, 32 × 28 cm, Chantilly, Musée Condé

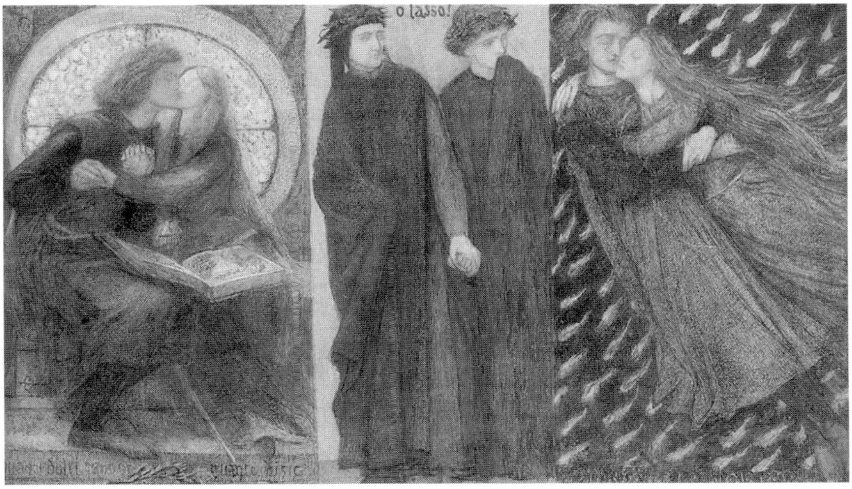

Dante Gabriel Rossetti, *Paolo Malatesta und Francesca da Rimini,* 1855. Aquarell, 25,4 × 44,9 cm, London, Tate Gallery

Liebespaares aus der *Divina Commedia* auf dem Umweg über Dante mit der Lektüre des Lanzelot auf das Gälische zurück – und damit sind wir wieder in England.

Zu Anfang des Jahrhunderts gehen die Künstler das Paolo-und-Francesca-Thema zunächst verhältnismäßig vorsichtig an. Die Blätter von Flaxman, Koch, Genelli und Thorvaldsen etwa wirken eher bieder und ein bißchen steif.[21] Der erste, der auf die Darstellung ein repräsentatives, wenn auch nicht sehr großes Gemälde verwendet, ist Ingres. 1814 schildert er das Geschehen eher als eine elegante Troubadouriade. Francesca hat das Buch sinken lassen, Paolo schmelzt ihr einen Kuß auf die Wange. Sein steifer Degen hindert ihn ein bißchen am Niederknien. Das wirkt eher amüsant und ist typisch französisch.[22] Der erste repräsentative englische Beitrag nach Füßli ist ein Gemälde von William Dyce aus dem Jahre 1837.[23] Auch dort erscheint das Liebespaar verhältnismäßig brav. Die Szene ist hier ins Freie verlegt. Paolo und Francesca sitzen auf einer Brüstung, rechts lehnt eine Laute. Von Malatesta, dem Gatten Francescas, weit und breit keine Spur; das ist das Beachtenswerte. – Die Passion der beiden Liebenden ist in einem kompositorisch auf monumentale Formen abzielenden, 1855 entstandenen Aquarell Dante Gabriel Rossettis kongenial erfaßt.[24] Die Komposition ist triptychal angelegt und sieht aus wie der Entwurf für ein Fresko. Sie überführt die äußere Handlung ins Innere eines Seelendramas. In ihrem Symbolismus ist das schon eine frühe Vorausweisung auf Munch. Im schmalen Mittelfeld stehen Hand in Hand Dante und Vergil. Links sitzt auf einer Bank das Liebespaar, versunken in den zarten Kuß. Das runde Rückfenster umfaßt das Paar wie ein gemeinsamer Heiligenschein. Auf den Knien der beiden liegt ein mittelalterlicher Foliant. Im rechten Bildfeld schwebt das Paar durch einen Schwarm von züngelnden Flämmchen; der Liebeswirbel ist aus einer Sphäre der Verdammnis in eine solche der Verklärung umgedeutet – Verewigung als Verklärung des Verhängnisses.

Den Beschluß bildet eines der schönsten Gemälde Anselm Feuerbachs, *Paolo und Francesca* von 1864. Das Ideal der vornehmen Haltung äußert sich im Gestus der vornehmen Zurückhaltung. Auch hier ist die Szene ins Freie verlegt. Groß sitzt das Liebespaar vor uns auf einer Bank im Garten. Francesca hat, einen Finger zwischen den Buchseiten in ihrem Schoß, nachdenklich leicht das Haupt gesenkt. Paolo neigt das seine sanft dem ihren zu. Das ist alles – zarteste Andeutung. Die Aussicht auf den laut literarischer Vorlage zu erwartenden Kuß bleibt der Phantasie des Betrachters anvertraut. Daß überhaupt ein eifersüchtiger Ehemann im Spiel sein könnte, wird demjenigen Betrachter, der sich nicht auskennt, vorenthalten.

»An diesem Tage lasen wir nicht weiter.« Als der Geist Francescas so gesprochen hatte, erfaßte den Geist Paolos solches Schluchzen, daß Dante, dem Erzähler, vor Schmerz die Besinnung schwand. Warum lasen sie nicht weiter? Weil sie beide gleich darauf von Malatesta niedergestochen wurden. Eine andere Deutung läßt die *Divina Commedia* wohl kaum zu. Aber schon der alte Bodmer, Füßlis Mentor, der diesen womöglich auf die *Divina Commedia* ebenso aufmerksam wie auf das *Nibelungenlied* gemacht hat, würdigte jene Schlußzeile folgendermaßen: »Bey welchem letzten Verse ich mit wenigen zu

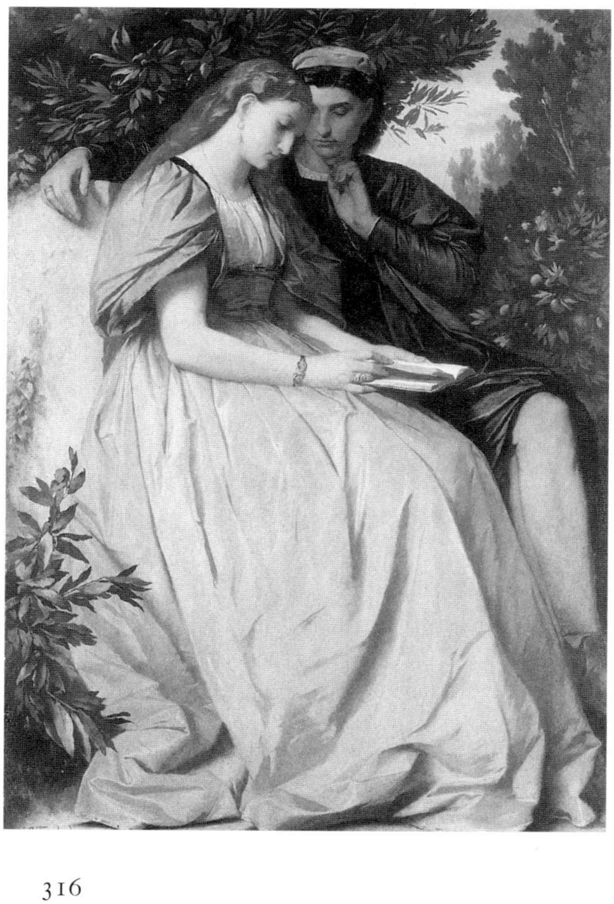

Anselm Feuerbach, *Paolo und Francesca,* 1864. Öl/Lwd., 137 × 99,5 cm, München, Bayerische Staatsgemäldesammlungen, Schack-Galerie

mercken bitte, wie geschickt dieser Poet schweigend zu gedencken giebt, was ein grober Ausdruck nicht mit solchem Nachdruck gesagt hätte.«[25] So öffnet sich also ein Deutungsspielraum. »An diesem Tage lasen wir nicht weiter« – das kann auch auf anderes hinweisen als auf den auf dem Fuße folgenden tragischen Abschluß per Exitus; »Gebrochen Blumen und Gras, Tandaradei«. Oder auch nicht. Ebenso wie Beatrices Schlußfloskel ist auch Feuerbachs Darstellung eine wahre Rhapsodie an Diskretion. Das kann vom Gegenstand dieses Kapitels, dem Stelldichein, überhaupt gesagt werden. Im Kapitel *Die Dame* wurde die Dame, so wie die Kunst des 19. Jahrhunderts ihr Bild zeichnet, als eine keusche Hure definiert. Das ist ein Vexierbild. Neigte die französische Malerei dazu, das Bild der Hure nach vorne zu kehren und das Bild der Keuschheit, wie bei einer Kamee, von der Rückseite her durchscheinen zu lassen, so drehte die englische Malerei, und in ihrem Gefolge die deutsche, das Bild der Keuschheit nach vorn und ließ das Bild der Hure auf der Gegenseite der Medaille im Dunkel des Verdachtsspielraums.

Anmerkungen

1 Zit. nach John Hadfield, Every Picture Tells a Story. Images of Victorian Life, London 1985, S. 53.

2 Ebenda.

3 Zit. nach Robin Ironside/John Gere, Pre-Raphaelite Painters, London 1948, S. 27.

4 Das Bild stellte Hughes 1859 in der Royal Academy mit einer Widmungsstrophe von Chaucer aus: »For how might sweetness ever hav be known/To hym that never tastyd bitternesse.« Das Gemälde wurde von Hughes unter dem Titel *Orlando im Wald von Arden* begonnen und 1855 von der Jury der Royal Academy zurückgewiesen. Daraufhin entfernte Hughes die Figur des Orlando und ersetzte sie durch das Liebespaar.

5 Francis Danby, *Enttäuschte Liebe,* 1821, Öl/Lwd., 68 × 81,4 cm, London, Victoria and Albert Museum.

6 Philip Hermogenes Calderon, *Gebrochene Schwingen,* 1856, Öl/Lwd., 322 × 133 cm, London, Tate Gallery.

7 William Quiller Orchardson, *Das gescheiterte Stelldichein,* undatiert, Öl/Lwd., 58,6 × 48,3 cm, Aberdeen, Art Gallery and Regional Museum.

8 William Holman Hunt, *Der Mietschäfer,* 1851, Öl/Lwd., 77,2 × 107,5 cm, Manchester, City Art Galleries. Der Künstler hat das Gemälde 1852 in der Royal Academy mit folgenden Versen aus *König Lear* ausgestellt: »Sleepest or wakest thou, jolly shepherd:/Thy sheep be in the corn;/And for one blast of thy minikin mouth,/Thy Sheep shall take no harm.« Vgl. Ironside/Gere (zit. Anm. 3), S. 28.

9 Vgl. Hadfield (zit. Anm. 1), S. 46.

10 Zit. nach Quentin Bell, Ruskin, New York 1963 (1978), S. 128.

11 Ebenda, S. 18.

12 Bell (zit. Anm. 10), S. 82.

13 Edward Burne-Jones, *Clerk Sanders,* 1861, Gouache, 70,5 × 42 cm, London, Tate Gallery.

14 Bildkommentar von Julian Treuherz, in: Robin Hamlyn/Christoph Heilmann/Christopher Newall/Julian Treuherz, Viktorianische Malerei. Von Turner bis Whistler, München 1993, Tafel 75.

15 Das Gemälde bezieht sich auf die folgende Strophe in Keats' Gedicht: »Fair Isabel, poor simple Isabel!/Lorenzo, a young palmer in love's eye!/They could not in the selfsame mansion dwell/Without some stir of heart, some malady;/They could not sit at meals but feel how well/It soothed each to be the other by.« Vgl. Ironside/Gere (zit. Anm. 3), S. 39.

16 Dante, Divina Commedia, Inferno, 5. Gesang, Vers 127–138, Übers. v. Hermann Gmelin.

17 Siehe: Adam Konopacki, William Blake, Berlin 1986, Tafel 28.

18 Wolfgang Hartmann, Dantes Paolo und Francesca als Liebespaar. Entstehung und Entwicklung eines Bildthemas in der Malerei des 19. Jahrhunderts, in: Jahrbuch des Schweizerischen Instituts für Kunstwissenschaft, 1968/69, S. 7–24, hier S. 7.

19 Ebenda, S. 9.

20 Johann Wolfgang Goethe, Die Leiden des jungen Werthers, Leipzig 1774, hier zit. nach der Ausgabe Stuttgart 1981, S. 134–136.

21 Beispiele sind: Joseph Anton Koch, *Paolo und Francesca,* vor 1804, Bleistift und Feder, Karlsruhe, Privatbesitz; Joseph Anton Koch, *Paolo und Francesca,* 1805, Bleistift und Feder, Dresden, Staatliche Kunstsammlungen; Bertel Thorvaldsen, *Paolo und Francesca,* um 1805, Bleistift, Kopenhagen, Thorvaldsens Museum; Bonaventura Genelli, *Paolo und Francesca,* 1846–49, Kupferstich, Dresden, Staatliche Kunstsammlungen, Kupferstich-Kabinett.

22 Ingres schuf um 1814 eine weitere Fassung: Jean Auguste Dominique Ingres, *Paolo und Francesca,* um 1814, Öl/Lwd., 45,6 × 30 cm, Angers, Musée Turpin de Crissé.

23 William Dyce, *Francesca da Rimini,* 1837, Öl/Lwd., 142,2 × 173,5 cm, Edinburgh, National Gallery of Scotland.

24 Siehe auch Rossettis Studie des Liebespaares, um 1855, Bleistift, 22,3 × 17,2 cm, London, British Museum.

25 Zit. nach Hartmann (zit. Anm. 18), S. 7.

VII. Mythos II – Überwelt und Unterwelt

VII.1 Das Leben Jesu

Fritz von Uhdes *Tischgebet* von 1885 war ein volkstümliches Bild. Jahrzehntelang hingen Kunstdruckreproduktionen davon in vielen Haushalten (Ft. 14). In einer Bauernstube ist der Tisch zum Mittagsmahl gedeckt. Auf der hölzernen Tischplatte stehen Suppenteller aus weißglasiertem Steingut, glänzende Löffel liegen daneben. Aus der Terrine in der Mitte dampft der Grützbrei. Die Familienmitglieder haben sich zum Tischgebet erhoben. Jesus ist anwesend. Die Kraft des Gebets hat ihn herbeigeführt. Vom Rücken her gesehen, das Antlitz im verlorenen Profil, steht er in einem kuttenartig-schlichten, dunkelblauen Gewand vor uns und hat die rechte Hand erhoben, das Mahl zu segnen. Vor ihm auf dem Tisch steht der ihm zugedachte Teller, hinter ihm der Stuhl, auf dem er sich nach beendetem Gebet niederlassen soll. Rechts neben ihm steht die Hausfrau in rosa Bluse, die schwere dunkle Schürze vor den Rock gebunden. Die gefalteten Hände auf den Tisch gestützt, schaut sie Jesus ehrfurchtsvoll ergeben an. Hinter ihr, ins Gebet versunken, die Großeltern, links gegenüber, von Jesu Gestalt halb verdeckt, in einem grauen Kittel der Ehemann, hinten an der Fensterseite die drei Kinder. Das kleinste ist kaum zu sehen, das größte in der Mitte schaut, hinter seinem Stuhl stehend, dem Heiland andächtig fest ins Gesicht. Sein kleines Brüderchen rechts neben ihm lugt unter der gesenkten Stirn mit neugierig-scheuem Augenaufschlag auf den fremd-vertrauten Mittagsgast. Die realistische Schilderung des Ganzen ist im Stil eines moderaten Impressionismus vorgetragen. Die Freilichtmalerei hat ihre Spuren hinterlassen. Durch das Fenster scheint hell die Mittagssonne herein, streift die Haarschöpfe der Kinder im Gegenlicht, ziseliert das Gesichtsprofil der Hausfrau, streicht über die Haut ihrer Arme und bringt mit seinem silbergoldenen Schimmer das Ereignis aus seiner Mitte her zum Leuchten. Die Löffel blitzen, die Teller und die Terrine glänzen, die ganze Tischplatte leuchtet auf. Das Gemälde suggeriert dem Betrachter das Empfinden, er selbst habe an dem Ereignis teil und sei ebenfalls zu Gast, wenn auch nur als Zuschauer, denn der Kreis um den Tisch schließt ihn vom Mahle aus. Die Suggestion der Gegenwärtigkeit des Geschehens, des imaginären Jetzt und Hier, ist nicht allein durch die Alltagskleidung der Beteiligten vorgegeben, sondern auch durch die locker und unfest den Ding- und Gestaltumrissen folgende, ›moderne‹ Pinselführung. So stellt sich eine Anmutung ein, die sich ganz auf der Höhe der Zeitströmung befindet. Selbst der Heiligenschein Jesu ist impressionistisch aufgefaßt, ein atmosphärisches Phänomen. In ihrer sorgfältig geprobten und gestellten Natürlichkeit wirkt die Szene wie aus einem zeitgenössischen naturalistischen Bühnenstück, irgendwo zwischen Gerhart Hauptmann und Oberammergau. Zwar ist die darin vorgetragene Tendenz sozial, nicht aber sozialistisch, geschweige denn sozialrevolutionär. Sozialreformerisch ist allein die Auffassung der Gestalt Jesu

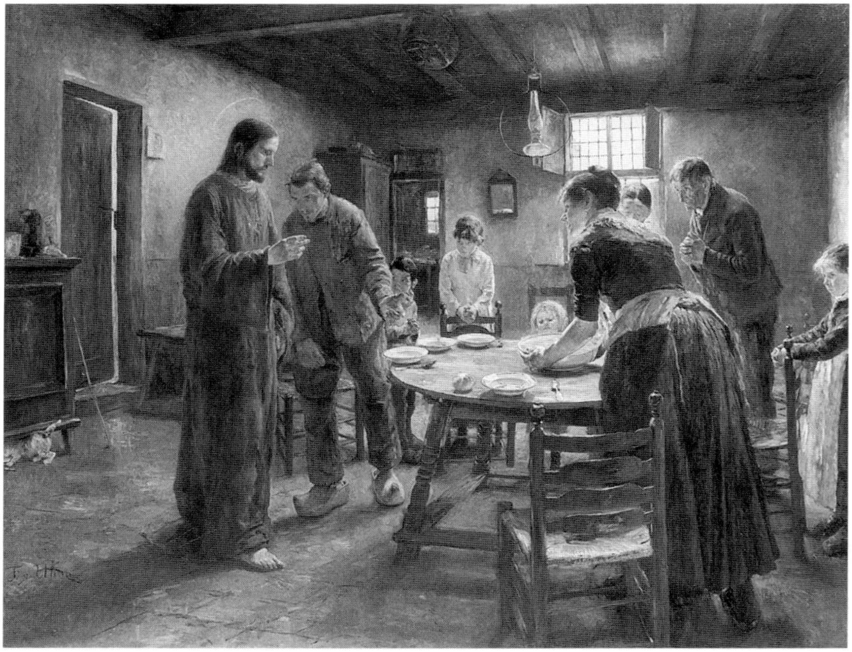

Fritz von Uhde, *Komm Herr Jesus, sei unser Gast (Das Tischgebet)*, 1885. Öl/Lwd., 130 × 165 cm, Staatliche Museen zu Berlin – Preußischer Kulturbesitz, Nationalgalerie

in dieser Umgebung. Jesus lebt unter uns, besagt das Gemälde, von gleich zu gleich. Als segenspendender Mitmensch kommt er. Seine Gnade ist seine Solidarität mit den Menschen. So ähnelt er einem Sozialhelfer, dem jungen Mann von der Volkswohlfahrt, der fürsorglich nach dem Rechten sieht, wäre nicht der leichte Anachronismus des langen blauen Gewandes, der Gegenwart mit Ewigkeit nur unvollkommen zu vermitteln imstande ist. Wird die kleine Diskrepanz in diesem Bild durch den Kunstgriff überbrückt, daß Jesus als Rückenfigur in die Tischrunde einbezogen ist, so tritt sie in einer Variante aus dem gleichen Jahr entschiedener hervor. Sie ist wohl die zweite Fassung, denn sie ist von größerer anekdotischer Vielfalt und Raffinesse. Der Raum ist größer, eine Petroleumlampe hängt über dem runden Tisch von der Decke herab. Die Hausfrau beugt sich, im Begriff, die Terrine hinzustellen, über die Tischplatte und blickt Jesus entgegen. Der Hausherr, in Arbeitskittel und Holzpantinen, tritt auf ihn zu, ihn mit einladender Handbewegung zu Tisch zu bitten. Jesus, der soeben durch die Tür den Raum betreten hat, erscheint in seiner verhältnismäßigen Isoliertheit weit stärker vom übrigen Geschehen abgehoben, als gehöre er nicht ganz in das handfeste Diesseits des Raumes hinein. In seiner schlichten Innigkeit ist hier das erste Bild überzeugender.

Jedes Kunstwerk hat seine eigene Aura. Sie ist es, die es über die rein verstandesmäßige Betrachtung hinaushebt. Sie bewirkt, daß das Kunstwerk seine Meta-Botschaft unabhängig von aller Ratio und denkerischen Logik und parallel dazu aus den Bewußtseinsgründen des Menschen nach außen in die Öffentlichkeit trägt. Das ist ein eigener Weg, und darauf beruht seine wissenschaftlich trotz aller Beschreibungen letztlich nicht zu fassende Wirkungsintensität. Der Siegeszug von Wissenschaft und Technik im Zuge der industriellen Revolution ist der praktische Beweis für die Effizienz der Bewußtseinsrevolution von der Aufklärung bis zum Positivismus. Sie fußt auf der Maxime der unumstößlichen Beweisbarkeit des beobacht- und meßbaren Ineinandergreifens von Ursache und Wirkung innerhalb der Funktionszusammenhänge, die unser Weltgetriebe ausmachen. Man sollte meinen, daß die dadurch hervorgerufene nachhaltige Erschütterung des christlichen Weltbilds, dessen Botschaften gerade dieser Tugend der Ratio entbehren, sich so auf die Kunst niedergeschlagen habe, daß sich das christliche Motiv schließlich daraus zurückgezogen habe. Das ist nicht der Fall. Das christlich-religiöse Motiv liefert der Kunst des 19. Jahrhunderts einen Hauptstrang, der gerade deshalb einer besonderen Würdigung bedarf, weil er oft übersehen wird. Die Häufigkeit der Kunstwerke mit christlichem Sujet, die beileibe alles andere als Auftragswerke der Kirche sind, weist darauf hin, daß sie dazu da sind, einem starken, möglicherweise von der unleugbaren Effizienz der positivistischen Weltsicht unterdrückten Bedürfnis nachzukommen, und sei es auch nur zur Entlastung. Die Frage stellt sich also nicht, *ob* das 19. Jahrhundert eine religiöse Kunst besitze, denn dafür sind die Zeugnisse zahlreich genug, sondern vielmehr, *wie* sich die bildende Kunst christlichen Motivs im 19. Jahrhundert von derjenigen der vorausgegangenen Epochen in den Grundzügen unterscheidet, denn sie bildet ja das gegenwärtige Ende einer über anderthalbtausendjährigen abendländischen Tradition, deren zentrales Kraftfeld das christliche Motiv ist.

Unzweifelhaft strahlt Uhdes *Tischgebet* eine natürliche Gefühlsfrömmigkeit aus. Was geschieht aber, wenn dieses Geistesdokument vom Ende der Dekadenz der christlichen Überlieferung einem frühen christlich-religiösen Motiv gegenübergestellt wird, der Vera Ikon, dem ›wahren Bild‹ des Antlitzes Christi auf einer Ikone aus einer Zeit, zu der wegen der Glaubensentscheidung, ob das Bild Gottes und der Heiligen überhaupt von Menschenhand zur sichtbaren Erscheinung gebracht werden dürfe oder nicht, ganze Armeen von Soldaten zu blutigen Schlachten gegeneinander geführt wurden? Die Qualität eines Kunstwerks bestimmt sich schließlich nach der Wirkungsintensität, das heißt, danach, ob man sich dem Einfluß, den es auf die Sinne, das Gemüt und den Geist ausübt, leicht, schwer oder gar nicht entziehen kann. Das Antlitz Christi auf den frühen Ikonen, die alle auf ein und dasselbe ›Ur‹-Bild zurückgehen, übt auch auf den heutigen Betrachter in seiner absoluten Frontalität eine magische Wirkung aus. Wer das Gegenteil behauptet, lügt oder macht sich selber etwas vor. Ein Kraftstrom geht davon aus, eine Transmission ins Geistige findet statt. Das Maß an Glaubensdichte, das der Künstler in sein Werk investiert hat, überträgt sich als Potenz. Hält man beide Bilder nebeneinander, die Ikone und Uhdes Gemälde, so könnte das jeder Feinfühlige fast als eine Spur von Blasphemie empfinden. Doch ist dabei weiter nichts geschehen, als daß ein Anfang neben ein Ende gesetzt ist. Verkörpert die Ikone mit dem Antlitz Christi die Senkrechte des Weltenkreuzes,

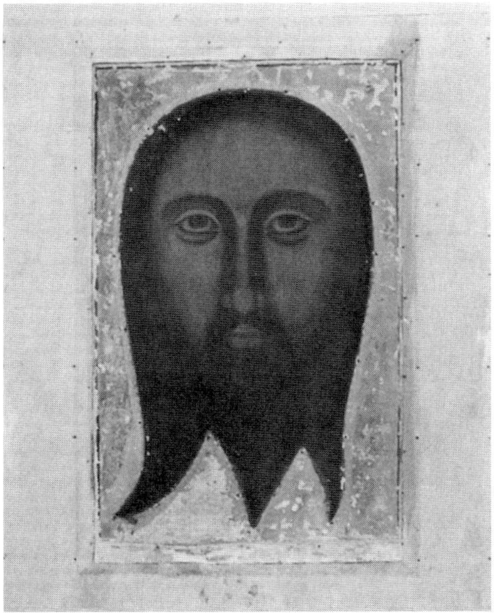

Mandylion aus Konstantinopel, Genua, S. Bartolomeo degli Armeni

die Transzendenzachse in ihrer vollen Strenge, so ist Uhdes Bild der Bezug dazu so gut wie abhanden gekommen, seine Wirkung bewegt sich im Sozialen, auf der Waagerechten des Erdenplans. Das Christusbild der Ikone repräsentiert allein den Bezug zum Jenseits, Uhdes Gemälde allein den Bezug zum Diesseits. Zwischen diesen beiden Achsen, der schwerkraftaufhebenden Senkrechten des Weltenkreuzes und der schwerkrafttragenden Waagerechten des Erdenplans, erstreckt sich das gesamte Feld der christlichen Kunst Europas in all ihren Möglichkeiten. Das Spannungsgefälle vom Anfang bis zum gegenwärtigen Ende beschreibt die Deklination des Wegs. Das ist das Gefälle einer nachlassenden Kraftspannung der Bildwirklichkeit. Die frühe Ikone vermittelt ihre Wirkungsmacht als eine geistige Realität. Ist die Wirkung der Ikone magisch, so ist die von Uhdes Bild hingegen anekdotisch. Das ist der Unterschied. Die Vera Ikon verkündet Tod, Auferstehung und Erlösung des Menschen durch den Menschensohn, sie verkündet den Triumph in Ewigkeit. Uhdes Bild verkündet nichts, es erzählt eine Geschichte von der Solidarität des Heilands mit den Einfachen und Armen. Die Gestalt des Erlösers erscheint in Uhdes Bild trotz des Heiligenscheins säkularisiert, als exemplarische Gestalt des Menschen ist sie verdiesseitigt. Die Vera Ikon zeigt Christus, Uhdes Bild schildert Jesus. Damit ist das Spezifikum der religiösen Kunst im 19. Jahrhundert auf den Hauptnenner gebracht.

Fritz von Uhde, 1848 im sächsischen Wolkenburg geboren, wurde nach Absolvierung des Gymnasiums Student der Dresdener Kunstakademie, deren Lehrer ihn aber enttäuschten. Der pedantisch-kleinliche Unterricht in der Gipsklasse langweilte ihn entsetzlich. So kehrte er der Akademie den Rücken, begann seine militärische Laufbahn bei den sächsischen Gardereitern, nahm am Deutsch-Französischen Krieg als Oberleutnant bei den sächsischen Ulanen teil und wandte sich, nachdem er als Rittmeister seinen Abschied genommen hatte, erneut der Malerei zu. Auch die Professoren an der Münchener Akademie konnten dem nun schon Älteren nicht weiterhelfen. Auf eigene Faust malte er wilde Schlachtenbilder und fand erst durch die Begegnung mit Mihály Munkácsy sachkundige Anleitung. Von der bei Munkácsy erlernten asphaltschwarzen Manier erlöste ihn die Bekanntschaft mit Max Liebermann, dessen impressionistisch-realistische Hell-in-Hellmalerei ihm als das Licht aufging, das ihn von nun an leitete. 1883/84 malte er sein erstes Bild, in dem er die impressionistische Malweise auf das christliche Motiv übertrug. Es ist das früheste aus der Serie, die ihn berühmt machte, und trägt den Titel *Lasset die Kindlein zu mir kommen*. Paul Schumann, eine Generation jünger als Uhde, beschrieb es: »Auf dem ersten sehen wir Christus sitzend in der sonnig-hellen Stube, ein Kind schmiegt sich an sein Knie, ein zweites reicht ihm treuherzig die Hand, und ein ganzer Kreis von Kindern steht darum; und schlichte Männer und einfache Frauen treten leise durch die Tür herein, und alles schaut auf den Mann mit den edlen frommen Zügen, der die Kindlein so liebevoll zu sich kommen läßt. Wie tief und innerlich sind die Gestalten empfunden! Wie steht die Luft in dem von Helligkeit erfüllten Raume! Wie entzückend lieblich und natürlich dabei sind die Kinder, die sich an Christus herandrängen.«[1] Jesus als guter Onkel. Die Schilderung kehrt die dem Bild innewohnende Betulichkeit hervor. Zu den folgenden Gemälden gehören *Die Anbetung der Könige* und *Heilige Nacht*.[2] Die

Fritz von Uhde, *Lasset die Kindlein zu mir kommen,* 1884. Öl/Lwd., 188 × 290,5 cm, Leipzig, Museum der bildenden Künste

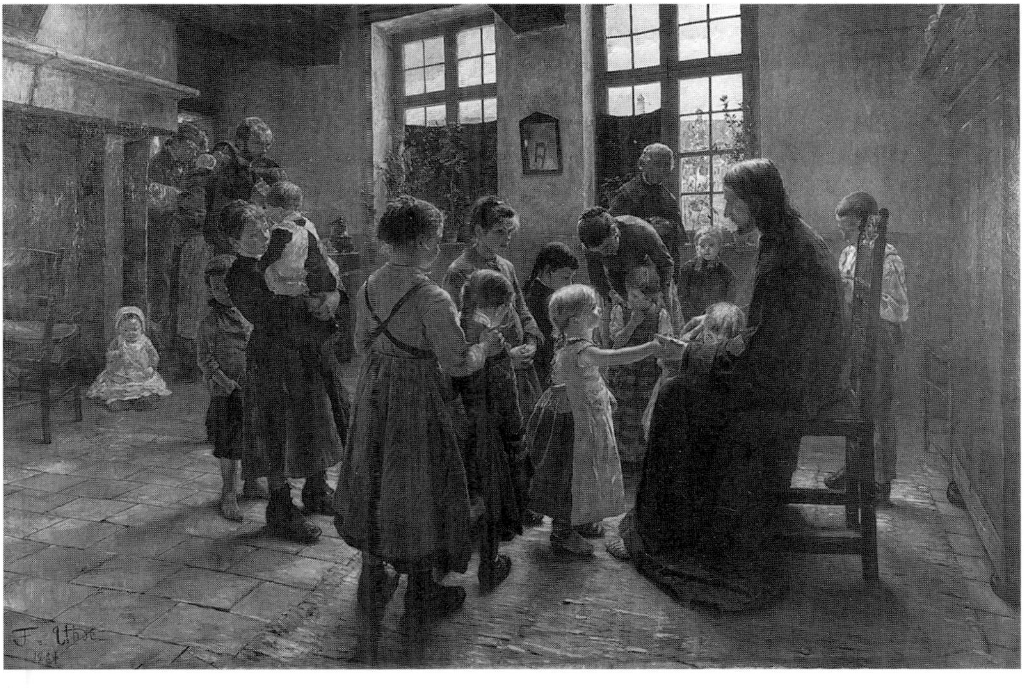

Arme-Leute-Malerei, die von der Mitleidsmalerei des Wiener Biedermeier an[3] als Entlastungsprojektion des bürgerlichen Gewissens ein Zug der Zeit ist, hat nicht unwesentlich zur Entwicklung des Realismus in der Malerei der Epoche beigetragen. In Uhdes Bildern ist der soziale Realismus mit dem christlichen Motiv amalgamiert. Kein Thema böte sich dafür besser an als Jesu Geburt im Stall von Bethlehem. Beim Besuch der Hirten im Stall treffen die Ärmsten der Armen aufeinander. In Uhdes *Anbetung der Könige* sieht Maria mit dem Kind im Arm denn auch wie eine junge Proletariermutter mit Heiligenschein aus; christlich-sozialer Realismus.

Uhde war der Sohn eines sächsischen Verwaltungsbeamten, der es zum Präsidenten des evangelisch-lutherischen Landeskonsistoriums brachte. Das ist ungemein bezeichnend. Die Beiträge zur neutestamentlichen Malerei der Zeit, die sich mit der Person und dem Leben Jesu befassen, kommen vorwiegend von Briten, Deutschen und Russen. Die Briten sind meist in den Konventionen der englischen Hochkirche erzogen oder puritanisch beeinflußt, die Russen sind katholische Sozialrevolutionäre eigener Prägung, die in ihrer Kunst den Auffassungen Tolstojs und Dostojewskijs nahestehen, und die Deutschen sind durchweg Protestanten, beziehungsweise, zur Zeit der Nazarener, zum katholischen Glauben übergetretene Protestanten. Aber dieses Konvertitentum ist in seiner Gegenspiegelung aus der betonten Abkehr von der protestantischen Herkunft zu begreifen, die vom Elternhaus her die Kindheit der Künstler geprägt hatte. Überlieferte Hauptmotive der biblischen Geschichte wurden aus solcher Sicht neu gewendet und neu interpretiert. Daß Uhdes Gemälde von der Bevölkerung so verständnisinnig aufgenommen wurden, liegt auch daran, daß die Verbindung des neutestamentlichen Motivs mit dem sozialen Appell nichts Neues mehr war, sondern ihre Vorläufer hatte. Christlicher Realismus in der Malerei entsprach christlichem Sozialismus, oder, wie bei den Präraffaeliten, christlichem Reformsozialismus im Sinne einer konservativen Revolution etwa eines Thomas Carlyle.

1850 stellte John Everett Millais in der Royal Academy ein Gemälde aus, das allein schon wegen seines ungemein peniblen Detailrealismus Aufsehen erregte, aber nicht nur deshalb. Sein Titel lautet *Christus im Hause seiner Eltern* (Ft. 13).[4] Das Bild gibt einen Einblick in Josephs Zimmermannswerkstatt. Überall sind die Arbeitsspuren wahrzunehmen. An der Hinterwand hängen die Arbeitsgeräte, hinten rechts im Nebenraum, dem Materialschuppen, lehnen die frisch gesägten Bretter und Leisten an der Mauer; es sieht nicht anders aus als in jeder englischen Tischlerwerkstatt der Zeit. Die große Hobelbank, die sich quer durch den Raum fast über den ganzen Vordergrund streckt, verbindet die anwesenden Personen miteinander. Darauf liegt ein großes Türblatt, an dem gerade gearbeitet wird. In der Mitte davor steht, mit einem langen weißen Hemd bekleidet, der Jesusknabe. Seiner Mutter, die mit einem Gesichtsausdruck zutiefst leidender Anteilnahme vor ihm kniet, zeigt er die Hand mit dem Wundmal. Joseph, der Vater, ein hagerer, langer, glatzköpfiger Kerl mit sehnigen dünnen Armen, hat die geöffnete Hand des Kindes an den Fingern erfaßt, um die Wunde zu inspizieren. Links hält ein junger Gehilfe, im Begriff, das Türblatt auf der Hobelbank zu richten, inne. Von rechts naht ein

Junge, etwas älter als Jesus, mit einem irdenen Napf voll Wasser, der Johannesknabe? An der hinteren Seite der Hobelbank steht eine ältere Frau, Elisabeth, und greift nach einer Zange, um einen Nagel herauszuziehen, der aus der Kante des Türblatts ragt. Es sieht so aus, als sei es dieser Nagel, an dem sich Jesus verletzt hat. Der kleine Jesus zu Hause. Links im Bildhintergrund glotzen hinter einem geflochtenen Zaun die Köpfe einer dichtgedrängten Schafherde stumpf-neugierig von draußen herein. Weide meine Lämmer; ist das eine Anspielung auf die christliche Gemeinde oder auf die Herde der Bildbetrachter oder auf beides zugleich? Jedenfalls rief das Gemälde die Empörung der Gerechten auf den Plan, die der ersten Ausstellungsbesucher, und wurde von der Presse auf das heftigste attackiert. Charles Dickens, der für die Zeitschrift *Household Worlds* über die Ausstellung berichtete, nannte es »gemein, abstoßend und empörend« (»mean, repulsive and revolting«). Ursache der Aufregung war die realistische Schilderung der Heiligen Familie als gewöhnliche Menschen aus dem niederen Volke in einem zeitgenössischen Ambiente. Das Heilsgeschehen war damit, so wurde das empfunden, ganz ins Diesseits gezogen, es war seiner Transzendenz beraubt.

Der gleichen Tendenz zum prononcierten Realismus folgten Ford Madox Browns *Fußwaschung* von 1851–56[5] und William Holman Hunts *Die Auffindung des zwölfjährigen Jesus im Tempel durch seine Eltern,* entstanden 1854–60. Wegen ihrer penetranten Detailversessenheit benötigten die Präraffaeliten für ihre Gemälde, besonders für die, auf die sie gesteigerten Wert legten, immer

William Holman Hunt, *Die Auffindung des zwölfjährigen Jesus im Tempel durch seine Eltern,* 1854–60, Öl/Lwd., 86 × 141 cm, Birmingham Museum and Art Gallery

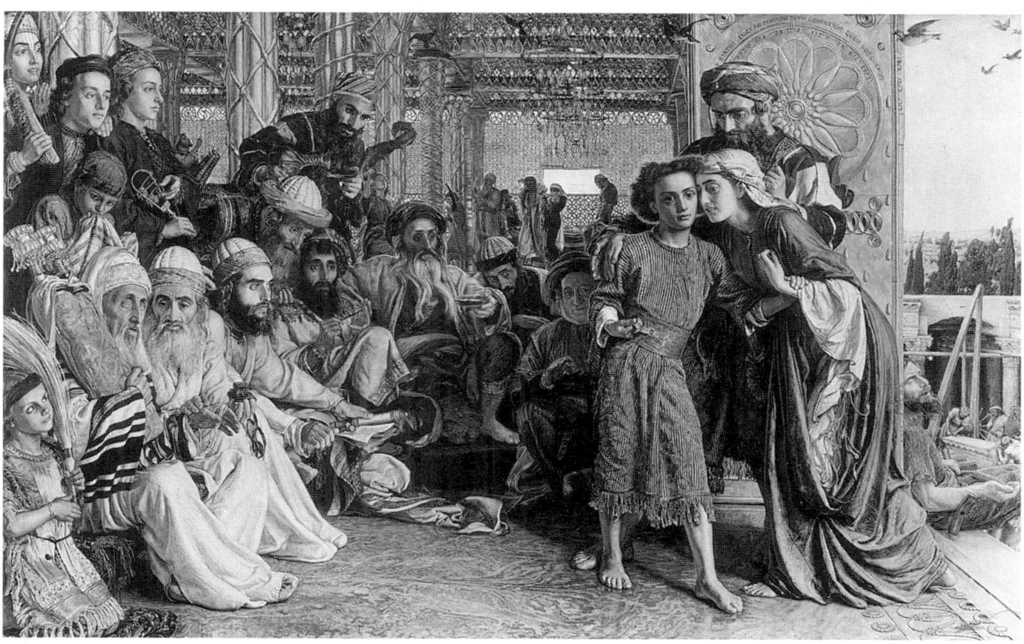

enorm viel Zeit. Browns *Fußwaschung* wurde nach der Ausstellung in der Royal Academy 1852 vom Künstler sogar noch einmal ausführlich überarbeitet, wobei Hunt die ursprünglich nackte Christusgestalt mit Kleidern versah. Hunts *Auffindung des zwölfjährigen Jesus im Tempel* ist ein religiös motiviertes Stück Orientmalerei. Hunt malte es nach seiner Rückkehr aus dem Heiligen Land, das er 1854 bereist hatte. Die obsessive Lust an der Beschäftigung mit ausführlichsten Kostümstudien äußert sich darin. Hier wird nun ein Dilemma sichtbar, das die Biblische-Geschichten-Malerei in ständige Verlegenheit gebracht hat – es ist dies der Unterschied zwischen Realismus und Historismus. Beides ist durchaus nicht deckungsgleich. Der Realismus appelliert an das Hier und Jetzt, die Ereignisse sollen so dargestellt werden, als ob sie soeben in unserer Anwesenheit stattfänden. Der Historismus hingegen versucht zu imaginieren, wie die Ereignisse zu der Zeit, als sie historisch passierten, im hiesigen Kontext ist das die Lebenszeit Jesu Christi, wahrscheinlich ausgesehen haben könnten. Die einzige Vermittlungsmöglichkeit zwischen beiden Richtungen ist allenfalls die theatralische. Hunt sucht das Dilemma mittels exotischer Kostümierung zu umschiffen, wobei er davon ausgeht, daß die orientalischen Gewänder zur Zeit von Christi Erdenwandel wohl genauso ausgesehen hätten wie in der eigenen Gegenwart; das ist also ein ethnologisch-touristischer Trick. Als schwieriger erweist sich die Verschleifung bei der Darstellung des erwachsenen Jesus, da sich auch die Malerei des 19. Jahrhunderts ausschließlich des Darstellungstypus bediente, den die christliche Ikonographie seit dem Übergang von der Spätantike zum frühen Mittelalter geformt hatte, den es aber erst frühestens seit dem 4. Jahrhundert gab. Der bärtige Christus mit dem lang herabfallenden glatten Haupthaar ist eine Erfindung der Ikonenkunst. Der Christus der frühen Sarkophagreliefs und der spätantiken Elfenbeinschnitzereien hat lockiges Haar und ist bartlos. Wie der historische Jesus ausgesehen hat, weiß niemand. Die Darstellung Christi in der irdischen Gestalt Jesu ist also eine Imagination, und darauf kommt es an, denn das ist das Metier der bildenden Kunst. Die Wirklichkeit, um die es hier geht, ist eine Wirklichkeit der Imaginationen. Es handelt sich um ein exemplarisches Menschenbild, das den Europäern seit der Ablösung von der Antike bis heute vor Augen steht und das ihre Mentalität, ihre Vorstellungen und ihr sittliches Verhalten von Grund auf geprägt hat. Deshalb entzieht sich die Darstellung Jesu unweigerlich einer positivistischen Erfassung, weder ist er im historischen Sinne exakt zu greifen, noch ist er im realistischen Sinne festzuhalten; stets bleibt ein ungewisser Rest. Deshalb bleibt Jesus auch in den Gemälden Uhdes bei allem Bemühen des Künstlers um die Glaubwürdigkeit der zeitgenössischen Präsenz letztlich eine Erscheinung. Die Vergegenwärtigung vollzieht sich für den Menschen der heutigen Zeit nicht in der Beschwörung der körperlichen, sondern in der geistigen Wirklichkeit.

Eduard von Gebhardt, Udes etwas älterer Gegenspieler, der, 1838 geboren, mit seinen Anfängen noch in die Spätromantik hineinreicht und der bis 1925 gelebt hat – man bedenke, was das für eine Lebensspanne ist! –, wie Uhde aus protestantischem Hause, Sohn eines Pfarrers in Estland, griff denn auch mit seinem Debüt *Christi Einzug in Jerusalem* von 1863 weder auf die Zeiten

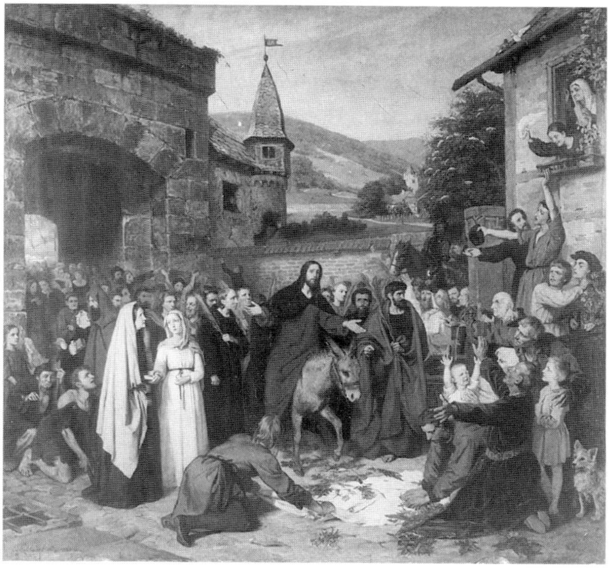

Eduard von Gebhardt, *Christi Einzug in Jerusalem,* 1863. Öl/Lwd., 85,5 × 95 cm, Wuppertal, Von der Heydt-Museum

des Augustus zurück, noch versuchte er, das Ereignis in die Gegenwart zu transponieren, sondern berief sich auf die altdeutsche und die altniederländische Tafelmalerei. »Das Bild rief wegen seines meisterlichen Realismus bei den Parteigängern der herrschenden idealistischen Schule einen Sturm der Entrüstung hervor, fand aber auch ebenso entschiedene Freunde und Verteidiger.« Cornelius Gurlitt kommentierte: »›Unser Unglück ist, daß unsere eigene Zeit sich zu wenig harmlos zu geben vermag, zu sehr unter der Herrschaft der Geschichtswissenschaft steht, als daß wir es machen könnten wie die großen religiösen Meister vergangener Zeiten, bis auf Tiepolo hinab, welche die heiligen Vorgänge in die eigene Zeit versetzten.‹«[6] Wie hätten sie es anders machen sollen – Jesus im Arbeiterkittel, die Pharisäer im Gehrock, Pontius Pilatus mit Tropenhelm? Das wären unter Umständen Vorstellungsfigurationen des 20. Jahrhunderts, nicht aber des 19. Die Säkularisierung, um nicht zu sagen, die Profanierung des Motivs schritt von da an fort.

Der Realismus, der das Geschehen in die eigene Zeit versetzt, ist in Max Liebermanns Jugendwerk *Der zwölfjährige Jesus im Tempel* von 1879 vorangetrieben. Der Vergleich mit Hunts Gemälde gleichen Motivs offenbart den ganzen Unterschied. Hier wird nicht mehr orientalisierende Kostümkunde betrieben. Die Wirklichkeitstreue ergibt sich aus der unmittelbaren Gegenwartsbezogenheit der Physiognomien und des Gebärdenspiels in Verbindung mit der malerischen Auffassung des modellierenden Lichts. Jesus ist ein altkluger kleiner Sextaner in einem weißen Hemdkleid, der eifrig mit den Händen vor einer Gruppe gelehrter alter Juden mit nachdenklich zuhörenden Charakterköpfen in der Synagoge parliert. »Da ist nichts von Inspiration und religiösem Geheimnis, da ist auch in der Charakterisierung der Figuren und des Raumes nichts von heiliger Begebenheit. Dies ist eine wirklichkeitsnahe Genreszene, herb und direkt, und gerade darin dem geheimen Vorbild,

Rembrandt, näher, als der flüchtige Betrachter zuerst erkennen mag.«[7] Selbstverständlich provozierte auch dieses Gemälde eine Debatte. »Nicht wenige seiner Zeitgenossen nahmen Anstoß daran, daß Liebermann als Angehöriger einer anderen Religionsgemeinschaft ein Thema der christlichen Heilsgeschichte so darstellte, als sei er damals mit dabeigewesen, da ein Kind von raschem Geist den Schriftgelehrten die Bibel auslegte.«[8] Liebermann hatte sich zu diesem Bild durch seine Studien in der Amsterdamer Synagoge anregen lassen, erkannte aber nach seiner Fertigstellung, daß die allegorische Anekdotenmalerei nicht seine Sache sei, und beschränkte sich von da an strikt auf die von ihm selbst beobachtete Umweltgegenwart. Nicht von ungefähr reiste Liebermann wiederholt nach Amsterdam. Die Erinnerung an Rembrandt drängt sich auf. Der hatte im 17. Jahrhundert das Heilsgeschehen in die schlichte Umgebung des einfachen Volkes versetzt. Jesus, der Flame, erschien als einer von ihnen – und Rembrandt hatte mittels der aus der Peinture entwickelten Lichtmalerei, dem berühmten Rembrandtschen Helldunkel, auf mystische Weise den Glanz des inneren Reichtums aus der äußeren Armut, der Armut des Volkes hervorgehen lassen. Alles Licht verwandelt sich in Rembrandts Werken in Innenlicht; es scheint von den Dingen und Personen, die darin stehen, selbst auszugehen. Der Unterschied zu Uhde und Liebermann im 19. Jahrhundert ist der, daß das Licht in ihren Bildern Außenlicht sein und bleiben will: Freilicht. Das religiöse Motiv spielt dabei ins Allgemeinmenschliche hinüber, geht darin ein und zieht sich dahinter zurück. Jozef Israëls' *Hüttenmadonna* von 1867[9] etwa ist nichts anderes als eine junge Frau, die ihr Baby füttert.

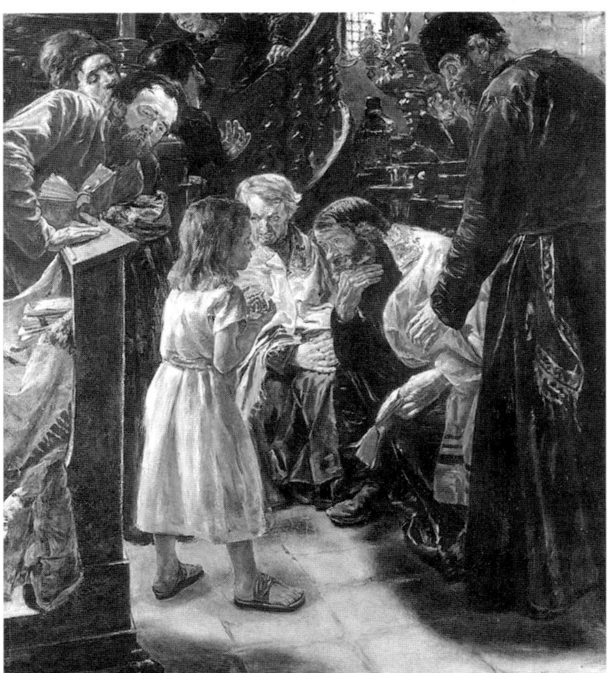

Max Liebermann, *Der zwölfjährige Jesus im Tempel,* 1879. Öl/Lwd., 151 × 131 cm, Hamburger Kunsthalle

Fritz von Uhde, *Schwerer Gang,* 1890. Öl/Lwd., 117 × 126 cm, München, Bayerische Staatsgemäldesammlungen

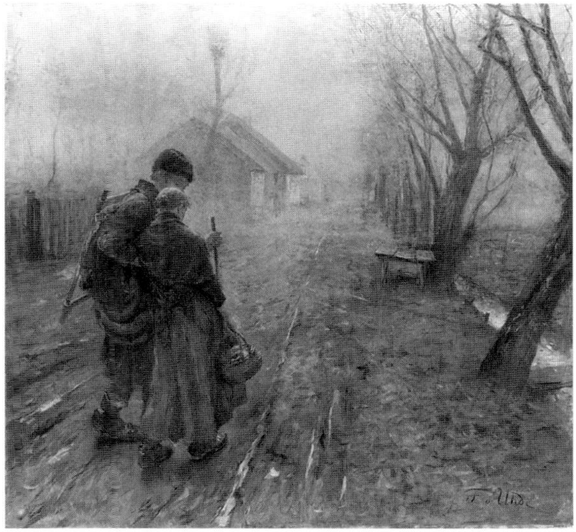

1885, während eines ausnehmend harten Winters, als Tausende von Landarbeitern ihr Heim verloren, malte Hubert von Herkomer sein Bild *Harte Zeiten,* das eine obdachlose Arbeiterfamilie am Wegesrand zeigt.[10] In einem Kommentar dazu heißt es: »Die Komposition ist dem Topos der Rast auf der Flucht nach Ägypten verpflichtet, die Frau ähnelt der Allegorie der Barmherzigkeit, einer Frau mit zwei Säuglingen. Indem Herkomer traditionelle Ikonographie mit einem zeitgenössischen Sujet und einen spezifischen historischen Augenblick mit einer zeitlosen, universellen Botschaft verband, schuf er ein Äquivalent zu den klassischen und mythologischen Historienbildern des späten 18. und 19. Jahrhunderts.«[11] 1890 schuf Uhde das Gemälde *Schwerer Gang.* Auf einer lehmigen Landstraße zieht, vom Rücken her gesehen, ein junges Paar einer grauverhangenen Zukunft entgegen. Die Frau erwartet womöglich ein Kind, der Mann hat seine Säge geschultert; ist es der Zimmermann Joseph? Das bleibt offen. Das Heilige Paar ist nicht mehr ein ganz bestimmtes, durch die Evangelien ausgewiesenes, sondern es erscheint in allen obdachlosen Paaren der zeitgenössischen Gesellschaft gleichermaßen verkörpert – Mitleids- und Sozialfürsorgemalerei.

Wie sonst auch, führt die den neutestamentlichen Themen gewidmete Malerei, die hier stellvertretend für das christliche Motiv in der religiösen Kunst des 19. Jahrhunderts vorgestellt ist, die zeitgeschichtliche Bewußtseinssituation vor Augen. Bei allem mehr oder weniger frommen Bemühen um die möglichst ›wahrheitsgetreue‹ Schilderung der erzählten Ereignisse ist die völlige Despiritualisierung doch unübersehbar. Es ist fast so, als bohrte man im Nebel, um die Sterne zu finden. Die Bilder wirken wie Traktätchen auf uns, weil sich auf Grund der völligen Veräußerlichung der Darstellung alle Magie daraus zurückgezogen hat. Sie sind infolgedessen keineswegs mehr überzeugend und ergreifend, sondern nur ein schwacher Aufguß des im Überlieferten mitgetragenen geistigen Gehalts und erscheinen in ihrem be-

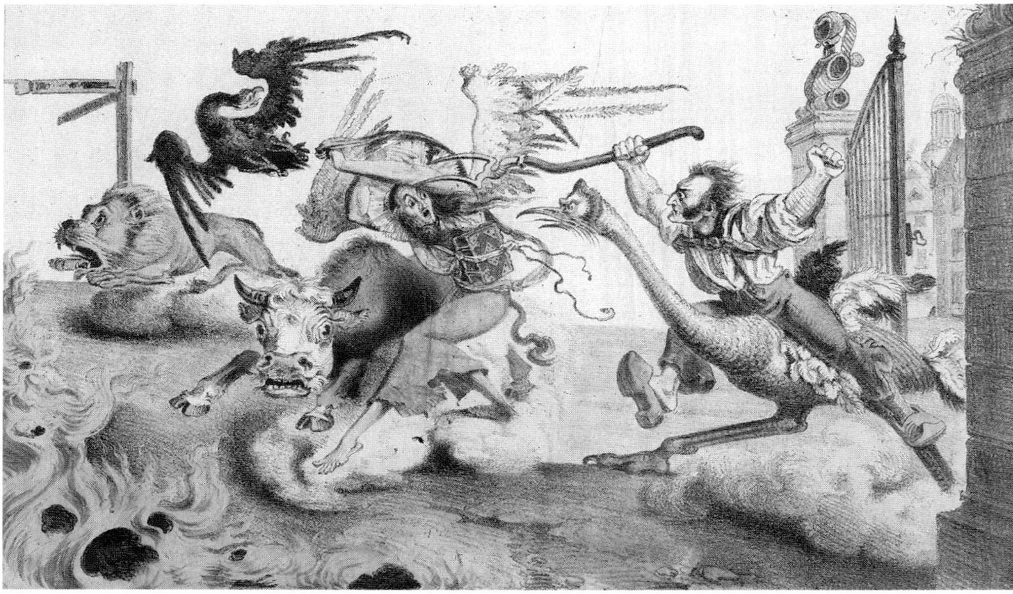

R. Sabatky, Ohne Titel *(Die radikale Evangelienkritik)*, 1842. Kolorierte Kreidelithographie, 20,7 × 35,5 cm, Hannover, Wilhelm-Busch-Museum

mühten Rückzug auf das Faktische der biblischen Geschichten wie das Cachet frommer Rückversicherung auf die positiven Inhalte zur Überdeckung der Glaubensschwächen. 1842 kam eine Karikatur von R. Sabatky unter die Leute, die ein turbulentes Geschehen schildert. Links jagen drei Tiere in Panik davon, ein Löwe, ein Adler und ein Stier, gefolgt von einem heftig flügelschlagenden Engel, der mit allen Zeichen des Entsetzens zurückblickt. Verfolgt werden sie von einem bäurischen Berserker, der fanatisch die Augen rollend und die Mistgabel schwingend auf einem rasenden Straußenvogel durch ein offenes Stadttor dahergeritten kommt. Die Lage der Flüchtenden scheint aussichtslos, denn dort, wo sie sich hinwenden, versperrt ihnen ein feurig lodernder Bach den Weg. »Thema und Anspielungen der Karikatur sind offensichtlich, die Namen der drei linkshegelianischen Philosophen und Theologen Bruno Bauer (1809–1882), David Friedrich Strauß (1808–1874) und Ludwig Feuerbach (1804–1872) werden ins Bild umgesetzt, wobei Bauer und Strauß zusätzlich einige porträthafte Züge erhalten. Die vier Verfolgten, Engel (beziehungsweise Mensch), Löwe, Stier und Adler, stellen die traditionellen Symbolfiguren für die neutestamentlichen Evangelisten Matthäus, Markus, Lukas und Johannes dar. Um das zu unterstreichen, trägt der Engel einen mittelalterlichen Kodex um den Leib gebunden. Die Lithographie erschien 1842 in Berlin auf dem Höhepunkt der öffentlichen Auseinandersetzung um die radikale Evangelienkritik. D. F. Strauß' ›Das Leben Jesu‹ war 1835 veröffentlicht worden. Bauers kritische Untersuchungen der Evangelien kamen 1840–1842 heraus, und Feuerbachs ›Das Wesen des Christentums‹ erschien 1841. So gibt die Karikatur einen Vorgang wieder, wie ihn viele Zeitgenossen empfunden haben mögen. Die rigorose und alle Tabus sprengende Leugnung des historischen Wahrheitsgehalts der Evangelien durch Bauer und Strauß vernichtet die Grundlage des Christentums und treibt die Menschen in die Arme des Atheismus, den Feuerbach schon propagiert hat.«[12]

Mit den Schriften der drei Junghegelianer beginnt die ›Leben-Jesu-Forschung‹, die unter der Vorgabe, die Evangelien auf ihren positiven Wahrheitskern wissenschaftlich und philosophisch zu prüfen, zuletzt über Person und Erdenwandel Jesu kaum etwas in der Hand hält außer dem Eingeständnis, daß es vor 2000 Jahren in Palästina einen Erweckungsprediger namens Jesus gegeben habe; alle übrigen Weiterungen und ›Ausschmückungen‹ der durch die Evangelien auf uns gekommenen Mitteilungen verweist sie in den Bereich der Fabel, vornehmer ausgedrückt, des Mythos. Bruno Bauer gebärdete sich als rigoroser Atheist. In seiner dreibändigen *Kritik der evangelischen Geschichte der Synoptiker* (1841/42) behauptete er, die biblischen Erzählungen seien künstliche Schöpfungen der christlichen Schriftsteller. Jesus von Nazareth sei keine historische Gestalt gewesen. Die Entstehung der christlichen Weltanschauung führte er auf die Logoslehre des Philon von Alexandria zurück, und er verstieg sich zu der Hypothese, der römische Philosoph Seneca habe an der Entstehung des Christusbildes mitgewirkt. Später, nach seinem Bruch mit Karl Marx, kehrte Bauer seinen ideologischen Rigorismus in die Gegenrichtung, landete bei der reaktionären *Kreuzzeitung* und wurde Antisemit. Weit nachhaltiger als Bauers Schriften haben Strauß' und Feuerbachs große programmatische Veröffentlichungen das Epochenbewußtsein beeinflußt.

Mit seinem Buch *Das Leben Jesu, kritisch bearbeitet*[13] legte Strauß eine Mine. Im Unterschied zu Bauer bekannte er sich im Grundsatz nach wie vor zu seinem christlichen Glauben. In der Vorrede zum ersten Band sagt er: »Den inneren Kern des christlichen Glaubens weiß der Verfasser von seinen kritischen Untersuchungen völlig unabhängig. Christi übernatürliche Geburt, seine Wunder, seine Auferstehung und Himmelfahrt, bleiben ewige Wahrheiten, so sehr ihre Wirklichkeit als historischer Fakta angezweifelt werden mag. Nur die Gewissheit davon kann unsrer Kritik Ruhe und Würde geben, und sie von der naturalistischen voriger Jahrhunderte unterscheiden, welche mit dem geschichtlichen Faktum auch die religiöse Wahrheit umzustürzen meinte, und daher notwendig frivol sich verhalten musste.«[14] Diese Trennung von Dogmatik und historischer Realität ist sicher mehr als nur eine salvatorische Klausel. Worum es Strauß ging, war die Befragung der Evangelien auf ihren wissenschaftlichen Wahrheitsgehalt.[15] Strauß' Untersuchung richtet sich vordergründig nicht gegen den christlichen Glauben als solchen, sondern gegen die Bibelkritik seiner rationalistischen Vorgänger, die versucht hatten, die in den Evangelien berichteten Wunder und übernatürlichen Ereignisse auf Sinnes- und Wahrnehmungstäuschungen der Urzeugen christlichen Heilsgeschehens zurückzuführen: »(...) ein Andrer glaubte den mythischen Gesichtspunkt anzuwenden, wenn er von der Verkündigung der Geburt des

Täufers zwar alles Wunderbare hinweggräumte, doch aber das Verstummen des Zacharias als historische Grundlage stehen ließ; ebenso legte KRUG (…), nachdem er eben versichert hatte, nicht die Materie der Geschichte (natürlich), sondern die Entstehung der Erzählung (mythisch) erklären zu wollen, der Erzählung von den Weisen aus dem Morgenland eine zufällige Durchreise orientalischer Kaufleute zum Grunde; am schreiendsten aber ist der Widerspruch, wenn man in einer Mythologie des N. Ts. [Neuen Testaments], wie die BAUER'sche, ein solches Nichtverstehen dessen, was ein Mythus ist, findet, daß z. B. bei den Eltern des Täufers wirklich eine lange, unfruchtbare Ehe angenommen, die Engel bei Jesu Geburt durch ein feuriges Phänomen erklärt, bei seiner Taufe ein Blitz und Donnerschlag samt einer zufällig überhin fliegenden Taube vorausgesetzt, bei der Verklärung ein Gewitter zugrundegelegt, und die Engel im Grabe des Auferstandenen zu weißen Leintüchern gemacht werden.«[16] Im folgenden macht sich Strauß nun mit einer stupend belesenen Gelehrsamkeit ebenso wie mit einem eklatanten Mangel an Inspiration ans Werk, jede in den Evangelien berichtete Situation Punkt für Punkt mit pedantischer Akribie durchzugehen, die Quellen mit historischen und zeitgenössischen Kommentaren zu vergleichen, die Widersprüche zwischen den vier Berichten zu erörtern, um in jedem Fall abschließend nachweisen zu wollen, daß die mitgeteilten Wunder weder übernatürliche Ursachen haben können, weil sich das im Sinne der rationalistischen und positivistischen Auslegung von vornherein verbiete, noch natürliche, weil es sich dabei um Fehlbeobachtungen und Mißinterpretationen der Rationalisten handle. Vielmehr handle es sich um Mythen, das heißt um Legenden, die die Urchristen unter Rückgriff auf ältere messianische Wunderberichte aus dem Alten Testament und aus anderen weit zurückliegenden Überlieferungen ihrem Messias angedichtet hätten, um seine Bedeutung zur Bekräftigung der Heilsbotschaft gegenüber den Skeptikern und den Gegnern des Christentums hervorzuheben. In der Rückführung der Evangelieninhalte auf mythische Quellen setzt sich Strauß' positivistische Evangelienkritik von der rationalistischen seiner Vorgänger dezidiert ab.

Das Verflochtensein von David Friedrich Strauß in die Mentalität seiner eigenen Zeit und seines gesellschaftlichen Umkreises verdeutlicht sich in der Art und Weise, wie er psychologische Rückschlüsse zu ziehen beliebt. Dafür seien zwei Beispiele genannt. In seiner Stellungnahme zur Berufung der ersten Jünger Jesu meint er: »Hier muß man in Bezug auf die Darstellung der Synoptiker PAULUS Recht geben, daß man sich nicht genug wundern könnte, wenn gleich das erste Zusammentreffen Jesu mit jenen Männern sich so gemacht hätte, wie sie erzählen. Ein Durchschauen des Menschen auf den ersten Blick, wie es Jesus erprobt hätte, ginge weit über Alles hinaus, was der glücklichsten und geübtesten Menschenkenntnis natürlicherweise möglich ist. Das Innere des Menschen ist nur aus einer Reihe von Reden und Handlungen sicher zu erkennen: eine Gabe, ohne diese Vermittlung in das Gemüt der Andern einzudringen, streift schon an das Visionäre und damit in ein Gebiet hinein, für welches der von den Rabbinern für diese Gabe des Messias gebrauchte Ausdruck: *adorando judicare* keineswegs zu monströs ist. Ebenso ist von Seiten der Jünger die ungesäumte Nachfolge mehr als sich natürlicherweise erwarten läßt, da Jesus damals in Galiläa nicht den Ruhm wie später hatte, und man müßte aus dieser Bereitwilligkeit fast auf eine unmittelbar in die Gemüter eindringende, von Vorbereitung und Gründen unabhängige Kraft der Stimme und des Willens Jesu schließen, was zu dem oben bezeichneten visionären noch ein magischer Zug wäre, um das Unglaubliche der Erzählung zu vollenden.«[17]

Gegen das Visionäre und das Magische hat Strauß etwas einzuwenden, es geht ihm wider den Strich. Von Psychologie hat er keine Ahnung. Warum eigentlich hält er die Erzählung für unglaublich? Weil er von sich auf andere schließt und seinen eigenen Mangel an psychischer Einfühlung – das Handwerkszeug jedes einigermaßen guten Diagnostikers – seinem Untersuchungsgegenstand, der Person Jesu, ohne weiteres gleichermaßen unterstellt. Ebenso entzieht sich ihm jegliches Empfinden für die charismatische Ausstrahlung einer Persönlichkeit, der es einfach kraft ihres überzeugenden Auftritts aus dem Stand gelingt, die Menschen für sich zu gewinnen. Bei seiner Analyse der Umstände rings um die Jordantaufe läßt sich Strauß über die Gegensätzlichkeit der Charaktere von Johannes dem Täufer und Jesus aus: »Hauptsächlich aber macht der Charakter und das ganze Wesen des Täufers die Annahme unmöglich, daß er sich zu Jesus auf den Fuß gestellt habe, welchen das vierte Evangelium angibt. Er, der Mann aus der Wüste, der strenge Asket, der sich von Heuschrecken und Waldhonig nährte und auch seinen Schülern harte Fasten vorschrieb, der finstere, drohende, vom Geist des Elias beseelte Bußprediger, – wie hätte er sich mit Jesu befreunden können, der in Allem das Widerspiel von ihm war? Gewiß mußte er sich, so gut wie seine Schüler (Matth. 9,14), an der liberalen Weise Jesu stoßen, und dadurch gehindert werden, in ihm den Messias anzuerkennen. Starrer ist nichts als asketische Vorurteile: wer, wie der Täufer, es zur Frömmigkeit rechnet, zu fasten und den Leib zu kasteien, der wird denjenigen nie als einen in göttlichen Dingen höher Stehenden anerkennen, welcher sich über jene Askese hinwegsetzt. Ein solcher beschränkterer Standpunkt wie ihn Johannes einnahm, wird den höheren, wie Jesus auf einem stand, niemals begreifen, während der höhere wohl den niedrigeren sich zurechtzulegen weiß; daher konnte zwar Jesus den Täufer in seiner Stelle schätzen und anerkennen, niemals aber dieser jenen so über sich stellen, wie er namentlich nach dem vierten Evangelium getan haben soll. Besonders häufig hört man die Stellung, welche sich der johanneische Täufer 3,30 durch die Erklärung gibt, daß er abnehmen, Jesus aber zunehmen müsse, als ein Beispiel der edelsten und erhabensten Resignation preisen. Wir geben zu, diese Darstellung mag schön sein: aber wahr ist sie nicht. Es wäre das einzige Beispiel in der Geschichte, daß ein welthistorischer Mann dem, welcher nach ihm kommt, um ihn zu verdunkeln und überflüssig zu machen, die Zügel des Teils der Geschichte, den er bis dahin regiert hatte, so gutwillig abgetreten hätte. Es geht bei Individuen dieser Schritt nicht minder hart als bei Völkern, und dies nicht bloß in Folge eines Fehlers, wie Egoismus und Ehrgeiz, so daß man (aber auch dann nur aus Vorurteil) bei einem Manne wie dem Täufer eine Ausnahme statuieren zu müssen glauben könnte: sondern es hängt mit der unverschuldeten Beschränktheit zusammen, welche, wie schon bemerkt, jedem niedrigeren Standpunkt im Verhältnis zum höheren eigen ist und um so hartnäckiger festgehalten wird, je mehr das auf demselben stehende Individuum, wie der Täufer, von derber und schroffer Natur ist.«[18]

Das ist eine Auslegung nach machtpolitischem Verständnis; der alte Prinzipal ist eifersüchtig auf den neuen Juniorchef, der alles anders zu machen gedenkt. Eine interessante Auffassung! Johannes, der starrsinnige, alte Konservative, Jesus, der junge Liberale. Das Verhältnis zwischen beiden wird nach den Perspektiven des politischen Konkurrenzkampfes bewertet. Der Blick auf das Leben Jesu, kritisch betrachtet, unterliegt hier auf eine geradezu groteske Weise der Perspektive der eigenen Epoche, Johannes der Täufer im Vatermörder, Jesus im Schillerkragen, mit anderen Worten – Strauß hat das Leben Jesu in seiner Art, die Dinge zu interpretieren, vollkommen verbiedermeiert. So gleicht sein Wälzer bei allem gelehrten Aufwand einer Kanone, die mit Aplomb in die Spreu schießt, denn auf all die Äußerlichkeiten, auf die er sich kapriziert hat, um nachzuweisen, daß sie sich so nicht zugetragen haben können, kommt es gar nicht an. Er verhält sich so wie jemand, der nach dem Hausschlüssel der Sixtinischen Madonna fragt, oder wie jemand, der feststellt, das Lächeln der Mona Lisa sei nicht wirklich, weil es sich logisch nicht beweisen lasse, oder wie einer, der die Existenz des Regenbogens bestreitet, weil sich ein Regenbogen nicht küssen läßt. Mit der Fähigkeit, den Regenbogen zu küssen, beginnt aber überhaupt erst die Kunst wie alle Begnadung. Anders gesagt, es liegt auf der Hand, daß sich die Evangelienberichte teils widersprechen und daß sich die Betrachtung des Lebens Jesu in Nichts auflösen muß, wenn man allein auf die Äußerlichkeiten achtet. Indes beruht die Wirkungskraft der Evangelien als Botschaft des göttlichen Heilseinschlags an einem bestimmten Punkt der Menschheitsgeschichte, der ja ein Bewußtseinseinschlag ist, eben nicht auf der Faßbarkeit des rein Äußerlichen, sondern auf dem Inkommensurablen, dem Unmeßbaren und dem Unberechenbaren. In diesem Bereich vollzieht sich das rational nicht Erklärbare, das als Wunder erlebt wird. Das Leben Jesu, historisch betrachtet, ist deshalb so etwas Ähnliches wie der Versuch, Wind zerhacken und Wellen zerschneiden, Seelen nach Zentimetern messen oder Geist nach Pfunden wägen zu wollen. Die Evangelien sind geoffenbarte Initiationsberichte, sie schildern Innenerlebnisse, Seelenwahrnehmungen und Bewußtseinswirklichkeiten, die sich für die Zeugen eines Einschlags der spirituellen Wirklichkeit in das irdische Dasein zwischen Jordantaufe und Golgatha mit einem, wenn auch aus unterschiedlicher persönlicher Sicht, für alle Beteiligten konkret erlebten und somit in der Tat überragenden und einmaligen historischen Geschehen verbunden haben. Das ist der Einzug des göttlichen Erlösungsimpulses in die dafür ausersehene geistige Wesensbeschaffenheit einer irdischen Person, schlicht, eines Erdenmenschen. Das ist in der Tat ein ›Mysterium‹; es ist eine ›Mystische Tatsache‹. Ob man sie anerkennt oder nicht, das ist letztlich die Entscheidung jedes einzelnen, und auf dieser Möglichkeit, sich selbst entscheiden zu können, beruht eben das Wesen der Freiheit. Der Versuch aber, mittels Faktenhuberei historisch beweisen oder hinwegbeweisen zu wollen, ist natürlich Unsinn. Der Name des Erdenmenschen, der den göttlichen Erlösungsimpuls in sich aufgenommen hat, den Auferstehungsimpuls, ist Jesus, der Name des göttlichen Impulses selbst ist Christus. In Jesus ist Christus eingezogen. Das ist auseinanderzuhalten; die beiden Bezeichnungen werden nicht nur in den Titeln der Kunstwerke, sondern auch darüber hinaus gelegentlich durcheinandergeworfen.

In diesem Zusammenhang sei nochmals auf Philipp Otto Runges 1806 begonnenes Gemälde *Petrus auf dem Meer* zurückgekommen (S. 42). Während Strauß ausführliche Betrachtungen darüber anstellt, ob ein Mensch auf dem Wasser wandeln und wie viele Zentimeter er gegebenenfalls darin einsinken könne,[19] schildert Runge das Ereignis als ein gemeinsames Traumerlebnis der Jünger, das nichtsdestoweniger eine konkrete – innere – Wirklichkeit ist. Das ist der Vorzug der rein imaginativen Betrachtung; die ist Strauß, seiner ganzen Veranlagung nach durch und durch positivistisch fixiert, nicht gegeben, da sein Wahrnehmungshaushalt entsprechend eingeschränkt ist. Die innere Erlebnissphäre ist abgeklemmt; die Interdependenz zwischen Innen und Außen funktioniert nicht mehr. So steht Strauß beispielhaft am Scheideweg oder, besser, an ebenjenem Knick, den das Epochenbewußtsein im 19. Jahrhundert erfahren hat. Dieser Knick vollzieht sich in Deutschland im Wechsel der Frühromantik zur Spätromantik. Die beiden Phasen unterscheiden sich so stark voneinander, daß es scheint, die eine habe mit der anderen kaum noch zu tun. Hatte Runge zu Anfang des Jahrhunderts noch von einer »Religion am Rande aller Religionen« gesprochen, war sein *Morgen* für die neue Kirche dieser Religion eine Art Altarblattentwurf (siehe Bd. I, Ft. 10), hatte sich zu solch einer Religion in Novalis' visionären Entwürfen eine Wiederkunft Christi im Ätherischen angekündigt, von dem überspitzt gesagt werden kann, es sei ein Christus ohne Jesus, so hat sich in den dreißiger und vierziger Jahren des 19. Jahrhunderts das Bild genau umgekehrt. Was uns nun vor Augen geführt wird, das ist ein Jesus ohne Christus. Die Gemälde der Zeit verhalten sich nicht anders als Strauß' epochemachendes Werk – sie wollen uns Szenen aus dem Leben Jesu vorführen.

Selbstverständlich ist Strauß' Abhandlung nicht isoliert zu beurteilen, sondern aus dem religiös-konfessionellen Umfeld zu verstehen, aus dem sie hervorging. Nicht zuletzt aus der Abwehr der über sie hereinbrechenden wissenschaftlichen und weltanschaulichen Stürme, deren Einfluß sie sich dennoch nicht entziehen konnten, erstarrten die beiden großen christlichen Konfessionen, die katholische Kirche ebenso wie die protestantische, immer mehr in den Regeln ihrer Konvention, statt jenen Ansturm als Herausforderung für eine Weiterentwicklung aus dem eigenen Inneren zu begreifen. Die Kirchen befanden sich in der Abwehr und auf dem Rückzug, jede für sich. Die katholische Kirche verschanzte sich hinter dem Bollwerk ihrer Dogmatik, die protestantische Kirche bot das Bild eines weniger nach Weihrauch, dafür um so mehr nach Bohnerwachs und Eisengallus-Tinte riechenden, von Kant beeinflußten, kanzeldonnernden Pflicht- und Moralchristentums mit eingeengtem Horizont, das sich als still drückende Last auf die Seelen seiner

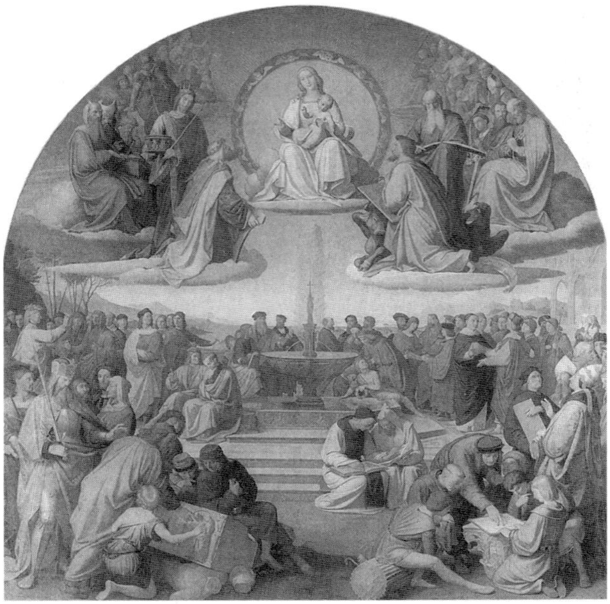

Johann Friedrich Overbeck, *Der Triumph der Religion in den Künsten,* 1833–40. Öl/Lwd., 389 × 390 cm, Frankfurt/M., Städelsches Kunstinstitut und Städtische Galerie

Schäfchen legte. In beiden Kirchen herrschte der Zwang zur repressiven Auslegung dessen, was als sittlicher Anstand zu gelten hatte, verbunden mit Bigotterie und rigoroser Unterdrückung aller natürlichen Sexualität, was zwangsläufig zum Pharisäertum führen mußte, denn darüber, was anständig war oder nicht, entschied das, was die Nachbarn dazu sagten. Dabei ging gerade das verloren, was den Kern der christlichen Botschaft ausmacht, nämlich die Erziehung zur selbstbewußten inneren Freiheit jedes einzelnen aus der Einsicht in die eigene Verantwortung sich selbst und der Freiheit seiner Mitmenschen gegenüber. Die Glaubenssicherheit, die in der Frühromantik in der Aufhebung zwischen objektivem und subjektivem Bewußtsein in der Unendlichkeit noch einmal eine kühne Volte geschlagen hatte, war nun den Gemütern der Europäer weggezogen wie ein abgesunkener Grundwasserspiegel. Das Kirchenchristentum war von Austrocknung befallen, und an die Stelle des Geistes, war, wie Novalis es genannt hatte, »Formularwesen« getreten.

Christus wollte sich nicht mehr vorführen lassen. Er entzog sich denen, die danach strebten. Für diese Diskrepanz zwischen geistigem Wollen und geistigem Können liefern die Gemälde der Nazarener das tragische Beispiel. Gerade sie führen drastisch vor Augen, daß es nicht am technischen Können liegt, denn die altmeisterliche Manier ist perfekt, sondern am Geiste, seien es nun die Bilder von Peter Cornelius, von Joseph Führich oder von Julius Schnorr von Carolsfeld.[20] Die Zentralfigur der Gruppe, das Haupt des 1809 gegründeten Lukasbundes, ist Johann Friedrich Overbeck. 1789 in Lübeck zur Welt gekommen, als Sohn eines lübischen Patriziers in einem weltoffenen protestantischen Haushalt aufgewachsen, konvertierte er als Jüngling zu einem altfränkisch sich gebärdenden Gefühlschristentum; pietistische Züge sind ins katholische Gewand gekleidet. Sein Werk hat er dem Leben Jesu dargebracht, seinen Stil hat er Raffael zu Füßen gelegt. So erscheint seine Malerei als ein Ausfluß religiöser Unterwürfigkeit. Von der frühen *Madonna vor der Mauer*[21] bis zu dem Zyklus *Die sieben Sakramente*[22] – überall lugt Raffael hervor, und im Fortschreiten der Entwicklung, falls sich bei solch einem Œuvre überhaupt davon sprechen läßt, wird das Bekenntnis zur raffaelesken Manier immer mehr zum direkten Zitat, sei es in *Maria und Elisabeth mit dem Jesuskind und dem Johannesknaben* von 1825[23], sei es in der *Vermählung Mariä* von 1834–36[24], die Raffaels *Sposalizio* sklavisch verhaftet ist, sei es im *Triumph der Religion in den Künsten,* vollendet 1840, ein Gemälde, das Raffaels *Disputà* zum kompositorischen Vorbild hat. Aber ach! Der Triumph der Religion erweist sich als ein Abziehbild. Overbeck hätte als genialer Raffaelfälscher in die Kunstgeschichte eingehen können, wären seine Bilder von denen seines verehrten Vorbilds nicht so unendlich weit entfernt. Gerade an ihnen zeigt sich schlagend, daß die Kunst nicht in der braven Beherrschung der Technik, sondern im waltenden Geist wohnt. Der weht bekanntlich, wo er will. In Overbecks Bildern weht er nicht. Die unüberbrückbare Diskrepanz zwischen gutem Willen und dem Unvermögen, den Geist im Bild Wirklichkeit werden zu lassen, ist tragisch zu nennen. Deshalb wirken Overbecks Bilder auf uns heute unweigerlich als Traktätchen. Jedoch sind sie nicht etwa ›verlogen‹, wie

Johann Friedrich Overbeck, *Christus entzieht sich seinen Verfolgern,* 1866. Öl/Lwd., 287 × 356 cm, Antwerpen, Koninklijk Museum voor Schone Kunsten

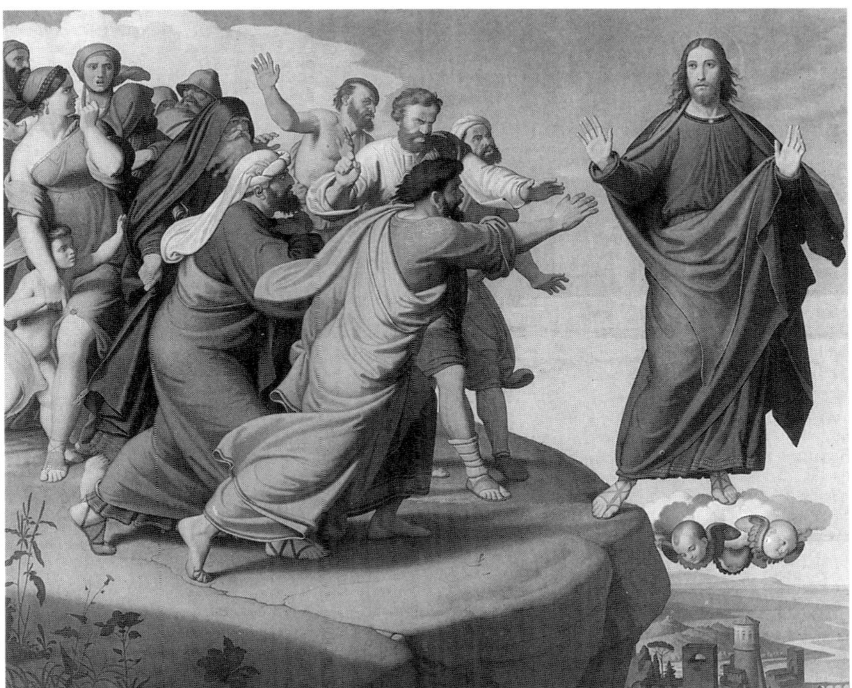

ihnen das unterstellt werden könnte, sondern, um noch einmal Novalis zu zitieren: »Ehemals war alles Geisterscheinung. Jetzt sehen wir nichts als tote Wiederholung, die wir nicht verstehen. Die Bedeutung der Hieroglyphe fehlt.«

Mitunter gewinnt die Tragik fast komische Züge. Ein Spätwerk Overbecks, *Christus entzieht sich seinen Verfolgern* von 1866[25], zeigt die Flucht Jesu vor der Meute, die sich in der Synagoge von Nazareth über seine Predigt empört hatte. So heißt es nach Lukas 4,28–30: »Und sie wurden voll Zorn alle, die in der Schule waren, da sie das hörten, und standen auf und stießen ihn zur Stadt hinaus und führten ihn auf einen Hügel des Berges, darauf ihre Stadt gebaut war, daß sie ihn hinabstürzten. Aber er ging mitten durch sie hinweg.« Das Gemälde ist ein Novum in der christlichen Ikonographie. Overbeck hat sich des kühnen Vorwurfs als erster und einziger angenommen. Schauplatz ist die Plattform eines steil abstürzenden Sandsteinfelsens. Von links naht die aufgeregte Schar der Verfolger, die vorderen strecken schon die Hände nach ihm aus. Doch geht er nicht ›mitten durch sie hinweg‹, womit gemeint ist, daß er ihrer Wahrnehmung entrückt sei, sondern ein von puttenartigen Seraphim getragenes Wolkenkissen, einer mit Schlagobers gefüllten Porzellanschale ähnlich, die dicht vor dem Abgrund hält, dient dem also Verfolgten als paraphysisches Trittbrett. Der besteigt es, die Hände segnend erhoben, den einen Fuß noch auf dem Felsenrand, mit abwesendem Blick, um gleich darauf auf seinem Untersatz in die Weite zu starten. Heiliger Salonzauber, ein Ätsch-Effekt, den der Maler seinem Publikum nicht ohne Schadenfreude andient. Damit hat Overbeck genau das Gegenteil dessen, was er anstrebte, erreicht: Die Unglaubwürdigkeit ist perfekt. David Friedrich Strauß' *Leben Jesu* könnte getrost mit solchen Bildern illustriert sein, denn wenn die Wunder Jesu so ausgesehen haben sollten, wären sie tatsächlich nicht zu glauben. Beide, Overbeck und Strauß, waren einander kongenial, sie bestätigten einander kontrapostisch, denn sie waren beide Kinder ihrer Zeit (wie wir, was nicht vergessen werden sollte, der unseren).

Helmut Börsch-Supan bemerkt zur Malerei der Nazarener: »Die starke Empfindung schiebt sich vor den theologischen Gedanken. Hier ging es nicht um Erläuterung der Heilsgeschichte – das traute man der Malerei nicht mehr zu –, sondern um seelische Bewegung.«[26] Mit seinen 240 Holzschnitten zur *Bibel in Bildern* hat Julius Schnorr von Carolsfeld das Jesusbild des ausklingenden Nazarenertums, und nicht nur dieses allein, unter die Leute gebracht. Seit der ersten von vielen Ausgaben seit der Mitte der 1850er Jahre weiß jedermann in Deutschland, wie der liebe Gott aussieht und was er anhat. Die Illustrationen des biblischen Geschehens, die Schnorrs Bilderbibel lieferte, gingen in die Religionsbücher der Volksschulen ein und haben sich seither in der Vorstellung der Allgemeinheit so festgenistet, daß sie dort wie angeleimt haftengeblieben sind. Zwar sind sie, was die Kostümierung angeht, weder historisch getreu, noch sind sie gegenwärtig, aber sie sind volkstümlich, sie haben auch Uhdes Jesus-Vorstellung beeinflußt, ob dieser sich nun darüber klar gewesen sein mag oder nicht. Die Schnorr-Bibel gehört zu den Vorlagen des Kino-Christentums, und der Schnorr-Jesus ist das Urbild des

Julius Schnorr von Carolsfeld, *Die Taufe Christi* (nach Matthäus 3, 13–17), 1860. Holzschnitt aus Carolsfelds *Bibel in Bildern,* Dresden 1860

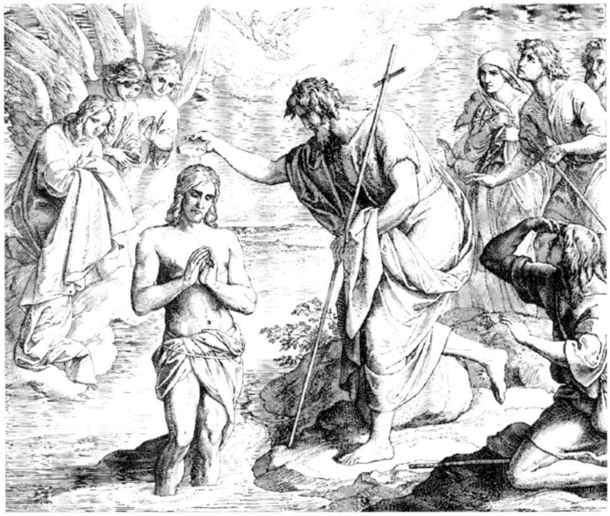

Kino-Jesus, gut frisiert mit lang wallenden Haaren, wohlgepflegtem Spitzbart und einem bodenlangen blauen, grauen oder weißen Ausgehhemd, Gottes eigener Hippie.

Wie auch Bruno Bauer entsprach der pedantische David Friedrich Strauß dem Typ des Schreibtischrevolutionärs, dessen Gesinnung in seiner Neigung zum federfuchserischen Dogmatismus leicht ins Reaktionäre umschlug. 1848/49 fand er sich auf seiten der Gegner der bürgerlichen Revolution, später bekämpfte er die deutsche Sozialdemokratie und wurde Anhänger Bismarcks. 1860 veröffentlichte er eine abgemilderte Volksausgabe des *Lebens Jesu*.

Von ganz anderem Kaliber ist Ludwig Feuerbachs 1841 erschienene Schrift *Das Wesen des Christentums.*[27] Feuerbach hält sich gleich gar nicht erst mit ›biographischen‹ Einzelheiten aus den Evangelienberichten auf, das interessiert ihn nicht; er sucht das kritische Integral zu ziehen, indem er behauptet, Gott sei nichts als eine Idealvorstellung des Menschen von sich selbst, in die Unendlichkeit gespiegelt, mithin eine kollektive Projektion der menschlichen Einbildungskraft. Diese Idealprojektion ins Unendliche beziehe sich auf Gottvater ebenso wie auf den Sohn. Gottvater sei demnach der unendliche Verstand, Christus das unendliche Gefühl; das ist Feuerbachs These. Konsequenterweise spricht er immer nur von Christus, weil er den Begriff des Göttlichen im Sohn meint. Der Name Jesus kommt bei Feuerbach nicht vor, das Erdenwandeln des sogenannten historischen Jesus hält er für irrelevant. Noch heute bereitet die Lektüre Feuerbachs, gleich gar nach der von Strauß, ein literarisch-intellektuelles Vergnügen, denn das Werk ist mit Verve und in einem klaren Sprachstil geschrieben, der die dialektische Schulung erkennen läßt. Das Bestechende an Feuerbachs These ist ihre Radikalität. Sie baut auf einer langen Tradition auf, deren Ergebnisse sie auf den Punkt zu bringen sucht. Die Auseinandersetzungen der englischen Deisten seit Bacon und Hobbes, ob sich ›das göttliche Licht‹ und ›das natürliche Licht‹, ob sich

Offenbarungsglaube und Vernunftglaube miteinander vereinen lassen, oder ob sie als unvereinbare Erkenntnisweisen nebeneinander bestehen bleiben sollten, klingen darin ebenso nach wie die positivistischen Thesen seiner Jahrhundertgenossen John Stuart Mill und Auguste Comte zur Zweckbestimmung einer Humanreligion.

Im methodischen Aufbau der ›Beweisführung‹ Feuerbachs wirkt Spinozas *Ethik* nach. Von den Romantikern – von Fichte und Schelling – übernimmt er den Unendlichkeitsbegriff, beraubt ihn aber seines transitorischen Charakters und somit seiner Transzendenz, indem er ihn invertiert und so definiert, als handele es sich um aus dem Diaprojektor des menschlichen Seeleninneren an das Firmament geworfene und dort ins Unendliche vergrößerte Abbilder des menschlichen Selbstbewußtseins und Selbstempfindens, psychogene Blow-ups ins Unermeßliche.[28] Unendlichkeit bedeutet für Feuerbach: Gott ist der Mensch als Gattungsbegriff. Hegel, dessen Berliner Vorlesungen Feuerbach 1824–26 hörte, gebrauchte die Projektionsthese zur Charakterisierung des anthropomorphen griechischen Vielgötterhimmels als unbewußtes Selbsterziehungsmittel zur Ausbildung der individuellen Persönlichkeit im Griechentum. Möglicherweise war das für Feuerbach die erste Anregung dafür, die These auf den dreieinigen Gott der Christen zu übertragen.

Hier eine Essenz aus Feuerbachs Schrift: »Das absolute Wesen, der Gott des Menschen ist sein eignes Wesen.«[29]

»Denkst du folglich das Unendliche, so denkst und bestätigst du die Unendlichkeit des Denkvermögens; fühlst du das Unendliche, so fühlst und bestätigst du die Unendlichkeit des Gefühlsvermögens. Der Gegenstand der Vernunft ist die sich gegenständliche Vernunft, der Gegenstand des Gefühls das sich gegenständliche Gefühl.«[30]

»Gott ist das offenbare Innere, das ausgesprochne Selbst des Menschen; (...) die Religion ist das erste und zwar indirekte Selbstbewußtsein des Menschen. Die Religion geht daher überall der Philosophie voran (...).«[31]

»Der Mensch, insbesondre der religiöse, ist sich das Maß aller Dinge, aller Wirklichkeit.«[32]

»Die Religion ist die Entzweiung des Menschen mit sich selbst; er setzt sich als Gott ein ihm entgegengesetztes Wesen gegenüber. (...) Dieses Wesen ist nichts andres als die Intelligenz – die Vernunft oder der Verstand (...). Gott (...) ist das vergegenständlichte Wesen des Verstandes.«[33]

»Eine Wesensbestimmung des menschgewordnen, oder, was eins ist, des menschlichen Gottes, also Christi, ist die Passion. Die Liebe bewährt sich durch Leiden. (...) Gott als Gott ist der Inbegriff der menschlichen Vollkommenheit. Gott als Christus der Inbegriff alles menschlichen Elends.«[34]

»Folglich ist der Glaube an Gott nichts, als der Glaube an die menschliche Würde, der Glaube an die göttliche Bedeutung des menschlichen Wesens.«[35]

Und schließlich: »Wenn ich also einen Gott glaube, so habe ich einen Gott, d. h. der Glaube an Gott ist der Gott des Menschen. Wenn Gott das und so ist, was ich und wie ich glaube, was ist das Wesen Gottes anders [sic!] als das Wesen des Glaubens? (...) Glaubst du, daß Gott für dich ist, so glaubst du, daß nichts gegen dich ist und sein kann, nichts dir widerspricht. Glaubst du aber, daß nichts gegen dich ist und gegen dich sein kann, so glaubst du – was? – nichts Geringeres, als daß du Gott bist. Daß Gott ein andres Wesen ist, das ist nur Schein, nur Einbildung. Daß er dein eignes Wesen ist, das sprichst du damit aus, daß Gott ein Wesen für dich ist. Was ist also der Glaube anders als die Selbstgewißheit des Menschen, die zweifellose Gewißheit, daß sein eignes subjektives Wesen das objektive, ja absolute Wesen, das Wesen der Wesen ist?«[36]

Gott als Produkt der menschlichen Einbildung – mit seiner Anthropomorphisierung des Gottesbegriffs hat Feuerbach die Senkrechte des Weltenkreuzes ausgeblendet. Er fordert eine Humanisierung der Ich-Du-Beziehung. Mitmenschlichkeit statt Offenbarungsglauben. Damit hat er eine ethische Grundstimmung der Zeit aufgegriffen, die sich bis in unsere Tage hinein auf die protestantische Predigt- und Seelsorgekultur ausgewirkt hat. Der Mensch selbst ist das Problem, und der Mensch selbst ist dessen Lösung. Das ist es, worauf Feuerbach hinweisen will. Indes ist der Mensch nicht lediglich eine Projektion. Er ist, wie festgestellt, jedenfalls was die humane Perspektive der Vernunft anbelangt, die er zu verallgemeinern beliebt, nicht allein ein vernünftiges Wesen – sonst hätten wir wohl schon längst das Paradies auf Erden, aber was für eines! Utopia, das Null-Paradies –, sondern er ist in der Abhängigkeit von seiner natur- und geistgegebenen Vorbeschaffenheit auch ein irrationales Wesen. Der Mensch hat sich nicht selbst erschaffen. Die Frage nach dem Woher und Wohin bleibt auch bei Feuerbach unbeantwortet. Der Mensch ist nicht allein von materieller, sondern auch von geistiger Beschaffenheit, beides greift ineinander und durchdringt sich. So erlebt der Mensch sich selbst, und dieses Sich-selbst- und Weltbegreifen hat nicht nur eine sinnliche, sondern auch eine außersinnliche Wahrnehmungsdimension. Das Bewußtsein des Menschen ist daher nicht lediglich projektiv, sondern es ist transmissiv und transitorisch. Der Mensch ist nach seiner Bewußtseinsbeschaffenheit selbst der Konvergenzpunkt zwischen der materiellen und der geistigen Sphäre. Infolgedessen ist sein Bedürfnis nach Transzendenz, auf welche Wege und Irrwege es sich auch immer einläßt, im Prinzip nicht zu unterdrücken; es ist in sich unendlich

Der Zeithintergrund, vor dem Feuerbach seine Thesen aufgestellt hat, ist in seinem Traktat deutlich zu spüren. Im zweiten Teil seiner Abhandlung, in dem er auf die Widersprüche des Glaubens eingeht, heißt es: »Der Glaube ist das Gegenteil der Liebe.« »Der Glaube geht notwendig in Haß, der Haß in Verfolgung über (...).« »Wohl macht der Glaube den Menschen selig; aber soviel ist gewiß: er flößt ihm keine wirklich sittlichen Gesinnungen ein.«[37] Damit ist der Fundamentalismus des bigotten, orthodoxen, dogmatischen und intoleranten Kirchenchristentums kritisiert, wie er sich in beiden Konfessionen, nicht zuletzt aus der Wagenburgmentalität im weltanschaulichen Rückzug vor der Einflußmacht des naturwissenschaftlichen Denkens, herausgebildet hatte. Die Kirchen zeigten sich ihrerseits selbst nicht mehr entwicklungs- und erneuerungsfähig; sie waren der weltanschaulichen Situation nicht gewachsen und igelten sich geistig ein. – 1843 erschien die zweite Auflage von Feuerbachs *Wesen des Christentums*, am Schluß seiner »Vorrede«

heißt es: »Schließlich verweise ich (…) in betreff mancher scheinbar unmotivierter Behauptungen auf meine frühren Schriften, besonders auf: ›P. Bayle. Ein Beitrag zur Geschichte der Philosophie und Menschheit‹ und ›Philosophie und Christentum‹, wo ich mit wenigen, aber scharfen Zügen die historische Auflösung des Christentums geschildert und gezeigt habe, daß das Christentum längst nicht nur aus der Vernunft, sondern auch aus dem Leben der Menschheit verschwunden, daß es nichts weiter mehr ist, als eine *fixe Idee,* welche mit unsern Feuer- und Lebensversicherungsanstalten, unsern Eisenbahnen und Dampfwägen, unsern Pinakotheken und Glyptotheken, unsern Kriegs- und Gewerbsschulen, unsern Theatern und Naturalienkabinetten im schreiendsten Widerspruch steht.«[38]

Das ist das gesamte 19. Jahrhundert in nuce, Feuer- und Lebensversicherung anstelle der ewigen Seligkeit. Das läuft parallel zu Justus Liebigs, des Chemikers, Kritik an der Naturphilosophie à la Schelling, man solle diesen ganzen, die Effizienz des wissenschaftlichen Denkens behindernden Plunder zugunsten der empiristischen und exakten Naturwissenschaft endlich vergessen. In seiner »Schlußanwendung« behauptet Feuerbach: »Unser Verhältnis zur Religion ist daher kein nur verneinendes, sondern ein kritisches; wir scheiden nur das Wahre vom Falschen – (...).«[39] Im Nachwort zu der von ihm besorgten Ausgabe der Schrift Feuerbachs faßt Karl Löwith zusammen, wie es weiterging: »Feuerbach war also kein ›gewöhnlicher‹ Atheist, bzw. er war es, nämlich sofern der Atheismus für gewöhnlich gerade das ist, als was ihn Feuerbach angibt: ein Bestehenlassen der christlichen Prädikate, unter Abstraktion von ihrem Subjekt! Daß seine Religionskritik den Vorwurf der Frömmigkeit auf sich nehmen mußte, kennzeichnet die ganze, sich selbst überschlagende Bewegung nach Hegel: was dem einen als Atheismus erschien, hat schon der nächste als immer noch theologisch, religiös und christlich entdeckt. Strauß galt Bauer als ›Pfaffe‹, Feuerbach Stirner als ›frommer Atheist‹, Bauer galt Marx als ein Kritiker, der nur als Theologe kritisch ist. Stirner aber, der alle zu übertrumpfen glaubte, wird – zusammen mit der ›heiligen Familie‹ (Bauer) – von Marx als ›Kirchenvater‹ und ›Sankt Max‹ persifliert, während Feuerbach in Stirners ›Nichts‹ noch ein ›göttliches Prädikat‹ und in seinem einzigen Ich die ›christliche Individualseligkeit‹ zum Vorschein kommen sieht. Ein jeder will dem andern einen Rest von Christlichkeit nachweisen, was in der Tat für jede Kritik des Christentums zutrifft, die noch polemisch durch ihren Gegner bedingt ist.«[40] 1874 reagierte der Philosoph Eduard von Hartmann, Verfasser der *Philosophie des Unbewußten,* auf die Debatte mit seiner Schrift *Die Selbstzerstörung des Christentums und die Religion der Zukunft.*

Die Evangelienkritik unter dem Vorzeichen der Leben-Jesu-Forschung setzte sich bis in das erste Jahrzehnt unseres Jahrhunderts fort und machte noch einmal Aufsehen mit Arthur Drews' *Die Christusmythe* von 1911.[41] Das war die Schlußapotheose. Eingangs seines 1911 in Karlsruhe gehaltenen, zehnteiligen Vortragszyklus »Von Jesus zu Christus«, in dem er darlegte, daß die Vergegenwärtigung des Christusimpulses nur durch den geistigen Christus erfolgen könne, nicht aber durch die Erforschung des äußeren Lebens des historischen Jesus, die vergeblich bleiben müsse, griff Rudolf Steiner Arthur Drews scharf an.[42] David Hoffmann resümiert: »Im Jahre 1913, kurz bevor der Krieg der absurd gewordenen Diskussion ein Ende bereitet hätte, hat Albert Schweitzer derselben mit seiner inzwischen auf 600 Seiten erweiterten Auflage der ›Geschichte der Leben-Jesu-Forschung‹ ein Denkmal und einen Grabstein gesetzt. Wie Rudolf Steiner kam er schon in der ersten Auflage seines Buches (1906) zu dem Schluß, daß der Jesus von Nazareth ›nur aus dem Geiste begriffen werden kann‹ (...). Es ist der Leben-Jesu-Forschung merkwürdig ergangen. Sie zog aus, den historischen Jesus zu finden, und meinte, sie könne ihn dann, wie er ist, als Lehrer und Heiland in unsere Zeit hineinstellen. Sie löste die Bande, mit denen er seit Jahrhunderten an den Felsen der Kirchenlehre gefesselt war, und freute sich, als wieder Leben und Bewegung in die Gestalt kam und sie den historischen Menschen Jesus auf sich zukommen sah. Aber der blieb nicht stehen, sondern ging an unserer Zeit vorüber und kehrte in die seinige zurück. Das eben befremdete und erschreckte die Theologie der letzten Jahrzehnte, daß sie ihn mit allem Deuteln und aller Gewalttat in unsrer Zeit nicht festhalten konnte, sondern ihn ziehen lassen mußte. Er kehrte in die seine zurück mit derselben Notwendigkeit, mit der das freie Pendel in seine ursprüngliche Lage zurückkehrt.«[43]

Ebenso wie der Leben-Jesu-Forschung erging es der Malerei. »Sie zog aus, den historischen Jesus zu finden, und meinte, sie könne ihn dann, wie er ist, als Lehrer und Heiland in unsere Zeit hineinstellen«, statt dessen sehen die Jesusgestalten in den Gemälden sämtlich so aus, als seien sie von Schauspielern mehr oder weniger gekonnt gedoubelt. Alles ist Theater. Jesus spielt die Hauptrolle, Maria, Johannes, die Jünger, die Engel, die Häscher sind Edelkomparserie, dazu kommen haufenweise Statisten. Der Orient-Tourismus gab den Besuchern des Heiligen Landes seinerseits Gelegenheit, die Wirklichkeit ihrer Reiseeindrücke mit den überlieferten biblischen Vorstellungen zu vergleichen. Nicht nur Katholiken, sondern auch Protestanten und Puritaner aus Großbritannien und den Vereinigten Staaten strömten herbei. Der Vergleich fiel zuweilen enttäuschend aus.[44] Die Maler, die ausgezogen waren, das Heilige Land topographisch genauso wiederzugeben, wie sie es vorfanden, suchten denn auch, das flimmernde Wüstenlicht mit einem goldenen Abglanz zu überziehen.

1854 malte Thomas B. Seddon *Jerusalem und das Tal Jehosaphat vom Berg der Versuchung aus gesehen*. Die in hartes, trocken flimmerndes Wüstenlicht getauchte Karstlandschaft ist eindrucksvoll erfaßt. Der Schotte Edward Lear malte 1860 die *Ansicht von Bethlehem*[45], und 1870 schuf Frederick Edwin Church seinen *Blick vom Ölberg auf Jerusalem*. Der für seine von pantheistischer Frömmigkeit durchwobenen amerikanischen Landschaften bekannte Spätromantiker aus den Vereinigten Staaten hat sich nicht damit begnügt, die Ansicht in der gleichmäßigen Helligkeit des trockenen Lichts wiederzugeben. Der Durchbruch der Sonne aus einem opernhaft-dramatischen Wolkenaufzug über der Stadt überzieht diese mit Goldglanz. Das war die Kulisse.

Von einer 1885 gegründeten Panorama-Gesellschaft wurde der Münchener Maler Bruno Piglhein beauftragt, ein Kreuzigungspanorama zu schaffen. Ein

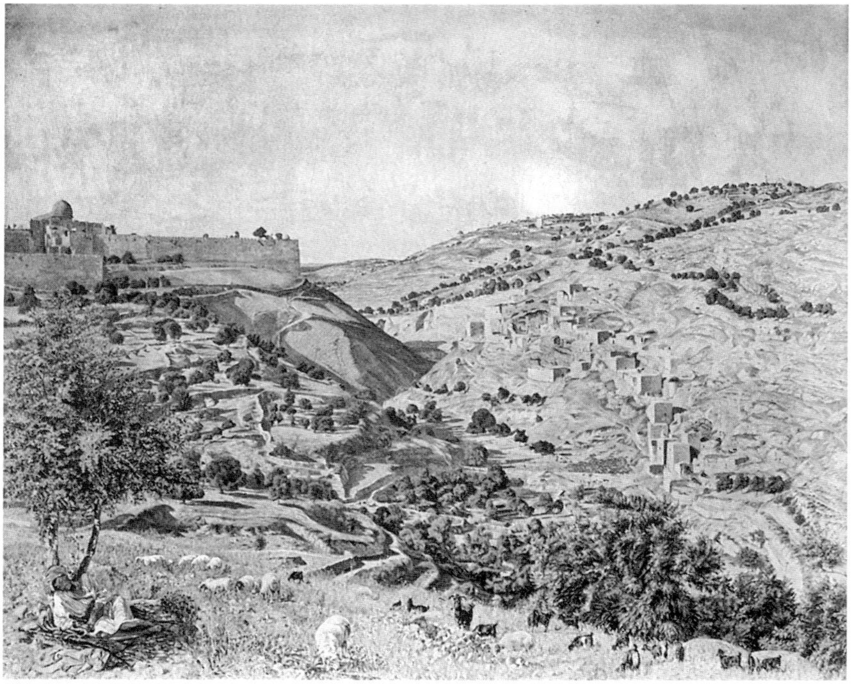

Thomas B. Seddon, *Jerusalem und das Tal Jehosaphat vom Berg der Versuchung aus gesehen,* 1854. Öl/Lwd., 67 × 83 cm, London, Tate Gallery

Frederick Edwin Church, *Blick vom Ölberg auf Jerusalem,* 1870. Öl/Lwd., 135,9 × 212,1 cm, Kansas City (Missouri), The Nelson-Atkins Museum of Art, Gift of the Enid and Crosby Kemper Foundation

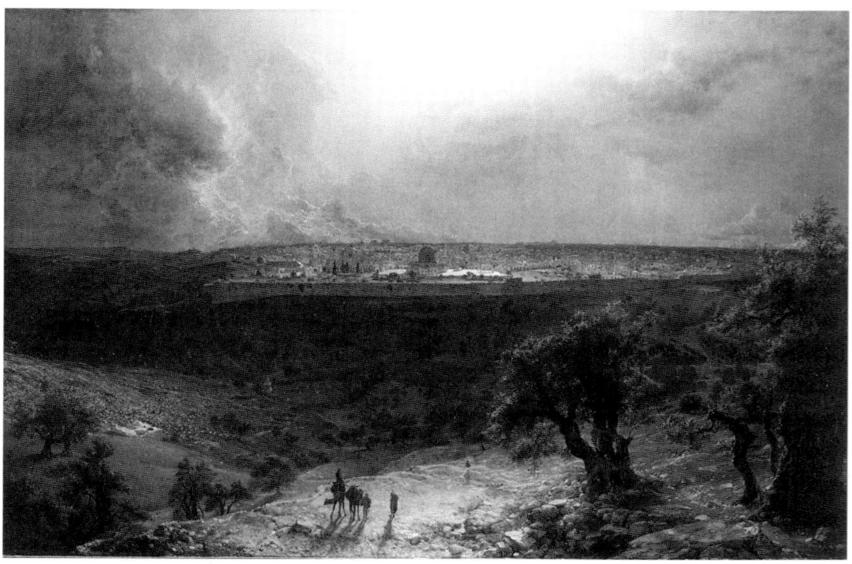

gewagtes Unternehmen, denn bis auf einen gescheiterten belgischen Versuch hatte sich damals, über die Städte- und Schlachtenpanoramen hinaus, noch niemand an solch ein Unternehmen herangetraut. Piglhein begab sich im Frühjahr 1885 gemeinsam mit dem Architekturmaler Karl Hubert Frosch, der ihm den Auftrag verschafft hatte, und dem Landschaftsmaler Josef Krieger auf eine mehrmonatige Studienreise nach Palästina. Der mitgeführte Photoapparat war der »unentbehrliche, alles notierende Begleiter«. Dank der dadurch gewonnenen Ausbeute konnten die Künstler, nachdem die Vorzeichnung mittels Projektion auf eine 120 m lange und 15 m hohe Leinwand übertragen war, die Arbeit in kurzer Zeit vollenden, und am 30. Mai 1886 wurde das *Panorama von Jerusalem mit der Kreuzigung Christi, gemalt von Prof. Br. Piglhein* feierlich eröffnet.[46] In der Zeitschrift *Ueber Land und Meer* lieferte Ludwig Trost eine ausführliche Beschreibung: »(...) Beim ersten Betreten des Podiums, welches auf einer Anhöhe neben dem Golgathahügel gedacht ist, stutzten wir etwas ob der Dämmerung, die uns umfing: das eben aus dem Sonnenlicht der Straße gekommene Auge mußte sich erst daran gewöhnen, bis allmählich die malerische Wirkung, deren schleierhaftes Dunkel durch die während der Kreuzigung Christi herrschende Sonnenfinsternis gerechtfertigt ist, wie aus einem Nebel heraustrat. (...) Piglheins Panorama der Kreuzigung Christi ist ein gelungenes, das Künstler- und Laienauge hoch befriedigendes Meisterwerk. Die Lobesposaune verstummt vor der erhabenen Karfreitagsruhe, die uns umfängt. Das Bild bemächtigt sich in seiner rührenden Helligkeit unserer Herzen. Es muß hier nochmals wiederholt werden, daß das Gesamtgemälde in allen Einzelheiten ein Erzeugnis lauterster Wahrheit ist; gewissenhaft an der Hand der neuesten biblischen Forschung, die Professor Sattler in München dem Künstler vermittelte, führt derselbe uns in monumentaler Ruhe den 7. April des Jahres 29 unserer christlichen Zeitrechnung

Bruno Piglhein, Karl Hubert Frosch, Josef Krieger u. a., *Panorama von Jerusalem mit der Kreuzigung Christi* (Detail), 1885/86. Nachstich 1886

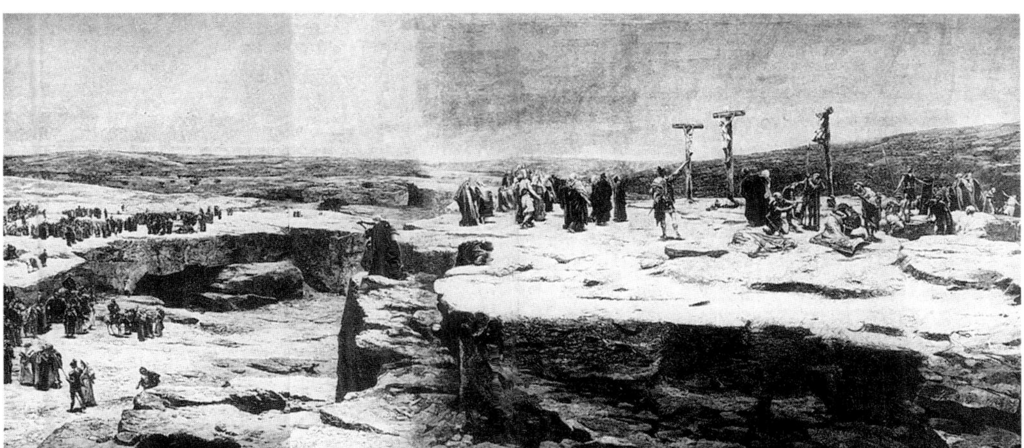

vor Augen, jenen Freitag, welcher die aufgeregte Bevölkerung Jerusalems vor die Thore der Stadt lockte, jene Stunde, welche ein festgefügter Markstein in der Geschichte die ewige Wahrheit der Liebe und Versöhnung allen Menschen kündet (...). Wer eine üppige Landschaft, eine architektonische Prachtstadt in Salomonischer Herrlichkeit erwartet, wird vielleicht enttäuscht sein; wir sehen eine sterile Gegend, eine dürre, sonnenversengte Vegetation, nackte, zerstückelte Felsen und eine Stadt, architektonisch aufgeschichtet wie ein Trümmerhaufen, aber es bedarf keines feinfühligen Auges, um den ganzen künstlerischen Reiz dieser charakteristischen Ansicht zu empfinden, die Gesamtwirkung, hervorgebracht durch die denkbar einfachsten Mittel, spottet jeder Beschreibung, und die Feder vermag den Besucher des Panoramas wohl vorzubereiten, aber niemals den Eindruck wiederzugeben, welcher durch Landschaft, Farbengebung, Stimmung, Luftperspektive bis hinaus zu jenen fernen Olivenhainen und lichten, von der herrschenden Sonnenfinsternis noch unberührten Thälern und Hügeln, die den Horizont begrenzen, in uns wachgerufen wird. (...)«[47]

Der Zuschauer erlebt das alles aus einer privilegierten Distanz von einem dem Kalvarienberg gegenüber gelegenen Standort aus, vor der Felsenbühne hat er eine Loge im Freien, Kreuzigungstourismus; mit Dr. Tigges auf Golgatha. Kinder, wenn ihr das gesehen habt, könnt ihr sagen, ihr seid dabeigewesen! Oder jedenfalls so gut wie; perfekter Illusionismus, Leben-Jesu-Forschung auf wissenschaftlicher Basis als ›lauterste Wahrheit‹ in Malerei umgesetzt, eine Reportage vom Ort der Kreuzigung, die sich auf das neueste Medium der authentischen Bildberichterstattung im 19. Jahrhundert stützen kann, die Photographie, mit anderen Worten: Die Sonnenfinsternis vom 7. April des Jahres 29 oder die Realität des ›Anstatt‹, beziehungsweise die Realität des ›Als ob‹. Darauf läuft alles hinaus, das Leben Jesu als eine perfekt inszenierte optische Täuschung. Jesus Christus, der Hauptdarsteller, wird nun von den Künstlern in jene unfruchtbare Wüstenlandschaft hineingesetzt, von deren topographischem und geologischem Erscheinungsbild sie inzwischen eine genaue, sozusagen ›wissenschaftlich richtige‹ Vorstellung entweder durch eigene

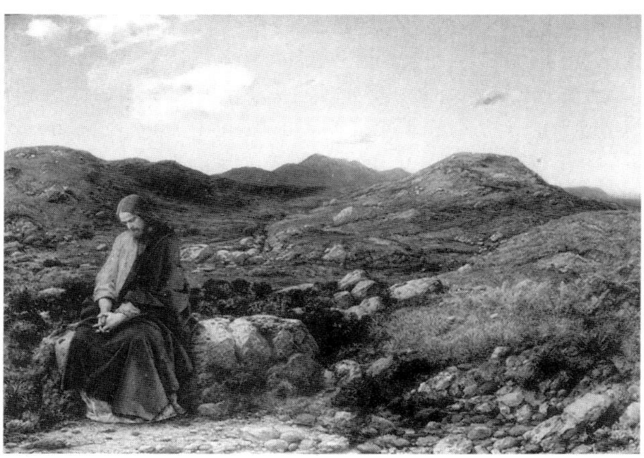

William Dyce, *Der Schmerzensmann,* 1860. Öl/Pappe, 34,9 × 48,4 cm, Edinburgh, National Gallery of Scotland

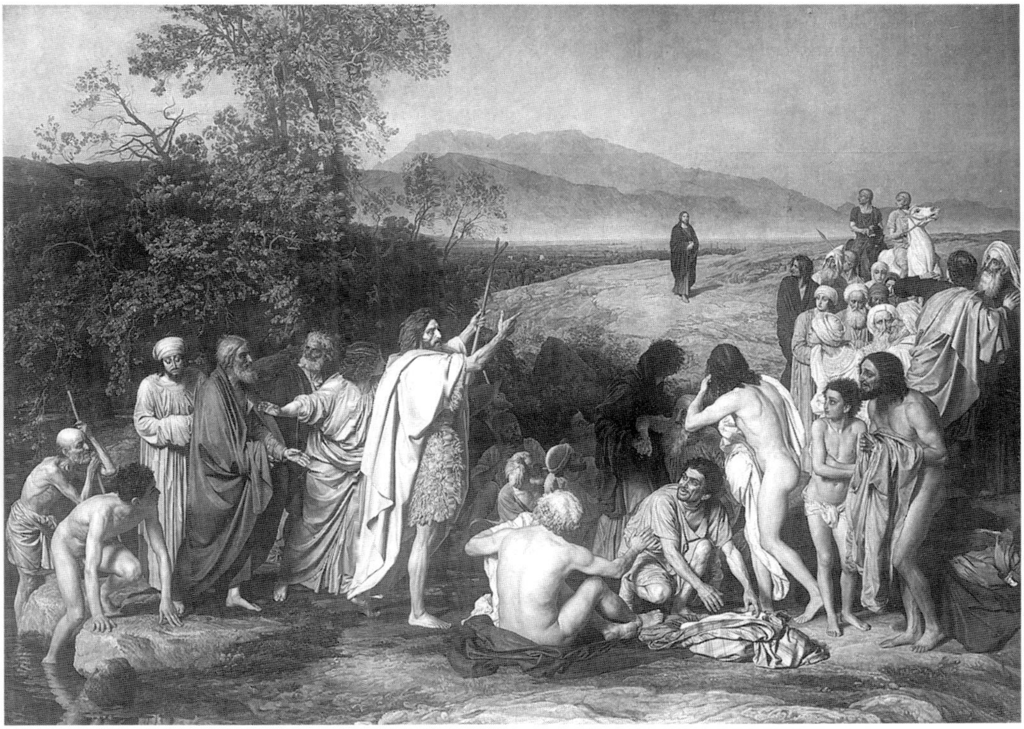

Alexander Andrejewitsch Iwanow, *Der Messias erscheint dem Volk,* 1837–57. Öl/Lwd., 540 × 750 cm, Moskau, Staatliche Tretjakow-Galerie

Anschauung oder durch vor Ort aufgenommene Photographien gewonnen haben – Jesus Christus, der einsame Denker, brütend, in sich gekehrt und erhaben, so etwa in Iwan Kramskojs *Christus in der Wüste* von 1872.[48] Für die Nahaufnahmen der Gesteinsformen dient ersatzweise gelegentlich aber auch die Landschaft der eigenen Heimat, so in William Dyce' *Schmerzensmann* von 1860, den der Künstler überzeugend im schottischen Hochland angesiedelt hat.[49]

Eine Sonderstellung in diesem Zusammenhang behauptet Alexander Iwanows Monumentalgemälde *Der Messias erscheint dem Volk,* das der Künstler nach 20jähriger Arbeit 1857 vollendet hat.[50] Klassizistische Züge verbinden sich hier mit einem bestaunenswerten Detailrealismus. Iwanows intensives Bemühen, den Eindruck äußerster Wirklichkeitstreue bis in die geringste Einzelheit zu erzwingen, wird auch durch die zahlreichen Vorstudien in Öl vermittelt, die sich heute in der Moskauer Tretjakow-Galerie befinden.[51]

Iwanows Bild ist vielschichtig; hier kann darauf nur oberflächlich eingegangen werden. Dargestellt ist der Augenblick vor der Jordantaufe. Eine Menge von Täuflingen hat sich am Ufer des Jordans um Johannes den Täufer versammelt. Der weist, den Kreuzesstab wie ein Zepter in der Linken, auf den herannahenden Christus: »Er wird zunehmen, ich aber werde abnehmen.« Die rothaarige Frau mit der kunstvoll gelockten Frisur hinter Johannes entspricht dem Typus der Maria Magdalena. Der Mann im roten Mantel, rechts oben vor den beiden berittenen Soldaten, der den Kopf mit wirrem, lang herabfallendem schwarzem Haar zurückwendet, ist ein Porträt Nikolaj Gogols. So wird Iwanows Absicht, das Geschehen zu vergegenwärtigen, dokumentiert. Die Gestalt Christi, die sich von fern her auf dem Steinboden des Plateaus über dem Jordantal der Gruppe nähert, gleicht ebensogut einem irdischen Menschen wie einer überirdischen Erscheinung, sie könnte beides sein, irdisch und unirdisch zugleich. So stellt sich heraus, daß Iwanows Gemälde nicht lediglich ein Historienbild ist, sondern mit der allegorischen Vergegenwärtigung des historischen Geschehens auf das Erscheinen des zukünftigen Christus hinweisen will. Demnach wäre diese Ankündigung des Wiedererscheinens Christi im Sinne von Novalis zu verstehen – nicht als eine irdische Wiederverkörperung Jesu, sondern als ein verklärtes Wiedererscheinen in der geistigen Natur. Doch steht dem Gelingen dieses Vorhabens gerade Iwanows besondere malerische Tugend im Wege, sein Detailrealismus. Die Gestalt im blauen Mantel über dem langfallenden roten Gewand, die sich da nähert, entspricht so sehr dem herkömmlichen Jesusbild des 19. Jahrhunderts, daß sie in diese imaginative Substantialität gebunden bleibt. Es bleibt der gelungene Auftritt eines Schauspielers in der Christusrolle.

Angesichts des Rollenspiels all jener Jesusgestalten – sei es Jesus als Sozialfürsorger, sei es Jesus als heroisch-düster brütender Eremit in der Einsamkeit der Wüste –, angesichts der Mimik und Gestik der Personen, die Jesus umgeben, macht sich neben dem Zug zur Aktualisierung eine zweite Tendenz bemerkbar, die für die Bildauffassung des 19. Jahrhunderts spezifisch ist, und die in dieser Deutlichkeit in der Malerei der vorhergehenden Epochen nicht zu finden war, der Zug zur individualistischen Psychologisierung. Das ist der Grundzug des 19. Jahrhunderts überhaupt, der auch dieses Motiv prägt, der es durchdringt und durchtränkt. Das biblische Geschehen wird psychologisiert, damit wird es individualisiert, subjektiviert und sentimentalisiert. Nicht mehr die generelle Menschheitsbotschaft ist verbindlich und darstellungswürdig, sondern die Vermittlung der subjektiven Empfindungen, mit denen der einzelne darauf reagiert. Die Sentimentalisierung ist die unvermeidliche Konsequenz daraus. Die Sentimentalität breitet sich wie eine Milchhaut über das Ganze. Im Laufe des Jahrhunderts nimmt diese Tendenz, der die Nazarener den Weg ebneten, ständig zu. Keiner scheint sich ihr entziehen zu können; es ist wie ein Zwang.

Ein herausragendes Werk ist Dante Gabriel Rossettis *Ecce Ancilla Domini* von 1850,[52] in dem der Künstler das Motiv der Verkündigung an Maria so außerordentlich unkonventionell auffaßt, daß die bittere Entrüstung, die die Darstellung auslöste, vorauszusehen war. Auf einer schmalen Schlafstatt kauert im Nachthemd eine junge Frau mit lang herabfallenden kupferroten Haaren. Noch schlaftrunken, hat sie sich aufgesetzt und nimmt, halb noch vom Traum umfangen, halb schon im Tagbewußtsein, die Botschaft ihrer Auserwähltheit, die ihr der Engel bringt, als unbegreifliche Schicksalsbestimmung entgegen, die in ihrer ganzen Tragweite zu erfassen ihr in diesem Moment ebenso selbstverständlich wie kaum möglich ist. Der Engel mit der Lilie ist eine von

Dante Gabriel Rossetti,
Ecce Ancilla Domini, 1850.
Öl/Lwd., auf Holz montiert,
73 × 42 cm, London,
Tate Gallery

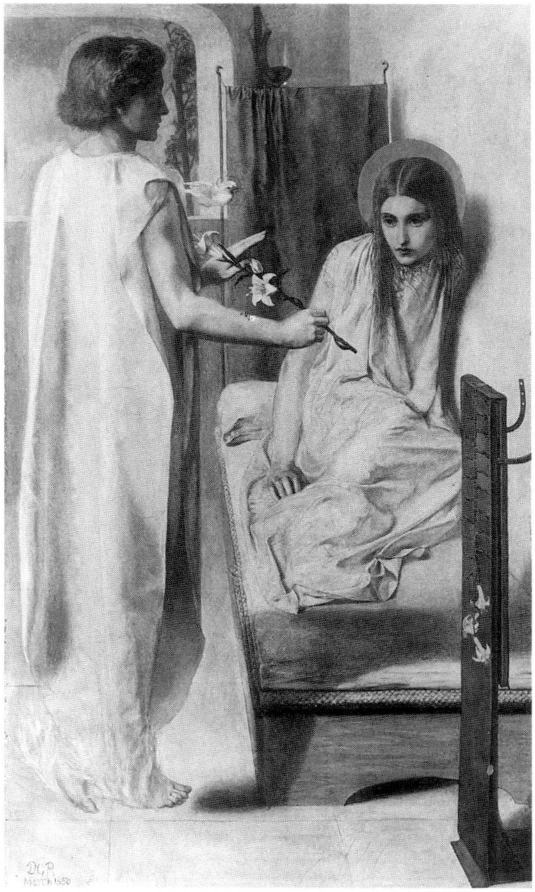

seraphischem Feuer getragene, flüchtig verkörperte Gestalt. Vor dem Bett steht ein schmaler Stickrahmen, auf den ein breites karmesinrotes Band mit einem hineingestickten Lilienmuster gespannt ist. Die Lilie des Erzengels Gabriel erscheint in diesem Dekor wie vorausgeahnt. In Rossettis *Die Jugend der Jungfrau Maria* von 1848/49 ist die Jungfrau dargestellt, wie sie, neben sich ihre Mutter Anna, am Stickrahmen sitzt und ebendieses Lilienmuster in das rote Band hineinstickt.[53] Links steht ein Engel von kindlicher Gestalt, der die aus einem Krug hoch herauswachsende Lilie gärtnerisch pflegt. Marias Stickerei erscheint wie ein planimetrischer Aufriß der Blume. Der Zusammenhang zwischen den beiden Bildern Rossettis ist eng. Der Verkündigungsengel wächst als Begleiter der Jugend Mariä gemeinsam mit ihr heran. Aus ihrer Seele herausgestellt, ist er ihr nicht fremd, sondern zu eigen. Doch wird er ihr im Augenblick der Verkündigung unversehens bewußt als der alte Vertraute aus ihren eigenen Tiefen. Das Erwachen aus dem Schlaf ist zugleich das Erwachen zur Geschlechtsreife. So tritt der Engel als eine mit ihr herangewachsene Evokation ihres eigenen Wesens vor sie hin. Das möchte ich einen meta-psychologischen Geniestreich des Künstlers nennen.

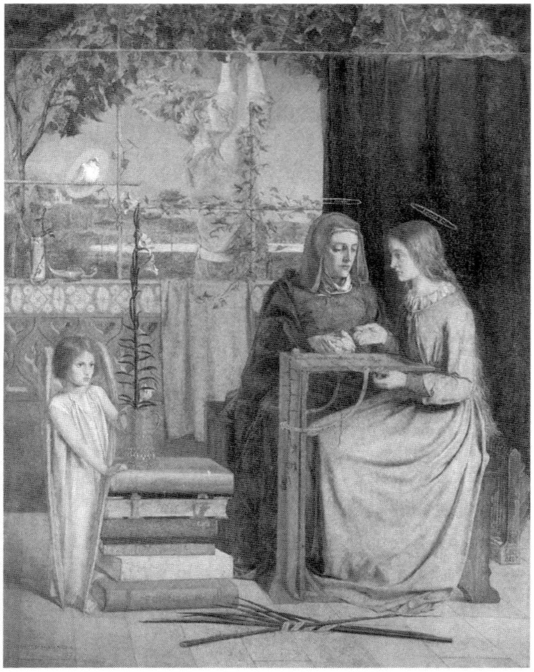

Dante Gabriel Rossetti, *Die Jugend der Jungfrau Maria,* 1849. Öl/Lwd., 83 × 64 cm, London, Tate Gallery

Wir nähern uns der Jahrhundertwende, jenen Jahrzehnten, in denen das Gravitationsfeld der sich ankündigenden Tiefenpsychologie seinen Sog auszuüben beginnt. Zwei Gemälde gehören hierher, gewaltige Brocken, die den, der davorsteht, in der verquält-titanischen Attitüde ihres Heroismus sowohl faszinieren wie degoutieren, erstaunlich, gigantisch, dramatisch und in der nicht gelungenen Einlösung ihres Anspruchs zugleich ungewollt komisch und grotesk – Max Klingers *Kreuzigung Christi* von 1890 und sein *Christus im Olymp* von 1897.[54] Was immer man von diesen Gemälden halten mag, man muß sich mit ihnen auseinandersetzen, will man die Epoche begreifen.

Auch Klingers *Kreuzigung* ist der Versuch einer Aktualisierung. Die Dame aus der römischen Nobilität am äußersten linken Rand sieht aus wie eine Angehörige der besten Leipziger Bourgeoisie in Ballrobe, der scharlachrot gewandete bärtige Pharisäer gleicht einem Kardinal der römisch-katholischen Kirche. Die künstlerische Auffassung des Kreuzigungsgeschehens ist unüblich. Die drei Kreuze ziehen sich bis an den rechten Bildrand. Der historischen Vorgabe folgend, ragen die senkrechten Kreuzbalken nicht, wie sonst in der ikonographischen Überlieferung, hoch empor. Der Gekreuzigte ist, im Profil gegeben, nur wenig über den Erdboden erhoben. Christus ist nackt. Auf dem ihm zwischen die Schenkel geschobenen Brett liegt sein Gemächt auf. Sein gemäß der Eigenart von Klingers Malweise halb akademisch, halb impressionistisch durchgearbeiteter Körper entspricht der Vorstellung des Künstlers von apollinischer Schönheit; eine Vorahnung von der Nacktkultur der Jugendbewegung ist zu spüren. Das Gesicht blickt nicht leidend, sondern sieghaft-trotzig. Christus ist nicht der Erlöser, aber er ist der

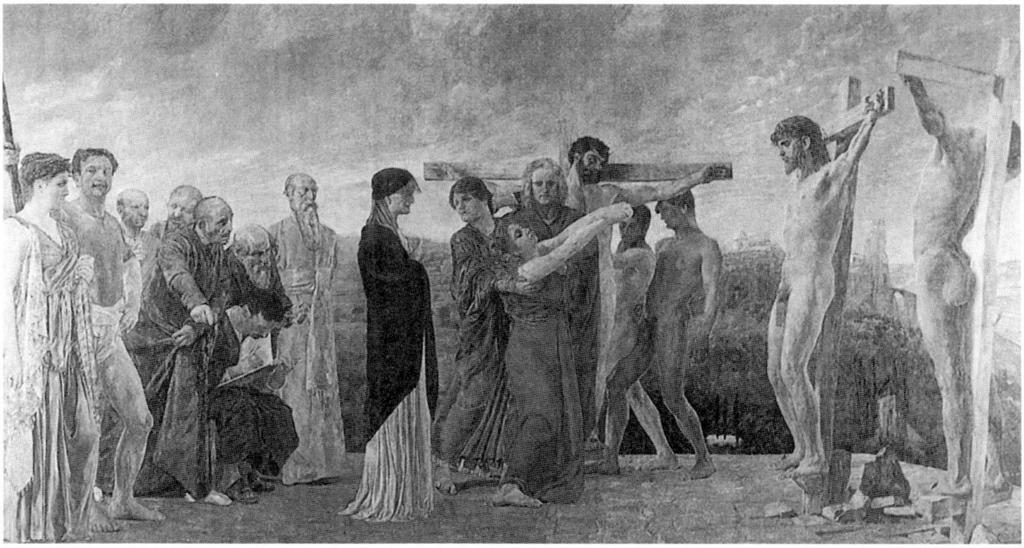

Max Klinger, *Kreuzigung Christi,* vollendet 1890. Öl/Lwd., 251 × 465 cm, Leipzig, Museum der bildenden Künste

Heros, dessen empörerische Sieghaftigkeit das Schicksal überwindet, indem sie ihm trotzt. In der Mitte steht, uns zugekehrt, der Jünger Johannes, vor ihm, abweichend von der biblischen Vorlage, nicht Maria, die Mutter Jesu, sondern die zusammenbrechende Maria Magdalena. Maria, eine schwarz verhüllte alte Dame, steht, ganz Heldenmutter, dem Sohn in strengem Profil in stolzer Trauer gegenüber. Das Ganze spielt auf einer hohen Vordergrundbühne, hochdramatisch, hochpathetisch und hochtheatralisch überinszeniert. Alle Register der Ausreizung und Überreizung psychischer Affekte sind gezogen. Als das Bild ausgestellt wurde, entfachte es einen Entrüstungssturm der anständigen Leute. Die Pointe, auf die sich die Empörung kaprizierte, war das freiliegende Geschlechtsteil des Gekreuzigten.[55] Klinger sah sich schließlich grollend genötigt, es mit einem Lendentuch zu übermalen. Dieses kanonische Reproduktionsglied der menschlichen Zeitlichkeit hätten die Kirchenchristen seiner Anstößigkeit wegen wohl am liebsten in die Apokryphen der Existenz verwiesen. Als sei es ihnen peinlich, die Wahrheit gerade an diesem Zipfel zu lüpfen, sollte es wenigstens nach Möglichkeit als das Allerunheiligste für immer den Augen verborgen bleiben.

Das ist ungemein aufschlußreich hinsichtlich der psychischen Unterströmungen des hier vorgetragenen Problems und seiner phänomenologischen Spiegelung in der Malerei. Da es aber, um weiter darauf einzugehen, einer wesentlichen Verlängerung des Textes bedürfte, bleibe es dem geneigten Leser überlassen, sich seine eigenen Gedanken dazu zu machen. Jedenfalls war das aber in der Tat nur die Pointe, an der sich ein weiter darüber hinaus gehendes Unbehagen der Zeitgenossen bei der Betrachtung des Gemäldes festmachen ließ. Sie merkten, daß Christus hier als Empörer dargestellt ist. Christus-Prometheus, ein sieghaft gescheiterter Titan.[56] An eine Erlösung im Jenseits glaubte Klinger, der Pessimist und Schopenhauerianer, nicht. Daß das Antlitz des Johannes an die Züge Beethovens erinnert, ist Absicht. Klingers Arbeit an seiner großen Beethovenstatue ging nebenher; von 1885 bis 1902 war er damit beschäftigt.[57] Beethoven vergötterte er als den Inbegriff des titanischen, empörerischen, gegen das Schicksal anbrandenden, aber in seinem Höhenflug schließlich doch zum Scheitern verurteilten und zur Sterblichkeit verdammten Genies. Das Genie ist titanisch, Jesus erscheint in Klingers Auffassung als dessen vollkommene Verkörperung. Jesus als Genie, darauf läuft auch die Ansicht eines der letzten bedeutenden Leben-Jesu-Forscher im 19. Jahrhundert, des Franzosen Ernest Renan, hinaus, der Jesus in seinem siebenbändigen Werk *Das Leben Jesu* als den vorbildlichen großen einzelnen zu schildern suchte. Das Christentum hat demnach für Klinger mehr künstlerisch-weltanschauliche Qualität als Glaubensqualität. Jesus, das Genie, das sich als der große einzelne von der Volksmenge abhebt und ihr als Vorbild gegenübertritt, war die Identifikationsfigur für Klingers eigenes Streben und Schaffen. »Wenn ›Christus im Olymp‹ unter diesem Blickwinkel als großer Einzelner erscheint«, schreibt Friedrich Gross, »dazu berufen, den brüchigen Olymp der höheren Gesellschaft zu reformieren, so verkörpert er beispielhaft eine Wunschvorstellung des Künstlers, die dessen eigene Macht- und Einflußlosigkeit, dessen Stellung außerhalb ›kompakter Majoritäten‹ kompensieren konnte.«[58]

Christus im Olymp – in ihrer titanischen Verquältheit ist die Riesenleinwand eines der sonderbarsten Beispiele für die religiöse Malerei der Epoche. Der Olymp, das heidnisch-griechische Jenseits der Götterwelt, gleicht in diesem Bild weder der orphisch-dionysischen Projektion eines neuen Zu-sich-selbst-Findens, Sich-selbst-Ergreifens und Sich-auf-sich-selbst-Stellens, wie bei Friedrich Nietzsche[59], noch einer Travestie wie bei Jacques Offenbach, sondern einem weltanschaulichen Programmbild, das auch als Kritik an der bourgeoisen Gesellschaft der eigenen Zeit gesehen wurde.[60] Doch ist es eher eine eigenwillige mythologische Parallele zum evangelischen Motiv des Christus in der Vorhölle, der hier gekommen ist, den Olymp zu erlösen. So verquer, wie dieses Motiv zu Klingers eigener Auffassung vom prometheischen Titanentum steht, das letztlich unerlöst bleiben muß, so verquer ist das Bild in jeder Hinsicht geraten.

Der Olymp ist gealtert. Zeus, ein müder Greis, sitzt, das verzogene Gör Ganymed zwischen den Beinen, weißbärtig auf seinem Thron und quetscht sich mit der rechten Hand eine Falte aus der schlaffen Haut über seinen Hüften. Hermes mit seinem Stab hinter dem Rücken sieht aus, als käme er gerade vom Turnen. Athena blickt zornig wie eine Suffragette auf dem Kriegspfad. Hinter Zeus, auf der anderen Seite im Gebüsch, grapscht der besoffene Silen lüstern nach der sich am Boden wälzenden Venus. In der Mitte steht, soeben eingetroffen, goldgewandet und in statuarischer Haltung, Christus, der im Profil erscheint. Von links hat er die Szene betreten, gefolgt von vier präraffaelitisch kostümierten Gouvernanten, den Kardinaltugenden, die

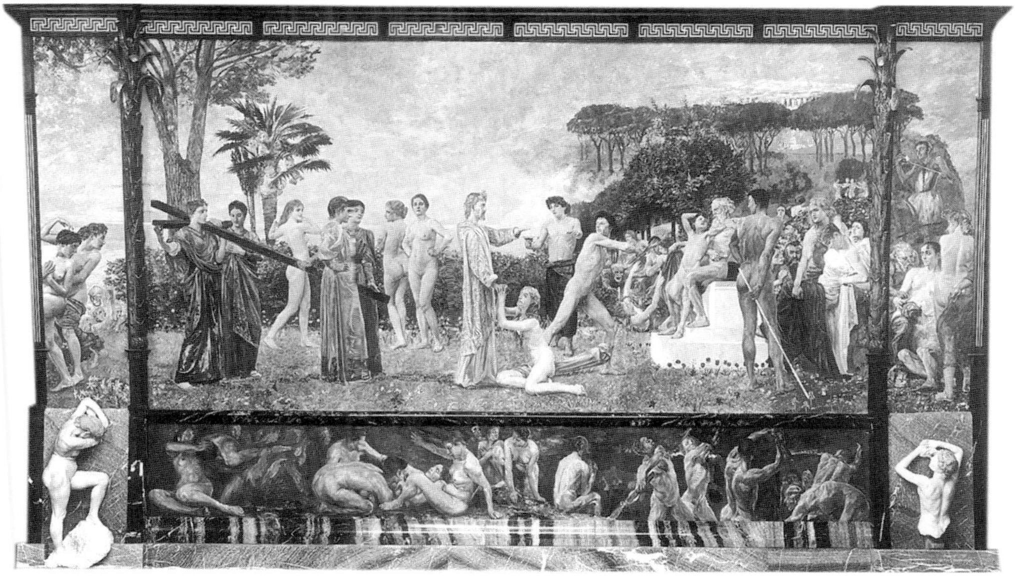

Max Klinger, *Christus im Olymp*, 1890–97. Öl/Lwd., verschiedene Arten Marmor für den Sockel und die beiden Skulpturen, 354 × 560 cm, Leipzig, Museum der bildenden Künste (Historische Aufnahme)

ihm das Kreuz hinterhertragen. Der schon ziemlich angetrunkene Dionysos versucht, Christus einen Pokal mit Wein anzubieten. Die Gebärde, mit der dieser ihn abweist, gleicht einem Segen, der den heidnischen Pokal in den Abendmahlskelch verwandelt. Psyche hat sich vor Christus niedergeworfen und umfaßt mit beiden Händen seine Rechte. Sie ist nackt, denn Amor, ein Bündel Pfeile in der erhobenen Rechten, hat sich, in jähem Schrecken vor Christus zurückweichend, mit dem Fuß in Psyches blauem Gewand verheddert und es ihr dabei, ohne es selbst zu bemerken, vom Leibe gestreift. Psyche, der olympische Schatten der Maria Magdalena, eine ihrer Hüllen entledigte, magersüchtige Hysterikerin, die voller Erwartung vor dem Meister kniet, von ihm in psychiatrische Behandlung genommen zu werden. Ist das die Erlösung? Hier wollen wir innehalten.

Anmerkungen

1 Fritz von Uhde. Acht farbige Wiedergaben seiner Gemälde. Mit einem Begleitworte v. Paul Schumann, Leipzig o. J., S. 5.

2 Fritz von Uhde, *Die Anbetung der Könige*. Öl/Lwd., Privatbesitz; *Heilige Nacht*, 1888/89, Triptychon, Öl/Lwd., Dresden, Staatliche Kunstsammlungen, Gemäldegalerie Neue Meister.

3 Siehe dazu: Klaus Albrecht Schröder, Kunst als Erzählung. Theorie und Ästhetik der Genremalerei, in: Wiener Biedermeier: Malerei zwischen Wiener Kongreß und Revolution, hrsg. v. Gerbert Frodl/Klaus Albrecht Schröder Kat. Kunstforum der Bank Austria, Wien/München 1992, S. 9–34.

4 Als Widmung hat der Künstler dem Bild den Spruch aus dem Buch Sacharja (Sach. 13,6) beigegeben: »So man aber sagen wird zu ihm: Was sind das für Wunden an deinen Händen? wird er sagen: Ich bin kein Prophet, sondern ein Ackermann; denn ich habe Menschen gedient von meiner Jugend auf.«

5 Ford Madox Brown, *Fußwaschung,* 1851–56, Öl/Lwd., 117 × 133 cm, London, Tate Gallery.

6 Zit. nach Le Salon imaginaire. Bilder aus den großen Kunstsammlungen der zweiten Hälfte des XIX. Jahrhunderts, Kat. Deutsche Gesellschaft für Bildende Kunst (Kunstverein Berlin)/Akademie der Künste, Berlin 1968, Kat. Nr. 49, S. 147.

7 Günter Busch, Max Liebermann. Maler Zeichner Graphiker, Frankfurt/M. 1986, S. 162.

8 Ebenda.

9 Jozef Israëls, *Hüttenmadonna,* 1867, Öl/Lwd., 135 × 100 cm, Detroit Institute of Arts.

10 Hubert Herkomer, *Harte Zeiten 1885,* 1885, Öl/Lwd., 86,5 × 112 cm, Manchester, City Art Galleries. Der Schauplatz ist Coldharbour Lane in Bushey, Hertfordshire. Der Titel spielt auf Dickens' Roman *Hard Times* von 1884 an.

11 Bildkommentar von Julian Treuherz, in: Robin Hamlyn/Christoph Heilmann/Christopher Newall/Julian Treuherz, Viktorianische Malerei. Von Turner bis Whistler, München 1993, Tafel 106.

12 Stephan Noth, in: Von Callot bis Loriot. Aus der Sammlung Karikatur und kritische Graphik des Wilhelm-Busch-Museums Hannover, hrsg. v. Herwigh Guratsch, Stuttgart 1991, S. 78. Der Kommentar fährt fort: »Die Stoßrichtung der Karikatur ist indes nicht ganz eindeutig. Strauss und Feuerbach war die akademische Laufbahn ihrer Arbeiten wegen verwehrt worden, Bauer erhielt 1842 seine Entlassung aus dem Universitätsdienst auf Betreiben des preußischen Kultusministers Eichhorn. Die dargestellten Verfolger konnten einer liberalen Gesinnung durchaus auch als Verfolgte erscheinen. Sabatky, der Graphiker, reiht sich durch andere Arbeiten in den kritischen Vormärz ein. So könnte unser Bild eine der immanenten Aussage entgegengesetzte Tendenz vertreten und auf die konservative Dämonisierung von Strauss, Feuerbach und vor allem Bruno Bauer zielen.«

13 David Friedrich Strauß, Das Leben Jesu, kritisch bearbeitet, 2 Bde., Tübingen 1835/36. Reprint, Tübingen 1984.

14 Ebenda, Bd. 1, S. VII. Einzelne Schreibweisen in den zitierten Texten sind gegenüber dem Original korrigiert.

15 Vgl. Strauß (zit. Anm. 13), Bd. 1, S. VI.

16 Ebenda, Bd. 1, S. 43.

17 Ebenda, Bd. 1, S. 524f.

18 Ebenda, Bd. 1, S. 346ff.

19 Vgl. Strauß (zit. Anm. 13), Bd. 2, S. 178ff.

20 Beispiele sind: Peter Cornelius, *Die Klugen und die Törichten Jungfrauen,* 1813–16 (unvollendet), Öl/Lwd., 166 × 155 cm, Düsseldorf, Kunstmuseum im Ehrenhof; Julius Schnorr von Carolsfeld, *Die Eltern Jesu besuchen die Familie Johannes' des Täufers,* 1816, Federzeichnung, mit Weiß und Gold gehöht, 36,8 × 31,5 cm, Staatliche Museen zu Berlin – Preußischer Kulturbesitz, Kupferstichkabinett; Julius Schnorr von Carolsfeld, *Die Hochzeit zu Kana,* 1819, Öl/Lwd., 138,5 × 208 cm, Hamburger Kunsthalle; Joseph Führich, *Marias Weg durch das Gebirge,* 1841, Öl/Lwd., 52 × 69 cm, Wien, Österreichische Galerie. – Natürlich haben sich die Spätromantiker nicht auf die Darstellung des Lebens Jesu beschränkt. Dies ist nur ein Motivkreis, wenn auch der zentrale in der religiösen Thematik ihres Schaffens. Das erste große Gemeinschaftswerk der Nazarener sind die Fresken für die Casa Bartholdy, Rom, die, wohl auch wegen der christlich-jüdischen Provenienz des Auftraggebers, dem Alten Testament gewidmet sind. Sie befinden sich heute in der Berliner Nationalgalerie auf der Museumsinsel. Wichtig für den weltanschaulichen Hintergrund der Darstellungen christlicher Motivik sind auch die religionshistorischen Sujets, die vor allem von protestantischer Seite beigesteuert wurden, das Thema ›Luther auf dem Reichstag zu Worms‹ in Tafelbildern und Wandgemälden und, als programmatisch dem Katholizismus entgegengehaltener Zyklus hervorzuheben, Carl Friedrich Lessings *Hus*-Zyklus, beginnend mit der *Hussitenpredigt,* die er 1836 im Auftrag des späteren Königs Friedrich Wilhelm IV. von Preußen in Öl ausführte, was ihm von seiten der Konservativen den Vorwurf einbrachte, ein Ketzer, Revoluzzer und Feind der Kirche zu sein.

21 Johann Friedrich Overbeck, *Die Madonna vor der Mauer,* 1811, Öl/Holz, 33,5 × 23 cm, Lübeck, Museum für Kunst und Kulturgeschichte der Hansestadt Lübeck.

22 Johann Friedrich Overbeck, *Die sieben Sakramente,* 1857–64, sieben Entwürfe, davon nur zwei farbig in Öl auf Karton ausgeführt: *Die Taufe,* München, Bayerische Staatsgemäldesamm-

lungen, Alte Pinakothek, und *Die Buße,* Staatliche Museen zu Berlin – Preußischer Kulturbesitz, Kupferstichkabinett. Die restlichen fünf – alle im Berliner Kupferstichkabinett – sind, in einem transparenten braunen Ton gehalten, auf Karton ausgeführt. Alle Entwürfe sind, im kompositorischen Aufbau an die Vatikanischen Teppiche nach den Kartons von Raffael angelehnt.

23 Johann Friedrich Overbeck, *Maria und Elisabeth mit dem Jesuskind und dem Johannesknaben,* 1825, Öl/Lwd., 146,4 × 101,7 cm, München, Bayerische Staatsgemäldesammlungen, Neue Pinakothek.

24 Johann Friedrich Overbeck, *Vermählung Mariä,* 1834–36, Öl/Lwd., 116 × 94,5 cm, Poznan (Posen), Muzeum Narodowe.

25 Das Gemälde ist die Zweitfassung nach einem als Deckenbild geschaffenen Gemälde für den Quirinalspalast, Rom, das sich heute im Vorzimmer der Aula delle Benedizioni des Vatikans befindet. Vgl. dazu Andreas Blühm, in: Johann Friedrich Overbeck, 1789–1869. Zur zweihundertsten Wiederkehr seines Geburtstages, hrsg. v. Andreas Blühm/Gerhard Gerkens, Kat. Museum für Kunst und Kulturgeschichte der Hansestadt Lübeck – Behnhaus/Drägerhaus, Lübeck 1989, Kat. Nr. 36, S. 168: »Mit diesem Gegenstand, der in der christlichen Ikonographie ohne Vorbild ist, sollte die Decke des Zimmers geziert werden, in dem Papst Pius VII. 1809 von Napoleon gefangen genommen worden war. Den Vorschlag unterbreitete der Maler am 30. August 1847 dessen Nachfolger Pius IX., der am Beginn seines langen Pontifikats stand. (...) Pius IX. hatte für die Anspielung des Themas auf die Gefangennahme des Vorgängers Verständnis, mußte er sich doch selbst durch die italienische Einheitsbewegung bedroht fühlen. Overbeck berichtet am 18. Februar 1849 seinem Neffen Christian, er denke ›mit Rührung daran, daß es mir noch kurz vor der Flucht des Papstes so gut geworden ist, ihm die Aquarellskizzen zu dem Bilde vorzulegen und seine Genehmigung zu erhalten, indem dasselbe jetzt ungleich treffender noch auf ihn Selber sich bezieht als auf Pius VII., so daß man mir häufig beym Anblick desselben sagt, ich sey ein Prophet gewesen.‹ (Lübeck, Stadtarchiv, F.A.Ov. 9/20). Am 24. November 1848 sah sich der Papst zur Flucht genötigt und mußte kurze Zeit später die Ausrufung der Römischen Republik miterleben. Als Pius IX. am 12. April 1850 nach Rom zurückkehrte, bedeutete dies für Overbeck, daß er die Arbeit an dem Bild wieder aufnehmen konnte, um das ›Loblied für den herrlichen Sieg, den der Herr Seinem Statthalter, dem sanftmütigen Dulder Pius verliehen‹ habe, zu vollenden (Brief an die Schwester s. o.). Am 30. Mai 1857 wurde das Temperagemälde im Quirinal angebracht. Nachdem Rom 1870 Hauptstadt Italiens geworden war und Vittorio Emmanuele II. den Palast bezog, ließ er das Deckengemälde mit einem großen Tuch überspannen.«

26 Helmut Börsch-Supan, Die Deutsche Malerei von Anton Graff bis Hans von Marées 1760–1870, München 1988, S. 274.

27 Ludwig Feuerbach, Das Wesen des Christentums, Leipzig 1841; 2. veränderte Aufl., Leipzig 1843, 3. veränderte Auflage Leipzig 1849. Hier zit. nach der Neuausgabe der 3. Aufl. m. einem Nachwort v. Karl Löwith, Stuttgart 1969/1980.

28 Daß Feuerbach sich mit Schelling auseinandergesetzt hat, geht aus einer Anmerkung hervor, in der er diesen verdammt. Feuerbach (zit. Anm. 27), S. 288: »Schelling erklärt in seiner Schrift über die Freiheit dieses Rätsel durch eine in der Ewigkeit, d. h. vor diesem Leben vollbrachte Selbstbestimmung. Welche phantastische, illusorische Annahme! Aber Phantastik, ja bodenlose, kindische Phantastik ist das innerste Geheimnis der sogenannten positiven Philosophen, dieser ›tiefen‹, ja wohl sehr tiefen religiösen Spekulanten. Je schiefer, je tiefer.«

29 Feuerbach (zit. Anm. 27), S. 43.

30 Ebenda, S. 47.

31 Ebenda, S. 53.

32 Ebenda, S. 66.

33 Ebenda, S. 80f.

34 Ebenda, S. 115.

35 Ebenda, S. 176.

36 Ebenda, S. 206.

37 Ebenda, S. 382, S. 386, S. 389.

38 Ebenda, Vorrede zur zweiten Auflage, S. 33.

39 Ebenda, Schlußanwendung, S. 400.

40 Ebenda, Karl Löwith, Nachwort, S. 532.

41 Arthur Drews, Die Christusmythe, Jena 1910; ders., Die Christusmythe, Zweiter Teil. Die Zeugnisse für die Geschichtlichkeit Jesu. Eine Antwort an die Schriftgelehrten mit besonderer Berücksichtigung der theologischen Methode, Jena 1911.

42 Rudolf Steiner, Von Jesus zu Christus. Ein Zyklus von zehn Vorträgen mit einem vorhergehenden öffentlichen Vortrag, gehalten in Karlsruhe vom 4. bis 14. Oktober 1911. Steiner baute seinen Vortrag unter anderem auf seiner 1902 in Berlin gehaltenen Vortragsfolge ›Das Christentum als mystische Tatsache und die Mysterien des Altertums‹ auf, in der er erläutert, daß das Bewußtsein der Menschen für die Aufnahme der Christus-Offenbarung nicht aus dem Nichts entstanden, sondern durch die Mysterienkulte der vorausgegangenen Epochen vorbereitet worden sei. Steiners Wahl des Vortragsortes mußte Arthur Drews, der in Karlsruhe seinen Wohnsitz hatte, als gezielten Affront empfinden. Eine ausführliche Dokumentation zur Evangelienkritik und zur Leben-Jesu-Forschung sowie der dazu erschienenen Publikationen in: David Hoffmann, Von Jesus zu Christus. Rudolf Steiner und die Leben-Jesu-Forschung seiner Zeit. Beiträge zur Rudolf-Steiner-Gesamtausgabe, Heft 102, Dornach (Rudolf-Steiner-Nachlaßverwaltung) 1989.

43 Hoffmann (zit. Anm. 42), S. 31f.

44 In seinem Reisebericht *Die Arglosen im Ausland* verhehlt beispielsweise Mark Twain nicht seine tiefe Enttäuschung über den Zustand des Heiligen Landes. Der Lake Tahoe bei ihm daheim sage ihm wesentlich mehr zu als der See Genezareth. Siehe: Mark Twain, Die Arglosen im Ausland. Reiseabenteuer in der Alten Welt, übers. v. Ana Maria Brock, Frankfurt/M. 1972, 28. Kapitel, S. 193.

45 Edward Lear, *Ansicht von Bethlehem,* 1860, Öl/Lwd., 60 × 114 cm, Liverpool, Walker Art Gallery.

46 Siehe dazu: Stephan Oettermann, Das Panorama von Jerusalem und die Kreuzigung Christi, in: ders., Das Panorama. Die Geschichte eines Massenmediums, Frankfurt/M. 1980, S. 216–221. Auf S. 216 schreibt Oettermann: »Als Reaktion auf die Geschäftspraktiken der Belgischen Panoramagesellschaft, aus einer gewissen patriotischen Verstimmung heraus, weil diese in ihrer Münchner Filiale nach dem von L. Braun gemalten Panorama der Schlacht bei Weissenburg nur mehr belgische Bilder zur Ausstellung bringen wollte, kam es am 1. Februar 1885 zur Gründung einer neuen Panoramagesellschaft durch Josef Halder (München) und Franz Josef Hotop (Dresden). Bei der Suche nach einem geeigneten Motiv verfiel man auf die Kreuzigung Christi, zu deren panoramatischer Ausführung der zu Rate gezogene Maler K. H. Frosch spontan Bruno Piglhein vorschlug. Piglhein (1848–1894), ursprünglich Plastiker, hatte sich als Maler zunächst an Dekorationen im Makart-Stil, dann an Ölgemälden in der Manier Böcklins versucht, um zuletzt in der Kunstwelt einiges Aufsehen zu erregen mit seinen pikanten Pastellbildnissen von Damen einerseits (...) und andererseits mit religiösen Monumentalbildern, wie etwa der ›Sterbende Christus‹, ›Madonna‹ oder ›Moritur in Deo‹, mit denen er wohl insgeheim zu Munkácsy in Konkurrenz zu treten versuchte.«

47 Ebenda, S. 216.

48 Iwan Nikolajewitsch Kramskoj, *Christus in der Wüste,* 1872, Öl/Lwd., 180 × 220 cm, Moskau, Staatliche Tretjakow-Galerie.

49 Siehe dazu den Bildkommentar von Julian Treuherz in: Viktorianische Malerei (zit. Anm. 11), Tafel 50: »Nicht als traditionellen Schmerzensmann, der auf seine Wunden weist, stellt Dyce Christus dar, sondern als meditierenden Eremiten in der Wüste, die als trostlos-öde schottische Karstlandschaft erscheint. Die Felsen und Steine, die er mit der von Ruskin befürworteten Akribie schildert, sind eine Erinnerung an die gegen die Bibel und insbesondere den Schöpfungsmythos gerichtete Herausforderung, die die viktorianischen Entdeckungen des geologischen Ursprungs des Universums mit sich gebracht hatten. Dyce wählte bewußt eine steinige und wilde schottische Landschaft anstelle der biblischen Gefilde. Er glaubte an einen zeitgenössischen Christus und präsentierte ihn als reale Person, mit der sich der Betrachter zu identifizieren vermag, in einer realen Umgebung.«

50 Das Gemälde, Iwanows Hauptwerk, wurde 1856 mit großem Erfolg in Rom ausgestellt, noch im gleichen Jahr nach St. Petersburg gebracht und im Winterpalais gezeigt; für 15000 Rubel wurde es vom Staat gekauft.

51 Neben den großen, in Öl ausgeführten Entwürfen, davon fünf fast vollendet, schuf Iwanow etwa 400 vorbereitende Ölskizzen für sein Monumentalgemälde.

52 Im Rahmen der ›National Institution exhibition‹, die am 13. April 1850 in der Portland Gallery, London, eröffnet wurde, stellte Rossetti das Bild erstmals aus. Von der Kritik wurde es scharf angegriffen. Siehe dazu: Alicia Craig Faxon, Dante Gabriel Rossetti, Oxford 1989, S. 56.

53 Die Modelle für die Jungfrau und ihre Mutter waren Rossettis Schwester Christina und seine Mutter. Siehe dazu: Craig Faxon (zit. Anm. 52), S. 51ff.

54 Zur Interpretation vgl. Friedrich Gross, Vom Alltagsgetriebe fern: Der Große Einzelne in Klingers ›Kreuzigung Christi‹ und ›Christus im Olymp‹, in: Max Klinger 1857–1920, Kat. Städelsches Kunstinstitut und Städtische Galerie, Frankfurt/M. 1992, S. 72–83.

55 Siehe den Bildkommentar zu Kat. Nr. 55, in: Kat. Max Klinger (zit. Anm. 54), S. 341–342: »Seit seiner Vollendung (...) war es immer wieder öffentlichen Anfeindungen ausgesetzt gewesen. Als das Gemälde 1897 in Leipzig ausgestellt wurde, nannte es ein orthodoxer Geistlicher ›eine ruchlose Karikatur des Heiligen, die er als Beleidigung seines christlichen Gefühls empfinde (...)‹. Und auf Betreiben der Kirche mußte der Ankauf, von Karl Schuchardt 1899 mit großem persönlichen Einsatz betrieben, durch das Kestner-Museum in Hannover rückgängig gemacht werden. (...) Das Fehlen des ›Herrgottsröckleins‹ als Lendenschurz rief einen Skandal hervor. Auf der ersten Ausstellung des Gemäldes 1891 in München wurde Klinger deshalb polizeilich genötigt, die untere Hälfte der Christusfigur mit einem Tuch zu verhängen. Um die für Leipzig 1894 vorgesehene Ausstellung nicht zu gefährden, übermalte der Künstler auf Anraten von Julius Vogel die beanstandete Stelle und berichtete noch im Oktober 1893: ›Der Christus ist übermalt. Ich habe es mit Ochsen- und eigener Galle getan.‹ (...) Am Ende des Zweiten Weltkrieges wurde die ›Kreuzigung Christi‹ am Auslagerungsort schwer beschädigt. Nach erfolgter Rückführung nach Leipzig zeigte sich, daß das Lendentuch Christi, wohl infolge von Feuchtigkeitseinwirkung, fast völlig verschwunden war – Klinger hatte bei der Übermalung ein ›Mittel‹ angewendet, das sich ›ohne Spuren zurückzulassen nur mit Wasser entfernen lassen könnte‹. Bei der Restaurierung 1970 ist deshalb das ›Herrgottsröcklein‹, Klingers ursprünglichen Intentionen folgend, nicht wieder ergänzt worden.«

56 1884 verarbeitete Klinger das Prometheus-Thema in acht Radierungen, die Teil des Zyklus *Brahmsphantasie, Opus XII* sind. Die Leiden und Taten des Prometheus gestaltete Klinger als Illustration zu Hölderlins *Schicksalslied*. Siehe dazu: Alexander Dückers, Max Klinger, Berlin 1976, S. 68 ff.

57 Max Klinger, *Beethoven*, 1885–1902, verschiedene Arten Marmor, Bernstein, Bronze, Elfenbein, Mosaikstreifen aus antiken Glasflüssen, Achat, Jaspis, Perlmutt, Goldfolie, Gesamthöhe 310 cm, Leipzig, Museum der bildenden Künste. Auch materialmäßig war Klinger ein Synkretist. Irgendwie erinnert die Statue in ihrer Zusammensetzung an den König in Goethes *Märchen von der grünen Schlange und der schönen Lilie*, der sich, wenn die Stimme verkündet: ›Es ist an der Zeit‹, nicht wie die anderen Könige erheben kann, sondern, von den Irrlichtern ausgeleckt, in sich zusammensackt.

58 Gross (zit. Anm. 54), S. 77.

59 Es läge nahe, an dieser Stelle ausführlich auf Friedrich Nietzsche einzugehen, dessen *Antichrist* allerdings von ganz anderer Dimension ist als die bibel- und religionshistorische Kritik der Junghegelianer. Zwar hat Klinger Schopenhauer rezipiert, nicht aber Nietzsche. Dessen Zelotismus richtete sich, das darf nicht außer acht gelassen werden, ja auch gegen das Christusbild seiner Zeit, von dem sein Bewußtsein ebenso unterfüttert war wie das aller anderen. Der präexistentialistische Atheismus, besser gesagt der Antichristianismus Nietzsches, hat sich mit der Forderung, das geistige Besitzergreifen des Menschen seiner selbst habe sich allein auf sich selbst zu stellen und in diesem Auf-sich-selbst-gestellt-Sein seinen Sinn zu finden, nicht auf die Kunst des 19. Jahrhunderts ausgewirkt, dann aber um so nachdrücklicher auf die des 20. Jahrhunderts.

60 Vgl. Gross (zit. Anm. 54), S. 76: »Das auf die Spitze getriebene Prinzip der Individualisierung zerreißt die menschlichen Beziehungen. Der Eishauch bürgerlicher Entfremdung, der durch die Komposition mit ihrer desillusionierenden Hellmalerei zu wehen scheint, bestätigt die Dekadenz dieser bourgeoisen Elite, ihre Götterdämmerung. Ein Kritiker identifizierte 1897 die Klingersche Götterwelt mit der ›im Abstieg begriffenen Kultur der modernen Zeitgenossen‹.«

Jesus Christus, der magische Heiler, holt die Seelen Verstorbener in den sterblichen Leib zurück, den sie allen Anzeichen nach schon verlassen hatten. Ein eigenes Kapitel in der Ikonographie des Lebens Jesu ist das Sujet der Erweckung der Tochter des Jairus.[1]

Der junge Ilja Repin hat die Szene in seinem ersten monumentalen Gemälde wiedergegeben. Das Thema war von der Akademie der Künste St. Petersburg zum Wettbewerb ausgeschrieben, und Repin wurde mit einer Großen Goldmedaille ausgezeichnet.[2] Die Handlung ist, in einem weitläufigen Innenraum, der sich, von Vorhängen und Draperien halb verhangen, nach hinten in ein mystisches Halbdunkel verliert, ganz statisch aufgefaßt. Aufgebahrt liegt links auf einem weißen Laken, bedeckt mit weißen Tüchern und gekleidet in ein weißes Hemd, den Kopf auf ein lilienumkränztes Kissen gebettet, die junge Tote. Der flackernde Kerzenschein eines wuchtigen dreiarmigen Kandelabers beleuchtet sie vom Kopfende her. Christus, in ein geheimnisvolles Tageslicht getaucht, von dem nicht auszumachen ist, woher es kommt, ist an die wie schlafend Daliegende herangetreten. In statuarischer Haltung steht er vor ihr und umfaßt ihr rechtes Handgelenk. »Er aber nahm sie bei der Hand und sprach ›Kind, stehe auf‹.« Rechts stehen im Halbdunkel, Zweifel, Staunen und gespannte Erwartung im Blick, die Angehörigen, in der Mitte der Vater, ein würdiger wohlhabender Jude.

Ilja Repin, *Erweckung der Tochter des Jairus,* 1871. Öl/Lwd., 229 × 382 cm, St. Petersburg, Staatliches Russisches Museum

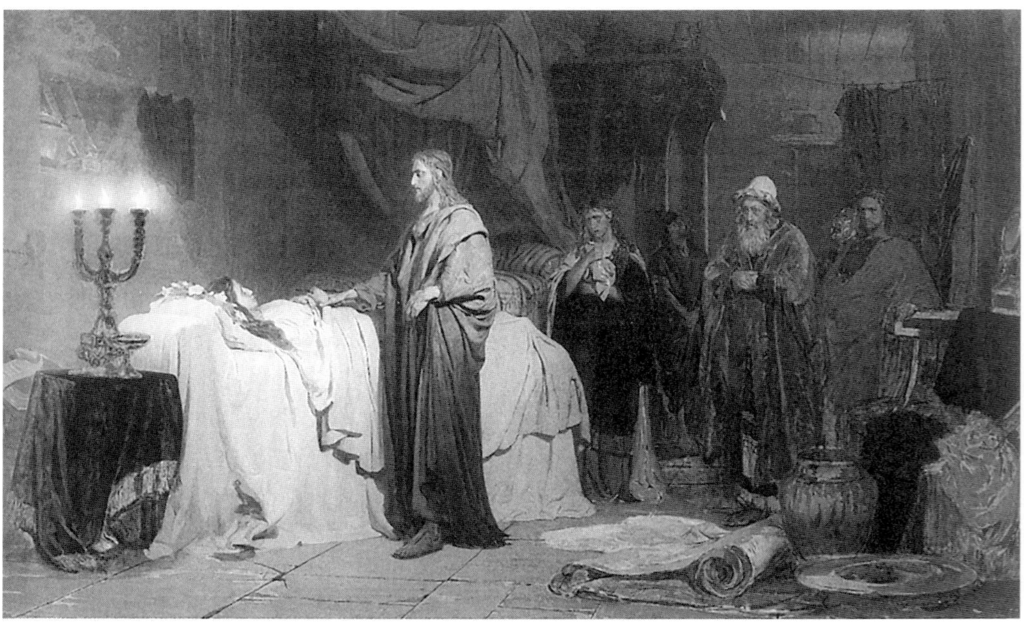

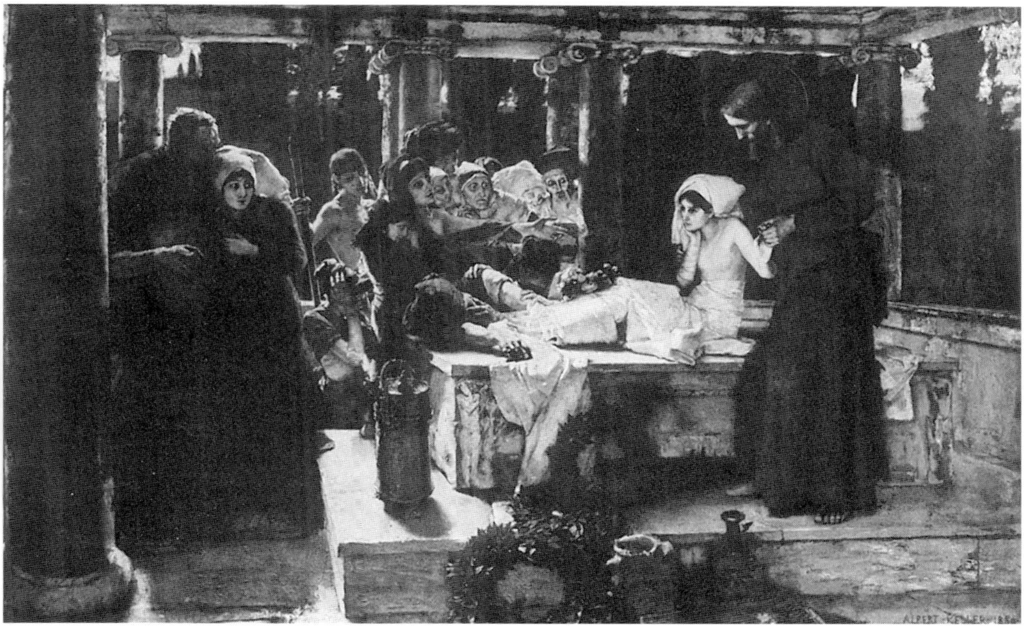

Albert von Keller, *Auferweckung der Tochter Jairi (Auferweckung einer Toten),* 1885. Öl/Lwd., 213 × 353,5 cm, München, Bayerische Staatsgemäldesammlungen, Neue Pinakothek

Das 1885 entstandene Bild *Auferweckung der Tochter Jairi* des Münchener Malers Albert von Keller hat ein ähnlich monumentales Format wie Repins Gemälde; es ist nur unwesentlich kleiner. Im Unterschied zu Repin und in Abweichung vom biblischen Bericht hat Keller das Ereignis ins Freie verlegt; es spielt sich in einem von einer Pergola mit ionischer Doppelsäulenstellung umsäumten Hof ab. Keller führt die Szene wie den Höhepunkt eines Bühnenbildes vor. Mit routiniertem Blick für den theatralischen Effekt hat er die Handlung in eine ruhige und eine aufgeregte Zone geschieden. Die Tochter des Jairus ist auf einem sarkophagartigen steinernen Katafalk aufgebahrt, der auf einer Estrade steht. Jesus ist seitlich von hinten an das Mädchen herangetreten, das unter seiner Führung soeben ins Leben zurückkehrt. Ruhig steht er neben ihm, hält es mit der Linken und stützt es mit dem rechten Arm, den er auf die Schulter des Mädchens legt. Unter seiner Berührung hat es sich aufgesetzt und schaut, ein zierliches, halberwachsenes Kind, den Kopf in die Hand gelegt, aus großen dunklen Augen vor sich. Noch ist es nicht mit ganzem Bewußsein in diese Welt zurückgekommen. »Man sieht förmlich die verschiedenartigsten Empfindungen über das Gesicht des jungen, wieder ins Leben zurückgerufenen Mädchens huschen«, beschreibt Hans Rosenhagen, Kellers erster Biograph, das Bild: »Wo war sie und wo ist sie jetzt? Was ist mit ihr vorgegangen? Hat sie geschlafen, geträumt? Warum starren die Menschen in halbem Grauen sie so an? Was haben die Tränen in einigen Augen, was hat das Rauchwerk im Gemach, was dieses seltsame Lager, der Blumenschmuck zu bedeuten? Ihre Seele weilt noch in dem dunklen Lande. Sie ist noch gar nicht bei sich selbst angelangt, sieht noch nicht die Leinentücher, in die man ihren Körper gewickelt, fühlt noch nicht, wie diese gleichsam von selbst von ihrem Leibe herabfallen und ihn fremden Blicken preisgeben, hat keine Ahnung davon, daß ein fremder Mann neben ihr steht, sie beim Aufrichten stützt und ihre Hand in der seinen hält.«[3] Die zarten Formen des nackten Oberkörpers sind die eines Mädchens auf der Mitte des Weges vom Kind zur Frau. Auch dieses Übergangsstadium im Geschlechtlichen hat ja etwas mit dem Erwachen zu tun; das ist für den evangelischen Erweckungsbericht wohl nicht ohne Belang. Der gestischen Stille des Vorgangs, der sich zwischen den beiden, der Erweckten und ihrem Erwecker, vollzieht, ist die heftige Gebärdensprache der Volksmenge gegenübergestellt, die, zwischen ängstlichem Zurückweichen und neugieriger Anteilnahme hin und her gerissen, den Chor mimt. »Mit voller Überlegung hat der Maler darauf verzichtet«, meint Rosenhagen, »die Eltern des Mädchens kenntlich zu machen. Vielleicht hat man sie in dem Alten mit der Amphora im Arm und dem jungen, erschreckt sich an ihn schmiegenden Weibe zu sehen, in deren Mienen Furcht, Entsetzen und Zweifel miteinander kämpfen; aber es ist nicht wahrscheinlich. Man würde in den Gesichtern dieser Eltern auch Freude lesen, eine Freude, die darzustellen kein Mensch fähig wäre.«[4]

Albert von Keller, *Auferweckung (Beschwörende Geste),* um 1882. Öl/Lwd., 48,5 × 67,5 cm, früherer Standort: München, Sammlung der Secession

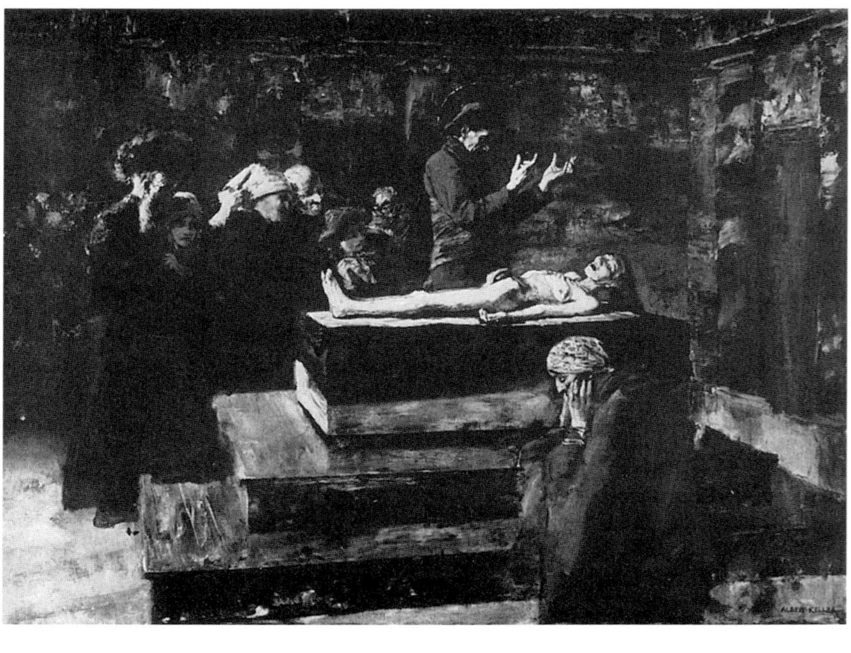

Nicht nur der Künstler selbst, auch seine Zeitgenossen betrachteten das Gemälde als Kellers Hauptwerk. Heute als typisches Beispiel wilhelminischer Salonkunst in die Tiefen des Depots versenkt, galt es zur Zeit seiner Entstehung als Meisterwerk der Moderne. Rosenhagen überschlägt sich geradezu vor Begeisterung: »Die ›Auferweckung einer Toten‹, die jetzt zu den Glanzstücken der Münchner Pinakothek gehört und in der Malerei des neunzehnten Jahrhunderts als eine ganz einzige Leistung erscheint, denn die Kunst keines anderen Kulturlandes hat aus dieser Zeit auch nur Ähnliches aufzuweisen, läßt als ein echtes Kunstwerk nicht die Mühen und Sorgen ahnen, die sie ihren Schöpfer gekostet.«[5] 1886 wurde das Gemälde in der Berliner Jubiläumsausstellung gezeigt und mit der Kleinen Goldmedaille ausgezeichnet;[6] eine Goldmedaille hier wie dort, für Keller wie für Repin. Doch ist die endgültige Gemälde-Fassung, die Keller dem Publikum präsentierte, entstehungsgeschichtlich weit weniger interessant als alle Vorstudien dazu. Keller hat sich mit keinem anderen seiner Werke so viel vorbereitende Mühe gemacht wie mit diesem. Die erste Skizze aus dem Jahre 1877 ist noch von den Venezianern der Hochrenaissance, von Tizian, Veronese, Tintoretto beeinflußt.[7] Dann wechselt unversehens das Konzept. Eine der ersten darauf folgenden kleinen Ölstudien zeigt das Innere eines kastenartigen, düsteren Innenraums mit niedriger Decke. Im Hintergrund ist entlang der Wand eine Zuschauermenge zu ahnen Von links her erhellt ein scharfes Seitenlicht den Raum. Sein Strahl hebt einen niedrigen Tisch aus der Umgebung heraus, auf dem, wie auf einem Operationstisch, eine Frauenleiche liegt, deren abgezehrte und eingefallene Gesichtszüge in der Leichenstarre zu einem gespenstischen Grinsen verzerrt sind. Vor ihr steht im grell herausgehobenen Licht-Schattenprofil die aufgerichtete Gestalt Jesu, der die Tote, beide Hände erhoben, mit magischer Geste beschwört, sich aufzurichten, als wolle er sie an unsichtbaren Fäden in die Höhe ziehen. Eine weitere, etwas größere Farbstudie, wie die meisten anderen auch um 1882 entstanden, ist kompositorisch ausführlicher dargestellt. Inmitten eines von hohen Steinmauern eingefaßten Innenhofes steht ein dreistufiger steinerner Katafalk. Die Auflagefläche des sargartigen Lagers ist mit einem schwarzen Tuch überspannt. Darauf liegt lang hingestreckt eine ausgemergelte weibliche Leiche. Hinter dem Katafalk ihr zur Seite steht, unüblich scharlachrot gewandet, Jesus, der Magier. Mit gesenktem Haupt blickt er ihr ins Gesicht, und mit zwingender Handbewegung sucht er sie in die Aufrechte zu locken. Mit knarzendem Röcheln hebt der Leichnam seinen Kopf. Die ringsum Anwesenden nehmen das mit einer Mischung aus Ehrfurcht und Grauen wahr.

Das war die Szene, die Keller am liebsten in seinem Gemälde dargestellt hätte, Jesus als Hypnotiseur, die Auferweckung einer Toten durch die Kraft der Suggestion. Die zahlreichen Vorstudien bezeugen, wie intensiv er mit dem Sujet gerungen hat. Es wäre zweifellos eine hochinteressante Endfassung dabei herausgekommen. Doch wurde er sich im Laufe der Vorstudien darüber klar, daß er das seinem gründerzeitlichen Publikum nicht zumuten konnte, ohne daß sein Ruf als Weltmann, Salonlöwe und regionaler Malerfürst darunter gelitten hätte. So entschloß er sich auf Anraten seiner Frau zu der gefeierten Monumentalversion, die von der Neuen Pinakothek erworben wurde.[8]

Um die Auferweckung einer Toten möglichst drastisch darzustellen und zugleich so, daß die Rückkehr vom Tode in das zurückgegebene Leben – wie Keller das in seinen schließlich verworfenen Fassungen vorhatte – in ihren allerersten Erkennungsmerkmalen in den Zügen der Erweckten möglichst glaubhaft wird, hat Keller eingehende Studien an weiblichen Leichen gemacht. Rosenberg teilt dazu mit: »Die Liebenswürdigkeit des verstorbenen Professors Dr. Rüdinger hatte Keller die Anatomie während der akademischen Ferien geöffnet, so daß er ungestört dort malen konnte.« Und dann folgt ein Satz, der unsere besondere Aufmerksamkeit verdient: »Vor den Leichen auf natürliche Weise gestorbener Mädchen und Frauen machte er die Bemerkung, daß bei intensiver Betrachtung ihre Gesichter einen so rührend schmerzlichen, durch das Leiden veredelten und fast sympathischen Ausdruck annehmen, der sogar ein weltüberlegenes Glück durchschimmern läßt, daß er manchmal nur mit dem wunderbaren Ausdruck eines bis zur Ekstase liebenden Weibes zu vergleichen ist.«[9] Der Tod und das Mädchen – ein Orgasmus. Das ist zweifellos ein Initialimpuls, der Keller dazu bewogen hat, sich des Themas anzunehmen. Diesen besonderen Gesichtsausdruck des durch Leiden veredelten überirdischen Glücks, den Keller auf den Gesichtern der weiblichen Leichen bemerkte, fand er auch im Mienenspiel von Somnam-

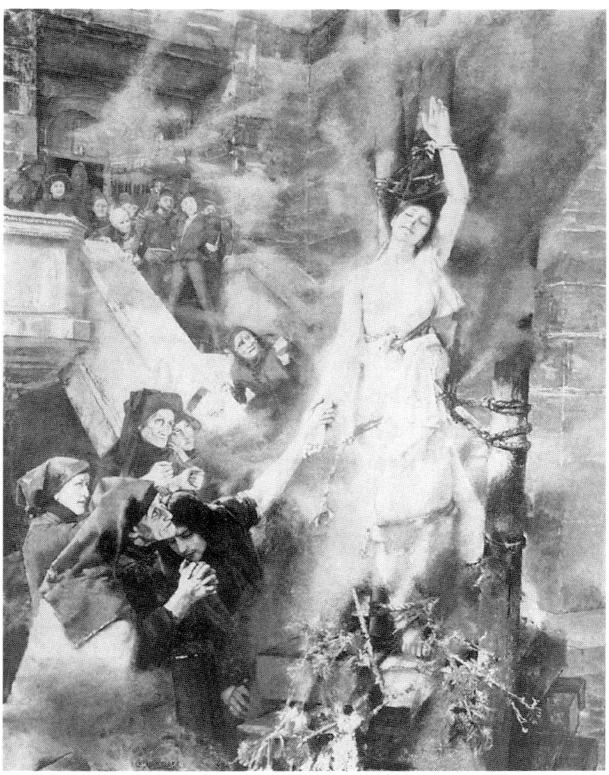

Albert von Keller, *Hexenschlaf (Hexenverbrennung)*, 1888. Öl/Lwd., 236 × 188 cm, verschollen

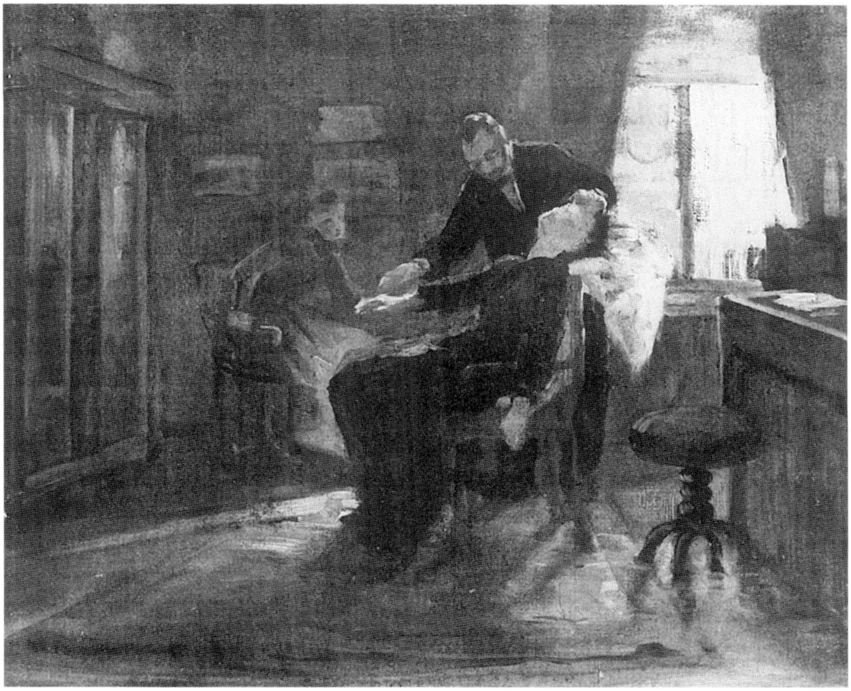

Albert von Keller, *Hypnose bei Schrenck-Notzing,* undatiert. Öl/Lwd., auf Karton gezogen, 38 × 45,5 cm, Zürich, Nachlaß Keller

bulen. Somnambulismus und Tod bzw. die Überwindung des Todes durch Somnambulismus ist das, was Keller auch in anderen Vorwürfen darzustellen versucht hat, so in dem Gemälde *Hexenschlaf* von 1888. Eine Hexe, der das Feuer nichts anhaben kann, ist mit ebendiesem somnambulen Gesichtsausdruck auf einem brennenden Scheiterhaufen dargestellt. Weiter gehörte dazu *Die glückliche Schwester* von 1893,[10] eine von ihren Mitschwestern in großen weißen Nonnenhauben im Flackerlicht der Kerzen wegen ihres jenseitigen Lächelns auf dem Totenbett bestaunte und beneidete junge Klosterfrau.

Keller war mit dem Psychiater Albert Freiherr von Schrenck-Notzing (1862–1929) eng befreundet. Der Münchener Arzt gehörte damals zu den weltweit bekannten Koryphäen des experimentellen Spiritismus. Gemeinsam mit dem Philosophen Carl du Prel (1831–1899) nahm er an spiritistischen Séancen teil, die er auch selbst veranstaltete, im Bestreben, dem Spiritismus ein wissenschaftliches Fundament zu verschaffen. Alle drei, Schrenck-Notzing, du Prel und Keller, gehörten 1886 zu den Gründungsmitgliedern der ›Psychologischen Gesellschaft‹ in München, die sich besonders jener Phänomene annahm. Keller nahm an manchen von Schrenck-Notzing durchgeführten hypnotischen Versuchen und spiritistischen Sitzungen teil. Was ihn dabei vor allem fesselte, waren der Gesichtsausdruck und das Mienenspiel der Somnambulen. Einige Arbeiten Kellers geben über diese Hintergründe Aus-

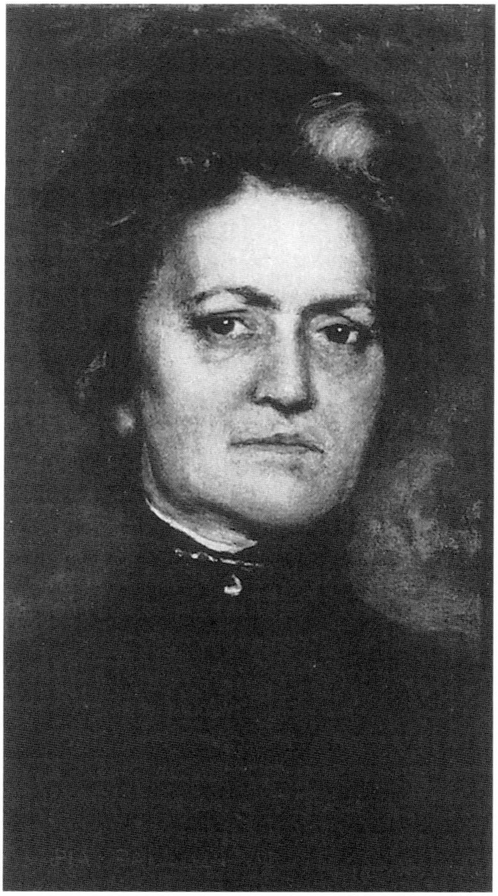

Albert von Keller,
Bildnis Eusapia Palladino, 1900.
Öl/Karton, 40,4 × 23,7 cm,
Zürich, Nachlaß Keller

kunft, so *Hypnose bei Schrenck-Notzing,* das Porträt *Carl du Prel* von 1889,[11] das Gemälde *Spiritistischer Apport* von 1887, das ein weibliches Medium bei einer Tischlevitation zeigt,[12] schließlich das Bildnis des wohl berühmtesten weiblichen Mediums der Epoche, der Italienerin Eusapia Palladino.

Spiritistische Séancen mit Tischrücken, Klopfgeistern, magischen Entfesselungen, von Geisterhand bewegten Gegenständen und ganzen oder teilweisen Materialisationen waren seit Mitte der 1850er Jahre en vogue. Um die verschiedenen Erscheinungsweisen außerhalb der üblichen Wahrnehmungsgewohnheiten stattfindender psychischer Übertragungen auseinanderzuhalten, wurden wissenschaftlich klingende Termini technici eingeführt, so etwa ›Telepathie‹, zu deutsch etwa Fernempfinden, für die Fähigkeit zur Wahrnehmung und Voraussage räumlich wie zeitlich entfernter Ereignisse, ›Telekinese‹ für die Bewegung und den Transport materieller Gegenstände mittels immaterieller psychischer Kräfte, beispielsweise die Levitation von Tischen, sowie ›Teleplasma‹, eine von den Medien während der Séancen auf geheimnisvolle Weise hervorgebrachte Substanz, mittels der die herbeizitierten Geister flüchtig-sichtbare Gestalt annahmen. Wenn sich die Anwesenden während solch einer Séance auf Anweisung des Mediums, etwa beim Tischrücken, an den Händen faßten, um eine Kette zu schließen, so war das ein magnetischer ›Rapport‹, er setzte – gleich einem spiritistischen Transformator – die kinetischen Impulse in Gang. Wenn das Medium ein spiritistisches Phänomen hervorbrachte und zur Schau stellte, so war das ein ›Apport‹. Die Teilnehmer der spiritistischen Sitzungen, insbesondere die Organisatoren, die der Angelegenheit mit allerhand ausgeklügelten ›positivistischen‹ Überprüfungsmaßnahmen auf die Schliche zu kommen suchten, waren in der Mehrheit Männer, die Medien selber mit wenigen Ausnahmen Frauen, eine symptomatische Aufteilung der Geschlechterrollen.[13] Die Bewegung nahm interessanterweise ihren Anfang in den Vereinigten Staaten mit dem sogenannten Spuk von Haydesville am Abend des 31. März 1848, bei dem vor allem Klopf- und Poltergeister ihr Unwesen trieben.[14] Ihm auf dem Fuße folgte der Spuk im Hause des Predigers Dr. Phelps in Stratford, Ontario, bei dem sich nebst telekinetischen zum ersten Mal auch teleplasmatische Erscheinungen manifestierten. »Es begann, wie in Haydesville, mit Klopfen und Bewegungen. Außerdem wurden verschiedene Gegenstände in geheimnisvoller Weise in den Stuben umhergeworfen, und selbst als man die Türen abschloß, hinderte dieses die Gegenstände nicht, sich auf eigene Hand zu tummeln. Man sah, wie ein Stuhl sich von der Diele hob und fünf bis sechsmal mit einer solchen Wucht hinabfiel, daß das ganze Haus erzitterte und selbst die Nachbarn es spürten. Ein großer Metallarmleuchter, der auf einem Kamine stand, wurde von einer unsichtbaren Kraft auf den Fußboden gesetzt und solange gegen denselben geschlagen, bis er zerbrach In einem der Zimmer zeigten sich Gestalten, aus Kleidern gemacht, die im Hause gesammelt waren; dieselben waren so ausgestopft, daß sie Menschen ähnlich sahen. Am häufigsten knüpften diese Ereignisse sich an die Person des jungen, elf Jahre alten Harry Phelps. Er wurde auf verschiedenste Weise von dem Spuk geplagt.«[15]

Die neue Lehre vom Reich der Geister gewissermaßen hinter den eigenen Wänden zu Hause verbreitete sich in Windeseile über ganz Nordamerika, kam von dort nach England und gelangte von hier aus nach dem übrigen Europa. In England kam auch das Tischrücken auf, und von hier aus, dem klassischen Land des Gespensterspuks, gewann die Geisterseherei nach den spezifischen Methoden des 19. Jahrhunderts ihre geradezu epidemische Ausbreitung. In Deutschland war es der Astrophysiker Friedrich Zöllner, der mit Hilfe des Entfesselungskünstlers Slade, der später als Betrüger entlarvt wurde, in Leipzig in den 1870er Jahren mediumistische Versuche durchführte, um der vierten Dimension auf die Spur zu kommen.[16] Durch Männer wie Zöllner, du Prel und Schrenck-Notzing bekam der Spiritismus sowohl in der Vorgehensweise wie auch in der Wortwahl seinen seriös anmutenden, gelehrten Touch. Unendlich lange Sitzungsprotokolle wurden angefertigt, die sich, wiedergelesen, als seien es ihre eigenen Parodien, als eine unnachahmliche Mischung aus slapstickartiger Komik und Langeweile herausstellen. Das eigentlich Erstaunliche ist, daß die Geister, die sich da per Klopfzeichen oder Teleplasma aus dem Jenseits meldeten, ob es sich nun um die Seelen kurz zuvor verstorbener Anverwandter oder berühmter Persönlichkeiten aus der

Weltgeschichte handelte, nach ihrem Befinden auf der anderen Daseinsseite befragt, die albernsten Platitüden von sich gaben. Seinen Apologeten fand der Spiritismus in Allan Kardec. Mit seinem bereits 1857 erschienenen *Livre des Esprits,* dem *Buch der Geister,* dem bald darauf das *Buch der Medien* folgte, bereitete er ihm die weltanschauliche Basis.[17]

Der Geisterglaube ist so alt wie die Menschheit. Die speziell spiritistische Fassung, in der aus dem inneren Widerstreit zwischen metaphysischem Bedürfnis und der rationalistischen Skepsis das spiritistische Experiment hervorgeht, das dem Übersinnlichen mit quasi-naturwissenschaftlichen Mitteln beizukommen beabsichtigt, wurzelt im Zeitalter der Aufklärung. Cagliostro machte die europäische Gesellschaft unsicher. Goethe hat dessen Familie auf seiner Italienreise in Sizilien aufgesucht. In seinem Lustspiel *Der Großkophta* macht er sich über den Scharlatan und die Leichtgläubigkeit der Gesellschaft, die auf ihn hereinfällt, lustig. Der Graf von Saint-Germain, Prophet und Gegenspieler der Französischen Revolution, geisterte durch die Gespräche in den Salons. »Ganz Europa war zu dieser Zeit von einer hysterischen Sucht nach okkulten Erlebnissen ergriffen. 1792 trat Joanna Southcott auf und behauptete, prophetische Gaben und übernatürliche Kräfte zu besitzen. Lavater war ein Anhänger Cagliostros und Mesmers und suchte noch in fortgeschrittenem Alter nach den Spuren des heiligen Johannes, von dem er glaubte, daß er noch lebe und in Deutschland umginge. Der Maler Loutherbourg fühlte sich gleichfalls in seinen letzten Lebensjahren unwiderstehlich zu Mesmers tierischem Magnetismus hingezogen. Richard Cosway dilettierte in der Magie und den okkulten Künsten. Füßli selbst war nicht ganz immun gegen dieses Fieber. Er verfaßte sogar einige Beiträge zum ›Conjurer's Magazine‹, der Zaubererzeitschrift, die 1791 zu erscheinen begann.«[18]

Rationalismus und Okkultismus, Vernunft und Magie, Logik und Paralogie wohnen im Haus des Menschen ganz nah beieinander, sie sind Geschwister mit derart präzis einander entgegengesetzten Eigenschaften, daß sie sich gegenseitig wie das Konkav- und das Konvexbild ein und desselben Wirklichkeitszusammenhangs ergänzen. Sie schließen einander keineswegs aus. Wer glaubt, daß er als Rationalist davor gefeit sei, beweist nur, daß er sich selbst nicht kennt, weil er sich den Zugang zu seinen eigenen Ressourcen, die in die Tiefen der geistigen und seelischen Herkunft der Menschenwirklichkeit führen, mit Werg verstopft hat. Somit gehört der Geisterglaube in seiner spezifischen spiritistischen Ausprägung zum Rationalismus und zum Positivismus wie der Schatten zur Figur. Je klarer uns die Ratio ihr stolzes Profil weist – Frau Königin, Ihr seid die Schönste hier –, desto präziser fällt auch die Umrißgestalt ihres Schattens aus.

1786 schrieb Friedrich Schiller seinen unvollendet gebliebenen Kriminalroman *Der Geisterseher,* ein Kabinettstück literarischer Kolportage.[19] 1891 wurde Wilhelm Bölsches zauberhaft stimmungsvoller Spreewaldroman *Die Mittagsgöttin* veröffentlicht,[20] in dem sich der Held der Geschichte in ein Mädchen verliebt, das seine Seele als Frau und seinen Geist als spiritistisches Medium verwirrt, bis sie endlich entlarvt wird. Zwischen den Erscheinungsdaten von Schillers *Geisterseher* und Bölsches *Mittagsgöttin* erstreckt sich das experimentell-spiritistische Zeitalter. Es ist verblüffend, wie die Tricks, Mittel und Werkzeuge, deren sich die Geisterbeschwörer und Medien bedienen, in beiden Romanen einander ähneln. Der Griff in die Trickkiste geht, wie auch beim Salonzauber, letztlich immer wieder auf die gleichen Grundmuster zurück. Sowohl in Schillers *Geisterseher* wie auch in Bölsches *Mittagsgöttin* finden die Séancen auf gräflichen Schlössern statt. Schiller zieht gekonnt alle Register des literarischen Überraschungseffekts bei der Schilderung der Geisterbeschwörung im gräflichen Hause, indem er den Scharlatan, einen Sizilianer, der die Projektion einer »menschlichen Gestalt im blutigen Hemde« vorführt, von einem geheimnisvollen Armenier, der ebenfalls der Sitzung beiwohnt, entlarven läßt. Die Mittel, deren sich der Sizilianer bedient, um die Geistererscheinungen zu bewerkstelligen, sind: die Herstellung eines Rapports – alle Beteiligten müssen sich an den Händen fassen, die beiden vom Geisterbeschwörer als die am skeptischsten eingeschätzten Teilnehmer zudem ihre gezogenen Schwerter in der Luft übereinanderkreuzen; durch solch magisches Brimborium werden sie daran gehindert, ihre Hände anders zu gebrauchen –, es sind weiterhin eine Zauberlaterne, eine Elektrisiermaschine und die Inbrandsetzung einer Masse, die einen dichten weißen Qualm erzeugt. Indem die von der Laterna magica hervorgebrachte Projektion der Geistergestalt auf den wallenden Rauchschleier gelenkt wird, beginnt sie sich anscheinend zu bewegen, als sei sie lebendig. Schiller, der an solchen Experimenten mit der Laterna magica offensichtlich seinen Spaß hatte, ist dazu vermutlich »mindestens mittelbar durch den Leipziger Geisterbeschwörer J. G. Schrepfer (ca. 1730–74) angeregt worden, der in Leipzig und Dresden in Sitzungen einer von ihm begründeten Freimaurerloge die Geister Verstorbener zitierte und sich dabei der Laterna magica bediente oder auch als Geister maskierte Personen auftreten ließ. Schrepfer projizierte die Geisterbilder auf eine Rauchwand, wodurch sie den unheimlichen Anschein von Leben und Bewegung gewannen und dennoch unkörperlich waren.«[21] Auch der Zauberer Philadelphus Philadelphia, ein Venezianer, den Schiller in seinem Gedicht *An Laura* mit dem kryptischen Vers ›Seelen fordert Philadelphia‹ verewigt hat, bediente sich der Zauberlaterne.[22] Das *Taschenbuch für Aufgeklärte und Nichtaufgeklärte* des Jahres 1791 druckte einen Kupferstich Daniel Chodowieckis ab, der zeigt, wie der Zauberer Philidor den Geist Friedrichs des Großen mittels Zauberlaterne und Rauch herbeizitiert.[23] Diese Methode des spiritistischen Diapositiv-Vortrags konnte sich natürlich nicht lange halten, denn es sprach sich herum, wie sie zustande kam. Nichtsdestoweniger zieht sich von nun an die Produktion von Geistererscheinungen mittels als Medien auftretender Personen durch das ganze 19. Jahrhundert bis zum Anfang des unsrigen hinein, und es wird für uns nun Zeit, uns eingehender mit jener sonderbaren Substanz zu befassen, der die Spiritisten den Namen ›Teleplasma‹ gegeben haben.[24] In der Malerei sind wir ihr schon begegnet, so in François Gérards und Ingres' *Ossian*-Gemälden von 1810 beziehungsweise 1813.[25] Insbesondere in Ingres' Ausführung wird die plasmatische Konsistenz jenes aus Wolkenschaum verdichteten Stoffes eindrucksvoll vor Augen geführt – unfarbig, teils durchscheinend, dicht, aber nicht fest, sondern in einem Aggregatzustand zwischen fest und gasförmig angesiedelt, ein Hydrogel, Resultat einer wäßrigen Spannung, gestaltbar, aber flüchtig, wie aus Seifenschaum und Eischnee gebacken. Das ist der Stoff, aus dem die Geister sind – eine ungreifbare Masse, das Plastilin der vierten Dimension. Die beiden *Ossian*-Bilder von Gérard und Ingres sind für die Präsentation der Erscheinungsform des Teleplasmas geradezu paradigmatisch. Handelt es sich doch in beiden Bildern um eine Zitation der verstorbenen Familienhelden und somit um eine romantisch-spiritistische Massen-Séance, wie sie in solch suggestiver Fülle später in der Malerei kaum wieder vorgekommen ist. Damit ist der Ursprung des Teleplasmas aus dem Imaginativen erwiesen. Das ist der Zwischenstoff, in dem sich für unsere Phantasie die Gespenster materialisieren; wer kennt diese Vorstellung nicht? Wer wäre nicht selbst von ihr befangen? In der Malerei spielt sie jedenfalls eine beträchtliche Rolle.

Um 1810/12 schuf Goethe seine berühmte Bleistiftzeichnung, die darstellt, wie der Erdgeist Faust erscheint. Das ist die Zitation einer gewaltigen, übermenschlichen, apollinisch-dionysischen Naturkraft mittels geistiger Projektion. Der Kopf des Erdgeistes sieht auf Goethes Zeichnung aus wie durch eine überdimensionale Zauberlaterne hervorgerufen. So ähnlich dürfte sich Goethe die Verwirklichung auf der Bühne wohl auch vorgestellt haben. Zu gleicher Zeit, 1812, malte Füßli sein Bild *Garrick und Mrs. Pritchard als Macbeth und Lady Macbeth* (Ft. 15). Beide Figuren sind gespensterhaft-durchsichtig mit weißgrüner Farbe auf den dunklen Hintergrund aufgetragen, als habe sich das Fluidum elektrischer Hochspannung einen Moment lang zu einer vor-

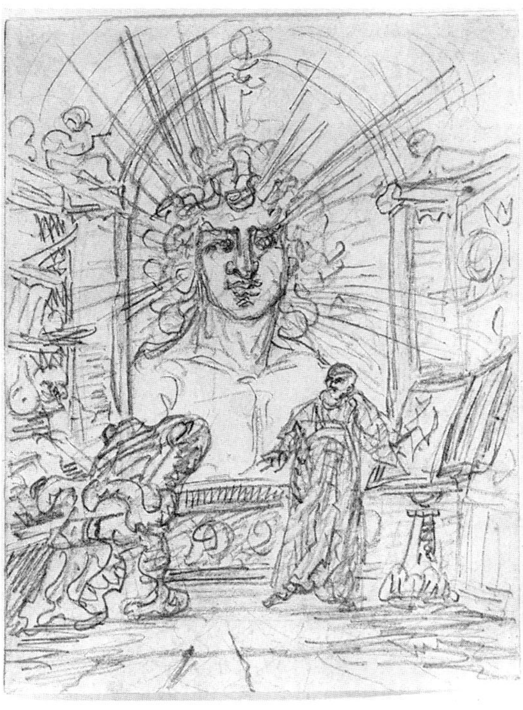

Johann Wolfgang Goethe, *Erscheinung des Erdgeistes,* 1810–12. Bleistiftzeichnung, 22 × 17,1 cm, Weimar, Stiftung Weimarer Klassik, Goethe-Nationalmuseum

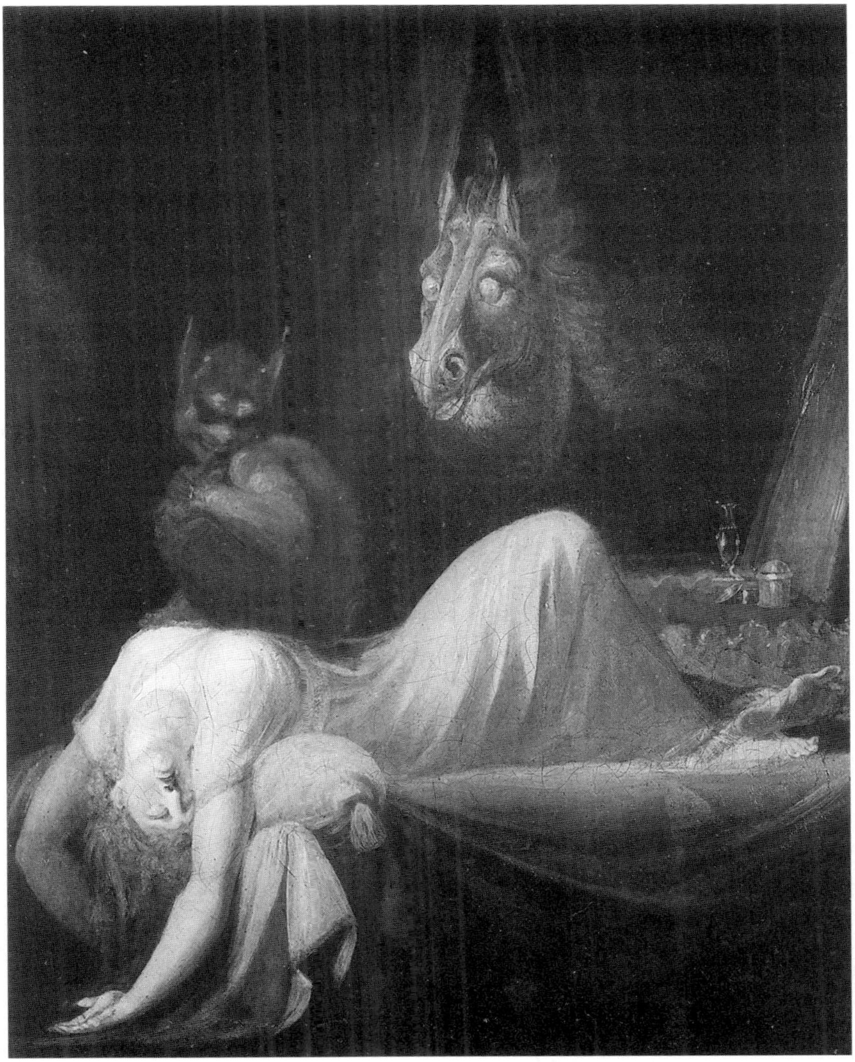

Johann Heinrich Füßli, *Der Nachtmahr (Inkubus),* 1781. Öl/Lwd., 75,5 × 64 cm, Frankfurt/M., Freies Deutsches Hochstift, Frankfurter Goethe-Museum

übergehenden anthropomorphen Substanz verdichtet, die sich gleich darauf in einer Entladung wieder auflösen wird – Semikörperlichkeit, Teleplasma.[26] Bereits 1781 ist Füßlis berühmte zweite Fassung seines Gemäldes *Der Nachtmahr* entstanden.[27] Ein grinsender, feister kleiner Inkubus kauert schwer lastend auf der Brust einer jungen Frau im weißen Nachthemd, die, von todesähnlich schwerem Traumschlaf umfangen, mit über die Bettkante nach unten gesenktem Kopf und hinten überhängenden Armen schweratmend unter dem Alpdruck auf ihrem Bett liegt. Von hinten her wiehert mit großen blinden Augen ein Pferdekopf durch den Spalt des Vorhangs, aus ebenjener neblig-weißen Substanz beschaffen, aus dem auch das mondlichtdurchtränkte Nachthemd gewoben ist, ein textiler Dunst, in dem die Geister einige Augenblicke lang huschend Gestalt annehmen. Dieser Nebelstoff ist es, in dem sich beispielsweise der Erlkönig in Moritz von Schwinds gleichnamigen Gemälde verleiblicht,[28] wie überhaupt die Vorstellung von der nebelschleierhaften Erscheinungsweise der Haus- und Naturgeister in der Malerei mit den von der Lyrik gebotenen Bildern, von Goethes *Erlkönig* bis zu Mörickes *Geistern über dem Mummelsee,* übereinstimmt. Das geht so über das Jahrhundert fort.

Albert Maignan nutzt diese plastische Nebelmasse, die dazu geeignet ist, sich je nach Bedarf und augenblicklichem Inkarnationsgrad zu verdichten oder zu verdünnen, dazu, in seinem Gemälde von 1892 zu erzählen, wie die von dem Bildhauer Jean-Baptiste Carpeaux geschaffenen Bildwerke im Moment seines Sterbens lebendig werden und eine der weiblichen Skulpturen ihm den Kuß für den Weg ins Jenseits auf die Stirn drückt, ein Pygmalion-Effekt, der den Statuen die Kraft zur Hervorbringung eines eigenen Äther- und Astralleibs unterstellt. Es ist schwer, solche Bilder zu beschreiben, ohne ins Lächerliche abzugleiten. Dem Kritiker Charles Yriarte ist das mit einer Besprechung im *Figaro* 1892 geglückt: »Herr Albert Maignan, ein Be-

Albert Maignan, *La Mort de Carpeaux,* 1892. Skizze, Öl/Lwd., 42 × 52 cm, Amiens, Musée de Picardie

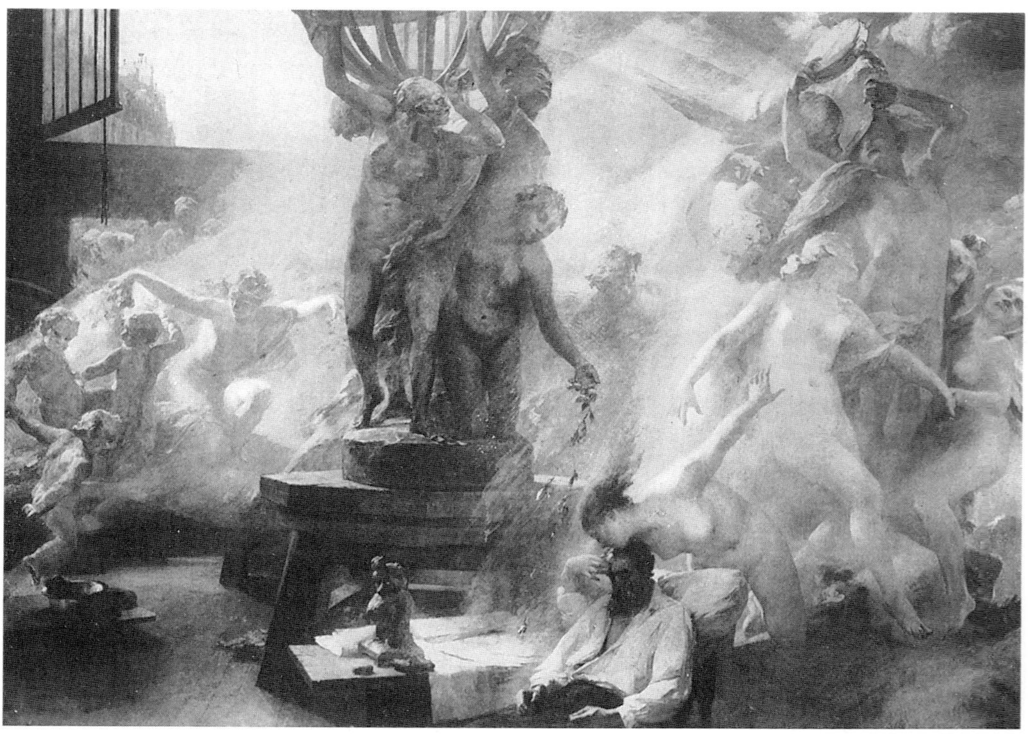

wunderer der machtvollen Persönlichkeit des Bildhauers Carpeaux, stellt uns in einem allegorischen Bilde die letzten Augenblicke des Künstlers vor. Von einer Lähmung ereilt, ganz allein in seinem Atelier, kämpft Carpeaux mit dem Tode. Eins nach dem anderen beleben sich indessen die Gipsmodelle seiner großen plastischen Kompositionen und beginnen, erregten Korybanten gleich, um die sonst das Parterre des Luxembourg schmückenden Gestalten der die Weltkugel tragenden vier Weltteile zu kreisen, und die Tänzerinnen aus der berühmten Gruppe in der Oper tänzeln nun leichtfüßig auf dem Boden des Ateliers. Im Vordergrund, an einem Tische hingesunken, auf welchem er noch soeben versucht hat, eine letzte Zeichnung zu vollenden, stirbt Carpeaux; eben ist der Bleistift seiner Hand entfallen, und in dem Moment, da seine Augen sich auf ewig schließen, beugt sich eine der Musen, die er dem Marmor entrissen und denen er Leben gegeben hat, über den Sterbenden, die Stirn zu küssen, der so viele Meisterwerke entsprangen.«[29] Jean-Joseph-Benjamin Constant kehrte 1898 mit seinen Deckenausmalungen in der Pariser Opéra Comique ganz in die mondscheingezeugte Nebelwolkengeisterwelt Ossians zurück. Harfen ragen auf, und die marmorweißen Helden- und Engelsgestalten, die in den Nachtraum hineinwabern, sehen aus wie Puderzuckerwolken, die im Magnesiumlicht plastische Gestalt annehmen.[30]

Dieser aus der Malerei überlieferten, nebelhaft-weißgrauen Astralsubstanz bedienten sich die Medien, indem sie auf den spiritistischen Sitzungen ein Plasma auswürgten, in welchem sich die Geister der Verstorbenen allen Teilnehmern sichtbar manifestieren sollten. Das Teleplasma war das geheimnisvolle Gestaltungsmittel solcher Vorführungen der momentanen Rückkehr aus der vierten Dimension in die dritte. Dazu bedienten sich die Medien aller möglichen Mittel und Materialien. In den 1880er Jahren kamen die Geisterphotographien auf, die den Laien den anscheinend authentischen Beweis lieferten, daß sich die Geister in der Erscheinungsweise ihrer halbdurchsichtigen Feinstofflichkeit auf die Platte bannen ließen. Gegenüber der Technik des Übereinanderbelichtens war man damals noch gutgläubig naiv. Die eigentliche Merkwürdigkeit ist die, daß auch die Gelehrten davon überzeugt waren, die aus der vierten Dimension herbeizitierten Geister könnten den Wirklichkeitsbeweis ihrer Existentialität antreten, indem sie auf einer mit Brom-, Jod- oder Chlorsilber beschichteten Photoplatte eine chemische Reaktion hervorzurufen imstande seien. Das Stichwort für die Erfaßbarkeit von Erscheinungen aus der Geisterwelt und mithin einer immateriellen Sphäre hieß im Zeitalter des positivistischen Materialismus ›Materialisation‹. Die Suche nach den möglichen Methoden zur Materialisierung des Immateriellen, die Verstofflichung des Spirituellen (nicht umgekehrt), das war der Reiz all jener spiritistischen Experimente und Versuchsanordnungen. Der Aporie, die dieser Konstellation zugrunde liegt, wurde man sich offenbar nicht bewußt. Die meisten Materialisationen wurden mehr oder weniger bald als Pseudomaterialisationen entlarvt. Eine solche sei hier ausführlich zitiert: »Auf einer von Professor Crookes in einer der letzten Sitzungen bei elektrischem Licht aufgenommenen Photographie sieht man nur das Gesicht des angeblichen Geistes Katie King, während der Oberkörper des im Sessel schlafenden Mediums vollständig verdeckt ist. Es kann auf dem Sessel ein Bündel Kleider anstatt des Mediums – wahrscheinlich dessen Oberkleid – gelegen haben, während das Medium selber den Geist darstellte. Tatsächlich fiel den verschiedenen Sitzungsteilnehmern die überraschende Ähnlichkeit des materialisierten Geistes mit dem Medium auf. Varley, einer der schärfsten Beobachter bei den Sitzungen (...), schreibt u. a.: ›Katie glich sehr dem Medium, Miß Cook (...).‹ Mehrere andere Sitzungsteilnehmer bestätigten diese Beobachtung, wenn sie auch hinzufügten, der Geist sei bisweilen größer gewesen als das Medium. (...) Die Crookes'schen Sitzungen unterscheiden sich durchaus nicht von den allenthalben in Spiritistenkreisen üblichen Veranstaltungen. Gerade dieser Umstand veranlaßte die ›British Association of Spiritualists‹ in London zu einer Nachprüfung. Die Gesellschaft veranstaltete in den Jahren 1879 und 1880 mehrere Sitzungen mit Florence, die sich inzwischen mit Mr. Corner verheiratet hatte. In diesen Sitzungen erschien nicht mehr Katie King, sondern ein Geist, der sich Mary nannte. Da einigen Teilnehmern das ganze Gebaren des Mediums und seines Geistes nicht geheuer schien, so verabredeten sie eine scharfe Kontrolle. In der Sitzung vom 9. Januar 1880 sprangen sie plötzlich auf, packten den ›Geist‹ Mary und stellten fest, daß es die nur mit weißem Flanellunterzeug bekleidete Mrs. Corner geb. Cook selber war. Die Oberbekleidung lag malerisch drapiert im Dunkelkabinett auf dem Sessel des Mediums. Die Ähnlichkeit dieser Situation mit dem von Crookes aufgenommenen Bilde ist so frappant, daß kaum noch Zweifel über die Qualitäten dieses Mediums aufkommen konnten.«[31] Peinlich! Peinlich! Auch das hat seine versetzte Erotik. Die Frau in Weiß als Beute der Jäger, eine Betrügerin in Unterwäsche, Flanell und Tüll, das waren die Textilien, mit deren Hilfe die Medien die Leichenteile der Geister Verstorbener, aus allen möglichen versteckten Öffnungen hervorgeholt, in den Raum hinein produzierten, wabernder Zellstoff vor den Augen betörter Wahrheitssucher, reziproker Positivismus.

Ein Wort noch zur Photographie. Als Reproduktionstechnik unterscheidet sie sich von dem mit scharfen Graten definitorisch gestaltumreißenden Kupferstich des 18. Jahrhunderts durch ihre Wolkigkeit. Der Authentizitätseindruck der Photographie beruht nicht auf dem Umriß, sondern auf den Helldunkelnuancierungen, die das einfallende Licht je nach Stärke auf der beschichteten Platte hinterläßt. Infolgedessen hat die Photographie zu all der nebulösen Geschmeidigkeit der Gaze-Stoffe als Mittel zur scheinbaren Reproduktion einer jenseitigen in eine diesseitige Materialität ein direktes Verhältnis. Eine jenseitige Materialität setzte die Denkweise der Spiritisten unterderhand voraus. Der Kupferstich sorgt für Klarheit, denn der Umriß liefert die Definition des abgebildeten Gegenstands. Die Photographie hingegen legt Zeugnis ab, denn das Licht kann sich nicht irren, es liefert die Wahrheit. Daß diese Wahrheit manipuliert werden kann, steht auf einem anderen Blatt. Die Faszination der Zeitgenossen gegenüber der Photographie war damals noch zu groß, um das zu durchschauen.

Die Zitation der Geister Verstorbener in das Diesseits abgedunkelter bürgerlicher Wohnzimmer mit Hintertüren ist eine pervers depravierte Abart der

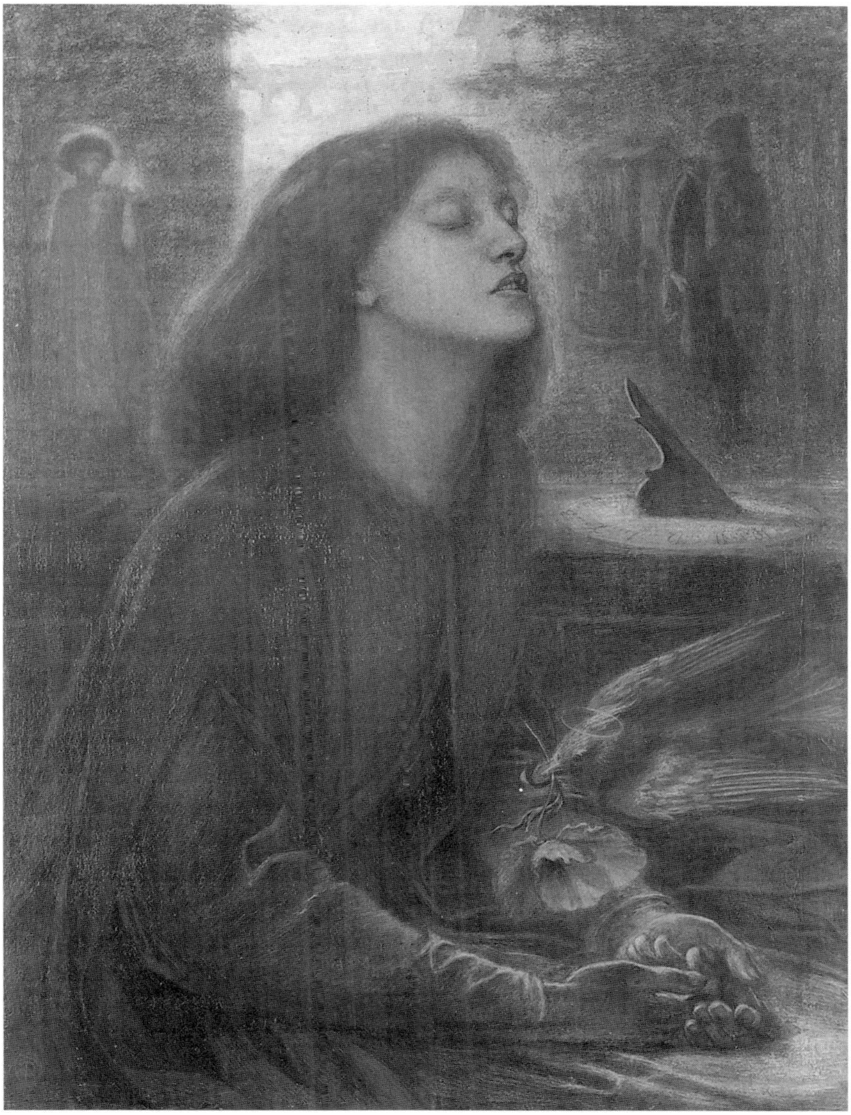

Dante Gabriel Rossetti, *Beata Beatrix,* 1864–70. Öl/Lwd., 86 × 66 cm, London, Tate Gallery

Epiphanie. Etwas sollte zur Erscheinung gebracht werden. Die prismatische Brechung altüberlieferter Glaubensvorstellungen und religiöser Meditationstechniken ins Abartige bildet dazu den weltanschaulichen Hintergrund. Die Apparation der Geister aus der Anderwelt erscheint als eine Lichtverdichtung, die, noch nicht weiter in Materie verfestigt, im Zustand der Lumineszenz verharrt. Daß eine der Haupttriebkräfte die Sehnsucht nach einem Wiedersehen mit geliebten Verstorbenen war, belegt Dante Gabriel Rossettis Gemälde *Beata Beatrix* von 1864–70. Das Bild, in Erinnerung an seine 1862 verstorbene Frau Elisabeth Siddal geschaffen, zeigt die Beatrice aus Dantes *Vita nuova* auf der Schwelle zwischen den verschiedenen Daseinszuständen, dem Diesseits und dem Jenseits, in tödlicher Trance befangen. Ein Vogel als Todesbote läßt ihr eine weiße Malvenblüte in den Schoß fallen. Eine Sonnenuhr rechts im Mittelgrund wirft ihren Schatten auf die zwölfte Stunde. Die Haltung und der Gesichtsausdruck der Somnambulen sind ganz die eines spiritistischen Mediums im Zustand der Katalepsie.

1876 schuf Gustave Moreau sein berühmtes Aquarell *L'Apparition (Die Erscheinung)* (Ft. 11).[32] Es stellt den Tanz der Salome mit raffiniertesten Mitteln einer magisch-erotischen Beschwörung dar, kraft der vor den Augen des thronenden Herodes das abgeschlagene Haupt Johannes' des Täufers inmitten einer strahlenden Gloriole in der Luft erscheint. Beider Köpfe, der der Salome wie der des Johannes, sind im strengen Profil gegeben, beider Blicke, Salomes von unten nach oben, der des Johannes leicht von oben nach unten gesenkt, treffen sich. Das Johanneshaupt ist eine aus diesem In-

Fernand Khnopff, *Nach Flaubert,* 1883. Öl/Papier, 85 × 85 cm, Brüssel, Privatbesitz

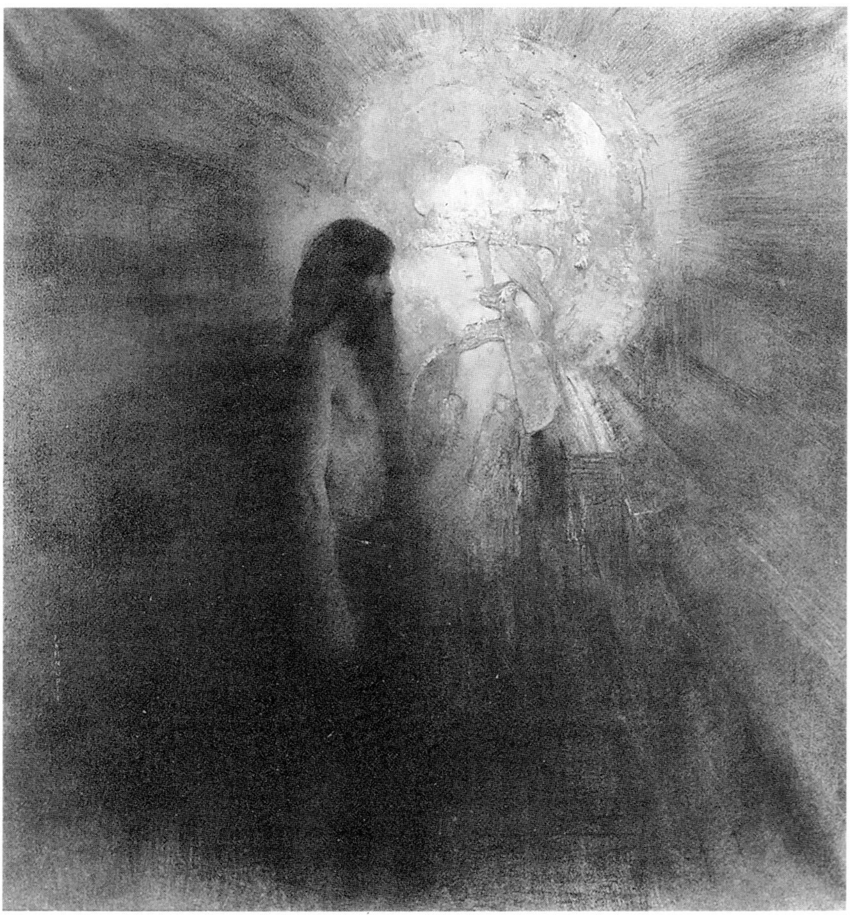

einandersenken der Blicke gezeugte Vision, eine visuelle Materialisation durch Beschwörung. Salome personifiziert hier den Archetyp des mit animalisch-magnetischer Willenskraft begabten Mediums. Die ganze Szene ist das Urbild einer spiritistischen Séance. Eine ähnliche Lichtverkörperung zeigt Fernand Khnopffs *Nach Flaubert* von 1883.[33] Hier sind die Geschlechterrollen vertauscht. Antonius, dem Eremiten in der Wüste, begegnet hier die Vision eines weißlich leuchtenden, behelmten weiblichen Kopfes, der, ähnlich wie der Johannes' des Täufers in Moreaus Aquarell, von einer strahlenden Aura umgeben ist. Bemerkenswert ist in beiden Fällen das Lampenhafte der Erscheinung. Wie sich bereits im galvanischen Vibrato der beiden Mördergestalten in Füßlis Macbeth-Szene von 1812 (Ft. 15) der Einfluß der Entdeckung der Elektrizität, des Gaslichts und des elektrischen Lichts bemerkbar macht, erweist sich das Motiv der spiritistischen Geistererscheinung in der bildenden Kunst des 19. Jahrhunderts unversehens und hinterrücks mit den wahrnehmungsbeeinflussenden Folgen ebenjenes technischen Fortschritts verbunden, wie sie bereits im Kapitel *Die Lampe* behandelt worden sind. Die Entdeckung und Nutzbarmachung lange Zeit wissenschaftlich weitgehend unbeachtet gebliebener Naturkräfte wie Gravitation, Chemismus und Elektrizität, die, in ihrer ruhenden Seinsweise der unmittelbaren Sinneswahrnehmung entzogen, erst durch provozierende Eingriffe zur wahrnehmbaren Reaktion gebracht werden können, beschäftigten die Zeitgenossen, die dem Wirkungsgeheimnis und seiner Ursache auf den Grund zu kommen suchten. Schon Schellings Naturphilosophie setzt sich mit jenen Kräften auseinander.[34] Magnetkraft, die imstande ist, Gegenstände über große Strecken hinweg zu bewegen, aneinander heranzuziehen und voneinander abzustoßen, ein Gleichnis für Sympathie und Antipathie, ist von sich aus unsichtbar und ungreifbar, ebenso die Elektrizität, die erst durch ihre Kraftentladungen mit den damit einhergehenden Lichterscheinungen und Geräuschen ins Sinnesleben des Menschen eintritt. Jene Energien, Grundantriebskräfte der industriellen Revolution, die zu so zahlreichen, die ganze äußere Welt im 19. Jahrhundert verändernden Erfindungen führten, schärften andererseits die Empfindlichkeit für die Wahrnehmung, daß es außerhalb des sinnlich Greifbaren starke Kräfte gebe, die mächtig umgestaltend in die Wahrnehmungswelt eingreifen können. Das hatte für das zeitgenössische Bewußtsein tiefgreifende Folgen. Es stellte sich heraus, daß die Lebenswelt, in der man sich zu Hause fühlt, von unsichtbaren Ausströmungen, Strahlungen und Fluida durchdrungen ist, die erst dann sichtbar ins Leben einwirken, wenn man sie mittels bestimmter technischer Handgriffe, Kniffe und Tricks herbeizitiert. Das Technische besetzt damit den Platz des Magischen. Die Entzündung des elektrischen Lichts mittels der Betätigung eines Schalters hat etwas von einer rationalisierten Geisterbeschwörung an sich. Trotz aller Gewöhnung hat sie den Ruch des Wunderbaren für den Laien bis heute nicht vollständig verloren. Die Erkenntnis, daß die sichtbare Welt der Dinge von einer unsichtbaren Welt der Strahlungen durchdrungen ist, wirkte sich einerseits auf die bildende Kunst vom Impressionismus bis zum Futurismus aus, von der Hell-in-Hell-Malerei bis zur expressionistischen Veranschaulichung von Strahlungsenergie als solcher im Bild,[35] andererseits wurde dadurch die Phantasie des Symbolismus in lebhafte Bewegung versetzt.

Der Spiritismus fühlte sich durch die Erkenntnis, daß es technisch möglich ist, unsichtbare Energien in die Sichtbarkeit zu holen, bestätigt, wobei er wohl der Verwechslung von Untersinnlichem mit Übersinnlichem aufsaß. Die Spiritisten nehmen dafür den Begriff des ›Astralen‹ in Anspruch, einen Terminus technicus, der für sehr viel Unterschiedliches herhalten mußte. Carl du Prel, der Freund Schrenck-Notzings und Albert von Kellers, benutzte ihn als Argument zur Begründung der Materialisation von Geistern, von der er überzeugt war: »Der irdische Leib ist nur eine der möglichen Darstellungsformen der Seele, und seine Unvollkommenheit liegt nicht an ihr, sondern an dem irdischen Material; das im Tode schwindende sinnliche Bewußtsein ist nur eine der möglichen Formen der Bewußtseinsfähigkeit, und seine Unvollkommenheit und Beschränkung liegt nicht im Wesen der Seele, sondern an ihrer Verbindung mit einem irdischen Organismus. Eine höhere Vollkommenheit des Vorstellens und Wirkens muß demnach eintreten, wenn die hemmenden Wirkungen dieser Leiblichkeit hinwegfallen (...). Die transzendentalen Funktionen, von den leiblich bedingten Funktionen qualitativ verschieden, können nicht als letztes Aufflackern des Lebens ausgelegt, sondern müssen als (...) Antizipation des künftigen Lebens angesehen werden. (...) Einer organisierenden Seele muß die Fähigkeit, sich in Leibesform darzustellen, auch nach dem Tode verbleiben. Diese Fähigkeit kann nicht beschränkt sein auf die einmalige Darstellung, die wir das irdische Leben nennen; dessen Darstellung muß vielmehr leichter eintreten bei der Verwendung feinerer Stoffe, und wenn sie nur von vorübergehender Dauer sind.« Die Seele im ätherischen oder Astralleibe »Gespenst« nennend, sagt du Prel: »Offenbar sind nun aber beide Arten von Wesen, Eiweiß-Geschöpfe und Gespenster, gleich unverständlich, und beide sind Produkte einer organisierten Seele. (...) Einen Organismus aus Eiweiß zu gestalten und sechzig Jahre lang organisiert durchzuhalten, muß schwieriger sein, als nur vorübergehend sich in einem feinen Stoff sichtbar zu machen; wer sich also über sein eigenes Dasein nicht weit mehr wundert, als über hundert Gespenster, der verrät damit nur Mangel an philosophischer Besinnung.«[36] Dem ›Gespenst‹ des nachtotlichen Astralleibs wird eine plastizierende Einwirkung auf die Materie zugebilligt. Teleplasma ist demzufolge transzendierendes Eiweiß. Das ist, um es auf den Widerspruchspunkt zu bringen, krasser spiritualistischer Materialismus.

In einem Gespräch über Satanismus zwischen Durtal und Des Hermies, ein intellektuelles Spiritisiererpaar in seitenverkehrtem Partnerschaftsverhältnis zu Flauberts Philistern *Bouvard und Pécuchet,* hat Joris-Karl Huysmans in seinem Roman *Tief unten* jene sonderbare Zeitstimmung anschaulich wiedergegeben. Durtal führt aus: »›Was gibt es jetzt Wahres in dieser angeblichen Macht, über die die gottesmörderischen Chemiker verfügen? Welchen Glauben kann man diesen Beschwörungen von Nachtgespenstern beimessen, die auf einen Befehl eine bezeichnete Person mit ätzenden Ölen und giftigem Blut töten? Alles das erscheint wohl unwahrscheinlich, ja in der Tat selbst ein wenig närrisch. Und doch, wenn man überlegt, findet man nicht heute unaufgeklärte und unter anderen Namen weiterlebende Mysterien wieder, welche man so lange der Leichtgläubigkeit des Mittelalters zuschrieb? In der Charité überträgt der Doktor Luys von einer hypnotisierten Frau auf eine andere Krankheiten. Inwiefern ist das weniger überraschend als die Künste der Goetie, als die von Hirten und Hexenmeistern geworfenen Lose? Ein Nachtgespenst, ein fliegender Geist ist in summa nicht außerordentlicher als eine Mikrobe, die aus der Ferne gekommen ist und auch vergiftet, ohne daß man daran zweifelt; die Atmosphäre kann ebensogut Geister als Bazillen mit sich führen. Es ist wohl sicher, daß sie, ohne sie zu verderben, Ausströmungen, Ausflüsse, die Elektrizität zum Beispiel oder die Fluida eines Magnetiseurs befördert, der an ein entferntes Subjekt einen Befehl schickt, ganz Paris zu durchqueren, um wieder mit ihm zusammenzutreffen. Die Wissenschaft gibt sich selbst nicht mehr damit ab, diese Erscheinungen zu untersuchen. Andererseits verjüngt der Doktor Brown-Séquard gebrechliche Greise und frischt Impotente mit Einspritzungen von Teilchen auf, die aus Kaninchen und indischen Schweinen destilliert sind. Wer weiß, ob diese Elixiere eines langen Lebens, ob diese Liebeszaubertränke, welche die Schwarzkünstlerinnen den erschöpften oder vom Nesselbinden betroffenen Leuten verkauften, nicht aus ähnlichen oder gleichen Substanzen zusammengesetzt waren? Man weiß doch, daß der menschliche Samen im Mittelalter fast immer bei der Verfeinerung dieser Mixturen verwendet wird. Hat dann der Doktor Brown-Séquard nicht nach wiederholten Erfahrungen jüngst die Vorzüge dieser einem Mann genommenen und einem anderen zugeführten Materie demonstriert?« Des Hermies repliziert: »›Nein, die vom Satanismus Aufgenommenen sind Mystiker eines unreinen Ordens, aber das sind Mystiker. Es ist sehr wahrscheinlich, daß jetzt ihre Aufschwünge gegen das Überböse mit rasenden Sinnesdrangsalen zusammenfallen, denn die Ausschweifung ist der Vorläufer des Satanismus. Die Medizin teilt diesen Hunger nach Schmutz wohl oder übel in die unbekannten Gebiete der Neurose ein; und sie kann es, denn niemand weiß genau, was diese Krankheit ist, daran die ganze Welt leidet; es ist wohl in der Tat sicher, daß die Narren in diesem Jahrhundert beim geringsten Anfall leichter zittern als einst. (…)‹ ›Welch bizarre Epoche!‹ begann Durtal wieder, indem er ihn begleitete. ›Gerade in dem Augenblick wo der Positivismus mit vollen Backen bläst, erwacht der Mystizismus, und die Narrheiten des Okkultismus beginnen.‹«[37] Damit ist das Problem fixiert; es ist ein Spiel auf Wechselseitigkeit. Positivismus und Okkultismus sind aufeinander bezogen, sie bedingen einander, sind aufeinander angewiesen und bringen einander hervor.

Huysmans stand u. a. mit dem Marquis Stanislaus de Guaita, einem mystischen Dichter und Schüler des berühmten Okkultisten Eliphas Levi, in Verbindung, der 1888 zu den Begründern des ›Rates der Zwölf‹, der Ordensspitze der Reprise der Rosenkreuzerbewegung (›Orden vom kabbalistischen Rosenkreuz‹), gehörte. Diese weihrauchparfümierte französische Künstler- und Intellektuellenbewegung der ›décadence‹ war mit ihrer verspielten Ästhe-

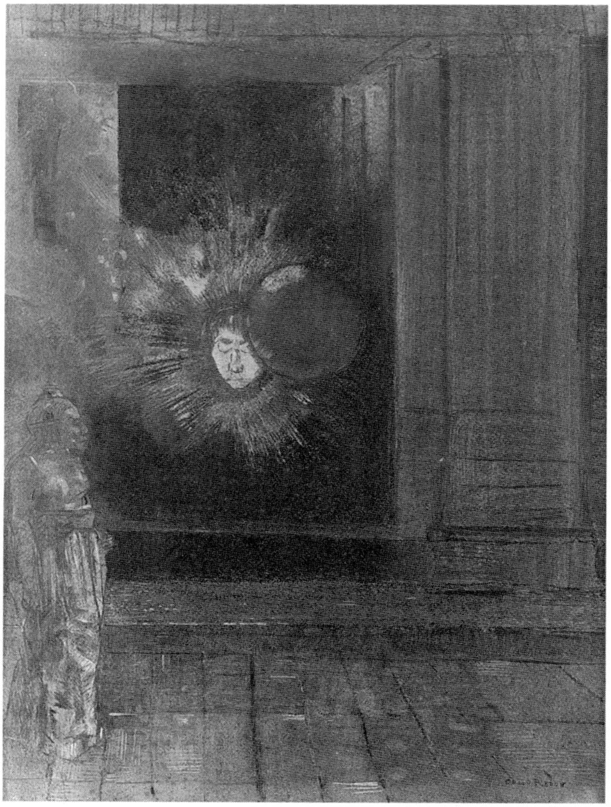

Odilon Redon, *L'Apparition (Die Erscheinung)*, undatiert (1883). Kohlezeichnung mit Weißhöhungen, 58 × 44 cm, Bordeaux, Musée des Beaux-Arts

tisierung des Okkultismus, die mit der ursprünglichen Rosenkreuzerbewegung rein gar nichts zu tun hat, ein Sammelbecken der schwarzen Romantik. Der literarische und bildkünstlerische Symbolismus der Zeit, von Baudelaire bis Villiers de l'Isle Adam, von Moreau bis Khnopff und Redon, ist davon infiziert. In den Blättern Odilon Redons sind die Phänomene spiritistischer Séancen in Kunst umgesetzt. Ein Beispiel dafür ist die Kohlezeichnung *L'Apparition (Die Erscheinung)*. Das Haupt im Strahlenkranz, das dort, begleitet von einer seifenblasenartigen Kugel, aus dem finsteren Innern hinter einer offenen Tür hervor geheimnisvoll ins Freie geschwebt kommt, hält in seiner Erscheinungsweise die Mitte zwischen einem reinen Lichtphänomen wie dem Johanneskopf in Moreaus *Salome*-Aquarell und einer teleplasmatischen Materialisation, wie sie aus den zeitgenössischen Séancen bekannt war. Von dem Blatt scheint ein böser Zauber auszugehen. Die Magie affiziert ohne Umschweif den Betrachter. Er spürt greifbar das Unheimliche. Angesichts der, abgesehen vom motivischen Zusammenhang, ausgesprochen disparaten Herkunft und Qualität der gerade in diesem Kapitel zu Rate gezogenen Bildbeispiele gestatte ich mir ausnahmsweise die Feststellung, daß Redons Werk im Verhältnis zu allen anderen die mit Abstand größte künstlerische Intensität aufweist. Es ist gerade in seinem bescheidenen und unprätentiösen äußeren Format der schlagende Beweis dafür, daß sich der magische Rapport eben nicht im Materiellen abspielt (wobei offengelassen werden soll, inwiefern sich in diesem Zusammenhang Innenwelt und Außenwelt voneinander unterscheiden), sondern in der Erweckung von Anklängen in den Bewußtseinsuntergründen des Betrachters durch den Künstler. In dieser Tiefenschichtengemeinschaft aus einer, wenn man so will, atavistischen Wahrnehmungszone, die durch das Kunstwerk ans Tageslicht befördert wird, und nirgendwo anders findet die spirituelle Kommunikation statt.

Aus dem Zeitklima heraus mag es verständlich erscheinen, daß Spiritismusforscher wie der Psychiater Schrenck-Notzing und der Philosoph du Prel gewillt waren, sich von der realsubstantiellen Existenz teleplasmatischer Materialisationen überzeugen zu lassen. Noch 1908 führte Schrenck-Notzing spiritistische Sitzungen unter, wie er meinte, strengen wissenschaftlichen Kontrollbedingungen mit dem berühmten Medium Eva von C. durch, einer Französin, die bezeichnenderweise ihre Karriere unter der Ägide einer Bildhauerin, Madame Bissoi, begonnen hatte. Schrenck-Notzing faßte die Ergebnisse der in Paris und München durchgeführten Séancen in der Publikation *Materialisations-Phänomene. Ein Beitrag zur Erforschung der mediumistischen Teleplastie* zusammen.[38] Die Materialisationen wurden zum Teil photographiert. Gabriel von Max, neben Albert von Keller der andere Salonlöwe der spiritistisch infizierten Malerei in München, benannte beim Anblick eines solchen Photos des Kaisers neue Kleider. Er »stellte an Hand einer entsprechenden Skizze die Behauptung auf, die photograph. Aufnahmen sprächen für Betrug. ›M., als B. B., ist bekleidet mit einer Damenbluse, Damenhemd und dito Hose.‹ Oberst Peter, einer von Schrencks Getreuen, wies die Unhaltbarkeit dieser Behauptung auf Grund von Versuchen, einen solchen ›Wäschepopanz‹ herzustellen, nach.«[39]

Betrachtet man heute die damals gemachten Photos, so faßt man sich an den Kopf und fragt sich, wie es möglich sein konnte, daß ernsthafte Forscher je darauf hereinfielen. Unserem surrealistisch geschulten Auge erscheint der gespenstische Hokuspokus, der dort abgelichtet ist, nicht ohne makabren Reiz, dies aber aus Gründen des unterschwelligen Zusammenhangs, der damit in die Sichtbarkeit transportiert wird. Das ist zum einen die Kokketterie, mit der die als Medium auftretende Dame ihr Unterzeug als ›Wäschepopanz‹ ins Spiel bringt – ein Air von semi-erotischer Peinlichkeit –, das ist zum anderen der Glaube der Wissenschaftler an die technische Authentizität der Photoapparatur, der sie die Fähigkeit zur Ablichtung der mit Blitzlicht aufgenommenen Geistererscheinungen aus dem Jenseits zutrauen, die den Forschern da in die Stube geraten sind, und das ist drittens deren Vertrauen in die Faßlichkeit jenes Materialisationsstoffs des Spirituellen, der sich auf den Photos eindeutig als das zu erkennen gibt, was er in Wirklichkeit ist – Wäsche, Mull und Tüll. Damit ist der Stoff, aus dem die Träume sind, entlarvt. Es haftet ihm nicht nur etwas Erotisches an, sondern auch etwas Sanitäres. Er sieht aus wie ein aus einem Spiritusglas hervorgezogenes Präparat. Teleplasma, nach Überzeugung der Spiritisten eine Art dermatologischer Protuberanz aus der Zellularpathologie des Übersinnlichen, ist in Wahrheit nichts anderes als die Übertragung der alten bildkünstlerischen Imagination von der nebulösen Beschaffenheit der Geister und Gespenster ins photographische Metier. Der Zellstoff in den Photographien teleplasmatischer Transfigurationen ist nichts weiter als das nun endlich textil zur Welt gebrachte Endprodukt der Substanz, in die sich schon Ossians Ahnengalerie in Gérards und Ingres' Gemälden hineingestaltet hatte. Teleplasma besteht aus dem gleichen Material wie die Vorhänge in Asmus Jakob Carstens' Fensterbildern, und wenn im Kapitel *Das Fenster* des ersten Bandes festgestellt werden konnte, daß jene Vorhangstoffe in ihrer schwungvoll-lichten Leichtigkeit die Metaphern zur Vermittlung einer seelischen Aura waren, so erscheint uns diese Aura nun in den spiritistischen Photographien derart materialisiert, als handle es sich um eine Substanz, die man auf Flaschen ziehen könne. Ein wesentliches Charakteristikum dieser Vorführungen, dessen sich die Beteiligten wohl kaum bewußt gewesen sein dürften, war die genaue Festlegung der Parts im Rollenspiel zwischen Medium und Protokollant. Der Protokollant befleißigt sich im Zuge seiner Niederschriften während des spiritistischen Prozesses, denen er den Wert einer Anamnese beimißt, des Anscheins distanziert beobachtender Objektivität; das Medium hingegen läßt sich von seiner plastizierenden Phantasie leiten, die es so erstaunlich dreist ins Spiel setzt, daß die Lust, die ihm das macht, sich aufdrängt. Der eine Partner mimt den Wissenschaftler, der andere den Künstler bzw. die Künstlerin im trauten gegenseitigen Einvernehmen von Täuschung und Selbsttäuschung.

Das Ganze ist einerseits absurd, und es ist andererseits tatsächlich eine ungewollte Vorstufe auf dem Weg zum Surrealismus. Um zu verstehen, wie es dazu kommen konnte, muß noch einmal zurückgegriffen werden. Die Einwirkung der Entdeckung der fluidalen Kräfte wie Magnetismus und Elektrizität seit Mitte des 18. Jahrhunderts, von Energien und Energiebezügen, die, wie auch das Vakuum, aus dem Nichts, aus dem Ungreifbaren zu kommen schienen, hat die Bewußtseinskonstellation der Menschen beeinflußt, irritiert und transformiert. Es entstand eine Experimentalwissenschaft der fluidalen Fernwirkung, die vom Magnetismus über die Phänomene der Suggestion und der Hypnose stracks auf die Psychiatrie zulief. Diese Entwicklung beschäftigte das Jahrhundert, und sie beförderte schließlich mit vielem Hin und Her ein neues Verständnis der Medizin für psychosomatische Fluktuationen und Interdependenzen. Das hat sich nicht allein als eine ärztliche Angelegenheit, sondern weit darüber hinaus als eine solche unseres menschlichen Selbstbegreifens und damit als eine kulturelle herausgestellt.

1775 entdeckte der Wiener Franz Anton Mesmer den »tierischen Magnetismus«, den er auch »Lebensmagnetismus« nannte. Damit rief er eine medizinisch-weltanschauliche Bewegung ins Leben, die sich stürmisch über ganz Europa verbreitete. Mesmer hatte die Beobachtung gemacht, daß sich der Verlauf von Krankheiten durch suggestive Einwirkung von seiten des Therapeuten positiv in Richtung auf ihre Besserung und Heilung beeinflussen läßt. Die Beeinflussung des Kranken durch den ›Magnetiseur‹, einen Vorläufer des Heilpraktikers, geschah entweder direkt durch Manipulationen wie Handauflegen oder Bestreichen des Leibes oder indirekt durch magnetische Körper wie etwa magnetisiertes Wasser oder magnetisierte Bäume.[40] Die

Ursache für das Funktionieren der magnetischen Übertragung vermutete Mesmer in einer – rein physikalisch gedachten – kosmischen Allflut, einem Newtons »Äther« analogen, alles durchdringenden »Fluidum«. Dieses Fluidum spielte in der Folgezeit als Hypothese eine beträchtliche Rolle. Es wurde bei weitem nicht von allen, die Mesmers Lehre aufgriffen, in jener allein physikalischen Substantialität aufgefaßt, sondern, gleich dem Wasser, nur in seinem transsubstantiellen Aggregatzustand unendlich feiner, als fließend-tragendes Medium der Allbeseelung und Allspiritualisierung.

Heinrich Jung-Stilling, der mit dem Zweiten Gesicht begabte, quietistische Freund Goethes aus Straßburger Studententagen, hat in seiner 1808 erschienenen spiritualistischen *Theorie der Geisterkunde* den Mesmerismus und die Experimente mit dem Somnambulismus und der Telepathie als Beweismittel verwendet. In den lesenswerten *Bemerkungen über die menschliche Natur* argumentiert er: »Da nun dieser Äther, unserer menschlichen Vorstellung nach, Raum und Zeit erfüllt, überall unläugbar [sic!] als Materie würkt, und wer weiß, ob er nicht die Lebenskraft in Pflanzen und Thieren ist – auf der anderen Seite aber auch wiederum Eigenschaften hat, die der Materialität geradezu widersprechen, z. B., daß er die vestesten [sic!] Körper durchdringt, selbst durchdringbar ist; millionenfache Wechselwürkung der entferntesten Körper aufeinander verursacht, die durch ein materielles, auch das feinste Verbindungsmittel unmöglich wären u.d.g., so schließe ich mit sicherer Gewissheit, und vester Überzeugung, daß dieser Äther, dieses Lichtwesen der Übergang aus der Sinnenwelt in die Geisterwelt, und der Mittler zwischen beyden sey.« Und: »Der thierische Magnetismus und mannigfaltige Erfahrungen an Kranken haben mich belehrt und unwiderlegbar überführt, daß der unsterbliche Geist, der göttliche Funke im Menschen mit einem ätherischen oder Lichtkörper so unzertrennlich verbunden sey, daß diese Menschenseele als zukünftiger Bürger des Geisterreiches in diesem Erdenleben in den thierischen Körper gleichsam verbannet, und vermittelst der Nerven an ihn gefesselt sey, und um seyner Veredlung und Vervollkommnung willen, auch angefesselt seyn *müße,* daß dieser innere Lichtmensch während dieser Gefangenschaft angewiesen sey, seine Belehrung durch die fünf sinnlichen Werkzeuge, und nicht durch den Umgang mit dem Geisterreich zu bekommen; daß er aber durch den Magnetismus, durch gewisse Krankheiten, und durch andere Mittel, von den Banden des Körpers mehr oder weniger entbunden, mit dem Geisterreich in Verbindung kommen könne, welches aber allemal widernatürlich, und auch den Grundsätzen der christlichen Religion zuwider ist; und daß er endlich, um so viel erhöhter und thätiger wirke, je mehr er vom Körper losgemacht ist, und daß es also irrig sey, wenn man glaubt, die Seele habe den Körper zum Denken, Vorstellen, mit einem Wort zum Verstand, Vernunft und Willen nöthig – im Gegentheil, alle seelische, oder geistige Eigenschaften sind weit vollkommener, wenn die Menschenseele von ihrem Körper befreyt ist, diesen hat sie nur zu dem Zweck, um die Sinnenwelt zu empfinden, und in ihr wirken zu können.«[41] Aber, so schließt Jung, dem all dieses wissenschaftliche Vordringen in die Geheimnisse der Seele als frommem Christen doch nicht behagt und vom Hauch der Sünde angeweht scheint, da es ein Verstoß gegen das göttliche Gebot sei, nämlich, uns nicht eine Erkenntnis anzumaßen, die uns nicht zusteht: »Wenn dereinst der neue Himmel und die neue Erde erscheinen werden, dann werden die frommen Menschenseelen, mit ihrem Auferstehungsleibe vereinigt, sowohl die neue verklärte Sinnenwelt, als auch die Geisterwelt empfinden und auf sie einwirken können.«[42] Das ist, kraß gesagt, eine metapsychiatrische Deutung des Jüngsten Gerichts.

Die Entdeckung des ›tierischen Magnetismus‹ reizte die Phantasie der Zeitgenossen mächtig und wirkte auf Kunst und Literatur zurück. Beispiel dafür ist E.T. A. Hoffmanns Erzählung *Der Magnetiseur* von 1814[43]. Heinz Schott erläutert: »Bereits 1785 vollzog der Mesmer-Schüler Puységur eine folgenschwere psychologische Wende: Durch den künstlichen Somnambulismus rückt nun die Subjektivität des Magnetisierten in den Mittelpunkt des Interesses. Die Erlebnisse, Äußerungen und Produktionen der Somnambulen wurden jetzt eingehend studiert. Die somnambulen Phänomene wie Telepathie, Hellsehen, Fernheilung usw. wurden als ein ›Überwirken‹ (Carus) des unbewußten Seelenlebens aufgefaßt. Diese Art von seelischer Übertragung (›Rapport‹) bedeutet jedoch im Selbstverständnis des Mesmeristen – vor allem in der Zeit der Romantik – *nicht* Projektion innerer Bilder auf die Objekte der Außenwelt, sondern vielmehr eine Verbindung der Nervenkraft mit fremden Gegenständen und Menschen, eine Verschmelzung von Innen und Außen, ein Aufgehen in der Seele des anderen, eine sympathetische Vereinigung, die auch als ›Nervenvermählung‹ (Neurogamie!) bezeichnet wurde.«[44]

Der Mesmerismus lag um 1800 in der Luft. Die Psychiatrie des 19. Jahrhunderts hat darin ihren Ursprung. Wie auch immer die Entwicklung dann weitergegangen ist, die Experimente mit dem ›tierischen Magnetismus‹, mit Suggestion, Hypnose und Somnambulismus führten zu der irritierenden Erfahrung, daß der physische Leib lediglich die verfestigte äußere Abgrenzung der Individuen zueinander innerhalb der physikalischen Umwelt sei, daß die irdische Daseinsweise von Menschen nicht allein in der Gegenständlichkeit ihrer Physis erschöpft sei, sondern daß der physische Leib lediglich der Träger von Energien sei, die über das Physische hinaus aufeinander einwirken können. Die erstaunlichen Ergebnisse solcher »Rapport« genannten Fernwirkungen wurden mit erhöhter Aufmerksamkeit registriert. An der Auseinandersetzung darüber, ob die kosmische Trägerschaft eines Weltenfluidums diese außerleiblichen Vermittlungen von außen her bewirkte, oder ob deren Ursprung allein in der Innenwirklichkeit des menschlichen Unterbewußten zu suchen sei, begannen sich nun die Geister zu scheiden, und zwar zu einem Zeitpunkt im 19. Jahrhundert, als die Abgrenzung zwischen Außenwirklichkeit und Innenwirklichkeit sich so endgültig vollzogen hatte, daß beide Realitätsperspektiven als grundsätzlich voneinander getrennt aufgefaßt und erlebt wurden.

Dazu Schott: »Der englische Chirurg James Braid formulierte erstmals 1843 als kritische Antwort auf die Spekulationen des Mesmerismus ein neues Konzept: den Hypnotismus. Der springende Punkt ist seine neue Auffassung vom Übertragungsvorgang: Nicht der Transfer einer geistig oder materiell angenommenen Substanz *zwischen* den Personen, sondern alleine die neurophysiologische Energieverschiebung *innerhalb* des individuellen Nervensystems soll die eigenartigen (hypnotischen) Phänomene erklären.«[45] So wurde also mit der als selbstverständlich vorausgesetzten Definition der grundsätzlichen Unterscheidung der Außenrealität als der ›objektiven‹ von der Innenrealität als der ›subjektiven‹ die gesamte Projektionsphänomenologie nach innen verfrachtet. »In den Mittelpunkt seiner Theorie und Technik rückt damit der individuelle Organismus des Hypnotisierten (hypnotized), von dessen Eigenaktivität das hypnotische Geschehen primär abhängig ist. Dadurch wird die Bedeutung des Hypnotiseurs (hypnotizer) relativiert; Braid ist nicht mehr der mächtige Heiler wie Mesmer, sondern der operierende Techniker (operator). Braids Verdienst ist es, im Ansatz die *Subjektivität des Patienten* in ihrer psychophysiologischen Auswirkung zu erkennen und die Macht der Selbstbeeinflussung nachzuweisen.«[46]

Von hier aus führt der Weg geradeaus zu Freuds Interpretation des Übertragungsbegriffs. In der neuro- und psychopathologischen Medizin des 19. Jahrhunderts sind also zwei einander entgegengesetzte weltanschauliche Verhaltenstypen zu registrieren, die erst viele Jahrzehnte später Walter Benjamin im Bereich der Kunst geortet hat, nämlich der Magier und der Operateur.[47] Beide treten einander als Kontrahenten im Zuge des gleichen Entwicklungsstrangs gegenüber; der Magier ist der Spiritist, der Psychiater ist der Operateur, wobei jeweils einer vom professionellen Image des anderen zehrt. Der Magier behält etwas vom Image des Operateurs an sich und umgekehrt. Nicht von ungefähr war Schrenck-Notzing beides zugleich, Psychiater und Spiritist. Psychiatrie und Spiritismus geben sich derart als Parallelbewegungen mit hochinteressanten Ähnlichkeiten in den Versuchsanordnungen zu erkennen. Beide beschäftigen sich vom Ansatz her mit den gleichen Phänomenen, beide bedürfen dabei der Versuchsperson; die ist beim Spiritisten das Medium, beim Psychiater ist es der oder die Kranke. Unübersehbar ist dabei, daß sowohl in der psychiatrischen Versuchsanordnung die Patienten als auch in der spiritistischen die Medien überwiegend weiblichen Geschlechts sind. Das Medium und die Hysterica erweisen sich als Typen dermaßen miteinander vergleichbar, daß sich fast von einer Identität des Typus sprechen ließe. Sowohl die Hysterica wie das Medium stellen sich auf diese Weise als ein kulturgeschichtliches Phänomen heraus, nämlich, drastisch gesprochen, als eine Erfindung der Epoche, die als reflektorische Kunstfigur für die Demonstration des epochalen Selbstverständnisses benötigt wurde. Dem Mann kam dabei sowohl in der spiritistischen wie in der psychiatrischen Variante die passive Rolle zu, die des Beobachters, der Frau die aktive, nämlich die des Produzenten. Der Mann spielt den zurückhaltenden Part, die Frau den emphatischen, der Mann den wissenschaftlichen, die Frau den künstlerischen. Das, was sie aus sich herausgestaltet, gleicht den Wehen eines Geburtsvorgangs, Teleplasma symbolisiert Plazenta. Die darstellerischen und bildnerischen Hervorbringungen der Medien und der hysterischen Paradepatientinnen sind bei allen Abweichungen im einzelnen in der Plastizität ihrer Ausdrucksweise in der Hauptsache einander frappierend ähnlich. Was damit an den Tag tritt, ist die Überlagerungsstruktur eines verdeckt erotischen Grundverhältnisses zwischen Versuchsleiter und Versuchsperson, sei es als Arzt und Patientin, sei es als Spiritist und Medium, im Gleichnis einer epochalen Verklemmung.

Hier nun ist auf die beiden Gemälde von Repin und von Keller zurückzukommen. In Wilhelm Bölsches Roman *Die Mittagsgöttin* folgert der Held der Erzählung auf dem Höhepunkt seiner spiritistischen Überzeugung: »Christus ein Medium. Mediumistisch seine Wunder, sein Erscheinen nach dem Tode spiritistische Materialisation oder direktes Sichtbarwerden des unvergänglichen Astralleibs.«[48] Die beiden Maler stellen Christus aber nicht als Medium dar, die Rolle des Mediums vertritt vielmehr die Auferweckte. In Repins Gemälde tritt Christus als Magnetiseur auf, in Kellers Bild als Reanimierender mittels Hypnose und Suggestion. Beide Bilder versuchen die Rettung des Wunders im Hinblick auf die zeitgenössisch sich darbietenden wissenschaftlichen Chancen. In beiden Bildern verkörpert Christus die ideale Überhöhung des Psychiater-Spiritisten modernen Typs. Der zentralen Rolle der Versuchsperson gebührt aber unsere besondere Aufmerksamkeit. Schon Jung-Stilling bemerkt in seinem Geisterkunde-Buch von 1808 mit allen Anzeichen der Indignation: »Die fleischliche Liebe ist besonders bey dem weiblichen Geschlecht die reichhaltigste Quelle der magnetischen Entzückungen, und daher entstehenden gräulichen Verirrungen; vorab, wenn sich religiöse Empfindungen damit vereinigen. Mir sind viele traurige Erfahrungen von der Art bekannt; die ich aber hier, um der noch lebenden Personen willen nicht kenntlich machen will«, und dann erzählt er dazu illustrierende Anekdoten.[49]

Die beiden großen Somnambulen der Epoche, die Primadonnen ihres geheimnisumwitterten Fachs, die dank ihrer literarischen Publizität, weit über die medizinische Fachwelt hinaus, als mustergültig galten für die Vorstellung der Öffentlichkeit vom Wesen und der Erscheinungsweise des Somnambulismus, sind die Augustinernonne Katharina Emmerick aus Dülmen und die Kaufmannsfrau Friederike Hauffe, die ›Seherin von Prevorst‹. Beide repräsentieren eine seltsame Verquickung von Jairi Töchterlein und dem blutflüssigen Weib. Katharina Emmerick war eine Stigmatisierte, das heißt, dort, wo Christus seine Wundmale empfangen und wo er die Dornenkrone getragen hatte, traten bei ihr von Zeit zu Zeit mystische Blutungen auf. Beide Seherinnen lagen viele Jahre ihres Lebens bis zu ihrem Tod auf dem Krankenbett. Beide hatten Visionen, die von Dichtern protokolliert wurden. Katharina Emmerick ist vom mentalen Umfeld her die katholische, Friederike Hauffe die protestantische Spielart einer Visionärin.

Anna Katharina Emmerick erhielt 1812 die Stigmata Christi. Im September 1818 zog Clemens Brentano, von seiner Liebe Luise Hensel aus religiös motivierten Gewissensskrupeln zurückgewiesen und nach dem Verzicht auf die Ehegemeinschaft zum katholischen Glauben zurückgekehrt, in das westfälische Dülmen. Dort wandte der frustrierte Dichter seine ganz ins Religiöse sublimierte Inbrunst der kranken Nonne zu, die ihm gewiß als seelischer Blitzableiter diente. Bis zu ihrem seligen Hinscheiden 1824 blieb er an ihrem Krankenbett und zeichnete ihre Visionen von der Passion Jesu Christi auf. Indes ist eine Visionärin noch lange keine Literatin. Brentano sah sich, wie er selbst mitteilt, genötigt, Katharinas ekstatische Berichte in die Systematik einer gegliederten Erzählfolge zu bringen. Das literarische Endprodukt atmet daher mindestens ebensoviel vom Geist des Dichters wie von dem seiner Sibylle. 1833 erschienen Brentanos Aufzeichnungen als Buch.[50]

Friederike Hauffe, die ›Seherin von Prevorst‹, wurde von dem Arzt, Dichter und Spökenkieker Justinus Kerner in sein Haus in Weinsberg aufgenommen und dort von ihm drei Jahre lang, von 1826 bis zu ihrem Tod 1829, magnetisch behandelt. 1829 veröffentlichte Kerner die Krankengeschichte.[51] Im Unterschied zu der Dülmener Klosterfrau stiegen die Visionen der ›Seherin‹ nicht aus einer überirdischen Lichtwelt herab, sondern aus einer düsteren Hadeswelt nach oben. Wolfgang Pfeiffer-Belli schreibt: »Wir fassen kurz zusammen, Friederike Hauffe, die ›Seherin von Prevorst‹, ein Kind frommer protestantischer Bauern, ist 1826–29 vom Arzte Justinus Kerner in Weinsberg behandelt worden. Ebenfalls in dörflicher Stille aufgewachsen, ein ›leicht aufzuregendes Kind‹, ergibt sie sich frühzeitig den rätselhaften Nachtgewalten, die, aus Blut- und Körperleben aufsteigend, sie immer mehr in einen geheimnisvoll magnetischen Kreis bannen. (Jedenfalls ist es nicht angängig, Friederikens Somnambulismus und ihr Verhältnis zu dem mitunter unkritischen Kerner als ›folie de deux‹ abzutun!) Ganz ein Spielball okkulter Einflüsse, vermeint sie die Geister Verstorbener zu sehen und kranke Menschen kraft ihres geheimnisvollen Schauens zu heilen. Ihr Körper ist erschöpft von Geburten und schweren Leiden; ihr Geist hat sich fast dem Tag verschlossen und sich einer geheimnisvoll-nachtseitigen Innenschau ergeben.«[52] Kerner, der zu den Nachtseiten der Natur und der Seele selbst ein gutnachbarschaftliches Verhältnis pflegte, als sei das der Keller, in dem er seine Untermieter einquartierte, und seine ›Seherin‹ dürften sich ihre Rollen in der poltergeistgeschwängerten Atmosphäre des Weinsberger Hauses im unbewußten Einverständnis einander zugespielt haben.[53]

Gabriel von Max hat *Die ekstatische Jungfrau Katharina Emmerick* in einem Gemälde von 1885 dargestellt, aus dem ersichtlich wird, wie stark sich die Faszination des Somnambulismus damals auf das öffentliche Bewußtsein ausgewirkt hat. Vermutlich ist die Darstellung durch die Reproduktion eines volkstümlich-naiven Porträts aus der Zeit angeregt. In die psychologische Auffassung der Person scheinen Wesenszüge beider Seherinnen, der lichtgesichtigen wie der nachtgesichtigen, der überweltlichen wie der unterweltlichen, eingeflossen zu sein. Die abgezehrte Kranke hat sich in ihrem Bett aufgesetzt und ihren Blick in den Anblick eines kleinen hölzernen Kruzifixes vor ihr auf der Bettdecke meditativ versenkt. Die Hände hat sie zum Kopf erhoben, um sich an den weißen Verband zu fassen, der die blutenden Stigmata auf der Stirn verhüllt. Der rechte Ellenbogen stützt sich auf eine Bibel, auf dem Nachttisch brennt eine große Kerze. Der Eindruck, der von dem Bild ausgeht, wird vom Weiß beherrscht – dem Weiß der Bettdecke, dem Weiß der Kerze, dem Weiß des Nachthemds, dem Weiß des Kopfverbandes, dem Weiß der blutleeren Haut. Das Weiß wirkt entkörperlichend. Der sonderbare Stoff, der sich alsbald zum Teleplasma mausern wird, befindet sich hier – in der somnambulen, zwi-

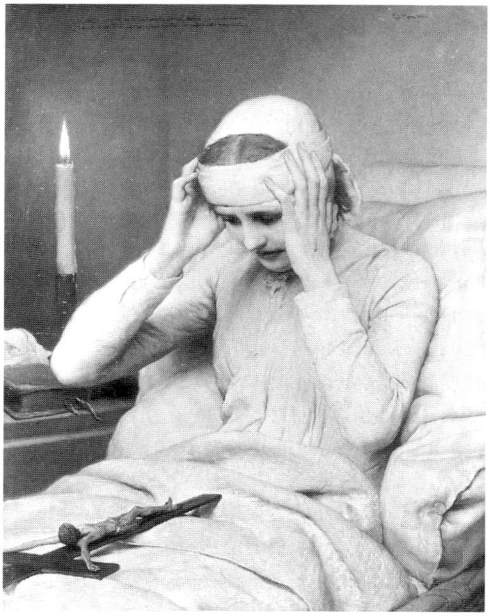

Gabriel von Max, *Die ekstatische Jungfrau Katharina Emmerick,* 1885. Öl/Lwd., 84,5 × 67,6 cm, München, Bayerische Staatsgemäldesammlungen, Neue Pinakothek

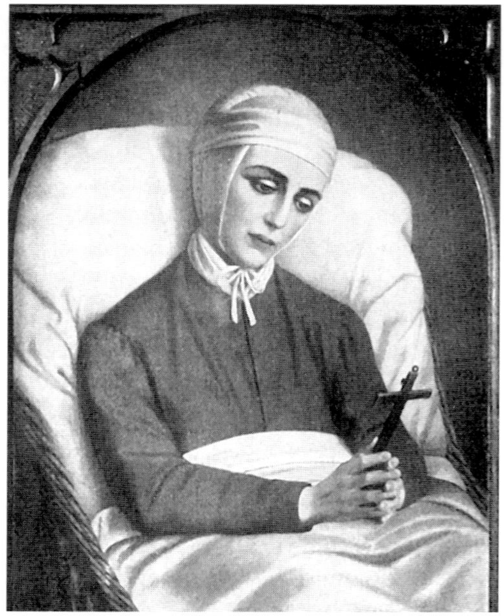

Volkstümliche Abbildung der Anna Katharina Emmerick, Augustinerin des Klosters Agnetenberg zu Dülmen, in Clemens Brentanos *Passion* (Neuausgabe Kevelaer 1951)

schen Körperreich und Geisterreich oszillierenden Krankenhausstimmung, in der die Geisterkräfte den Leib aufzehren – als lazaretthaftes Zellgewebe in einem vorbereitenden Aggregatzustand. Medium und Patientin sind hier noch ein und dieselbe Person. Das soll sich von nun an ändern.

Schon 1839 schildert Ludwig Tieck in der Novelle *Liebeswerben,* in der er sich u. a. in Anspielungen über Brentano lustig macht, das betrügerische Paar eines ›Psychologen‹ und der von ihm betreuten ›Seherin‹, die in Trance ihren Klienten die Zukunft weissagt. Die moderne Form der Séance, bei der das Medium die Rolle einer sensitiven Neurasthenikerin mimt, wird hier meines Wissens zum erstenmal literarisch-kritisch aufgegriffen.[54] Wohl aus der Mitte der 1890er Jahre, etwa der gleichen Zeit, zu der Freud seine *Studien zur Hysterie* verfaßte, ist eine bemerkenswerte Photographie überliefert, die – man verzeihe mir diesen Neologismus – die Bezeichnung meta-komisch verdient. Sie zeigt die vollständige Levitation eines Tisches während einer spiritistischen Sitzung mit Eusapia Palladino in Mailand. Inmitten eines verhältnismäßig großen Zimmers sitzt Eusapia auf einem Stuhl. Sie trägt ein ziemlich unförmig wirkendes dunkles Kleid, das über der Büste mit einer dichten Knöpfelbatte bis an den Hals geschlossen ist. Den rechten Arm hat sie erhoben, und der Tisch folgt dem so erteilten Wink, indem er mindestens drei Beine gelüpft hat, nach Aussage der Protokollanten sogar alle vier. Übereck ihr gegenüber sitzt auf einem weiteren Stuhl ein bärtiger Herr in einem leicht zerknitterten Anzug. Seine Haltung wirkt kompliziert-verkrampft. Das liegt daran, daß er das Medium an allen weiteren Körperbewegungen, außer der des rechten Arms, zu hindern sucht. Sein linker Arm liegt angewinkelt auf der Platte des levitierenden Tisches, mit ihm hält er Eusapias Linke fest. Das bedarf wohl eines feinen Balancegefühls, denn er darf ja den Tisch nicht an seiner Aufwärtsbewegung hindern, indem er ihn mit seinem aufgelegten Arm wieder herunterdrückt. Die rechte Hand hat er auf Eusapias Knie gelegt, den rechten Fuß auf ihre beiden Füße gestellt. Der bärtige Herr ist Carl du Prel. Ihm steht, engbrüstig und zart, ein weiterer bärtiger Herr zur Seite, ein Gelehrtentyp mit hoher Stirn, der den Vorgang mit konzentrierter Miene verfolgt. Von links unten ragen Hand und Hosenbeine eines dritten Beobachters ins Bild. Die Bildunterschrift lautet: »Sitzung Eusapias in Mailand. Du Prels rechte Hand liegt auf ihren Knien, sein Fuß auf ihren Füßen. Schiaparelli sitzt links unten beobachtend. Der Tisch ist *horizontal* mit *allen Füßen* erhoben. Eusapias Beine sind so vorgeschoben, daß auch das rechte hintere Tischbein keinen Halt an ihnen finden könnte. Hinter du Prel steht Brofferio.« Es soll nicht bezweifelt werden, daß das seine Richtigkeit hat. Telekinese ist auch nur ein spezielles Verfahren des Möbeltransports. Doch in seiner mythisierenden Qualität erweist sich das Photo als einem Kunstwerk ebenbürtig. Es ist die ungewollte Karikatur einer wissenschaftlichen Beweisaufnahme. Spätestens hier gibt sich der wissenschaftliche Spiritismus als das zu erkennen, was er tatsächlich ist, eine Havarie des Positivismus mit der Transzendenz.

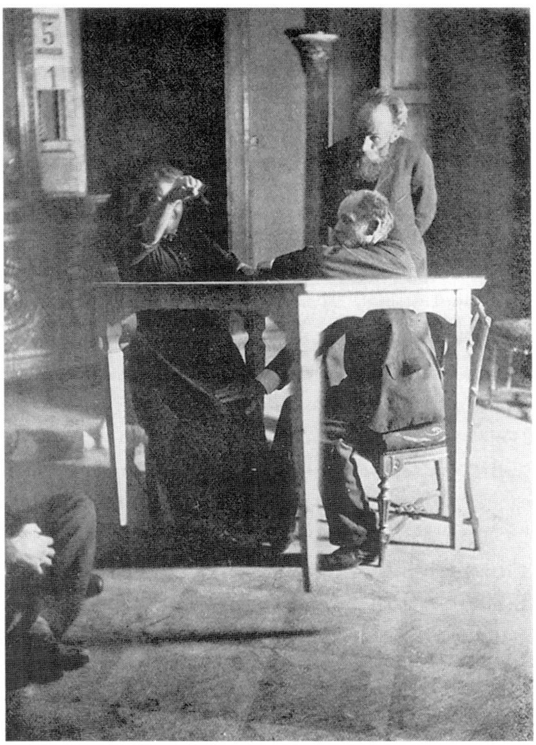

Vollständige Levitation eines Tisches während einer spiritistischen Sitzung mit Eusapia Palladino in Mailand, Mitte der 1890er Jahre, Photographie aus dem Nachlaß Carl du Prels

Der Glaube an die geistige Wirklichkeit der christlichen Offenbarung und damit der Glaube an eine jenseitige Welt – und zwar nicht nur des christlichen, sondern allen Jenseits – war mit der Bewußtseinsfokussierung allein auf die mit den Sinnen wahrnehmbaren Gegenstände unserer Körperumwelt und ihre Beziehungen zueinander seit der Zeit der Aufklärung verlorengegangen. Das bezeichnet die Bewußtseinskrise um 1800, die sich in der Kunst u. a. darin spiegelt, daß die altgewohnten ikonographischen Konstellationen der religiösen Malerei säkularisiert und ins Profane umgedeutet wurden.[55] Die positivistische und dialektisch-materialistische Leben-Jesu-Forschung hat vergeblich versucht, des historischen Jesus habhaft zu werden; er hat sich ihr entzogen. Der Mythos wohnt aber im Menschen selbst, er ist ein ebenso konkreter Teil seiner Wirklichkeit wie seine Außenwelt. Der Mythos befindet sich, als ein Derivat der inneren Wahrheit, mit der Außenwelt des Menschen in einem ständig fortschreitenden und sich verändernden, die Welt umgestaltenden Dialog. Ohne das wäre der Mensch nicht der Mensch. Das Bedürfnis des Menschen nach Transzendenz läßt sich nicht unterdrücken. Seine Welt ist komplizierter, als die allein auf Ratio reduzierte Vernunft es wahrhaben will. Wird dieses Bedürfnis unterbunden, so sucht es sich woanders Auswege. Der experimentalwissenschaftliche Spiritismus versuchte – wegen seines Anspruchs auf Wissenschaftlichkeit dem Positivismus verpflichtet und damit auf das Vorzeigen authentischer materieller Resultate angewiesen –, im Materiellen Indikatoren für den Nachweis des Immateriellen zu erbringen. Das ist der großangelegte Versuch einer Versinnlichung des Außersinnlichen, einer Verdiesseitigung des Jenseitigen und somit einer Verdinglichung des Außerdinglichen. Mithin ist es eine typische Verwechslung zwischen materieller und geistiger Energie. Denn was mit der Elektrizität möglich ist, das materielle Fühl- und Sichtbarmachen einer unsichtbaren Kraft, das ist mit dem Geist auf solche Weise nicht möglich, weil der Geist im materiellen Sinne selbst keine Ding-Substanz ist, sondern weil aus dem Hineinwirken des Geistes ins Irdische, und insbesondere auch in die menschliche Organisation, eben nicht allein eine Leibesorganisation, sondern eine Leib-Geist-Organisation geschaffen wird. In der Qualität ihrer Energie unterscheidet sie sich von den allein aus der Materie hervorgebrachten energetischen Emanationen wie eine Idee von einem Furz. Kurzum, der spiritualistische Materialismus ist, wie das Wort bereits besagt, eine Aporie. Es handelt sich um einen Wirklichkeitsinfarkt, und es ist nur konsequent, daß die spiritistischen Forscher über ihre Medien aus ihrem positivistischen Jenseits hinter der Stubentür Poltergeistprothesen und Leichenteilabdrücke geliefert bekamen. Was damit aber ins Leben gerufen wurde, war der Dämon der Zerstückelung, auf den eine Generation später die Dadaisten den künstlerischen Reflex geliefert haben.

Das Eusapia-Palladino-Photo erhält seine spezielle Würze durch den augenfälligen Kontrast zwischen dem gravitätischen Ernst der in der Konzentration fast besorgt erscheinenden Mienen der beiden Gelehrten, die wie Ärzte angesichts eines rätselhaften klinischen Falls aussehen, und der trotz des vor dem Gesicht erhobenen Arms deutlich erkennbaren, triumphierend-

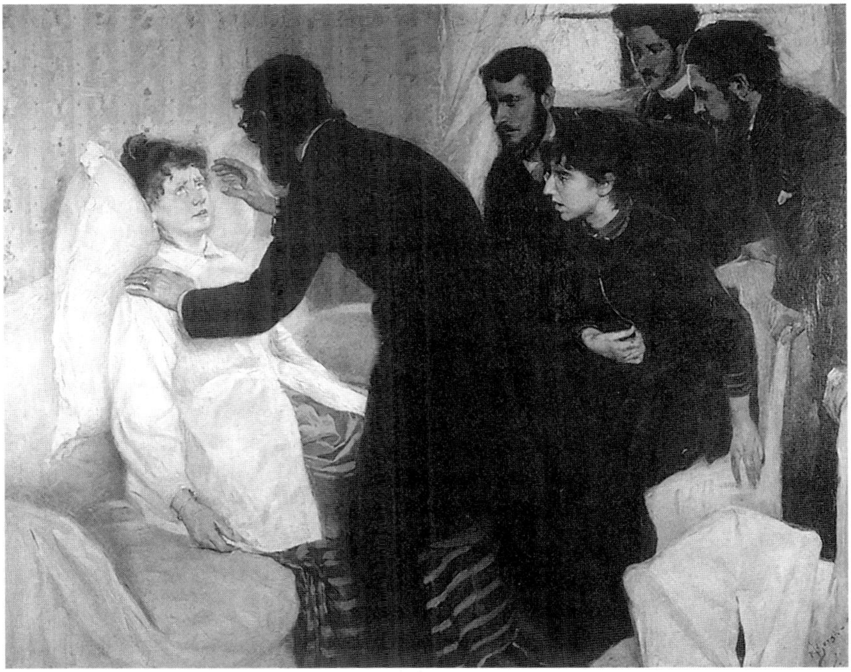

Richard Bergh, *Hypnotische Sitzung,* 1887. Öl/Lwd., 153 × 195 cm, Stockholm, Nationalmuseum

freudigen Ekstase auf dem Antlitz Eusapias. Es ist dieser Gegensatz, der die Szene mit den Bilddarstellungen von Psychiatern bei der Demonstration der klinischen Symptome ihrer Patientinnen, der Somnambulen, der Neurasthenikerinnen, Neurotikerinnen und Hysterikerinnen, vergleichbar macht.

Ein 1887 datiertes Gemälde des schwedischen Malers Richard Bergh gibt eine hypnotische Sitzung wieder. Die Dame, die als Versuchsperson herhält, sitzt auf einem Sofa. Über ihrem Kleid trägt sie einen weißen Kittel. Mit dem Oberkörper lehnt sie sich gegen ein großes weißes Kissen, das sie mit dem Hinterkopf gegen die weißlich-grün gestreifte Wandtapete drückt. Das Sofa ist mit einem weißen Überzug versehen. Das Weiß signalisiert die Sphäre der Patientin; sie ist als Versuchskaninchen sozusagen in einen Katharina-Emmerick-Zustand versetzt. Die Sphäre des Magier-Operateurs hingegen ist schwarz, dies verleiht ihm das Air des Dämonischen. Ein langer Kerl mit schwarzem Bart und schwarzer Mähne in einem schwarzen Bratenrock, fast schon Magier, aber in einem Rest von Täppischkeit halb noch Zauberlehrling, hat sich seinem Opfer, von uns aus seitlich von hinten her gesehen, genähert und der Wehrlosen die linke Hand auf die Schulter gelegt. Mit der anderen vollführt er vor ihrem starr gewordenen Blick hypnotisierende Bewegungen. Sein Gefolge, vier junge Ärzte, ebenfalls alle schwarz gekleidet, darunter eine bebrillte junge Ärztin, beobachten den Vorgang mit zwischen Skepsis und Staunen schwankendem Gesichtsausdruck.

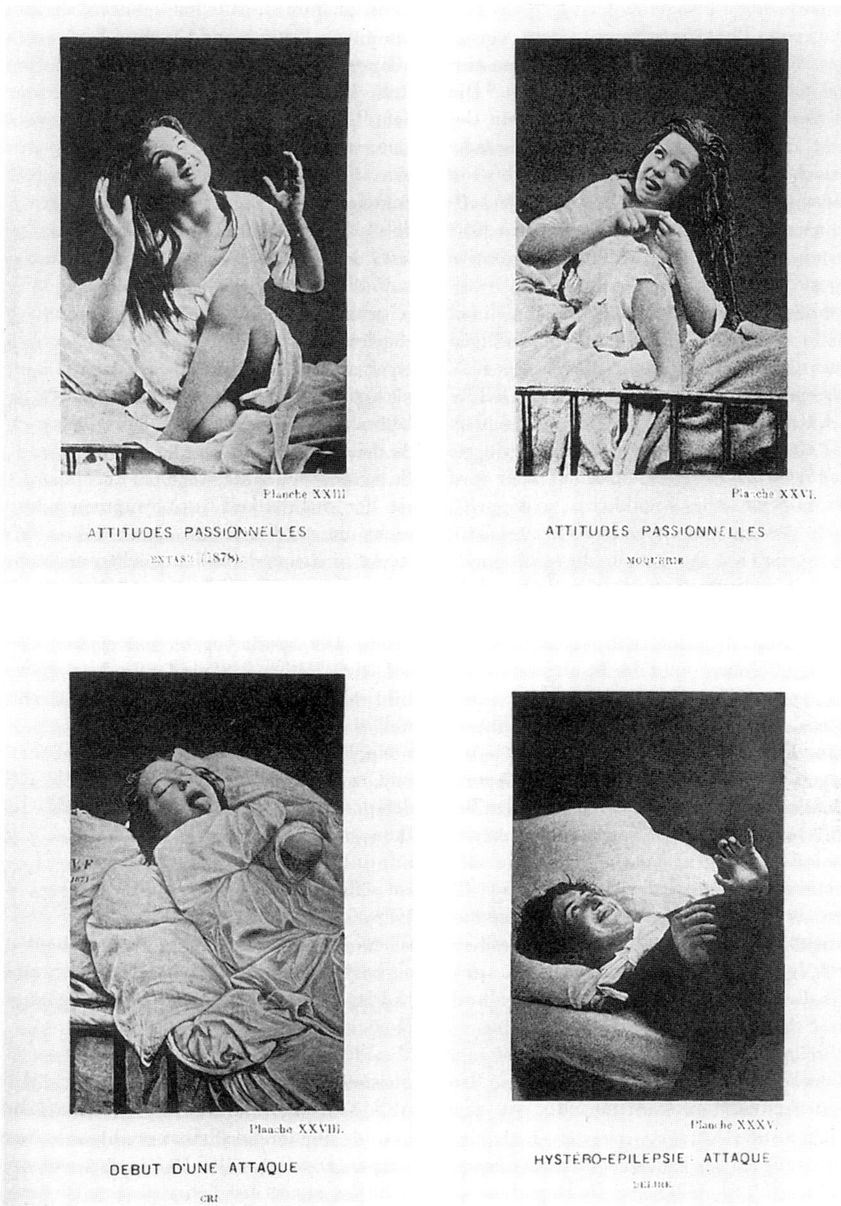

Désiré Magloire Bourneville/Paul-Marie-Léon Régnard, *Iconographie photographique de la Salpêtrière,* 3 Bde., Paris 1876–80

Nun ist es an der Zeit, auf Jean-Martin Charcot, den berühmten Erforscher der Hysterie an der Salpêtrière in Paris, zurückzukommen. Pierre-André Brouillets Gemälde, das Charcot bei der Demonstration der großen Aura einer Hysterikerin vor Fachkollegen zeigt, wurde bereits im Kapitel *Das Bild des Wissenschaftlers* des ersten Bandes besprochen.

Paul Richer, *Eine Form des großen hysterischen Anfalls*, Nr. 153, Bleistift/Papier, 28,5 × 20 cm, Privatbesitz

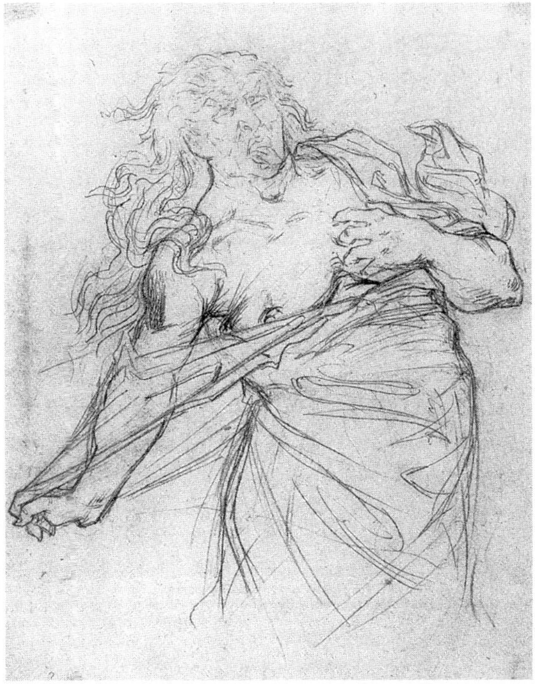

Sein ›Medium‹, Célina M., war eine wahre Könnerin ihres Fachs und produzierte dem Meister sozusagen auf Abruf eine ›große Aura‹, die sich gewaschen hatte. Dieser erkannte die künstlerische Qualität der plastizierend-schauspielerischen Leistung und ließ sie in den verschiedensten Entfaltungsstadien photographieren.[56] Sein Adlatus, der künstlerisch begabte Paul Richer, fertigte nach eigenen Beobachtungen Zeichnungen, die wie Übertreibungen von Charles Lebruns ein Jahrhundert früher gefertigten physiognomischen Lehrzeichnungen aussehen.[57] Nachdem die Ähnlichkeit von Célinas während ihrer konvulsivischen Zustände produziertem Gestenspiel mit der Darstellung einer Besessenen in Rubens' Gemälde *Der Heilige Ignatius von Loyola heilt eine Besessene durch Austreibung der Teufel* von 1620[58] von ihnen entdeckt wurde, sahen sich Charcot und Richer veranlaßt, 1887 die »erste kritische Studie der Medizin über Kunstwerke«, *Les Démoniaques dans l'art,* zu veröffentlichen.[59] Der Gesichtsausdruck, den Célina während der ›großen Aura‹ aufweist, wirkt freudig-verklärt. Etwas Überirdisches scheint ihm innezuwohnen. Diesen verklärten Gesichtsausdruck zeigen Célina M., Charcots Paradehysterikerin, und Eusapia Palladino, das berühmte Spiritistenmedium bei der Levitation eines Tisches, in verblüffender Übereinstimmung. Es ist das der gleiche Ausdruck, den Albert von Keller auf den Gesichtern seiner Mädchenleichen in der Münchener Anatomie wahrzunehmen glaubte und den er, wie erwähnt, »mit dem wunderbaren Ausdruck eines bis zur Ekstase liebenden Weibes« verglich. In die vierte Dimension transportierter Orgasmus: so kommt die erotische Perspektive zum Vorschein, die die Séancen, die spiritistische und die medizinische, miteinander verbindet. Gerade wegen des betonten Wertlegens der Protokollanten auf die registrierende Distanz produziert sie sich so schwül. Das ist die exemplarische Demonstration des Rollenspiels einer abgelenkten erotischen Zweierbeziehung: die Frau als Künstlerin, der Mann als Wissenschaftler, die Frau als aktiv Gestaltende und Plastizierende, der Mann als der passiv Registrierende, die Frau, die sich erotisch entäußert, der Mann, der sich – das ist sein Opfer an die Wissenschaftlichkeit – erotisch enthält und somit von der Frau Abstand nimmt. Ist das die Rache Johannes' des Täufers an Salome?

Sowohl Brouillets Gemälde von Charcots Vorlesung wie das Photo der Eusapia Palladino bei der Levitation eines Tisches, beide aus etwa der gleichen Zeit, zeigen die Abspaltung und Isolierung des Orgiastischen aus dem primär Geschlechtlichen und seine Verlagerung in den Bereich des Metaphorischen. Harald Szeemann hat auf die unterschwellige Ähnlichkeit der Situationen zwischen dem Eusapia-Palladino-Photo und Marcel Duchamps *Großem Glas* hingewiesen, dessen vollständiger Titel lautet: *Die Braut von ihren Junggesellen nackt, entblößt sogar.*[60] Wie könnte die Situation zutreffender in Worte gefaßt werden? Nach oben begibt sich die Braut ihrer faßbaren Konturen und verduftet dort als Wolke in die vierte Dimension; unten ziehen die Junggesellen, indem ihnen das Subjekt ihrer in Versuchsanordnungen umgesetzten Begierde unaufhaltsam entgleitet, im Göpelwerk der Uniformen und Livreen ihre unfruchtbar in sich selbst zurückkehrenden Runden.

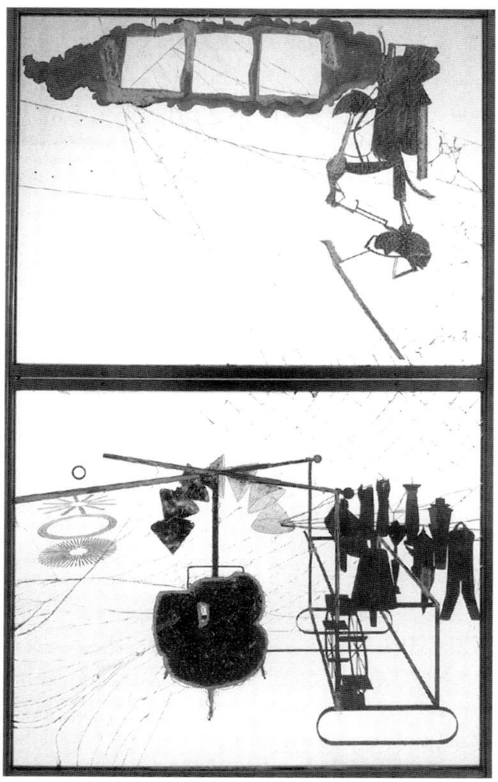

Marcel Duchamp, *La Mariée mise à nu par ses Célibataires, même (Le Grand Verre)*, 1912/15–23. Öl, Firnis, Bleiplatten u.a., unter Glasplatten, in Aluminiumrahmen, Philadelphia (Pennsylvania), Philadelphia Museum of Art, Bequest of Katherine S. Dreier

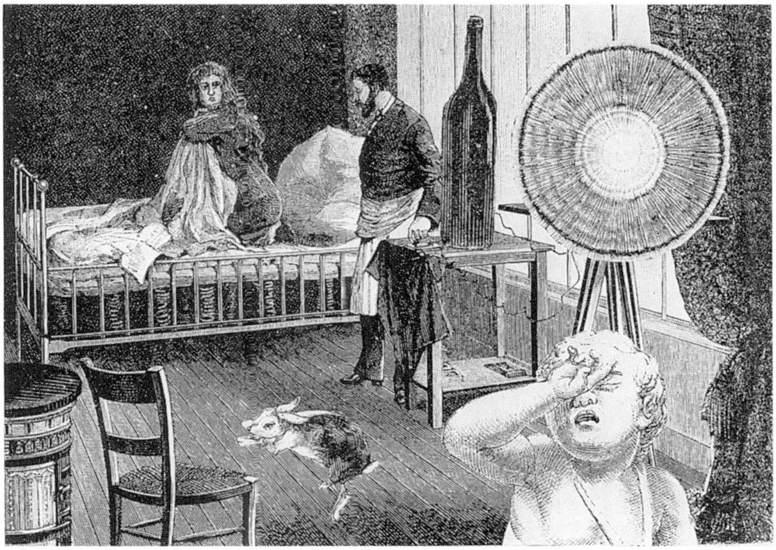

Max Ernst, *La femme 100 têtes,* Collageroman, Paris 1929, Tafel 2 *die unbefleckte empfängnis, verfehlt*

In einigen Blättern seines Holzstich-Collage-Romans *La femme 100 têtes* von 1929 hat Max Ernst genau das gleiche Motiv magisch ironisiert. Die Situation in Tafel 2 *die unbefleckte empfängnis, verfehlt,* entspricht, ins Metaphorische übertragen, derjenigen Charcots mit Célina M.; die Aura hat sich in Gestalt einer riesengroßen Kokarde verselbständigt; die Situation in Tafel 4 ... *und zum dritten mal verfehlt* gleicht eher derjenigen du Prels und Schiaparellis mit Eusapia Palladino. Den beiden gelehrten Herren in Max Ernsts Blatt sind, indem sie mit ihren Kontaktgeräten die Kraftströme messen, die Hände gebunden. Ihre ganze Aufmerksamkeit richtet sich so konzentriert auf ihr Tun, daß sie gar nicht bemerken, wie ihnen die ›unbefleckte‹ Braut, von der nur noch die Beine sichtbar sind, durch das transitorische Feld auf der linken Seite in die vierte Dimension entschwindet. Erst ein ganzes Stück weiter hinten in Ernsts Collage-Roman, auf Tafel 12 – auf die dazwischenliegenden Tafeln einzugehen würde hier, so aufschlußreich das wäre, zu weit führen – findet die *unbefleckte empfängnis* schließlich statt. Die transzendentale Begattung erfolgt durch eine orgelartige Harmonica mundi; damit kommt der apparatehafte Aspekt zur Auslösung. Er führt uns unmittelbar in unsere eigene Gegenwart.

Der Begriff ›Medium‹ hat ja seit den dazwischenliegenden hundert Jahren einen eigentümlichen Bedeutungswandel erfahren. Alle Welt spricht heute wieder von den Medien. Doch waren damals, im 19. Jahrhundert, die sensitiven Damen und Herren damit gemeint, vorwiegend aber die Damen, die in Trance die Fähigkeit besaßen, Geister aus der vierten Dimension sich vorübergehend derart in die dritte hinein materialisieren zu lassen, daß sie vermeintlich mitunter sogar photographiert werden konnten, so sind es heute

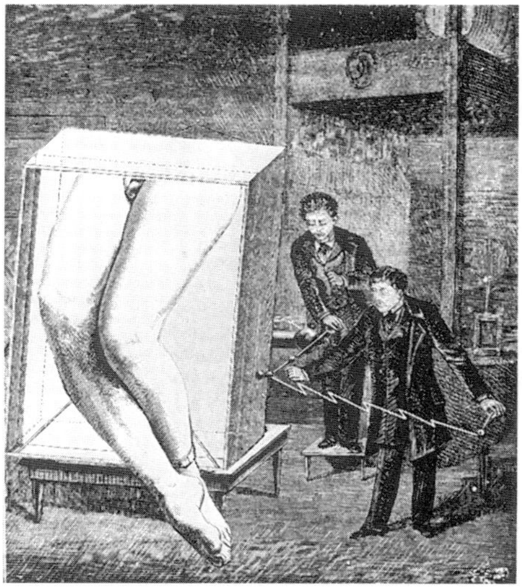

Max Ernst, *La femme 100 têtes,* Collageroman, Paris 1929, Tafel 4 *...und zum dritten mal verfehlt*

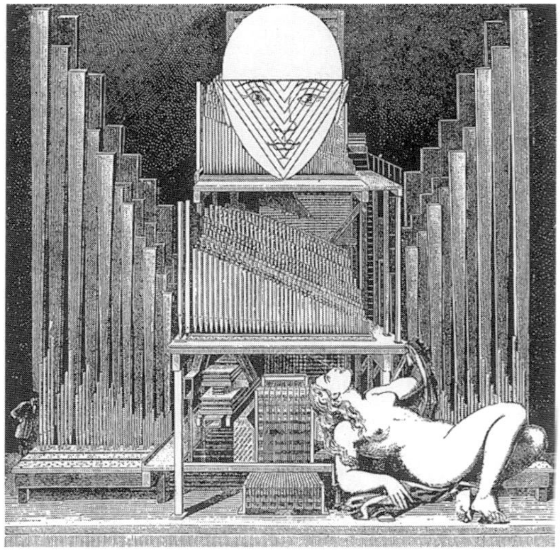

Max Ernst, *La femme 100 têtes,* Collageroman, Paris 1929, Tafel 12 *die unbefleckte empfängnis*

die technischen Medien, insbesondere das Fernsehen. Von ›Telepathie‹ über ›Telekinese‹ und ›Teleplasma‹ zu ›Television‹ führt allein schon semantisch eine Direttissima. Über die Apparate – Fernsehen, Video, Cyberspace – vollzieht sich heute im Grunde kaum anderes als auf den spiritistischen Sitzungen, nämlich die Vorspiegelung einer zurechtgemachten Wirklichkeit, die nichts weiter ist als ein aus dem vom Menschen, der sich selbst als objektiver Beobachter wähnt, selbst gefertigten ›Jenseits‹ zurückgeworfenes, depraviertes Diesseits. Television ist nichts anderes als die bis zur höchsten technischen Perfektion weiterentwickelte alte Zauberlaterne. Cyberspace – nicht nur holt sich der Mensch aus dem selbstgefertigten Jenseits seine selbstgezeugten Gespenster ins Haus; mehr als das: Der Mensch ist sich selbst sein eigenes Gespenst.

Anmerkungen

1 Das Sujet stammt aus dem Neuen Testament. Die Geschichte ist erzählt in den Evangelien des Matthäus 9,23–25; Markus 5,39–43 und Lukas 8,49–56. Die Erzählung von der Erweckung der Tochter Jairi folgt unmittelbar auf die von der Heilung der blutflüssigen Frau, ein Zusammenhang, der einer weiteren Betrachtung wert wäre. Bei Lukas heißt es: »Da er noch redete, kam einer vom Gesinde des Obersten der Schule und sprach zu ihm: Deine Tochter ist gestorben; bemühe den Meister nicht. Da aber Jesus das hörte, antwortete er ihm: Fürchte dich nicht; glaube nur, so wird sie gesund! Da er aber in das Haus kam, ließ er niemand mit hineingehen denn Petrus und Johannes und Jakobus und des Kindes Vater und Mutter. Sie weinten aber alle und klagten um sie. Er aber sprach: Weinet nicht! Sie ist nicht gestorben, sondern sie schläft. Und sie verlachten ihn, wußten wohl, daß sie gestorben war. Er aber (...) nahm sie bei der Hand und rief und sprach: Kind, stehe auf! Und ihr Geist kam wieder, und sie stand alsobald auf. Und er befahl, man sollte ihr zu essen geben. Und ihre Eltern entsetzten sich. Er aber gebot ihnen, daß sie niemand sagten, was geschehen sei.«

2 Das Gemälde ist in der Zeit entstanden, zu der Repin, wenn auch in einer längeren Spanne, an einem seiner berühmtesten Gemälde arbeitete, den *Burlaken an der Wolga,* auch *Wolgatreidler* genannt (1870–73, St. Petersburg, Staatliches Russisches Museum).

3 Hans Rosenhagen, Albert von Keller, Bielefeld/Leipzig 1912 (Künstlermonographien, hrsg. v. H. Knackfuß, Nr. 104), S. 60

4 Ebenda. Zwar hat sich Keller auch sonst gegenüber dem biblischen Bericht ziemliche Freiheiten herausgenommen, immerhin heißt es aber bei Lukas: »Und ihre Eltern entsetzten sich.« Infolgedessen dürfte es sich bei dem beschriebenen Paar wohl um Jairus und sein Weib handeln.

5 Ebenda.

6 Vgl. dazu Oskar A. Müller, Albert von Keller, München 1981, S. 26.

7 Albert von Keller, *Auferweckung,* erste Idee, 1877, Öl/Lwd., Format unbekannt, verschollen. Abgebildet in: Rosenhagen (zit. Anm. 3), S. 22 und bei Müller (zit. Anm. 6), S. 75.

8 Siehe dazu: Rosenhagen (zit. Anm. 3), S. 58: »Alle Versuche, die er mit seinem Modell anstellte, führten zu keinem befriedigenden Ergebnis. Da ward ihm Hilfe von seiner Frau. Sie machte ihm klar, daß, wenn jemand aus einem tiefen Schlafe oder einer Ohnmacht erwacht, er zuerst nicht wüßte, wo er sich befände. Er würde also zunächst seine Gedanken zu sammeln suchen, sich besinnen. Und wie säße man gewöhnlich da, wenn man sich auf etwas besänne? Man bringe die Hand an den Kopf, suche diesen zu stützen. Und sie machte ihm vor, wie ein graziöses weibliches Wesen ganz unwillkürlich die Hand an die Wange legt, um sich aus einer Verwirrung ihres Denkens wieder in die Wirklichkeit hineinzufinden. Nun ging es an die Ausführung des großen Bildes.«

9 Rosenhagen (zit. Anm. 3), S. 56. – 1894 malte Keller eine *Große Kreuzigung* (Öl/Lwd., 220 × 270 cm, verschollen, abgebildet in: Müller [zit. Anm. 6], S. 87). Für die Gestalt des linken Schächers fertigte er eine Farbstudie (verschollen, abgebildet in: Rosenhagen [zit. Anm. 3], S. 92), der deutlich anzusehen ist, daß sie nach einem an Händen und Füßen an einem Brett aufgehängten männlichen Leichnam gemacht ist. Darauf wohl bezieht sich die Passage Rosenhagens (ebenda, S. 88): »Ein Erlebnis in der Anatomie hatte die Begeisterung des Malers für den Gegenstand mächtig gesteigert. Er malte eines Nachmittags im großen Seziersaale einen mit den Händen an das Kreuz genagelten Leichnam und war ganz in seine Arbeit versunken, als plötzlich unterhalb des Brustkorbes die Naht – die zum Zwecke der Sektion geöffneten Leichen werden wieder zugenäht – sich öffnete und ein breiter Blutstrom vom herrlichsten Rot über den Unterleib und das rechte Bein sich ergoß und dann stehen blieb. Der rote Streifen auf dem dadurch unendlich fein gefärbten Fleisch, das schwärzlich-graue Kreuz und der durch das von verschiedenen Seiten einfallende Licht farbig gewordene grau-helle Hintergrund gaben ein Bild von überwältigendem Eindruck.« Seine erotische Komponente erhielt das Motiv insbesondere mit Albert von Kellers bleich-sinnlich aufgefaßtem Gemälde einer gekreuzigten Märtyrerin mit dem Titel *Im Mondschein,* 1894, Öl/Lwd., 150 × 100 cm, Privatbesitz. Abgebildet in: Müller (zit. Anm. 6), S. 203.

10 Albert von Keller, *Die glückliche Schwester,* 1893, Öl/Lwd., 192 × 245 cm, zerstört. Abgebildet in: Müller (zit. Anm. 6), S. 99.

11 Albert von Keller, *Bildnis Carl du Prel,* 1889, Öl/Lwd., 71 × 59 cm, Besitz der Bundesrepublik Deutschland. Abgebildet in: Müller (zit. Anm. 6), S. 81.

12 Albert von Keller, *Spiritistischer Apport,* 1887, Öl/Karton, 84 × 76 cm, Zürich, Privatbesitz. Abgebildet in: Müller (zit. Anm. 6), S. 83.

13 Das ausführlichste zusammenfassende Kompendium über Wesen und Geschichte des Spiritismus, ein Standardwerk, ist: Fanny Moser, Okkultismus. Täuschungen und Tatsachen, München 1935, Reprint unter dem Titel Das große Buch des Okkultismus, mit einer Einleitung von Prof. Dr. Hans Bender, Olten/Freiburg i. Br. 1974.

14 Siehe dazu: Reinhold Gerling, Der Spiritismus und seine Phänomene, Oranienburg 1919, S. 30.

15 Ebenda, S. 35.

16 Vgl. Moser (zit. Anm. 13), S 92 ff.

17 Allan Kardec, Das Buch der Geister/Das Buch der Medien. Neuausgabe der deutschen Übersetzung, Wiesbaden 1977.

18 Peter Tomory, Heinrich Füßli. Leben und Werk, deutsch v. Peter Hahlbrock, Berlin 1974, S. 109.

19 Schillers unvollendet gebliebener Roman *Der Geisterseher,* 1786 in Dresden zu Papier gebracht, erschien 1789 im Druck. E. F. Frollenius lieferte dazu eine unautorisierte Fortsetzung und einen Schluß. In unserem Jahrhundert verfaßte Hanns Heinz Evers eine zweite Version des Schlusses.

20 Wilhelm Bölsche, Die Mittagsgöttin, 2 Bde., Jena 1891.

21 Carl Graf von Klinckowstroem, Die Zauberkunst, München 1968, S. 106. In seinen *Wanderungen durch die Mark Brandenburg* gibt Theodor Fontane einen kurzen Abriß von Schrepfers Leben und Wirken. Der Schrepfer-Jünger General Hans Rudolf von Bischofswerder, Vertrauter König Friedrich Wilhelms II. von Preußen, gewann den allem Mystischen zugänglichen König für den Orden der Rosenkreuzer (der mit den ursprünglichen Rosenkreuzern nichts gemein hat als den Namen). Friedrich Wilhelm besuchte Bischofswerder gelegentlich auf dessen Schloß Marquardt am Schlänitzsee westlich von Potsdam. Im Schloßpark gab es eine mit blauem Lasurstein ausgelegte Grotte. Im geheimnisvollen magischen Licht erschienen dem König dort die Geister großer Verstorbener, die ihm mit ihren moralischen Ermahnungen zusetzten. Die Einflüsterungen erfolgten vermutlich aus einem Umgang zwischen einer doppelten Wandung, der bei späteren Grabungsarbeiten eingestürzt ist. Heute ist von der Grotte kein Überbleibsel mehr vorhanden; selbst der Ort, wo sie sich befunden hat, läßt sich nicht mehr lokalisieren. Siehe: Theodor Fontane, Wanderungen durch die Mark Brandenburg. Dritter Teil: Das Havelland, Berlin 1977, Kap. Marquardt von 1795–1803; General von Bischofswerder (S. 325–328); Geheime Gesellschaften im 18. Jahrhundert (S. 332–345).

22 Klinckowstroem (zit. Anm. 21): »Philadelphia scheint zuerst 1774 Geistererscheinungen gezeigt zu haben. Eine Pressenotiz aus Wien aus diesem Jahre sagt über Philadelphias dortiges Auftreten: ›Die Kunst, Verstorbene und Abwesende in einem Wolkendampfe zum Vorschein zu bringen, ist eines der Meisterstücke, allein auf höchsten Befehl ist ihm solches künftig untersagt worden.‹ Mag es sich bei dem mit X bezeichneten Geisterbeschwörer um Philadelphia gehandelt haben oder nicht, über dessen Technik der Leipziger Physiker Christlieb Benedikt Funk 1783 in einem Anhange zu seiner ›Natürlichen Magie‹ genaue Aufklärung gab, jedenfalls ist dieser Bericht, der, wie wir von J. G. Meusel wissen, von dem Wiener k. k. Gubernialrat Heinrich Gottfried von Bretschneider stammt, sehr aufschlußreich. Bretschneider war durch den ›okkultgläubigen‹ Grafen von Dietrichstein zu einer solchen Sitzung mitgenommen worden. Das Ganze war eine Art spiritistischer Sitzung mit allerhand magischem Zeremoniell und den feierlichen Versprechen aller Anwesenden, sich nicht zu rühren. Auch eine Händekette – mit einer wirklichen Kette – war vorgesehen. Das Zimmer, in dem die Sitzung stattfand, war vorher sorgsam präpariert. An einer Wand war unsichtbar ein Schieber angebracht, in der selben Weise gestrichen wie die Wand. Dieser Schieber verbarg ein Loch in der Mauer; durch welches ein Gehilfe hindurchkriechen konnte. Die ›Zauberkette‹ war unauffällig mit diesem Schieber verbunden, und der Magier konnte im geeigneten Augenblick den Schieber hochziehen. Hier spielte also der Gehilfe den ›Geist‹.

23 Klinckowstroem (zit. Anm. 21), S. 109: »Philidor leitete seine Vorführung mit einer Ansprache ein, die aber bei den skeptischen Sitzungsteilnehmern nicht den gewünschten Erfolg hatte, was ihn sichtlich nervös machte. So leicht lernen die Berliner das Gruseln nicht. Dann begann er mit seinen Zeremonien und löschte das Lämpchen. Er warf etwas in das Kohlenbecken, worauf sich mit widrigem Geruch ein dicker weißer Rauch entwickelte. Kaum hatte der Magus seine Beschwörung begonnen, als ein sehr heftiger Donnerschlag das Zimmer erschütterte. Zugleich entdeckte Herr v. d. Reck an der Decke in gleicher Entfernung von den beiden Seitenwänden, wo er die Befestigung der falschen Papierwand vermutete, ein Lichtpünktchen. ›Hieraus urteilte ich‹, sagt der gute Beobachter, ›daß nunmehr das Licht, vermöge dessen die Figur im Durchsehen (Transparent) an der Wand erscheinen sollte, in das Nebenzimmer herbeigebracht wurde. Wir wurden auch gleich an der Wand gewahr, daß ein Strich von ungefähr 3½ Fuß hoch erleuchtete und sich allmählich zu einer vollkommenen Figur ausbildete, welche wir einstimmig für die Figur des berühmten Herrn von Voltaire erkannten.‹ Die Zuschauer durchschauten den Schwindel und lachten den Zauberer aus. Philidor ließ nun Friedrich den Großen erscheinen, aber ohne einen größeren Eindruck auf sein undankbares Publikum zu erzielen. Nun suchte er es vergeblich durch die Androhung, den Teufel erscheinen zu lassen, einzuschüchtern, stand jedoch davon ab, als man ihn lachend dazu ermutigte. Darauf gebot er den Zuschauern, sich recht fest an den Händen zu halten, und den am Ende der Reihe Sitzenden, den Gegenstand zu ergreifen, den er ihm reichen werde. Die hellen Berliner durchschauten auch diesen Trick und warnten den Magier, ihnen etwa einen elektrischen Schlag beizubringen.«

24 Vgl. Moser (zit. Anm. 13), S. 646ff.

25 Vgl. dazu das Kapitel *Ossians Traum* des 1. Bandes. Siehe dort auch die Ft. 7 und 8.

26 Siehe dazu: Tomory (zit. Anm. 18), S. 162: »So sieht man hier das unheimliche Paar geisterhaft aus einem Hintergrund von düsterem Purpur auftauchen. Die Gestalten sind buchstäblich in die Farbe gezeichnet, in einer Technik, die von Tintoretto inspiriert scheint, doch hat der Maler

zweifellos, als er diese galvanisch-transparenten Erscheinungen beschwor, noch anderes im Sinn gehabt als die Effekte Tintorettos: die Wirkungen der Elektrizität nämlich.«

27 Die erste Fassung (1781, Öl/Lwd., 101 × 127 cm) befindet sich heute im Detroit Institute of Arts. Bereits 1777 schuf Füßli eine Zeichnung als Entwurf für eine Radierung mit einer Gespenstererscheinung im Sinne einer Séance, *Die Hexe von Endor*. Gestochen wurde das Blatt 1792 von T. Holloway für Lavaters *Physiognomische Studien* (heute New York, Columbia University). In folgenden weiteren Arbeiten Füßlis wirkt das Motiv nach: *Der Alp verläßt das Lager zweier schlafender Mädchen,* 1783, Öl/Lwd., 85 × 110 cm, Stadt Zürich; *Dame am Fenster im Mondschein,* um 1804, Öl/Lwd., Frankfurt/M., Frankfurter Goethe-Museum mit Goethe-Haus.

28 Moritz von Schwind, *Der Erlkönig,* nicht datiert (1865 vom Künstler erworben), Öl/Lwd., 32,2 × 45,3 cm, München, Bayerische Staatsgemäldesammlungen, Schack-Galerie.

29 Zit. nach Le Salon imaginaire. Bilder aus den großen Kunstsammlungen der zweiten Hälfte des XIX. Jahrhunderts, Kat. Deutsche Gesellschaft für Bildende Kunst (Kunstverein Berlin)/ Akademie der Künste, Berlin 1968, S. 168.

30 Jean-Joseph-Benjamin Constant, Erster Entwurf für das Deckengemälde der Opéra Comique (Verherrlichung der Musik), 1898, Grisaille auf Papier, Durchmesser 56 cm, Paris, Musée d'Orsay.

31 Gerling (zit. Anm. 14), S 60.

32 Eine Gemäldefassung ist *L'Apparition (Die Erscheinung),* 1874/76, Öl/Lwd., 142 × 103 cm, Paris, Musée Gustave Moreau. Eine Variante ist *Salome trägt das Haupt des Johannes,* 1876, 21,5 × 12 cm, Paris, Musée Gustave Moreau. Das Johanneshaupt ist hier ebenfalls von einem hell leuchtenden Strahlenkranz gleich einer elektrischen Emanation umgeben. Salome trägt gemäß der verbreiteten Auffassung des Motivs das Haupt des Täufers auf einem großen Teller. Zum Salome-Motiv siehe den Katalog: Salomé dans les Collections Françaises. Wanderausstellung Saint-Denis, Musée d'Art et d'Histoire/Tourcoing, Musée Municipal des Beaux-Arts/Albi, Musée Toulouse-Lautrec et Galerie d'art moderne/Auxerre, Musée d'Art et d'Histoire, 1988–90.

33 Das Blatt, die erste symbolistische Arbeit des Künstlers, wurde durch Flauberts phantastisch-symbolistischen Roman *La tentation de Saint-Antoine (Die Versuchung des Heiligen Antonius),* Paris 1874, angeregt.

34 Z. B. Friedrich Wilhelm Joseph von Schelling, Einleitung zu dem Entwurf eines Systems der Naturphilosophie Oder über den Begriff der spekulativen Physik und die innere Organisation eines Systems der Wissenschaft, 1799, in: ders., Ausgewählte Schriften, Bd. I, 1794–1800, Frankfurt/M. 1985, S. 337f.

35 Vgl. Christoph Asendorf, Das Gespenst der Energie. Wahrnehmung um 1900, in: Jean Clair/Cathrin Pichler/Wolfgang Pircher, Wunderblock. Eine Geschichte der modernen Seele, Kat. hrsg. v. den Wiener Festwochen, Wien 1989, S. 623–632. Außerdem: Christoph Asendorf, Ströme und Strahlen. Das langsame Verschwinden der Materie um 1900, Gießen 1989.

36 Carl du Prel, Die monistische Seelenlehre, Leipzig 1888. Hier zit. nach Gerling (zit. Anm. 14), S. 131f.

37 Joris-Karl Huysmans, Là-bas (Erstveröffentlichung Paris 1891). Hier zit. nach der deutschen Übersetzung: Joris-Karl Huysmans, Tief unten, aus dem Französischen übertr. v. Gustav Gugitz und mit einem Nachwort vers. v. Manfred Ach, Zürich 1987, S. 218f., S. 268f.

38 Albert Freiherr von Schrenck-Notzing, Materialisations-Phänomene. Ein Beitrag zur Erforschung der mediumistischen Teleplastie, München 1914; ders., Der Kampf um die Materialisations-Phänomene. Eine Verteidigungsschrift, München 1914. Siehe auch: Moser (zit. Anm. 13), S. 652ff.

39 Zit. nach Moser (zit. Anm. 13), S. 655.

40 Heinz Schott, Fluidum – Suggestion – Übertragung. Zum Verhältnis von Mesmerismus, Hypnose und Psychoanalyse, in: Kat. Wunderblock (zit. Anm. 35), S. 85–95, ders. (Hrsg.), Franz Anton Mesmer und die Geschichte des Mesmerismus. Beiträge zum Internationalen Wissenschaftlichen Symposium in Meersburg 198., Stuttgart 1985.

41 Heinrich Jung genannt Jung-Stilling, Theorie der Geisterkunde, in einer Natur-Vernunft- und Bibelmäßigen Beantwortung der Frage: Was von den Ahnungen, Gesichten und Geistererscheinungen geglaubt und nicht geglaubt werden müßte. Nürnberg 1808, S. 58f. und S. 98f. Unveränderter photomechanischer Neudruck der Originalausgabe nach dem Exemplar der Universitätsbibliothek Leipzig, Zentralantiquariat der Deutschen Demokratischen Republik, Leipzig 1979.

42 Ebenda, S. 98f.

43 E. T. A. Hoffmann, Der Magnetiseur. Eine Familienbegebenheit, in: ders., Fantasie- und Nachtstücke, hrsg. und mit einem Nachwort vers. v. Walter Müller-Seidel, München 1976, S. 141ff.

44 Heinz Schott, Fluidum – Suggestion – Übertragung. Zum Verhältnis von Mesmerismus, Hypnose und Psychoanalyse, in: Kat. Wunderblock (zit. Anm. 35), S. 85–95, hier S. 86.

45 Ebenda.

46 Ebenda, S. 88.

47 Walter Benjamin, Das Kunstwerk im Zeitalter seiner technischen Reproduzierbarkeit. Erstveröffentlichung in der Zeitschrift für Sozialforschung I, 1936.

48 Bölsche (zit. Anm. 20), Bd. II, S. 40.

49 Jung-Stilling (zit. Anm. 41), S. 70.

50 Clemens Brentano, Die Passion. Nach den Betrachtungen der Anna Katharina Emmerick, Neuauflage, hrsg. v. Claire Brautlacht, Kevelaer 1951. Die Erstauflage erschien 1833 anonym – ohne Erwähnung von Brentanos Namen – unter dem Titel *Das bittere Leiden unseres Herrn Jesu Christi – Nach den Betrachtungen der gottseligen Anna Katharina Emmerick, Augustinerin des Klosters Agnetenberg zu Dülmen nebst dem Lebensumriß der Begnadeten,* auf Brentanos eigene Kosten gedruckt, in Kommission herausgegeben von der Seidelschen Buchhandlung in Sulzbach. Der Ertrag war zugunsten mildtätiger Stiftungen bestimmt. Den Erlös der ersten Auflage erhielt Apollonia Diepenbrock als Unterstützung für ihr Krankenhaus in Regensburg. Über das Leben der Emmerick berichtete Friedrich August Graf Stolberg 1813: »Anna Katharina Emmerick, 35 Jahre alt, war Augustinernonne in einem aufgehobenen Kloster zu Dülmen, sie ist Tochter eines gemeinen Kötters bei Coesfeld im Münsterischen. Ihre Bildung ist zart, ihr Gesicht angenehm, sie hat einen sehr lebhaften Geist, ist zart und reizbar von Empfindung, hatte von Kindheit an das innigste Mitgefühl für Leiden und Freuden anderer, gab daher alles, was sie hatte, an Arme, so arm sie und ihre Eltern selbst waren; diese liebten sie sehr, waren, wie sie sagte, streng, aber nicht hart.« Zit. nach Wolfgang Pfeiffer-Belli, Clemens Brentano. Ein romantisches Dichterleben, Freiburg i. Br. 1947, S. 167.

51 Justinus Kerner, Die Seherin von Prevorst. Eröffnungen über das innere Leben des Menschen und über das Hereinragen einer Geisterwelt in die unsere, 2 Tle., 1829. Weitere Auflagen 1832, 1838, 1846, 1877, 1892.

52 Pfeiffer-Belli (zit. Anm. 50), S. 169.

53 Siehe dazu das Kapitel *Die Seherin* in: (Marie Niethammer), Das Leben des Justinus Kerner, erzählt von seiner Tochter Marie, München 1967, S. 273–276.

54 Ludwig Tieck, Liebeswerben, 1839, in: Ludwig Tieck's gesammelte Novellen, Bd. 10, Berlin 1854, S. 349ff.

55 Siehe dazu: Werner Busch, Das sentimentalische Bild. Die Krise der Kunst im 18. Jahrhundert und die Geburt der Moderne, München 1993.

56 Désiré Magloire Bourneville/Paul-Marie-Léon Régnard, Iconographie photographique de la Salpêtrière, 3 Bde., Paris 1876–80.

57 Vgl. Paul Richer, Introduction à l'étude de la figure humaine, Paris 1902.

58 Peter Paul Rubens, *Der Heilige Ignatius von Loyola heilt eine Besessene durch Austreibung der Teufel,* 1620, Öl/Lwd., 535 × 395 cm, Wien, Kunsthistorisches Museum.

59 Jean-Martin Charcot/Paul Richer, Les Démoniaques dans l'art, Paris 1887, Neuauflage Paris 1984. Deutsche Ausgabe: Die Besessenen in der Kunst, hrsg. und mit einem Nachwort vers. v. Manfred Schmeider, übers. v. Willi Hendrichs, Göttingen 1988.

60 Harald Szeemann (Hrsg.), Junggesellenmaschinen, Zürich 1975, Abb. 12. Szeemann liefert dazu die Unterschrift: »Die Situation ist derjenigen im Grossen Glas nicht unähnlich, auf der einen Seite die Braut, die ›weiß‹, die sich an der vierten Dimension labt; sie wird kontrolliert durch die Junggesellen, die Wissenschaftler, die an ihrer Gabe zweifeln; sie strahlt trotz der Anstrengung.«

Fröhliche Wissenschaft – mit Schwermutschatten

Zu Werk und Person von Eberhard Roters

Jedem, der zu Eberhard Roters etwas sagen soll, werden die Grenzen sprachlichen Ausdrucksvermögens in der Praxis noch sehr viel schneller bewußt als in der Reflexion diesbezüglicher Erkenntnisse von Dichtern und Denkern. Weder Farbe noch Fülle von Werk und Persönlichkeit dieses ebenso eigenwilligen wie inspirierenden Menschen erschließen sich dem beschreibenden Wort.

Die Berlinische Galerie, deren Thematik Eberhard Roters gemeinsam mit öffentlichen und privaten Freunden konzipiert und – als realistischer Traumtänzer – auch Schritt für Schritt verwirklicht hat, besitzt ein Bild des kauzigen Dichters Iwar von Lücken, der sich an einem Stuhl festhält, auf dem eine Bierflasche als Behelfsvase für eine Rose steht. Es kann kein Zweifel sein, daß Roters sich diesem – im wörtlichen wie im übertragenen Sinne – sonderbaren Heiligen nahe fühlte. Daß er aber, anders als der arme Poet, keine »armselige Existenz« führen mußte, sondern ein reiches und viele seiner Zeitgenossen bereicherndes Leben hatte, mag jener singulären, für ihn ganz typischen Mischung aus »zielstrebiger Zerstreutheit« (Walter Jens), ironisch gebrochenem Idealismus und sächsischem Realitätssinn zu verdanken sein: der Grundstruktur einer unverwechselbaren Persönlichkeit, eines Mannes mit vielen Eigenschaften. Eberhard Roters hat nie an Originalitätssucht gelitten, aber er war immer originell auf eine ganz unverkrampfte Weise: heiter und hintersinnig, charmant und gründlich, einfallsreicher Causeur und schwungvoller Schreiber, praktizierender Forscher und forschender Praktiker. Er hat sich nie in den Vordergrund gedrängt, gerade dort hat er aber immer gestanden.

Sachsen, so haben wir mal – halb scherzhaft, halb im Ernst – in der Schule gelernt, sei das Land mit den meisten Genies, von Johann Sebastian Bach über Robert Schumann und Richard Wagner bis hin zu Gotthold Ephraim Lessing – von August dem Starken zu schweigen. Gerade von Lessing steckte in Eberhard Roters genauso viel wie von seinen anderen literarischen Verwandten Jean Paul und E. T. A. Hoffmann. Auch dies ist eine Mischung, der man nicht eben häufig begegnet. Fazit: Der gebürtige Dresdner gehörte im Bereich der bildenden Kunst zu Berlins wichtigsten Nachkriegsimporten.

Eberhard Roters war Kunsthistoriker und zwar einer der universellsten. Was hätte er sonst noch werden können? Dichter wie Iwar von Lücken sowieso, aber auch Botaniker, Chemiker, Physiker, Karikaturist – oder was noch? Man braucht nur in seinen Schriften zu blättern, um festzustellen, wie viele Möglichkeiten angesichts einer anachronistischen Bildungsfülle in ihm steckten. Wem sonst fielen – auf solider Kenntnis beruhende – Anmerkungen ein wie etwa die zu Guerickes Luftpumpe: »Das Nichts und die Maschine halten Hochzeit miteinander.« Oder zum Computer: »Der Apparat, der seine Funktion verbirgt, wird damit als Informationslieferant zum Orakel.« Wem außer ihm wäre es eingefallen, das legendäre Züricher Cabaret Voltaire zeichnend in ein *Cabaret voll Teer* zu verwandeln oder Otto Muellers *Akte im Wald* in einen Leitz-Ordner? Wer sonst hätte auf die alberne Frage einer Partylöwin, was denn wohl das absolute Gegenteil von Japan sei, mit »Neinpan« antworten können?

Als Roters um die Wende der sechziger/siebziger Jahre von farbenblinden intellektuellen Halbstarken, die im damals geteilten Berlin ein bißchen länger als anderswo Revolution mit Lebensversicherung spielen konnten, vorübergehend ins Nürnberger Exil getrieben wurde, hielt er in der Akademie der Künste aus dem Stand eine leicht angeheiterte, unvergeßliche Abschiedsrede. Kunst kam darin überhaupt nicht vor, dafür erfuhr aber die Osmose in allen Variationen eine anspielungsreiche Differential-Interpretation. Der osmotische Druck führte zu einem stilgerechten Roters-Resultat, indem Lachmuskeln und Tränendrüsen gleichermaßen so lange strapaziert wurden, bis kein Auge mehr trocken blieb, wenn auch aus sehr voneinander verschiedenen Gründen: Heiterkeit und Traurigkeit. Es paßte zu diesem Abschied, daß er kurz danach in Nürnberg die Ausstellung ›Der Bildungstrieb der Stoffe‹ machte, die dem Chemiker Friedlieb Ferdinand Runge gewidmet wurde. In dessen Namen verlieh Eberhard Roters in seinem letzten Lebensjahr einen Preis, der eigentlich seinen eigenen Namen tragen sollte, was er aber – man kann nur sagen: selbstverständlich – verweigerte. Den Preis erhielt Matthias Flügge als Herausgeber der zwischen Ost und West vermittelnden »ersten gesamtdeutschen Kunstzeitschrift«. Auch dies ein Beleg für die undoktrinäre, weiträumig vermittelnde Haltung des sächsisch geprägten Berliners. Für ihn zerfiel die Welt nie in zwei Hemisphären. Er verstand Ost und West immer als kulturelle Einheit. 1993/94 hat Bernhard Heisig ihn gemalt, doch bereits 1967 stellte er in der (damals) West-Berliner Akademie der Künste die ›Avantgarde Osteuropa 1910–1930‹ vor, in denselben sechziger Jahren, zu deren Beginn noch ernsthaft darüber gestritten wurde, ob man auf westdeutschen Bühnen Stücke von Bert Brecht spielen dürfe oder nicht.

Polarität und Komplexität prägten das Denken und Handeln, Reden und Schreiben dieses einzigartigen Menschen. Der fromme Reinhold Schneider hat einmal mit Bezug auf Thomas Mann gesagt, in dessen Werk stehe die Ironie anstelle der Gnade. Man kann diese Bemerkung ohne Gewaltsamkeit auf Person und Lebensarbeit von Eberhard Roters übertragen. Die fröhliche Wissenschaft, die er als Kurator, Museumsgründer, Ausstellungsmacher, Schriftsteller und graue Eminenz in der Kulturpolitik trieb, warf zugleich immer Schwermutschatten. Roters' bewundernswerter Enthusiasmus war skeptisch gebrochen. Das tat der Liebe zur Sache keinen Abbruch, erst recht nicht der zu den Menschen, mit denen er umging, ob Künstler, Kollegen oder Freunde. Er wußte wie seine Frau Hanna, die ihm in guten wie in schweren Zeiten immer wieder Kraft gegeben hat, daß der Liebende, wenn er es ernst meint, die Schwächen des Partners nicht nur akzeptieren, sondern sie zum integrierten Bestandteil der eigenen Persönlichkeit machen muß.

Das gilt auch für Eberhard Roters' Beziehung zur Kunst. Typisch für ihn ist, daß ihm ein Ausstellungstitel von Henri Nannen besonders gut gefiel:

›Bilder, die ich liebe‹. Das Bekenntnishafte, ungetarnt Subjektive war ihm immer lieber als didaktische Gelehrsamkeit mit erhobenem Zeigefinger oder eine roßtäuscherische ›Objektivität‹, die es nicht gibt. Roters wußte, daß keine absoluten Wahrheiten existieren, auch nicht in der Kunst, und jede Art von Fundamentalismus war ihm suspekt. »Was heißt in der Kunst Wahrheit?« fragte er bei einer seiner letzten Eröffnungsreden. »Gibt es die überhaupt? Nein. In der Kunst gibt es nur Wirklichkeiten, und Wirklichkeit ist ein lebendiger Prozeß.« Mit anderen Worten: Jede Erkenntnis ist vorläufig und korrigierbar. Das paßt gut zum Leitwort des alten Wilhelm Worringer: »Ich frage in Form von Behauptungen.«

Rechthaberei verachtete Eberhard Roters genauso wie einen wertfreien Immoralismus. Den realitätsblinden pseudorevolutionären Träumereien von der weltverändernden »gesellschaftlichen *Relevanz*« der Kunst setzte er beizeiten seine Forderung nach »gesellschaftlicher *Signifikanz*« entgegen. Denn das Kunstwerk war für ihn nicht allein ein Ästhetikum, sondern auch Dokument und Zeuge, Kunstproduktion ein Philosophieren mit anderen Mitteln, während die unmittelbare politische Effizienz von Bildern und Skulpturen seiner Meinung nach »nicht gering genug eingeschätzt« werden könne. Zwar hielt er Picassos *Guernica* für »eines der bedeutendsten, wenn nicht das bedeutendste Gemälde unserer Zeit«, schätzte seine bewußtseinsverändernde Wirkung gleichwohl als äußerst gering ein. Wie wir wissen, wenn wir es heute in Madrid hinter Panzerglas sehen, leider zu Recht. Hingegen erfüllte ein freundschaftlich-privates Bild wie Watteaus berühmtes *Ladenschild des Kunsthändlers Gersaint* Roters' Vorstellung von »gesellschaftlicher Signifikanz«, weil es »die festgelegten Formen einer Gesellschaftsepoche in allen Einzelheiten phänomenologisch kennzeichnet und somit eine Topographie des Selbstbewußtseins dieser Gesellschaft und ihrer Ausdrucksform liefert«.

Ähnliches ließe sich von den vielen wegweisenden Ausstellungen des Kunsthistorikers Roters sagen, die ausnahmslos die Grenzen des Fachs überschritten, und den kulturgeschichtlichen Hintergrund einschließlich des politisch-gesellschaftlichen ebenso einsichtig machten wie das Denken und Empfinden der jeweiligen Epoche. Dabei realisierte Roters seine Präsentationen mit leichter Hand, ob es sich nun um den – unter völlig neuen Aspekten – mit frischen Augen optisch wiederbelebten ›Salon imaginaire‹ handelte, um ›Aspekte der Gründerzeit‹, ›Mouvement Dada‹, ›Ich und die Stadt‹ oder die seinem Nachfolger in der von ihm begründeten Berlinischen Galerie, Jörn Merkert, als »Morgengabe« dargebrachten ›Stationen der Moderne‹. Immer war Roters' hintergründig-sächsisches Lächeln statt der anmaßenden Pose eines Doktor Allwissend präsent. Das mochten die Leute, nicht nur die Kenner, und darum waren die Ausstellungen auch erfolgreich.

Roters war sich stets darüber im klaren, daß Kunstvermittler fürs Publikum da sind und sie darum ihre Texte nicht produzieren sollen, um Kollegen zu imponieren, sondern um Leser und Besucher zu informieren. Er hat immer die Kunst, nie sich selbst inszeniert. Trotzdem – oder gerade darum – war er ein ›Star‹: Anreger und Macher in Personalunion, ein Mann voller Ideen, die sich durch einen hohen Grad an Originalität auszeichneten, aber nie im luftleeren Raum schwebten. An ihrer Realisierung war er bis zuletzt trotz bereits reduzierter Gesundheit immer in hohem Maße beteiligt, so ausgeprägt seine Begabung auch war, Bundesgenossen zu finden und Kollegen zu motivieren. Was ihn kennzeichnete, war die absolute Übereinstimmung von Person und Werk, Reden und Handeln.

Wenn er schrieb, war seine Ausdrucksweise immer präzise und pointiert. Sie ließ die Vielschichtigkeit seines assoziativen Denkens ebenso erkennen wie sein stupendes Wissen. Seine anspielungsreichen Texte führen den Leser bisweilen in Labyrinthe, in denen sich Hauptweg und Nebenwege kaum unterscheidbar ineinander verschlingen. Doch Roters verirrte sich nicht darin, und auch der Leser verliert den Faden der Ariadne nie aus dem Auge, weil der Autor stets die Übersicht über das Ganze und dessen einzelne Teile behielt. Nie gingen ihm die heiteren und die melancholischen Einfälle aus. Und wenn er gelegentlich merkte, daß der ihm zugestandene Platz nicht mehr ausreichte, sie alle unterzubringen, oder wenn er schlicht keine Lust mehr hatte, dann machte er einfach einen Punkt.

Wie in seinen Ausstellungen, wurden auch in seinen Essays Geschichte und Gegenwart durchlässig füreinander. Astronautenlook und Ritterrüstung, Friedrich Schlegel und Marcel Duchamp, Orakel und Computer oder der »Müllhimmel« von Kurt Schwitters: Im bildnerisch-kombinatorischen Denken von Eberhard Roters waren sie gleichwertige, aufeinander bezogene Objekte der Betrachtung und erschienen gerade dadurch oft in einem ganz neuen Licht.

Erhellend für die denkerische, stilistische und poetische Substanz des Schriftstellers Roters ist eine Stelle aus seinen gesammelten Dada-Essays, die unter dem Titel *fabricatio nihili oder Die Herstellung von Nichts* erschienen sind: »Das Herz des zerstückelten Dionysos zu retten«, heißt es da, »das ist der Sinn, der sich im Vorgang des Zerstückelns und neu und anders Zusammensetzens bei der Herstellung einer Collage abbildet.« Ein solches Zitat zeigt, was Eberhard Roters jenseits alles heiteren Beruferatens nach dem Motto: »Was wäre wenn ...?« tatsächlich war: Er war die Inkarnation des Kunsthistorikers als Künstler, eines universalen Künstlers notabene, der uns viele neue Sehweisen vermittelte, weil er die seltene Gabe besaß, theoretische Erkenntnisse optisch sichtbar und nachvollziehbar zu machen.

Dazu paßt, daß Eberhard Roters sich ein Leben lang für neue Kunst und junge Künstler geschlagen hat, ohne je zu vergessen, daß niemand bei Null anfängt und demzufolge die zeitgenössische Kunst ebenso ihre historischen Wurzeln hat wie das 20. im 19. Jahrhundert, dem sein letztes, in seiner Weite und in seiner Intensität vielleicht wichtigstes literarisches Werk gewidmet ist. Aus dem Buch ist Roters' »Unvollendete« geworden. Auch das spannungsreiche und – im Sinne der ›coincidentia oppositorum‹ des Nikolaus von Kues – widerspruchsvolle Leben seines Autors ist Fragment geblieben. Das paßt zu ihm, der, wie Hofmannsthal gesagt hätte, seine Tiefe an der Oberfläche versteckte, dem das Vorläufige menschlichen Denkens und Tuns stets bewußt war. Gerade darin ist das Verpflichtende seiner Hinterlassenschaft begründet.

Karl Ruhrberg

Editorische Notiz des Verlages

Bis kurz vor seinem Tod im Jahre 1994 hat Eberhard Roters an dem Manuskript der vorliegenden Publikation gearbeitet. »Aus dem Buch ist Roters' ›Unvollendete‹ geworden«, bemerkt Karl Ruhrberg in seinem Nachwort. Der mit dem Verlag geführten Korrespondenz läßt sich in der Tat entnehmen, daß Eberhard Roters noch mindestens ein weiteres Kapitel zum Themenkreis Arbeit vorgesehen hatte, zu dessen Niederschrift es aber nicht mehr kam. Es sollte den Abschluß des Großkapitels *Das irdische Paradies* bilden.

Ein weiteres Kapitel, *Les belles dames sans merci* betitelt, konnte aufgrund seines fragmentarischen Charakters nicht mehr veröffentlicht werden. Hier thematisiert Roters noch einmal das psychoneurotische Verhältnis der Geschlechter in den europäischen Industriegesellschaften bis zum Ende des 19. Jahrhunderts, und zwar anhand jener Bilder, die mit ihrer Wasser-, Wald- und Spiegelmetaphorik und dem Rückgriff auf archetypische Motive der abendländischen Märchen- und Mythenüberlieferung auf diesen Aspekt verweisen. Dieses Kapitel sollte dem letzten Hauptteil *Mythos II – Überwelt und Unterwelt* zugeordnet werden.

Um die Authentizität des Textes so wenig wie möglich zu beeinflussen, ist die redaktionelle Bearbeitung sehr behutsam erfolgt. Sie konzentrierte sich vor allem auf die Vereinheitlichung von Schreibweisen, die Verifizierung der Zitatstellen, die Aktualisierung der Angaben zu den Kunstwerken sowie die Überarbeitung und Ergänzung des Anmerkungsapparats und der darin enthaltenen bibliograpischen Angaben.

Ein besonderer Dank gilt Frau Hanna Roters für das Vertrauen, das sie dem Verlag entgegengebracht hat. Sie hat die Arbeitsbibliothek ihres Mannes bereitwillig für die notwendigen Recherchearbeiten zur Verfügung gestellt und damit entscheidend zur Realisierung des Projekts in der vorliegenden Form beigetragen.

Yvonne Paris
Köln, im März 1998

Fotonachweis

Aargauer Kunsthaus, Aarau Abb. S. 313
Fratelli Alinari, Florenz Abb. S. 62, 204
Archiv des Autors Abb. S. 75, 79 unten, 91, 93, 94, 112, 135 oben, 143, 146 (2), 156 oben, 162, 170, 174, 181 unten, 183 unten, 188 (2), 190, 242, 243, 254, 260, 262, 266, 268, 281, 288, 289, 291, 304 oben, 306, 309, 339, 358, 360, 362, 363, 364, 374, 390, 391
Archiv DuMont Buchverlag Abb. S. 22 oben, 29, 100, 117 oben, 131, 135 unten, 145, 148, 322, 347, 393, 394 (2)
Archives Photographiques, Grand Palais, Paris Abb. S. 212
The Art Institute of Chicago Abb. S. 122
ARTOTHEK Kunstdia-Archiv J. Hinrichs, Peissenberg Ft. 4
Ashmolean Museum of Art and Archaeology, Oxford Abb. S. 182
Bayerische Staatsgemäldesammlungen, München S. 80, 136 (2), 173, 208, 216 links, 222 links, 290 unten, 316, 329, 359, 386 links
Bayerische Verwaltung der Staatlichen Schlösser, Gärten und Seen, München Abb. S. 55
Bergen Kommunes Kunstsamlinger Abb. S. 293 unten
Bildarchiv Preußischer Kulturbesitz, Berlin Abb. S. 25, 50, 79 oben, 163 (Klaus Göken), 175 unten (Walter Steinkopf), 179, 192 (2), 193, 199 (Jörg P. Anders), 211, 215, 250 (Dietmar Katz), 320 (Jörg P. Anders)
Birmingham Museum and Art Gallery Abb. S. 88, 89 unten, 97, 111 oben, 302 (2), 304 unten, 325
The Board of Trustees of the National Museum and Galleries on Merseyside (Walker Art Gallery, Liverpool) Abb. S. 310
The Board of the Trustees of the Victoria & Albert Museum, London Abb. S. 82 oben
Aus: Clemens Brentano, *Passion*, Kevelaer (Neuausgabe) 1951 Abb. S. 386 rechts
The Bridgeman Art Library, London Abb. S. 175 oben
British Museum, London Abb. S. 89 oben, 311
Collection of the New-York Historical Society Abb. S. 20 (2), 21
Laboratoires photographiques Devos, Boulogne-sur-Mer Abb. S. 203
Freies Deutsches Hochstift - Goethe-Museum, Frankfurt/M. Abb. S. 369
© Fundación Colección Thyssen-Bornemisza, Madrid Abb. S. 137
Fürst Pückler Museum, Cottbus, Park und Schloß Branitz Abb. S. 132 (2)
Peter Gauditz, Hannover Abb. S. 330
Gemäldegalerie der Akademie der bildenden Künste in Wien Abb. S. 33
Photographie Giraudon, Vanves Abb. S. 44, 74, 220 (Lauros-Giraudon), 251, 264, 265, 314 (Lauros-Giraudon)
Hachette, Paris Abb. S. 181 oben
Hessisches Landesmuseum, Darmstadt Abb. S. 223
© Indianapolis Museum of Art Abb. S. 13
Ralph Kleinhempel, Hamburg Abb. S. 191, 247
Koninklijk Museum voor Schone Kunsten, Antwerpen Abb. S. 337
© 1998 by Kunsthaus Zürich. Alle Rechte vorbehalten Abb. S. 70 unten, 98, 287
Kunstmuseum Solothurn Abb. S. 99 unten
Landesbildstelle Rheinland, Düsseldorf Abb. S. 261 unten
Leeds Museum and Galleries (City Art Gallery) Abb. S. 96 unten
Liebieghaus, Frankfurt/M. Abb. S. 205 (Ursula Edelmann)
Manchester City Art Galleries Abb. S. 303, 305
The Metropolitan Museum of Art, New York Abb. S. 118, 217
The William Morris Gallery, Walthamstow, London Abb. S. 81, 82 unten
Aus: Fanny Moser, *Das große Buch des Okkultismus,* Olten/Freiburg i. Br. (Reprint) 1974 Abb. S. 387
Münchner Stadtmuseum Abb. S. 71, 72
Musée Calvet, Avignon Abb. S. 34 oben
Musée Carnavalet, Paris © Photothèque des Musées de la Ville de Paris Abb. S. 198
© Musée d'art et d'histoire, Ville de Genève Abb. S. 12 (Jean-Yves Siza)

Musée de Picardie, Amiens Abb. S. 370
Musée des Arts décoratifs, Paris Abb. S. 259 (Laurent-Sully Jaulmes)
Musée des Beaux-Arts, Bordeaux © Cliché du M.B.A. de Bordeaux Abb. S. 169, 378
Musée des Beaux-Arts, Lausanne Abb. S. 99 oben (J.-C. Ducret/vor dem Brand aufgenommen)
Musée des Beaux-Arts, Ville de Nantes Abb. S. 159 (Cliché P. J.), 216 rechts
Musée du Petit Palais, Ville de Paris Abb. S. 111 unten
Musées de la Ville de Strasbourg Abb. S. 40
Musées royaux des Beaux-Arts de Belgique Brüssel Abb. S. 258
Museum der bildenden Künste, Leipzig Abb. S. 292, 323 (Gerstenberger), 351, 353
Museum für Kunst und Kulturgeschichte der Hansestadt Lübeck Abb. S. 178 oben
The Museum of Modern Art, New York © 1998 Abb. S. 271
Museum voor Schone Kunsten, Gent Abb. S. 133
Nasjonalgalleriet, Oslo © 1998 Abb. S. 294 (J. Lathion)
National Gallery of Art, Washington, D.C. (Richard Carafelli) Ft. 8; © Board of Trustees Abb. S. 117 unten
National Gallery of Canada, Ottawa Abb. S. 183 unten
National Gallery, London Abb. S. 113, 214 oben, 219
National Gallery of Scotland, Edinburgh Abb. S. 346
The Nelsons-Atkins Museum of Art © The Nelson Gallery Foundation. Alle Rechte vorbehalten Abb. S. 344 unten
Niedersächsisches Landesmuseum, Landesgalerie, Hannover Abb. S. 9
Aus: Stephan Oettermann, *Das Panorama. Die Geschichte eines Massenmediums,* Frankfurt/M. 1980 Abb. S. 345
Öffentliche Kunstsammlung Basel Abb. S. 24 unten (Martin Bühler), 49, 120
Oslo kommunes kunstsamlinger, Munch Museum Abb. S. 293 oben (Sven Andersen/Sidsel de Jong)
Österreichische Galerie Belvedere, Wien Abb. S. 214 unten
Philadelphia Museum of Art, Philadelphia (Pennsylvania) Abb. S. 392
RMN, Paris Ft. 5, 7; (Arnaudet) Ft. 2, 13; (J. G. Berizzi) Ft. 11; (H. Lewandowski) Ft. 9; Abb. S. 18, 22 unten, 24 oben, 48, 114, 119 oben, 134, 156 unten, 178 unten, 209, 213, 248, 256 unten, 269
Sächsische Landesbibliothek, Deutsche Fotothek, Dresden Abb. S. 47
Sammlung der Österreichischen Galerie Wien Ft. 12
Sammlung Oskar Reinhart »Am Römerholz«, Winterthur Abb. S. 130
Scala, Antella Ft. 1; Abb. S. 290 oben
Schweizer Institut für Kunstwissenschaft, Zürich Abb. S. 70 oben
Staaliche Kunstsammlungen Dresden Abb. S. 206 (Schurz)
Staatliche Museen Kassel Abb. S. 251 oben, 263
Staatsgalerie Stuttgart Abb. S. 210, 222 rechts, 256 oben
Städelsches Kunstinstitut, Frankfurt/M. Abb. S. 73, 115, S. 116 unten, 119 unten, 336
Statens Konstmuseer, Stockholm Abb. S. 389
Stiftung Preußische Schlösser und Gärten Berlin-Brandenburg Abb. S. 207 (Steinkopf)
Stiftung Weimarer Klassik, Goethe-Nationalmuseum, Weimar Abb. S. 368 (Sigrid Geske)
Tate Gallery, London Ft. 14, 15; Abb. S. 14, 16 35, 90, 92, 96 oben, 116 oben, 121, 183 oben, 184, 185, 189, 298, 301 (2), 315, 344 oben, 349, 350, 373
Thorvaldsens Museum, Kopenhagen Abb. S. 32 (Jonals)
The Toledo Museum of Art, Toledo (Ohio) Ft. 6
Von der Heydt-Museum, Wuppertal Abb. S. 327
Wadsworth Atheneum, Hartford (Connecticut) Abb. S. 95 (David Stansbury)
Elke Walford, Hamburg Ft. 3, 10; Abb. S. 34 unten, 42, 328
Yale Center for British Art, Paul Mellon Collection, New Haven (Connecticut) Abb. S. 15

Register